全国高职高专口腔医学专业"十二五"规划教材

供口腔医学、口腔医学技术专业使用

# 口腔颌面外科学

KOUQIANG HEMIAN
WAIKEXUE

◎主编 马 涛 陈峻岭

U0323758

郑州大学出版社
郑州

**图书在版编目(CIP)数据**

口腔颌面外科学/马涛,陈峻岭主编. —郑州:
郑州大学出版社,2013.3(2015.4 重印)
(全国高职高专口腔医学专业"十二五"规划教材)
ISBN 978-7-5645-0933-0

Ⅰ.①口…  Ⅱ.①马…②陈…  Ⅲ.①口腔颌面部疾
病–口腔外科学–高等职业教育–教材  Ⅳ.①R782

中国版本图书馆 CIP 数据核字(2012)第 131041 号

郑州大学出版社出版发行
郑州市大学路 40 号                          邮政编码:450052
出版人:张功员                              发行电话:0371-66966070
全国新华书店经销
郑州市金汇彩印有限公司印制
开本:787 mm×1 092 mm  1/16
印张:28
字数:649 千字
版次:2013 年 3 月第 1 版                    印次:2015 年 4 月第 2 次印刷

书号:ISBN 978-7-5645-0933-0              定价:47.00 元

# 作者名单

**主　编**　马　涛　陈峻岭

**副主编**　刘宇飞　张文峰　王　军　耿浩然

**编　委**（以姓氏笔画为序）

马　涛　邢台医学高等专科学校

王　军　湖北中医药大学

白军令　商丘医学高等专科学校

刘宇飞　商丘医学高等专科学校

张文峰　邢台医学高等专科学校

张艳丽　邢台医学高等专科学校

陈峻岭　漯河医学高等专科学校

耿浩然　山西职工医学院

黄元清　怀化医学高等专科学校

# 内容提要

  《口腔颌面外科学》一书以突出口腔颌面外科临床专业特点为特色,体现了思想性、科学性、先进性、实用性,是培养实用型技能型人才、适应 21 世纪医学教育和卫生事业发展需要的不可多得的好教材。口腔颌面外科学是一门以研究口腔器官(牙、牙槽骨、唇、颊、舌、腭、咽等)、面部软组织、颌面诸骨(上颌骨、下颌骨、颧骨等)、颞下颌关节、唾液腺以及颈部某些疾病防治为主要内容的科学,是临床医学的一个重要分支和口腔科学的重要组成部分,其与普通外科学、整形外科学、骨外科学、内科学等有共同特点与关联;同时又与口腔内科学、口腔正畸学、口腔修复学等学科密不可分。主要供高职高专口腔医学专业、口腔医学技术专业学习之用,亦可供口腔临床医务工作者参考。

# 前言

《口腔颌面外科学》系全国高职高专规划教材,根据全国高职高专口腔医学专业"十二五"规划教材主编会议精神编写。主要供高职高专口腔医学专业、口腔医学技术专业学习之用,亦可供口腔临床医务工作者参考。

《口腔颌面外科学》编写过程中,注重突出口腔颌面外科临床专业特色,在选材上,尽量体现思想性、科学性、先进性、实用性,坚持以培养实用型技能型人才为目标,以适应21世纪医学教育和卫生事业发展的需要。

本书分十五章。按照口腔颌面外科麻醉与镇痛、牙及牙槽外科、种植外科、口腔颌面部感染、口腔颌面部损伤、口腔颌面部肿瘤、唾液腺疾病、颞下颌关节疾病、先天性唇裂与腭裂、牙颌面畸形章节编写。第一章为绪论。为突出临床学科的特点,将口腔颌面外科基础知识和口腔颌面外科基本操作单独编写为两章。第十五章为口腔颌面部影像技术及诊断。后面附有口腔颌面外科学实训指导。编写考虑了基本知识必需、够用和强调技能的原则,体现了高等职业教育思想和教育特色。内容上,增加了微创拔牙,并对目前开展如火如荼的种植牙章节进行了详尽介绍。以期通过本教材的使用,通过教学,能够使学生掌握口腔颌面外科学的基本知识和技能,独立开展口腔颌面外科常见病、多发病的诊治工作。

本书2011年七月启动研讨和编写过程,历经主编会议、编写会议、定稿会议,几易其稿,后又经过交叉审稿。第一章、第十二章由马涛编写,第二章、第三章、第十章由黄元清编写,第四章、第十一章由张文峰编写,第五章由耿浩然编写,第六章、第九章由陈峻岭编写,第七章、第十四章由刘宇飞编写,第八章、第十三章由王军编写,第十五章由张艳丽编写,实训指导由刘宇飞和白军令编写。编写过程中,得到了各参编学校的大力支持。在此一并表示感谢。

由于编写水平有限,对口腔颌面外科学认识上存在不可避免的偏颇,难免挂一漏万,恳请广大师生和同道们在使用过程中给予指正,不吝赐教。

马 涛

2012 年 7 月

# 目录

# 第一章　绪　论

## 一、口腔颌面外科学的定义、学科领域

口腔颌面外科学(oral and maxillofacial surgery)是一门以研究口腔器官(牙、牙槽骨、唇、颊、舌、腭、咽等)、面部软组织、颌面诸骨(上颌骨、下颌骨、颧骨等)、颞下颌关节、唾液腺以及颈部某些疾病防治为主要内容的学科。

口腔颌面外科学是临床医学的一个重要分支和口腔科学的重要组成部分。口腔颌面外科学与普通外科学、整形外科学、骨外科学、内科学等有共同特点与关联;同时又与口腔内科学、口腔正畸学、口腔修复学等学科密不可分。

口腔颌面外科的学科领域包含口腔颌面部麻醉、牙及牙槽外科、口腔颌面部感染、口腔颌面部损伤、口腔颌面部肿瘤、涎腺疾病、颞下颌关节疾病、颌面部神经疾病和颌面部整形外科。

## 二、口腔颌面外科的起源

有关口腔颌面外科疾病防治的实践有几千年的历史。我国从事医药工作的先驱在同疾病做斗争的实践中,对口腔颌面外科的发展做出了重大的贡献。公元前 3 世纪,我国最早的医书《黄帝内经》中就有过口腔生理、病理及其与全身关系的记述。西晋史书(公元 265—316)就有唇裂修复术的记载,这是被公认的世界上第一例唇裂手术。唐代孙思邈所著《千金方》(公元 652 年)中有口腔脓肿切开引流和急性颞下颌关节脱位整复手法的详细介绍,基本上符合现代解剖生理学的解释。宋代医书《太平圣惠方》、《圣济总录》(公元 960—1279)中已有牙再植术的内容。

国外对口腔颌面外科学的研究,在古埃及、古印度、阿拉伯等医学专著中也有所记载。公元前 4 世纪,在古希腊著名医学家 Hippocartes 的著作中即有关于颌骨骨折、脱位的处理和拔牙手术的处理。11 世纪,阿拉伯著名的外科学家 Abulcasis(1050—1122)在他的著作中描述和设计了整套的牙科手术器械。牙医学正式建立和兴起是在 17 ~ 18 世纪。法国 Pierre Fauchard(1678—1761)出版了有关牙医外科的专著(Le chivurgien ou traite des dents),被称为现代牙科之父。美国人 Horac Wlles(1815—1848)最先使用了笑气麻醉进行拔牙术。"口腔外科"(oral surgery)一词由美国人 James Edmund Garretson (1828—1895)所命名。20 世纪初出现了颌面外科(maxillofacial surgery)的概念。近代,伴随着西方产业革命和工业技术的发达,口腔颌面外科得到了更为广泛的发展。

## 三、我国的口腔颌面外科的发展

1949 年新中国成立前,我国没有口腔颌面外科的专业配置,口腔颌面外科的疾病被分散在牙科、普外以及耳鼻咽喉科中。

新中国成立后,为了适应社会主义建设的需要,20 世纪 50 年代初我国先后在四川、北京、上海等地有关医学院校相应成立了口腔医学系,并在临床口腔医学中正式建立了口腔颌面外科学专业,开展了口腔颌面外科疾病的防治、教学和科学研究工作。

2000 年前后,我国口腔颌面外科学界加强了同国外的广泛交流,并已开始走向世界。在广大医务工作者的共同努力下,我国的口腔颌面外科事业飞速发展,取得了一些十分

可喜的成就:肿瘤防治工作逐步深入开展,使我国口腔癌治疗的平均生存率已达 64% 左右;我国的唇腭裂手术病例数堪称世界之最;中医学的理论和实践在感染、损伤、肿瘤等疾病的防治中被引用和发展;我国自行研制、生产的各种药物以及免疫诊断、治疗,显微外科等各种新技术、新疗法的临床应用,手术方法的不断创新等,都有力地促进了我国口腔颌面外科的发展。从临床诊治水平来看,我国口腔颌面外科的水平在许多方面已步入世界领先行列。我国独特的传统医学——中医学的结合及参与,被国际上称为"中国式的口腔颌面外科学"。

### 四、口腔颌面外科学与相关学科的关系

作为口腔医学的一部分,口腔颌面外科学与口腔内科学、口腔修复学、口腔正畸学等有着密切的、不可分割的关系。例如,口腔颌面感染性疾病绝大多数涉及龋病、牙周病的防治问题;某些口腔黏膜病常常可能是全身疾病的局部表现或属口腔癌的癌前病损;现代外科在处理唇腭裂以及某些颌骨畸形病例手术前后的正畸治疗,常常是不可缺少的环节;而肿瘤手术后遗留的巨大缺损的整复,有时则非颌面修复技术莫属。

### 五、如何学习口腔颌面外科学

在学习口腔颌面外科学时,须处理好以下关系:

1. 必须从医学是一个整体的概念出发来认识口腔颌面外科学在医学中的地位,处理好局部与整体的关系。口腔颌面外科既有外科属性,又与其他临床学科关系密切。因此,在学习口腔颌面外科学的同时,除必须掌握一般外科基础(如手术前后处理、外科基本操作、水与电解质平衡、麻醉知识等)和学习普通外科学、麻醉学、内科学、儿科学等有关临床各科知识外,还应具备一些更为专门而且十分重要的分科知识,诸如眼科学、耳鼻咽喉科学、整形外科学、肿瘤学等,只有这样,才能在口腔颌面外科临床工作中适应诊治需要。

另外,口腔颌面外科属临床操作科室,因此,要求每一位口腔颌面外科医生除了具备对口腔颌面外科疾病的诊断能力外,还必须具备治疗口腔颌面外科疾病的外科操作能力。处理好知识与能力的关系,练好外科操作基本功是做好口腔颌面外科临床工作的必备条件。

2. 必须将口腔医学基础理论与口腔颌面外科临床紧密结合起来,处理好理论与实践的关系。学习口腔颌面外科必须具备扎实的口腔解剖生理学、口腔生物学、口腔组织病理学、口腔临床药物学和口腔颌面医学影像诊断学等口腔医学理论知识,只有这样才能在学习、工作和科研中做到理论联系实际,知其然和知其所以然。必须全面学习和掌握口腔临床各专科知识,处理好分科与协作的关系,在学好口腔颌面外科学的同时,也一定要学好和掌握牙体牙髓病学、牙周病学、口腔修复学以及口腔正畸学的基本知识。

3. 必须同时学好和掌握口腔颌面外科疾病的诊治以及预防和治疗的关系。

只有具备丰富而扎实的普通医学基础和临床医学基础知识、口腔医学基础和口腔临床专科知识,才能成为符合现代医学要求、具有良好职业素质的医师,才有利于口腔颌面外科学专业的提高和发展。

## 思考题

1. 设想口腔颌面外科是什么样子的？
2. 如何学习好口腔颌面外科学？

（马　涛）

# 第二章　口腔颌面外科基础知识

**学习要点**

1. 病历的定义、地位及作用。
2. 口腔颌面外科门诊、住院病历书写的基本规范和要求。
3. 口腔颌面外科临床检查的内容及操作步骤。
4. 口腔颌面外科常见的消毒和灭菌方法。
5. 病史的询问及系统的体格检查。
6. 口腔颌面外科常见的辅助检查。

# 第一节 口腔颌面外科病历书写规范

## 一、病历的地位和作用

病历(即病史记录、病案),是临床医疗工作过程的全面记录,包括患者发病、病情演变、转归和诊断情况。病历是由临床医师根据对患者的问诊、体格检查、实验室检查和其他检查获得资料后,进行归纳、分析、总结而成的。病历包括门诊病历和住院病历。

在临床上,病历既是对患者疾病进行诊断、实施治疗、执行各项医疗、护理措施的原始资料,又是对医务人员诊疗疾病技术水平的评估依据;同时,也是患者再次患病时诊断和治疗重要的参考资料。通过对临床病历的回顾性调查分析,可以掌握一些疾病发生、发展与转归动态信息,从中吸取经验,不断提高医疗质量与技术水平。

在教学上,病历是宝贵的教学资料,是最直接、最生动的教材。通过病历的书写、阅读与分析、医学理论与医疗实践紧密结合,能不断地巩固理论知识,开阔视野,积累临床实践经验,培养医务人员和医学生辩证分析、逻辑思维的能力和严谨的工作作风。

在科研上,病历是临床科学研究的主要素材。通过对临床病历的总结、分析,寻求疾病发生、发展、变化及治疗转归的客观规律与内在联系,研究临床治疗、预防措施与疾病、康复的关系,发现和筛选新的诊疗技术和药物,从而推动医学科学不断发展。

同时,病历作为记录患者就医过程的客观文书,是解决医疗纠纷,进行医疗事故鉴定,判断医务人员过错和医疗活动与损害后果之间因果关系的重要依据,因而具有法律依据的效力。

## 二、病历书写基本规范

依据卫生部2002年颁布的《病历书写基本规范》规定如下:

第一条 病历是指医务人员在医疗活动过程中形成的文字、符号、图表、影像、切片等资料的总和,包括门(急)诊病历和住院病历。

第二条 病历书写是指医务人员通过问诊、查体、辅助检查、诊断治疗、护理等医疗活动获得有关资料,并进行归纳、分析、整理形成医疗活动记录的行为。

第三条 病历书写应当客观、真实、准确、及时、完整。

第四条　住院病历书写应当使用蓝黑墨水、碳素墨水,门(急)诊病历和需要复写的资料可以使用蓝色或黑色油水的圆珠笔。

第五条　病历书写应当使用中文和医学术语。通用的外文缩写和无正式中文译名的症状、体征、疾病名称等可以使用外文。

第六条　病历书写应当文字工整,字迹清晰,表达准确,语句通顺。书写过程中出现错字时,应当用双线画在错字上,不得采用刮、粘、涂等方法掩盖或去除原来的字迹。

第七条　病历应当按照规定的内容书写,并由相应医务人员签名。实习医务人员、试用期医务人员书写的病历,应当经过本医疗机构合法执业的医务人员审阅、修改并签名。进修人员应当由接受进修的医疗机构根据其胜任本专业工作的实际情况认定后才能书写病历。

第八条　上级医务人员有审查修改下级医务人员书写的病历的责任。修改时,应当注明修改日期,修改人员签名,并保持原记录清楚、可辨。

第九条　因抢救急危患者,未能及时书写病例的,有关医务人员应当在抢救结束后6 h 内据实补记,并加以注明。

第十条　对按照有关规定需取得患者书面同意方可进行的医疗活动(如特殊检查、特殊治疗、手术、实验性临床医疗等),应当由患者本人签署同意书。患者不具备完全民事行为能力时,应当由其法定代理人签字;患者因病无法签字时,应当由其近亲属签字;没有近亲属的,由其关系人签字;为抢救患者,在法定代理人或近亲属、关系人无法及时签字的情况下,可由医疗机构负责人或者被授权的负责人签字。

因实施保护性措施不宜向患者说明情况的,应当将有关情况通知患者近亲属,由患者近亲属签署同意书,并及时记录。患者无近亲属或患者近亲属无法签字时,由患者的法定代理人或者关系人签署同意书。

### 三、门(急)诊病历书写要求及内容

第十一条　门(急)诊病历内容包括门诊病历首页(门诊手册封面)、病历记录、化验单(检验报告)、医学影像检查资料等。

第十二条　门(急)诊病历首页内容应当包括患者姓名、性别、出生年月、民族、婚姻状况、职业、工作单位、住址、药物过敏史等项目。

门诊手册封面内容应当包括患者姓名、性别、年龄、工作单位或住址、药物过敏史等项目。

第十三条　门(急)诊病历记录分为初诊病历记录和复诊病历记录。

初诊病历记录书写内容应当包括就诊时间、科别、主诉、现病史、既往史、阳性体征、必要的阴性体征和辅助检查结果,诊断及治疗意见和医师签名。

复诊病历记录书写内容应当包括就诊时间、科别、主诉、病史、必要的体格检查和辅助检查结果,诊断及治疗意见和医师签名。

急诊病历书写就诊时间应当具体到分钟。

第十四条　门(急)诊病历记录应当由接诊医师在患者就诊时及时完成。

第十五条　抢救危重患者时,应当书写抢救记录。对收入急诊观察室的患者,应当

书写留观期间的观察记录。

(一)初诊格式

×科、×年×月×日×时

主诉

现病史

既往史、个人史、家庭史(要求简要记录与本次发病有关的病史或其他有意义的病史)

体格检查:主要记录阳性体征及有意义的阴性体征。

实验室检查结果

特殊检查结果

初步诊断

处理与建议:1.

　　　　　　2.

　　　　　　　　医师签名:×××

(二)复诊格式

×科、×年×月×日×时

病史:1.上次诊治后的情况

　　　2.上次建议检查的结果

体格检查:主要记录阳性体征及有意义的阴性体征。

实验室检查结果

特殊检查结果

初步诊断:诊断无改变者,不必再写诊断,诊断有改变者,应再写诊断。

处理与建议:1.

　　　　　　2.

　　　　　　　　医师签名:×××

【示例】

口腔科、2007 年 4 月 10 日 9:30

主诉:发现右颌下无痛消长性包块 2 个月。

现病史:2 个月前无意中发现右颌下约"花生米"大小包块,无痛略隆起于皮肤,无破溃,时有长大,当时未引起注意。包块大小与进食无明显关系,最大时约"鹌鹑蛋"大小,无红肿、疼痛史,近来有缩小,为明确诊治,就诊于我院,自发病来精神睡眠佳,无食欲缺乏及体重减轻,二便如常。

既往史:否认高血压,心脏病病史。

专科检查:右颌下可见 $1.5~cm^2$ 包块略隆起于皮肤,扪呈类圆形,质偏硬,未扪及波动感,无压痛,界清,与周围组织无粘连,张口度及开口型无异常,右口底略显隆起,扪诊未见异常。

实验室检查与特殊检查:穿刺抽出蛋清样液体。

初步诊断:右舌下腺囊肿?

初步处理:收住院手术。

医生签名:×××

### 四、住院病历书写要求及内容

【内容与要求】

1. 入院记录是完整病历的核心部分。必须反映患者所患疾病的全貌,原则上要求与完整病历摘要相同,但重点要突出,文字要精练。

2. 入院记录由住院医师或进修医生在患者入院后 24 h 内完成,也可由实习医师书写,再由主管医师修改。

3. 入院记录起始部分为患者的一般情况,内容包括姓名、性别、年龄、民族、婚姻状况、出生地、职业(应具体到工种)、住址、入院日期、记录日期、病史陈述者。

4. 主诉是指促使患者本次入院的主要症状或体征及持续的时间。

5. 现病史是指患者本次入院的主要症状或体征的系统描述及所患疾病的发生、发展、演变、诊疗等方面的详细情况,应按时间顺序书写,内容包括发病情况,主要症状或体征的特点及其发展变化情况,伴随症状,发病后诊疗经过及结果,起病以来的饮食、睡眠、大小便、精神状态等与完整病历现病史相同。

6. 身患两种以上疾病时,主诉与现病史书写应根据不同情况安排,为操作方便,做如下规定,并举例说明。

(1)身患一种疾病(旧病复发或出现并发症),主诉及现病史应从原病开始书写。举例:胃溃疡病并上消化道出血,主诉为间歇性上腹痛 10 年,黑便 2 d。现病史应从 10 年前起病时描述至今。

(2)身患两种(科)以上的疾病,应分清其主次,合理安排。

若一种(科)疾病是本次就诊的主要疾病,如冠心病、心绞痛;同时又患另一种(科)疾病较为次要,但目前仍有症状,如慢性支气管炎或慢性胆囊炎,主诉与现病史应从主要疾病冠心病心绞痛开始书写,而次要疾病慢性支气管炎或慢性胆囊炎,则放在主诉现病史的后面,简要另写一段。

若一种(科)疾病为本次入院的主要原因,如急性阑尾炎,而其他疾病目前无症状,如风湿性心脏病(风心病),主诉与现病史应描述急性阑尾炎的症状,而风心病则另写一段,予以简要描述。

若两种(科)疾病均为本次入院的主要病因,例如"再生障碍性贫血未愈,双侧肺炎",则两种疾病均应在主诉及现病史中详细描述,并按疾病的先后次序书写。

7. 既往史是指患者过去的健康和疾病情况,内容包括既往一般健康状况、疾病史(包括急慢性传染病)、预防接种史(尽可能记录预防接种的时间、疫苗种类)、外伤手术史(外伤部位及时间、手术名称)、输血史(时间、次数、血量)及药物过敏史(药物种类、过敏类型,如皮疹、过敏性休克)。

8. 个人史:婚育史、月经史、家族史。

9. 体格检查:生命体征(体温、脉搏、呼吸、血压)、发育、营养、神志、体位、表情及病容、合作情况；皮肤、淋巴结、头、颈、胸、腹、肛门直肠、外生殖器、脊椎、四肢及神经系统等检查情况。

10. 专科情况：根据专科需要记录。

11. 辅助检查：入院前所做的与本次疾病相关的主要检查及结果，应写明检查日期，检查的医疗机构。

12. 初步诊断：根据病史、体格检查、实验结果综合分析所得出的诊断结果，如诊断为多项，应分清主次列出。

13. 签名：由书写入院记录的医师签名。

**【格式】**

| | |
|---|---|
| 姓名 | 出生地 |
| 性别 | 民　族 |
| 年龄 | 职　业 |
| 婚姻 | 住　址 |
| 入院时间 | 记录日期 |

病史陈述者

主诉

现病史

既往史

个人史

月经史

婚姻生育史

家族史

体格检查

专科情况

与本病有关的辅助检查结果

入院诊断：

1.

2.

3.

医师签名：×××

**【示例】**

| | |
|---|---|
| 姓名：陈×× | 出生地：湖南长沙 |
| 性别：男 | 民族：汉 |
| 年龄：23 岁 | 职业：工人 |
| 婚姻：未婚 | 住址：长沙市芙蓉区朝阳新村 5 栋 2 门 4 楼 |
| 入院时间：2003 年 4 月 2 日 10 时 20 分 | 记录日期：2003 年 4 月 2 日 |

病史陈述者：患者本人

主诉:转移性右下腹疼痛伴发热 36 h。

现病史:患者于昨天上午 8 时无明显诱因出现上腹疼痛,呈持续性隐痛,逐渐加剧,继之出现发热(体温未测),腹痛剧烈时伴恶心并呕吐 1 次,呕吐物为胃内容物,非喷射性,今晨 6 时疼痛逐渐转移到右下腹。在本单位医务室就诊,服用"颠茄合剂"10 ml,无明显疗效。病后患者未进食,大小便如常,睡眠差,无尿频、尿急、尿痛及腰痛史。

既往史:患者既往体健,否认"肝炎"、"结核"、"伤寒"等传染病史,无外伤、手术史、输血史,亦无药物过敏史。

个人史:未到过外地,无血吸虫疫水接触史。饮少量酒,每天抽烟 20 支左右,能胜任本职工作,无毒物接触史。

家族史:患者父亲有 30 年高血压病史,其母及兄弟两人均体健,无其他特殊病史。

体查:体温 38.5 ℃,脉搏 96 次/min,呼吸 20 次/min,血压 17.3/10.6 kPa(130/80 mmHg),营养发育良好,神志清楚,合作,自动体位,急性痛苦病容,皮肤、巩膜无黄染,无出血点及皮疹。全身浅表淋巴结未扪及,头颅五官无异常,咽无充血,扁桃体不大。颈软,气管居中,甲状腺不大,无颈静脉充盈。胸廓形态正常,叩诊清音,双肺呼吸音清晰,无胸膜摩擦音。心界不大,心率 96 次/min,律齐,心音正常,未闻及心脏杂音及心包摩擦音。腹部检查见外科情况。脊椎四肢无畸形,活动自如。肛门外生殖器未见明显异常,双膝反射正常,克氏征、布氏征(-),巴氏征(-)。

外科情况:腹部平坦,呼吸运动自如,未见腹壁静脉曲张,无局限性隆起,未见肠型、蠕动波、腹壁柔软,右下腹有中度压痛,较局限固定,以麦氏点为明显,并有反跳痛,未扪及包块,肝脾未扪及。肝浊音界位于右第 5 肋间叩及,双肾区无叩痛。肠鸣音存在,无明显亢进。结肠充气试验(+),腰大肌试验(+),闭孔肌试验(-)。

门诊化验结果:

血常规:血红蛋白 12.5 g/L,白细胞 12×10$^9$/L,中性粒细胞 0.88,淋巴细胞 0.12。

BT(出血时间)及 CT(凝血时间):BT 30 s,CT 2 min 3 s。

尿常规:淡黄色,尿糖(-),蛋白(-),镜检(-)。

入院诊断:急性化脓性阑尾炎

医师签名:杨××

# 第二节 口腔颌面外科临床检查

正确的临床检查是诊治疾病的前提和基础,是正确进行临床医疗实践的客观依据。临床检查方法的掌握程度与检查结果正确与否,直接关系到疾病的诊疗质量和成败。口腔颌面外科作为外科学的一个分支,有着其他临床学科的共性,但由于解剖生理特点以及疾病类型的差异,其临床检查又有一定的特殊性。对于口腔颌面外科临床检查,方法正确、全面细致、客观有序仍是应遵循的原则。

## 一、一般检查

除全身系统检查外,口腔颌面外科一般检查包括口腔检查、颌面部检查、颈部检查、颞下颌关节检查和唾液腺检查。

（一）口腔检查

口腔检查应遵循由外到内，由前至后，由浅入深的顺序进行，并应进行两侧对比检查。

1. 口腔前庭检查　依次检查唇、颊、牙龈黏膜、唇颊沟以及唇颊系带情况。注意有无颜色异常、质地改变；是否存在瘘管、窦道、溃疡、伪膜、组织坏死、包块或新生物；腮腺导管乳头是否红肿、溢脓等。

2. 牙及咬合检查

（1）牙的检查主要依靠探诊和叩诊以明确牙体硬组织、牙周和根尖周情况。如是否存在探痛、叩痛，有无龋坏、缺损、折裂和牙松动。

（2）检查咬合关系时，应着重检查咬合关系是否正常。

（3）张口度检查主要应明确是否存在张口受限，并对影响张口运动的因素进行分析。检查张口度时以上下中切牙切缘之间的距离为标准。正常人的张口度相当于自身示指、中指、无名指三指末节合拢时的宽度，平均为 3.7～4.5 cm。临床上张口受限分四度：

轻度张口受限：上下切牙切缘间仅可置两横指，为 2～2.5 cm。

中度张口受限：上下切牙切缘间仅可置一横指，为 1～2 cm。

重度张口受限：上下切牙切缘间距离不足一横指，为 1 cm 以内。

完全性张口受限：完全不能张口，也称牙关紧闭。

3. 口腔及口咽检查　除固有口腔外还包括对腭、舌、口底、口咽检查。

（1）腭部应依次检查硬腭、软腭、腭垂黏膜的色泽、质地和形态。必要时还要检查硬腭、软腭、腭咽弓、腭舌弓的运动，以及咽侧壁、咽后壁和腭咽闭合情况是否正常。

（2）舌部主要观察舌体、舌根、舌腹黏膜的色泽、舌苔变化、舌形以及舌体大小；注意是否有舌体上抬；检查舌运动情况，观察有无运动障碍和伸舌偏斜；对卷舌音不清的患者，应注意有无舌系带过短。部分面瘫可出现舌味觉改变。

（3）口底检查除黏膜外，应重点检查下颌下腺导管及其开口情况。对于口底占位性病变主要借助扪诊或口内外双合诊进行。

（4）口咽检查包括咽后壁、咽侧壁、扁桃体、软腭和舌根检查。多须借助压舌板、口镜、直接或间接喉镜进行观察。

（5）对于唇、颊、舌、口底和下颌下区病变，可行双指合诊检查（图 2-1）或双手合诊检查（图 2-2），以便准确了解病变范围、质地、动度以及有无压痛、触痛和浸润等。检查时以一只手的拇指和示指，或双手置于病变部位上下或两侧进行。前者适用于唇、颊、舌部检查；后者适用于口底、下颌下检查。双手合诊应按"由后向前"顺序进行。

（二）颌面部检查

1. 表情与意识神态检查　为全身状态的反应。瞳孔和意识神态变化，颜面表情也可反映患者的体质状况和病情轻重。

2. 颌面部外形与色泽检查　观察颌面部外形，比较左右是否对称，比例是否协调，有无突出和凹陷。检查颌面部皮肤色泽、质地和弹性变化对某些疾病的诊断有重要意义。

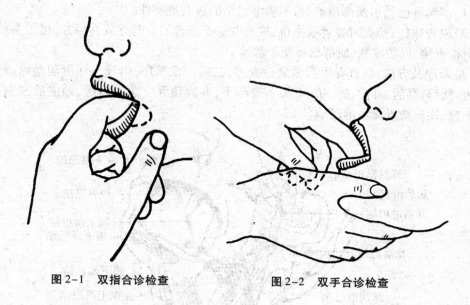

图 2-1　双指合诊检查　　　　　图 2-2　双手合诊检查

3. 面部器官检查

（1）眼　瞳孔的变化是颅脑损伤的一个重要体征,对于颌面部损伤的患者特别注意瞳孔形状的改变。有畸形的患者要检查眼睑的动度,睑裂的大小。怀疑有眼部肿瘤者,应检查眼球的位置和运动情况,以及视力和有无复视。

（2）鼻　颌面部损伤的患者,要特别注意有无脑脊液鼻漏,这是颅底骨折的临床体征之一。上颌窦癌早期可出现患侧鼻堵塞,鼻腔内有血性分泌物等;对畸形的患者注意缺损的大小和缺损的位置;必要时可进行嗅觉的检查。

（3）耳　颅中窝骨折可合并脑脊液耳漏,髁突骨折可致外耳道破裂,也可有外耳道溢血。在发现患者有外耳道流血和渗液时应注意其来源。畸形患者同样要注意缺损的部位和大小。对外耳道邻近部位的炎症和肿瘤均应检查听力和耳部情况。

4. 病变部位和性质检查　对已发现的病变,应做进一步的检查,以明确病变部位、查清病变所在的解剖区域及涉及的组织层面。同时还应明确其形态、范围、大小以及有无活动、触痛、波动感、捻发音等体征。对于病变的性质,可以通过扪诊有无压痛,病变软硬程度、是否与周围组织粘连、能否移位、扪之是否光滑、有无结节等体征进行初步判断。

5. 语音及听诊检查　语音及听诊检查对某些疾病的诊断具有重要意义,如腭裂患者具有"腭裂语音";舌根部肿块可有"含橄榄语音";动静脉畸形局部可闻及明显的吹风样杂音;颞下颌关节疾病可在关节区听诊,根据关节弹响发生的时间和性质,可协助该病的确诊和分型。

（三）颈部检查

1. 一般检查　观察颈部外形、色泽、轮廓、活动度是否异常,有无肿胀、畸形、斜颈、溃疡及瘘管。如有肿块应进一步明确其性质。对于颈前正中的肿块或瘘管常与发育畸形有关,应做吞咽动作。

2. 淋巴结检查

（1）了解淋巴结引流部位解剖,明确淋巴结扪诊的重要性。

（2）检查体位:检查时患者取坐位,检查者立于患者的右前方或右后方,患者头稍低,略偏向检查侧,以使皮肤、肌群松弛便于触诊。

（3）顺序及方法:检查者手指紧贴检查部位,按一定顺序,由浅入深滑动触诊。一般顺序为:枕部、耳后、耳前、腮、颊、下颌下及颏下;顺胸锁乳突肌前后缘、颈前后三角直至锁骨上窝,逐步检查深浅淋巴结(图2-3)。

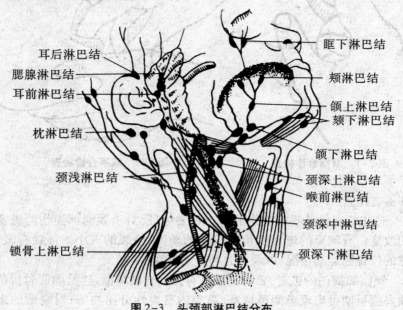

**图 2-3　头颈部淋巴结分布**

（4）如何记录:触诊检查淋巴结时应注意肿大淋巴结所在的部位、大小、数目、硬度、活动度、有无压痛、波动感以及与皮肤或基底部有无粘连。还应做健患侧的对比检查。面颈部淋巴结的部位、淋巴来源及引流方向,见表2-1、表2-2。

表 2-1　面颈部淋巴结——环形链

| 淋巴结 | 所在部位 | 淋巴液来源 | 淋巴液引流方向 |
| --- | --- | --- | --- |
| 枕淋巴结群 | 相当于项线水平,筋膜浅面和深面 | 枕区 | 颈深淋巴结上群 |
| 耳后淋巴结群(乳突淋巴结) | 耳后乳突上方,胸锁乳突肌起始部的表面 | 耳郭后区、颞区、顶区 | 腮腺淋巴结,颈深淋巴结上群 |
| 耳前淋巴结(腮腺浅淋巴结一部分) | 耳屏前方、腮腺、咬肌筋膜浅面 | 颞区、耳郭外区 | 颈深淋巴结上群 |
| 腮腺淋巴结 | 腮腺实质(腮腺浅淋巴结的一部分)腮腺深面(腮腺深淋巴结) | 鼻根、眼睑、腮腺、颞区、腭后部、外耳道、鼓室、鼻咽、颊部、鼻后部、鼻咽部等 | 颈深淋巴结上群 |

续表 2-1

| 淋巴结 | 所在部位 | 淋巴液来源 | 淋巴液引流方向 |
|---|---|---|---|
| 咽后淋巴结 | 咽后壁 | 咽部及附近淋巴管 | 颈深上淋巴结 |
| 眶下淋巴结 | 眶下孔 | 眼睑、睑结膜 | 下颌下淋巴结 |
| 颊及颌上淋巴结 | 颊肌表面、口角、咬肌前缘、面动脉附近 | 鼻和颊 | 下颌下淋巴结 |
| 面深淋巴结 | 下颌支内侧,颌内动脉附近 | 颞区、面侧深区、腭、鼻咽部 | 颈深淋巴结上群 |
| 颌下淋巴结群 | 颌下三角内,部分位于颈深筋膜浅层的浅面;部分位于颌下腺与下颌舌骨肌之间,有4~6个 | 颊、鼻侧、上唇、下唇外侧、舌尖、舌侧、上下颌牙(下颌切牙除外)、牙龈、面部和颏下淋巴结输出管 | 颈深淋巴结上群 |
| 颏下淋巴结群 | 颏下三角内、颈深筋膜浅层与下颌舌骨肌之间,有2~3个 | 下唇中部、颏部、口底、下颌切牙、舌尖 | 下颌下淋巴结,颈深淋巴结上群 |
| 颈前淋巴结群 | 颈中线或靠近中线的舌骨下区 | 颈部皮肤、颈部诸器官(喉、甲状腺、气管) | 颈淋巴干或胸导管 |
| 颈浅淋巴结群 | 胸锁乳突肌浅面,沿颈外静脉排列 | 腮腺部、耳郭部和耳下区 | 颈深淋巴结 |

表 2-2　面颈部淋巴结——垂直(纵)链

| 淋巴结 | 所在部位 | 淋巴液来源 | 淋巴液引流方向 |
|---|---|---|---|
| 颈深淋巴结上群 | 胸锁乳突肌深面沿颈内静脉前、后,呈链状。上自颅底,下至颈总动脉分叉处。10~16个 | 硬腭、软腭、鼻咽、扁桃体、舌根、颏下、下颌下、腮腺、面深、枕区、耳郭、颈后、甲状腺、气管、鼻腔等诸淋巴结输出管 | 经颈深淋巴结下群至颈淋巴干 |
| 颈深淋巴结(中)下群 | 颈总动脉分叉以下,沿颈内静脉至静脉角。如以甲状腺中静脉或肩胛舌骨肌横跨颈内静脉处为界,可将其再分为两组:其上组可称为颈深淋巴结中群;其下组仍称颈深淋巴结下群 | 颈深淋巴结上群、枕区、颈后、胸、上肢外侧等输出管 | 颈淋巴干、胸导管(左) |
| 副链 | 系颈深淋巴结上群向外扩展的部分,沿副神经排列 | | |
| 锁骨上淋巴结(横链) | 系颈深淋巴结下群向锁骨上方扩展部分,沿颈横动脉排列 | | |

（四）颞下颌关节检查

1. **面型及关节动度检查**　应注意观察面部左右是否对称,关节区、下颌角、下颌支和下颌体的大小和长度是否正常,两侧是否对称,此外,还应检查颏点是否居中,面下 1/3 是否协调。

髁突活动度的检查方法有两种:以双手示指或中指分别置于两侧耳屏前方,髁突外侧,让患者做开闭口运动,感触髁突活动度;或将两小指伸入外耳道内,贴外耳道前壁进行触诊,了解髁突活动度和冲击感,并注意两侧对比,以协调关节疾病的诊断。

2. **咀嚼肌压痛**　扪触颞肌前份(下颌支前缘向上)、翼外肌下头(上颌结节上方)和翼内肌下部(下颌磨牙舌侧后下方和下颌支内侧面),进行左右对比,检查有无压痛等异常。

3. **下颌运动检查**　通过患者的开闭口运动、前伸运动和侧颌运动,检查关节功能是否正常,有无疼痛、弹响或杂音;观察弹响发生的时间、性质、次数和响度;两侧关节动度是否一致,有无偏斜;开口度和开口型是否正常,以及在开闭口运动时是否出现关节绞锁等异常现象。

4. **𬌗关系检查**　首先要检查咬合关系是否正常,有无咬合错乱;𬌗曲线、补偿曲线及覆𬌗覆盖的情况是否正常;牙齿磨耗是否均匀一致,程度如何;此外还应检查牙体、牙周、缺失牙的情况,为关节病的诊断和治疗提供客观依据。

（五）唾液腺检查

唾液腺检查主要是对腮腺、下颌下腺、舌下腺三对大唾液腺的检查。

1. **导管及导管口**　腮腺和下颌下腺的扪诊包括腺体和导管。腮腺扪诊一般以示、中、无名指三指平触为宜,切忌用手指提拉触摸,因此时易将腺叶误认为腮腺肿块。下颌下腺和舌下腺的扪诊则常采用双手合诊法检查。导管的扪诊除注意有无结石外,还应注意导管的粗细和质地。对有狭窄的导管的检查可采用探针。

2. **腺体分泌功能检查**

（1）定性检查　给患者以酸性物质(临床常给以 2% 枸橼酸、维生素 C 和 1% 柠檬酸等置于舌背或舌腹)刺激腺体分泌;根据患者本身变化和分泌情况,判断腺体及分泌功能和导管的通畅程度。

（2）定量检查　包括唾液流量定量检查和唾液成分定量检查。正常人每天唾液总量为 1 000 ~ 1 500 ml,其中 90% 为腮腺和颌下腺,舌下腺仅占 3% ~ 5%,小唾液腺分泌量更少。所以唾液腺分泌功能的定量检查,是指在相同程度刺激的条件下,腮腺和颌下腺涎液分泌量的多少来协助某些唾液腺疾病的诊断。

## 二、辅助检查

（一）化验检查

化验检查主要包括临床检验、生物化学检验、细菌学及血清学检验。随着基础研究的发展和对疾病认识上的深化,逐步加强了厌氧菌检查和免疫学检查。这些对口腔颌面外科疾病的诊断、治疗和对全身情况的监控具有重要意义。

（二）穿刺检查

穿刺检查主要是有内容物的肿块，多用于囊性肿块。穿刺抽吸肿块的内容物，了解内容物的性质，可以进一步协助检查，必要时送病理检查。

穿刺应在严格消毒的条件下进行。对可疑脓性炎性肿块穿刺多选用 8 号或 9 号针头；可疑血管瘤一般用 7 号针头；如进行细胞学检查常用外径为 0.6 mm 的细针。穿刺时注意穿刺点的选择，特别是进针的方向和深度，避免损伤血管、神经等重要的组织结构。

（三）活体组织检查

常用的活体组织检查有四种方法：

1. 切取或钳取活体组织检查　适用于位置表浅或有溃疡的肿瘤。可以不用麻醉或在局部阻滞麻醉下进行，一般不采用浸润麻醉。切取的部位最好在肿瘤的边缘和正常组织交界处切取 0.5～1 cm 一块楔形组织，放入 10% 甲醛中固定，以备病理检查。钳取时尽量减少机械损伤，不宜用染料类的消毒剂，不要在坏死部位钳取，以免影响诊断做出错误结论。血管瘤和恶性黑色素瘤，因其易随血液发生转移，一般不应做切取或钳取活检。

2. 吸取活体组织检查　深部肿瘤或表面完整较大的肿瘤及颈部大的淋巴结可进行吸取组织检查。优点是操作简便，患者痛苦小。缺点是因吸取组织少，诊断比较困难，也可引起内出血和癌细胞转移。

吸取方法：消毒麻醉皮肤，将皮肤或黏膜切开 0.2 cm 的切口，用穿刺针接上 50 ml 针头，自切口处刺入肿瘤。进针途径应避开重要的组织结构，进入肿瘤后要使穿刺针内保持负压。吸取的肿瘤组织放在滤纸上，再进行固定送检。如吸取物为液体，应过滤后进行细胞学检查。

3. 切取活体组织检查　适用于面积较小或位置较深、上皮完整的较小肿瘤及淋巴结。切取范围应包括病变周围较宽的正常组织。此法优点是不破坏肿瘤的完整性，不会造成肿瘤的转移和种植；整体瘤组织送检，诊断价值高。

4. 冰冻活体组织检查　优点是诊断比较迅速，可以和手术一期同时完成；缺点是因切片较厚，不易完全确定肿瘤的性质和类型。

（四）涂片检查

涂片检查是临床上常用简易的辅助检查方法。主要是检查脓液、痰液或溃疡、创面的分泌物，确定其性质和感染菌种，必要时做细菌培养和抗生素敏感试验。

（五）超声波检查

根据超声在人体内传播时产生的回波波形、曲线和图像。来确定病变的大小、深浅和性质。其优点是无痛、无害、无创可重复进行，操作简便，对软组织分辨力强，成像速度快。在口腔颌面适用于唾液腺、下颌下及颈部肿块的检查。主要作用：确定有无占位性病变；确定是囊性肿物还是实性肿物；确定深部肿物与周围神经血管的关系；为确定肿物的性质提供信息。

（六）X 射线检查

经 X 射线照射时，正常人体组织器官和发生病理变化的器官组织对 X 射线吸收的量不一致,在照片上形成了黑白的密度对比,以此来确定病变的部位、性质和大小。X 射线检查主要包括 X 射线平片检查、X 射线造影检查和 X 射线体层摄影。

（七）其他检查

除上式检查方法以外,现在一些高科技技术逐步应用于医学领域,为疾病的诊断和治疗提供了重要依据。现在较先进的检查方法有关节镜检查、唾液腺镜检查、放射性核素检查、电子计算机 X 射线体层摄影(computerized tomography,CT)检查、磁共振成像(magnetic resonance image,MRI)检查、数字减影血管造影(digital subtraction angiography,DSA)检查、单光子发射计算机断层摄影(single photon emission computed tomography,SPECT)检查。

经上述各项检查仍不能确诊时,可以手术探查。其目的是了解病变的性质、范围,及其与周围组织的关系。必要时可在手术台上切取小块病变组织做病理检查,以求确诊。

# 第三节　口腔颌面外科消毒和灭菌

口腔颌面外科的手术必须严格遵循无菌的原则,而且口腔颌面部存在的腔窦比较多,细菌容易在此寄生繁殖,因此手术后发生感染的机会较多。术前应进行严格的消毒灭菌防止术后感染,从而减少手术并发症,保证手术效果。

## 一、手术室和手术器材的消毒灭菌

口腔颌面外科手术室应定期进行空气消毒,一般每日一次,常用的方法有紫外线照射、电子灭菌灯消毒或化学药物加高压蒸汽消毒等。门诊手术室应该与治疗室分开,在连续手术时应遵循先无菌,次污染,后感染的原则。手术器械的消毒灭菌要求及原则与常规手术器械消毒相同。

（一）手术器械、敷料的消毒方法

1. 高压蒸汽灭菌法　压力灭菌分为下排气式和预真空压力灭菌两种。主要用于一般器械、布类、纱布、棉花及橡胶。灭菌效果可靠。

2. 煮沸灭菌法　此法简单易行,适用于耐热、耐湿物品。消毒时间应自水沸腾后 15～20 min。对被肝病患者污染的物品和器械应煮沸 30 min。

3. 干热灭菌法　利用电热或红外线烤箱高温烘烤进行灭菌。适用于玻璃、陶瓷等,以及不宜用高压蒸汽灭菌的凡士林、明胶海绵和各种粉剂等。对于不耐高温的物品不宜用此法灭菌。灭菌温度和持续时间一般为 160 ℃持续 2 h;170 ℃持续 1.5 h;180 ℃持续 1 h。

4. 化学消毒法　利用药物杀灭病原微生物的方法。应选择杀菌谱广、毒性低、无刺激性、无腐蚀性、作用速度快等优点的化学消毒剂。根据其杀菌作用水平分为高、中、低三种类型。常用的杀菌剂有:

（1）75% 的乙醇　主要用于皮肤消毒。对不进入无菌组织的医疗器械消毒应进行浸泡消毒,时间为 30 min。

（2）2% 碱性戊二醛　作用范围比较广,能杀灭各种细菌、芽孢、真菌及病毒。浸泡器械,2 min 可杀灭细菌;10 min 可杀灭真菌、结核杆菌;15～30 min 可杀灭乙型肝炎病毒,杀灭芽孢时间比较长,需 4～12 h。可用于消毒或灭菌不宜加热处理的器械。有一定毒性,用戊二醛溶液消毒的外科器械,必须用无菌水充分冲洗后使用。

（3）碘伏（PVP）　是碘和表面活性物的不定型结合物。消毒范围也比较广,能杀灭各种细菌繁殖体与细菌芽孢,以及真菌和病毒。常用 1～2 mg/ml 浸泡器械,浸泡时间为 1～2 h,也可用于术者刷手消毒。

（4）含氯消毒液　消毒剂溶于水可产生次氯酸者称为含氯消毒液。无机氯化合物,如次氯酸钠、漂白粉、氯化磷酸三钠;有机氯化合物,如二氯异氰尿酸钠、三氯异氰尿酸、氯铵丁等。无机氯性质不稳定,易受光、热和潮湿的影响,丧失其有效成分,有机氯则相对稳定,但是溶于水之后均不稳定。含氯消毒剂杀菌谱广,对细菌繁殖体、病毒、真菌孢子及细菌芽孢均有杀灭作用。

常用的消毒药物还有苯扎溴铵、过氧乙酸等,杀菌范围均比较广。

器械在消毒前应拭净表面的油脂,并打开轴节,全部浸入消毒液中,使用前须用灭菌生理盐水冲洗,消毒期间另加入物品时,要重新计时。

（二）特殊器械消毒

手机机头可用预真空压力蒸汽灭菌法灭菌或卡式灭菌器裸露灭菌。钻针用高压蒸汽灭菌法。不宜消毒的部分可套以消毒布套隔离。

## 二、手术者的消毒

手术者的消毒包括手术室的衣、裤、鞋、帽及口罩等清洁准备、手的洗刷浸泡、穿手术衣及戴橡皮手套等步骤。其原则、方法及消毒制剂与外科手术的要求相同。在门诊进行牙及牙槽外科手术也应洗手或戴橡皮手套,防治感染和交叉感染。

洗手须遵守六步法:第一步,双手手心相互搓洗（双手合十搓五下）;第二步,双手交叉搓洗手指缝（手心对手背,双手交叉相叠,左右手交换各搓洗五下）;第三步,手心对手心搓洗手指缝（手心相对十指交错,搓洗五下）;第四步,指尖搓洗手心,左右手相同（指尖放于手心相互搓洗）;第五步,一只手握住另一只手的拇指搓洗,左右手相同;第六步,指尖摩擦掌心,左右手相同。见图 2-4。

## 三、手术区的消毒灭菌

（一）术前准备

患者应手术前一天进行沐浴、备皮。与口腔相通的大手术,特别是需植骨、植皮的手术,患者应先做口腔洁治、残根拔除等。并应在术前用 1∶5 000 高锰酸钾液或 1∶1 000 氯己定液含漱。

（二）手术区常用的消毒药物

1. 碘酊　杀菌力强,但刺激性大。在不同部位使用浓度不同:颌面、颈部为 2% ,口腔

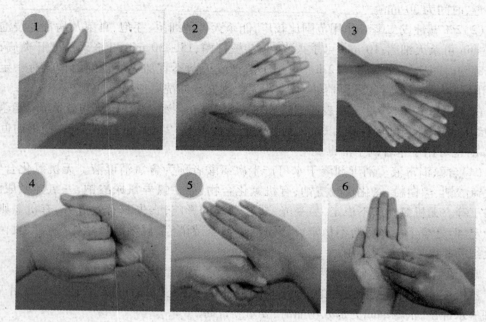

**图 2-4　洗手六步法**

内为 1% ,头皮部为 3% 。使用后应予以脱碘,碘过敏者禁用。

2. 氯己定液　为广谱消毒剂,刺激性小。皮肤消毒浓度为 0.5% ,口腔内及创口消毒浓度为 0.1% 。

3. 碘伏　具有消毒彻底,刺激性小,着色浅的特点。0.5% 碘伏水溶液用于皮肤和手的消毒,也可用于口腔黏膜消毒。

4. 75% 乙醇　最常应用,因其消毒力弱,故常与碘酊先后使用起脱碘作用。

（三）消毒方法和范围

1. 消毒方法　正常皮肤应从术区中心开始,逐步向四周环绕涂布,但感染创口相反。涂布药物时避免药物流入呼吸道和眼内,涂布区不能留有空白。涉及与口腔相通的多个术区的手术,应分别消毒。

2. 消毒范围　头颈部手术消毒范围应保证足够的安全范围。常用手术的消毒范围,如表 2-3 所示。

表2-3 口腔颌面外科常用手术消毒范围

| 手术区域 | 消毒范围 |
|---|---|
| 口腔内手术 | (1)全部口腔<br>(2)面部:<br>上界:眶上缘平线<br>下界:颈上线<br>侧界:两侧耳前线 |
| 面部手术 | 上界:平发际线<br>下界:颈上线<br>侧界:两侧耳前线 |
| 腮腺区手术 | 上界:患侧发际内8 cm<br>下界:锁骨中线<br>侧界:两侧耳前线<br>前界:中线<br>后界:耳后8 cm<br>因麻醉或手术需要显露口腔者则应消毒口内及全面部 |
| 下颌下区手术 | 上界:眶下平线<br>下界:锁骨上线<br>前界:过中线<br>后界:耳后5 cm |
| 颏下区手术 | 上界:上唇全部<br>下界:颈下线<br>侧界:两侧耳前线 |
| 颈部手术 | 上界:颧骨至鼻翼、上唇线<br>下界:胸部乳头线<br>前界:过中线5 cm,如系双侧或中线处手术,对侧颈部也应全部消毒<br>后界:颈后三角区、同侧颈部及乳突发际上5 cm |
| 胸部取皮、取皮瓣、取肋骨等 | 上界:颈上线<br>下界:平脐<br>外界:过腋后线,包括全部肩关节及腋下区<br>内界:过对侧锁骨中线 |

续表 2-3

| 手术区域 | 消毒范围 |
|---|---|
| 腹部取皮、皮管制备 | 上界:两乳头连线<br>下界:耻骨联合<br>外界:腋后线<br>内界:过中线 5 cm |
| 股部手术取皮、取皮瓣、骨瓣、取筋膜等 | 上界:髋上 8 cm<br>下界:膝关节下<br>外界:后上嵴<br>内界:过中线 5 cm |
| 上臂部手术(包括取皮瓣、皮管制备等) | 上界:全肩部、腋下、前胸侧至乳头线<br>下界:肘关节下 5 cm<br>内外界:应包括上臂全部 |
| 足背部手术(包括取皮瓣等) | 上界:小腿下 2/3<br>下界:足全部 |
| 前臂部手术(包括取皮瓣等) | 上界:肘关节以上 5 cm<br>下界:手全部 |

(四)无菌巾铺置法

因口腔颌面部有腔道、孔裂存在,外形也不规则,而且头部有头发,手术铺巾有一定难度。除门诊小手术外,均要求用无菌巾包头,防治污染。

常用的铺巾方法有以下几种:

1. 包头法　主动或被动抬头,将两块无菌巾重叠铺于头颈下的手术台上。头部放下后,将上层无菌巾分别自两侧耳前或耳后向中央包绕,使头和面上部均包于无菌巾以内并以巾钳固定(图 2-5)。

2. 手术野铺巾

(1)孔巾铺置法　用孔巾将头面部遮盖,仅在孔部显露术区,以巾钳或敷带固定。此法仅适用于门诊小手术(图 2-6)。

(2)三角形手术野铺巾法　用三块无菌巾分别铺置,呈三角形遮盖术区周围皮肤,以巾钳固定,适用于口腔、鼻、唇及颊部手术(图 2-7)。

(3)四边形手术野铺巾法　用四块无菌巾分别铺置,呈四边形遮盖术区周围皮肤,以巾钳固定,此法适用于腮腺区、下颌下区、颈部及涉及多部位的大手术(图 2-8)。

使用三角形或四边形手术铺巾法应按手术的需要,调整大小和形状,保证消毒区大于手术暴露区。

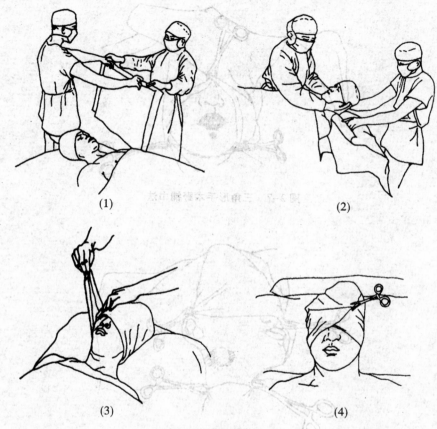

图 2-5 无菌巾包头法

(1)叠巾 (2)铺于头下 (3)包扎 (4)包后以巾钳固定

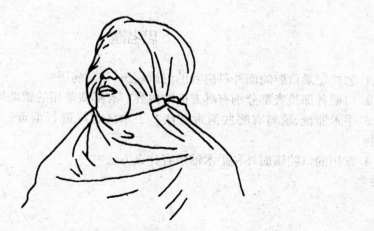

图 2-6 孔巾铺置法

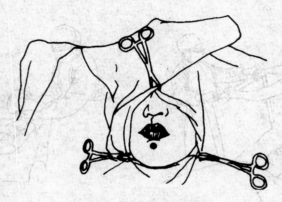

图 2-7    三角形手术野铺巾法

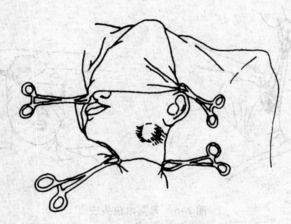

图 2-8    四边形手术野铺巾法

# 思考题

1. 怎样记录口腔颌面外科患者的门诊病历、住院病历？

2. 口腔各部检查都分别有哪方面的内容？有哪些常用的辅助检查？

3. 手术器械、辅料有哪些消毒方法？手术区怎样进行消毒？手术区的消毒方法和范围？

4. 常用的口腔颌面外科手术铺巾有什么方法？

（黄元清）

# 第三章 口腔颌面外科基本操作

**学习要点**

1. 口腔颌面外科的基本操作技术。
2. 口腔颌面部各类手术创口的处理原则。
3. 换药的基本原则、绷带的应用技术。

# 第一节　口腔颌面外科手术基本操作

口腔颌面外科手术的基本操作和外科手术相同,包括显露、止血、解剖分离、打结、缝合和引流。鉴于口腔颌面部的解剖生理特点,在操作时有其特殊的要求。

## 一、显　露

手术野要充分暴露,保证手术的顺利进行。结合手术切口设计,患者的体位和照明尽量暴露术野,必要时可使用牵引拉钩和张口器等。

（一）切口设计

口腔颌面部手术切口的设计要全面综合,以保证手术疗效,减少术后瘢痕畸形。

1. 解剖　手术切口要尽量与术区的神经、血管、腮腺导管等重要组织的行径平行,以免意外损伤重要的组织器官。

2. 部位　因颌面部美观和功能要求较高,切口应选择在比较隐蔽的部位或自然的皱褶处,如下颌下、耳前、颌后、鼻唇、面沟等。切口的方向要尽量与皮纹方向一致,以期获得最小、最轻微的瘢痕。活检手术的切口力求与再次手术的切口一致。

3. 长度　切口的长度原则上应以能充分暴露为宜。根据具体设计切口,避免过长或过短。

（二）切开

切口确定后,应以甲紫画线标记,确保其准确性。长切口者尚须在其两侧加以标记,以对位缝合。切开时,用手绷紧或固定皮肤,手术刀与组织面垂直（起刀时刀尖要与皮肤垂直,移动时转至45°斜角,切完时又使刀垂直）。切开时要准确、敏捷、切口要整齐、深度一致。

（三）体位和照明

选择有利于手术野暴露的体位。良好的照明可增加术野的清晰度,有利于准确操作,避免不必要的损伤。

## 二、止　血

止血对术中减少出血、保持术野清晰、防止不必要的损伤、保证术中安全和术后愈合等具有重要意义。常用的止血方法有以下几种。

（一）钳夹止血

此为术中最基本、最常用的止血方法。用止血钳将看得出的出血点进行快速、准确地钳夹止血。表浅的微小血管，单纯的钳夹可达到止血目的。

（二）结扎止血

对较大的出血点，须在钳夹后用丝线予以结扎。而对于大块的肌束应采取先结扎，再剪断，之后进行缝扎，才能安全有效止血。

（三）阻断止血

为达到区域止血的目的，最可靠的方法是用钳夹、结扎和缝合的方法阻断知名的血管或术区较粗大血管的血流。对血运循环十分丰富但又不宜使用结扎止血的手术，可在创口的近心端采用圈式或栅栏式缝扎等区域阻断止血的方法。

（四）压迫止血

利用外力压迫局部，使血管管腔闭塞达到止血的目的。有大面积的静脉渗血或切除时有广泛渗血，可用温盐水纱布压迫止血。对局限性不明显的疏松组织的出血区，可采用荷包式或多圈式缝扎压迫止血。骨髓腔或骨孔的出血用骨蜡填充止血。

（五）药物止血

药物止血分为全身用药和局部用药两类。

1. 全身用药 目的是增强凝血机制，减少出血。常用药物有酚磺乙胺等。

2. 局部用药 常用药物有明胶海绵、淀粉海绵，止血粉也可用肾上腺素纱条直接压迫止血。

（六）其他止血方法

除以上止血方法外还有热凝止血、低温止血和降压止血等。

术中应根据患者的全身和局部情况，选择相应的止血方法，也可几种止血方法联合应用，保证止血彻底，防止继发出血。

## 三、解剖分离

解剖分离目的是显露组织的解剖部位、保护正常和重要的组织、切除病变组织从而完成手术。首先术者应熟悉局部解剖结构，具有明确的解剖概念，其次术者和助手要相互配合，充分暴露术野，使手术顺利进行。

分离包括锐性分离和钝性分离。

1. 锐性分离 指使用锐性的手术刀或组织剪，进行精细的层次解剖或分离粘连坚实的瘢痕组织。此法对组织损伤小，动作要求精巧、准确，应在直视下进行。

2. 钝性分离 指利用血管钳、刀柄、剥离子、手指等，对疏松的结缔组织、良性肿瘤等进行的分离，操作时应细致，避免使用暴力。此法比较安全，但对组织损伤比较大。

## 四、打 结

打结是外科手术中重要的基本功，主要用于结扎血管和缝合。为保证质量，避免返工和术后出血,要求在手术中打方结、外科结,防止打滑结。口腔外科手术时,以单手打结和持针器打结最为常用。单手打结要求左右手均能熟练打结,在口内缝合及缝线过短时多用持针器打结。

## 五、缝　合

缝合是使解剖分离的组织或切除病变后的剩余组织重新对位,以期达到创口一期愈合的目的。除某些口内手术后的裸露骨面以及感染创口等特殊情况外,均应进行初期缝合。

（一）缝合的基本要求

1.切口两侧组织要正确对位,接触良好,要分层进行缝合,避免留有无效腔。

2.应在无张力或最小张力下进行缝合,以免术后创口裂开或愈合后瘢痕过粗。

3.缝合的顺序是先游离侧,后固定侧;反之,易撕裂组织。

4.缝合面颈部皮肤时,缝合应包括皮肤全层,垂直于皮肤进针,并使皮肤两侧进出针间距等于或小于皮下间距,防止创缘内卷或过度外翻。

5.皮肤缝合进针点离创缘的距离和缝合间隔密度,应以保持创缘接触贴合而无裂隙为原则,具体要求因手术性质和部位而有所不同。

6.缝合的组织之间不能夹有其他组织,以免影响愈合。

7.缝合后打结的松紧度要适度,过紧会压迫创缘,影响血供,导致边缘坏死和术后遗留缝线压迹,还可造成组织撕裂。过松则使创缘接触不良,出现裂隙,易发生渗血、感染。还可致组织错位愈合,使瘢痕变粗。

8.在功能部位（如口角、下睑旁）要避免过长的直线缝合,否则愈合后瘢痕直线收缩,导致正常解剖结构移位。临床上对较长的切口,常以对偶三角瓣法换位呈"Z"形曲线缝合（图3-1）。

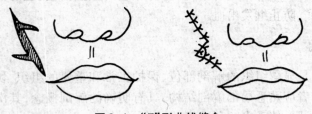

图3-1　"Z"形曲线缝合

9.张力过大的创口,应做潜行分离和减张缝合。

10.根据情况选用合适的缝线,口腔颌面外科常用0、000和1号线。

（二）缝合的基本方法

1.创口原位缝合法　适用于无组织缺损、整齐、无张力的创口复位缝合。

（1）单纯缝合法　包括间断缝合和连续缝合两种。

单纯缝合常用于肌层、筋膜和皮肤的缝合,一般采用结在上的正缝法。在缝合皮下时,为减少线头对组织愈合的干扰,可采用结在下的反缝法。

间断缝合的优点是创缘对位整齐,如出现个别断线或松脱时不影响全局,缺点是速度慢。

连续缝合分为单纯连续缝合和连续锁边缝合,优点是缝合速度较快,缺点是一旦发生断线会引起缝线松脱,而且创口对位较差。

(2)外翻缝合法(褥式缝合法) 适用于创缘较薄的黏膜、松弛的皮肤及有内卷现象的创缘缝合。特点是有更多的创缘组织面外翻接触,保证创口的愈合。外翻缝合有横式和纵式两种,应根据创缘血供的方向选择相应的缝合方式。为防止造成创缘缺血、坏死,缝合时边距不宜过大(一般不超过 4 mm),针距应适当加大(图 3-2)。

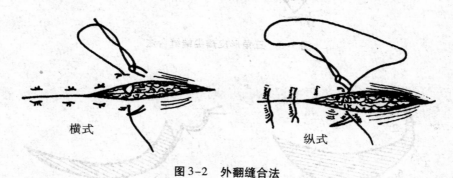

图 3-2 外翻缝合法

无论纵式或横式外翻缝合,应当注意切口两侧的皮肤进针距离一定要相等;否则,会形成创面不齐或小部分创面暴露。

(3)皮内缝合法 指真皮层内的缝合,也可分为间断和连续两种,优点是术后瘢痕小,但要求技术较高,仅用于小的整复手术。

2. 张力创口缝合法 如组织缺损在缝合时就会产生张力,若勉强缝合,势必会发生创口裂开、继发感染和愈合不良等问题。因此,对有张力的创口,应先行减张措施,再进行缝合。

(1)潜行分离 适用于张力较小的创口,在创口两侧行锐性分离,使其在无张力的状态下拉拢缝合。

(2)辅助减张法 潜行分离后仍感到有一定的张力,可采用纽扣减张,火棉胶、松香乙醇无菌纱布等辅助减张措施。

(3)附加切口减张法 适用于组织缺损过多,广泛潜行分离后仍感张力很大的切口;也可采用局部皮瓣转移的方法减轻或消除张力,保证创口愈合。

3. 特定情况下的缝合法

(1)组织内无效腔缝合法 方法是分层次地把相同组织对位缝合,必要时可带深层组织,如组织缺损过多,也就近转移一块组织(皮下组织、肌等)。

(2)三角形皮瓣尖端缝合法 其缝合原则是:三角前尖角大于 90°者,可直接进行间断缝合;小于 90°者则采用皮肤-皮下-皮肤环式缝合方法(图 3-3)。

(3)两侧创缘长度不等、厚薄不均的缝合法 长度不等的创口缝至末端时会出现小的皮肤迭起,俗称"猫耳朵"。临床上一般采取附加切口、游离后转移、重新对位缝合等方法。也可在创缘末端向长的一侧作一斜行切口,然后剪除三角形皮肤一块,可使创缘对齐(图3-4、图3-5)。厚、薄不均的创口缝合时,薄、低组织要多而深缝,厚、高组织要少而浅缝,缝合后的创缘可调整到同一水平。

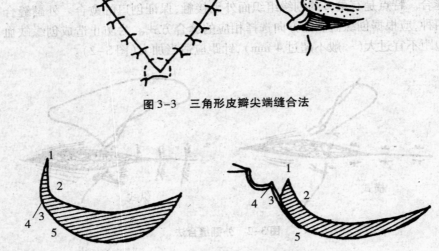

图3-3　三角形皮瓣尖端缝合法

图3-4　两侧创缘长度不等缝合法

将较长的外弧径部分剪开(4-3),将3上提至1,然后按1、3、2、5对位缝合

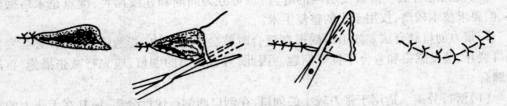

图3-5　两侧创缘长度不等,剪出三角形皮肤后对位缝合法

## 六、引　流

引流的主要目的是使创口和术区组织间隙内的渗出物、血液、分泌物或脓液及时排出体外,保证创口的愈合。

### (一)放置引流物的适应证

1.感染或污染创口　感染创口必须放置引流物,脓肿切开的创口和脓液尚未形成的创口均须如此;对污染创口,为防止感染,也应考虑放置引流物。

2.渗液较多的创口　范围广泛的大手术及部位深在的中等手术,考虑其术后仍有渗出,也应放置引流物。

3.留有无效腔的创口　手术中无法消灭的无效腔,应进行引流,避免形成积液。口内手术留有开放性无效腔时,应放置引流物。

4.止血不全的创口　对术中止血不彻底或凝血功能低下的患者,为防止血肿形成,也应放置引流物。

（二）引流方法

口腔颌面外科常用的引流有以下几种:

1.片状引流　主要用于口外创口小量渗出的引流,有时口内创口也可使用。现常用乳胶片,引流作用比较好。使用时将两侧边缘剪成锯齿状,可避免引流条从创口内滑出。

2.纱条引流　主要用于脓性引流,常用的引流物有油纱条和碘仿纱条,碘仿纱条防腐、杀菌、除臭作用强,常用于重度和混合感染的创口引流。

3.管状引流　多用于面颈部较大创口和脓腔的引流。由普通橡皮管或导尿管剪成引流管,优点是引流作用强,便于冲洗,可注药。现在临床上亦常用半管引流,引流物系剖开的橡皮管,既保持了引流作用强的特点,又减少了对创口的刺激。

4.负压引流　和前三种开放式引流不同,负压引流是一种封闭式引流方法,主要用于颌面部、颈部较大手术的术后引流。主要是利用细塑料管或橡胶管在创口旁另戳创引出,接吸引器、吸引球等,使创口内产生负压,达到引流的目的。其优点是引流作用强,有利于创口愈合,不易继发感染。

（三）引流注意事项

1.引流的时间　引流物放置时间因手术不同而异。污染创口为防止积血、积液而放置的引流物,多在24～48 h后去除;脓肿或无效腔的引流物应放置至脓液和渗出液完全消除为止;负压引流去除的时间视引流量的多少而定,一般24 h内不超过20～30 ml时,拔除引流物。

2.引流的部位　开放式引流的引流物应放置在创口的最内端,外端应依体位放在创口的最低处。负压引流要避开大的神经、血管,创口要封闭,否则不能起到负压吸引作用。引流口的大小要适当,太小会造成引流不畅;太大易在引流部位形成粗大瘢痕。

3.引流物的固定　引流物应妥善固定,以免被推入创口深部或向外脱出。临床上最常用的方法是利用引流口附近的缝线加以缝扎固定(图3-6)。

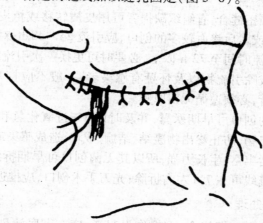

图3-6　引流物缝线固定法

4. 负压引流的安装　患者回病房后,即应将引流管连接于吸引器、负压引流球或胃肠减压器上,注意是否产生负压及引流效果。特别注意管头位置不能接错;否则,会造成引流物或空气压入创口,造成皮下气肿或感染。每日对引流物的色、质、量进行记录,发现问题及时处理。

# 第二节　创口的处理

## 一、创口的分类

1. 无菌创口　指未经细菌侵入的创口,多见于外科无菌切口,早期灼伤和某些化学性损伤已经及时处理者,也可认为是无菌创口。口腔颌面外科的无菌创口主要是面、颈部手术创口。

2. 污染创口　指有细菌侵入,但未引起化脓性感染的创口。与口鼻腔相通或口腔内手术的创口,是在非无菌的条件下进行的,属于污染创口。由各种损伤引起的伤口,如果受伤时间比较短,细菌未侵入深层组织引起化脓性炎症者,也可属于污染创口。

3. 感染创口　凡细菌已经侵入、繁殖并引起炎症、坏死、化脓或在此情况下进行的手术,如脓肿的切开引流等均为感染创口。

## 二、创口的愈合

1. 一期愈合　指在 7～10 d 内临床创口全部愈合者。这类创口多见于初期缝合的外科切口或因损伤后组织创面不大,严格缝合后未发生感染者。

2. 二期愈合　又叫延期愈合,一般时间比较长。多见于创缘不能严密对位缝合,创面较大或创面感染的创口。拔牙创口愈合亦属于二期愈合。

## 三、各类手术创口的处理原则

（一）无菌创口的处理

1. 无菌创口均应严密缝合,有组织缺损者可用皮瓣转移或植皮等解决。对术后可能发生感染的,疑有污染或术后渗血较多的创口,应引流 24～48 h;对无效腔较大或渗出物较多的创口,应延长引流时间至 72 h 以上,必要时可更换一次引流物。

2. 无菌创口除为拔除引流物以及怀疑有感染者,一般不应打开敷料观察,以避免污染。对确实需要打开者,必须遵循无菌原则。

3. 面部严密缝合的创口可早期暴露,并及时以 3% 过氧化氢和 4% 硼酸及 95% 乙醇混合液清除面部的渗出物,防止渗出物凝结、结痂、成块,造成感染或影响创口愈合。

4. 因为面部的血运丰富,生长力强,所以其无菌创口可早期拆线,一般术后 5 d 就可开始间隔拆线。颈部缝线可在 7 d 左右拆除;光刀手术创口,应推迟到术后 2 周拆线。

（二）污染创口的处理

1. 污染创口也争取做初期缝合,由损伤引起者,应在彻底清创后进行初期缝合。创口较深大或可能会发生感染者,应进行引流,引流时间和无菌创口相同。而腭裂手术的松弛切口不能进行缝合,可用碘(布)仿纱条或凡士林纱布填塞覆盖。根据不同手术的要求和创口愈合的情况,决定抽出纱条的时间。

2. 已经缝合的污染创口,一般不宜打开敷料观察,除非高度怀疑或已经确诊感染。

3. 面部的污染创口也可早期暴露。

4. 面颈部污染创口拆线时间与无菌创口相同,而已化脓感染者应及早拆除缝线,放置引流物。

5. 口内创口应在术后 7～10 d 拆线,腭裂术后的创口缝线应延长至 10 d 以上拆除。

(三)感染创口的处理

1. 感染创口不做一期缝合,应在感染控制或病灶清除后进行,缝合时不宜过紧,并应做可靠的引流,引流物应在完全控制感染、无脓液排出后 48 h 去除。脓肿切开引流后不缝合,但必须放置引流物。感染创口应覆盖敷料,并定时检查换药。

2. 创面有肉芽组织生长并有大量脓性分泌物的创口,应予以湿敷。湿敷药应根据细菌培养和药物敏感试验选择。一般细菌感染可用 0.1% 依沙吖啶;厌氧菌感染可用 3% 过氧化氢溶液;铜绿假单胞菌感染可用 1% 醋酸、2% 苯氧乙醇、0.2%～0.5% 庆大霉素溶液。高出创面的肉芽组织应剪除,肉芽组织水肿可用高渗盐水纱布湿敷。

3. 脓腔引流宜通畅,并应进行药物冲洗。窦道和瘘管应进行刮治或烧灼。

4. 对经过处理以后缝合的创口,应放置引流物,为防止创口裂开,缝线应延期至 1 周拆除。

5. 在感染创口处理的过程中,应适当使用抗感染药物。对渗出比较多,全身情况差,病程比较长或年龄较大的患者应考虑支持疗法,必要时可给以输血,以促使创口的早日愈合。

## 四、换药的基本原则

1. 换药的意义和目的　在创口周围或创口内更换药物或敷料都称为换药。其目的是保证和促进创口的愈合。以下情况应换药:①无菌或污染创口为了撤出引流物或怀疑有感染;②敷料滑脱不能保护创口;③创口有大量脓性渗出物时;④创口有渗血或怀疑血肿形成;⑤创口包扎过紧影响呼吸或引起疼痛;⑥观察创口愈合情况以及皮瓣营养情况。其他情况应根据不同手术要求而定。

2. 换药的时间和地点　换药时间以早查房前为宜,便于观察前一天创口的变化。换药应在换药室进行,有利于无菌操作的顺利进行。不能起床移动的患者,可在床边换药。

3. 换药前的准备　换药前及进换药室要带好口罩、帽子。换药前应在换药室准备好所需药物和器械。每次换药前后都应该用肥皂水洗手,戴手套进行操作。

## 五、换药的注意事项

无论是无菌创口、污染创口还是感染创口,都应在严格遵守无菌操作原则下换药。

1. 操作者的动作要轻柔、细致、切忌粗暴。用棉球清洁暴露创面时是"蘸"而不是"擦"、"揩"的动作。对暴露创面不应用带刺激性的药物。操作要迅速,尽量减少创口暴露的时间。

2. 持镊应在上 1/3 处,并勿使镊子碰击非换药区。并应掌握双手持镊,一镊接触创面,一镊接触弯盘和消毒敷料,保持一"脏"一"净"。使用过的棉球不可再放回消毒盘内,应严格分开。对特异性感染创口换药,如肝炎患者、铜绿假单胞菌感染,其用过的敷料要集中处理。

3. 多个换药患者,应遵循先无菌创口,后污染创口,最后感染创口的顺序。每一次换药之后,术者都要重新洗手换手套,防止交叉感染。

### 六、绷带的应用技术

绷带技术是手术后及换药过程中常用的一种敷料固定方法。正确使用绷带包扎,可以达到以下效果:①保护术区和创口,防止继发感染,避免再度受伤;②止血并防止或减轻水肿;③消除无效腔;④防止或减轻骨折错位;⑤保温、止痛,固定敷料。

(一)绷带包扎的基本原则

1. 包扎绷带应力求严密、稳定、舒适、清洁、美观。

2. 压力均匀,并富有弹性。

3. 松紧适度,利于引流。

4. 要消灭无效腔,防止出血。

5. 如发现绷带松动、脱落时或渗出较多时,应予以加固或更换。

(二)绷带包扎的注意事项

应根据创口所在部位的解剖特点,以及创口的性质和手术的要求进行包扎。

1. 要注意无菌操作,无菌纱布应有一定的范围和厚度。感染的创口要防止再感染,保证引流通畅。

2. 在包绕下颌下区和颈部时,要特别注意保持呼吸道通畅,防止压迫喉头和气管。

3. 压力要均匀适度,防止组织因压力过度而坏死。

4. 腮腺区创口的包扎,要施以一定的压力,并应富有弹性,防止发生涎瘘。

5. 对于切开引流创口的包扎,为保证止血,第一次包扎应加以适当的压力,以后换药包扎应保证引流,不宜过紧。

6. 骨折复位后的创口包扎,要注意防止错位。

(三)基本包扎技术

1. 环形包扎 包扎时将绷带环形围绕需要包扎的部位,每圈绷带都要相互重叠。

2. 螺旋形包扎 先做一圈环形包扎,使之固定,然后将绷带以前进方向继续环绕。每一圈绷带的方向都应与前一圈平行,而且都要覆盖在前一圈的 1/2 或 1/3 宽度。

3. 反折包扎 必要时为使绷带与包扎部位的皮肤密切贴合,在做环形或螺旋形包扎时,每圈皆可进行反折。

(四)常用绷带类型及应用

1. 四尾带技术(即四头带技术) 临床上常用一段绷带将两端剪开一定长度,形成四个头,长度一般在 70 cm 左右,剪开的长度视情况而定。

其主要用途如下：

（1）包扎下颌、颏部创口　用四尾带中份兜住颏部，上方两带头分左右绕至枕下打结，下方两带头分别向上经下颌部与前者交叉，上至头顶打结，可达到下颌骨制动和限制张口的目的。多用于临时性固定颌骨。

（2）压迫术后创口　使用时在四尾带中份包入纱布，卷成圆柱状，置于创口外区，带头仍在枕下部和头顶部打结。用四尾带压迫创口有止痛、止血、消肿、使创口帖服的功效。

（3）包扎鼻部创口　将四尾带的中份置于盖有敷料的鼻部，后方自左右分别至枕下打结，另两头亦自左右反折向上至头顶打结。

使用四尾带易发生滑脱，可将顶枕两结的头再相互拴结（图3-7、图3-8）。

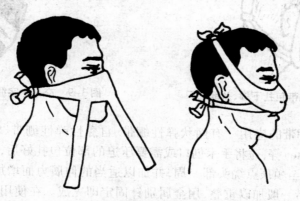

图3-7　四尾带包扎鼻部创口

2. 交叉十字绷带　用绷带先由额至枕部环绕两圈，继而反折经一侧耳前腮腺区向下，再经下颌、颏部至对侧耳后向上，复经顶部绕至同侧耳后，经下颌下、颏部至对侧耳前，如此可构成十字交叉，并反复环绕，最后在额部反折再做环形包扎，胶布固定。此法广泛适用于颌面和上颈部术后以及损伤创口的包扎（图3-9）。

3. 回反绷带（即头部绷带）　此法需两人共同进行（如无助手时，可请患者协助）。开始先在额枕部做环形缠绕两圈，然后自头部中线一侧的额前反折向枕部；至枕部后再反折向前至另一侧额部。按此顺序反复向两侧枕部来回进行。每来回一次后反折的绷带必须覆盖住前一次反折绷带的1/3～1/2宽度；每次反折处在额部或枕部应由术者本人或助手用手压住，避免松脱。也可采用两卷纱布，一卷作为额枕的来回反折，另一卷做额枕环绕，每来回额枕绷带反折之前，用环绕绷带将前者压住后再行反折，此法更为牢固。当整个头部反折包扎完毕时，绷带可恢复到额枕环形包扎，将额枕部反折头一并包扎压迫固定，最后用胶布固定。

回反绷带主要适用于头皮部手术，皮瓣转移、游离植皮及颅颌根治术等。

4. 颈部包扎　此法比较简单，在颈部用绷带作螺旋形环绕数周即可，每一层必须覆盖部分前层。包扎时要特别注意掌握其松紧度，防止造成呼吸困难。利用胶布从颈后到颈前、胸部交叉粘贴以固定敷料，但切忌用胶布做颈部环形固定。

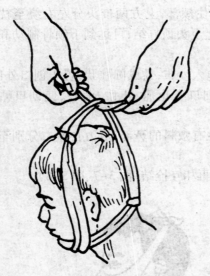

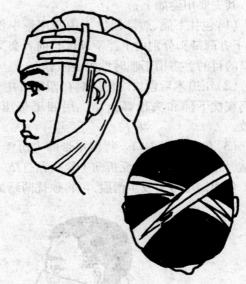

图 3-8　四尾带包扎下颌、颊部创口　　　　图 3-9　交叉十字绷带包扎法

5. 颅颌弹性绷带的应用　有网状弹性绷带、自黏性弹性绷带、PBT 弹性绷带(poly butylene terephthalate)等,先将手术创口或需要压迫的部位包扎好后,用弹性绷带沿颏下经两侧耳前或耳后至颅顶点绕头部一周,并加以适当的伸展力而增加弹性压迫力,松紧度适度,如普通绷带一般加以重叠,用金属别针固定即完成。在使用时注意一定要将弹性绷带下部固定在颏部,上部固定在颅顶点。注意耳根不能直接压迫,可在耳前、耳后或耳上垫以纱布并用胶布固定。也可用头帽、颏兜和橡皮筋做颅颌固定。

6. 石膏绷带的应用　石膏绷带由绷带和石膏构成,使用形式主要为石膏帽和石膏交叉绷带,常用于上颌骨骨折的牵引复位。

## 思考题

1. 常用的手术止血方法有哪些?
2. 分离包括哪些种类? 各使用什么器械?
3. 缝合的基本要求和基本方法有哪些?
4. 放置引流物的适应证是什么? 常用的引流方法有哪几种?
5. 各类创口的处理原则?
6. 换药的基本原则和注意事项?

（黄元清）

# 第四章　口腔颌面外科麻醉与镇痛

**学习要点**

1. 常见局部麻醉药物的药理特点。
2. 口腔颌面部常用局部麻醉的操作步骤和效果。
3. 局部麻醉常见并发症的发生原因、预防措施，相应处理方法。

麻醉(anesthesia,narcosis)是用药物或其他方法,使患者整个机体或部分机体暂时失去知觉,以达到无痛的目的,多用于手术。镇痛(control of pain)则是运用有关麻醉的基础理论和技术治疗患者的某些疼痛。麻醉学(anesthesiology)就是研究消除患者手术疼痛,保证患者安全,为手术创造良好条件的一门科学。随着医学、外科手术及麻醉学的发展,现代麻醉学不仅包括麻醉镇痛,而且涉及麻醉前后的准备与治疗,手术麻醉时重要生理功能的监测,发生麻醉意外时及时有效的抢救措施。此外,还承担危重患者复苏、监护、救治等工作。

# 第一节　局部麻醉

局部麻醉(local anesthesia)简称局麻,是应用局麻药物或其他方法暂时阻断机体一定区域内神经的传导功能,使该区域疼痛消失的方法。局部麻醉的目的是局部无痛(local analgesia),即患者除痛觉消失外,其他感觉如触压觉、温度感等仍然存在,并依然保持清醒的意识。局麻除适用口腔颌面部小手术外,还用于牙髓病的治疗、义齿修复的牙体预备等。

口腔颌面外科局部麻醉时,应熟悉口腔颌面部的神经解剖,熟悉局麻药物的特点、浓度、使用剂量,掌握各种局麻方法,这样才能达到既安全又无痛的目的。局麻不需特殊设备,术者可独立操作,患者术前无须特殊准备,术后无须特别护理,能保持患者清醒,对生理功能干扰小,简便易行。局麻药中加入适量血管收缩剂,可以减少出血,使术野清晰,便于手术操作。但对于范围大和部位深的手术,往往止痛不够完善,也不适用于不合作的患者及有炎症的部位。所以,局麻的临床应用也受到一定的限制。

## 一、常用局麻药物

理想的局麻药物不仅要起效快,能满足不同手术所需的麻醉时间、效果,而且在有效的浓度内对局部组织或全身的毒性都很低。可用于神经阻滞、浸润麻醉,又适用于表面麻醉,麻醉效果应是完全可逆的。

局麻药物的种类很多,按其化学结构可分为酯类和酰胺类。目前常用局麻药物有酯类的普鲁卡因(procaine)和丁卡因(tetracaine),酰胺类的利多卡因(lidocaine)、阿替卡因(primacaine)和布比卡因(bupivacaine),此外酰胺类的罗哌卡因(ropivacaine)近年来在国内也常使用,甲哌卡因(carbocaine)、丙胺卡因(prilocaine)在国外常用。

(一)普鲁卡因

普鲁卡因又名奴佛卡因(novocaine),麻醉效果较好,不良反应小。局麻时效短,一般仅能维持45～60 min。其具有扩张血管作用,应用时常加入少量肾上腺素,以减慢组织的吸收而延长麻醉时间。其扩散和穿透力都较差,不易被黏膜吸收,故不适用于表面麻醉。极少数患者对普鲁卡因和其他酯类局麻药可能产生过敏反应。

（二）利多卡因

利多卡因又名赛洛卡因(xylocaine),是目前口腔科临床应用最多的局麻药,局麻起效较普鲁卡因快而强,维持时间亦较长,组织穿透性强,故亦可用于表面麻醉。无明显扩张血管的作用,毒性较普鲁卡因大。利多卡因还有迅速而安全的抗室性心律失常作用,因而对心律失常患者常作为首选的局部麻醉药。严重房室传导阻滞患者禁用利多卡因。

（三）阿替卡因

阿替卡因(articaine)近年来在临床上广泛使用,其制剂为阿替卡因肾上腺素注射液,该药的组织穿透性和扩散性较强,特别适用于涉及骨组织的手术,给药后2～3 min出现麻醉效果。含1：100 000肾上腺素的阿替卡因牙髓的麻醉时间60～70 min,软组织麻醉时间可达3 h以上。适用于成人及4岁以上儿童。

（四）布比卡因

布比卡因又名麻卡因(marcaine),其麻醉维持时间为利多卡因的2～3倍,一般可达6 h以上;麻醉强度为利多卡因的3～4倍。常以0.5%的溶液与1：200 000肾上腺素共用,特别适合费时较久的手术,术后镇痛时间也较长,但对运动神经阻滞作用较弱,不宜用于需肌肉松弛的手术。

（五）丁卡因

丁卡因又名潘托卡因(pantocaine),易溶于水,穿透力强。临床上主要用于黏膜表面麻醉,作用迅速,1～3 min即生效,维持20～40 min。麻醉作用及毒性较普鲁卡因大10倍。由于毒性大,一般不用于浸润麻醉。即使用于表面麻醉,亦应注意剂量。

上述常用的各种局麻药物列表说明(表4-1)。

表4-1　常用局部麻醉药比较

| 药名 | 普鲁卡因 | 利多卡因 | 布比卡因 | 阿替卡因 |
|---|---|---|---|---|
| 类型 | 酯类 | 酰胺类 | 酰胺类 | 酰胺类 |
| 效能强度 * | 1 | 2 | 8 | 1.9 |
| 毒性强度 * | 1 | 2 | 4 | 1～1.5 |
| 显效时间(min) | 6～10 | 2～3 | 6～10 | 2 |
| 维持时间(min) | 45～60 | 90～120 | 180～480 | 120～150 |
| 浸润性 | 弱 | 强 | 弱 | 最强 |
| 表面麻醉浓度(%) | — | 2～4 | — | — |
| 浸润麻醉浓度(%) | 0.5～1 | 0.25～0.5 | 0.25～0.5 | 4 |
| 阻滞麻醉浓度(%) | 2 | 2 | 0.25～0.75 | 4 |
| 一次最大剂量(mg/kg) | 6.6 | 4.4～6.6 | 1.3 | 5～7 |

* 以普鲁卡因等于1作标准。

（六）注意事项

1. 局麻药的过敏　酯类局麻药如普鲁卡因有可能发生过敏反应，而酰胺类局麻药的过敏反应极罕见。为了防止发生过敏反应，对过敏体质的患者，建议做过敏试验。如普鲁卡因过敏试验阳性或有过敏史者，应改用利多卡因，但也应做过敏试验。同类型的局麻药，由于结构相似而可能出现交叉性过敏反应，对普鲁卡因发生反应者，应避免使用丁卡因。

（1）普鲁卡因皮内试验　1%普鲁卡因 0.1 ml 稀释至 1 ml，皮内注射 0.1 ml。20 min 后观察反应。局部红肿，红晕直径超过 1 cm 者为阳性。

（2）普鲁卡因黏膜试验　用上述稀释液涂布一侧鼻腔黏膜，然后每隔 2 min 检查局部反应。黏膜充血肿胀，甚至涂布侧鼻孔完全阻塞者为阳性。

（3）利多卡因皮内试验　2%利多卡因 0.1 ml，稀释至 1 ml，皮内注射 0.1 ml。20 min 后观察反应。阳性标准同普鲁卡因。

在进行药物过敏试验之前，应备好肾上腺素、氧气等急救药物及用品，以防意外。

2. 血管收缩剂的使用　局麻药中是否需要加入肾上腺素等血管收缩剂应根据手术时间、术中出血情况及患者的机体状况等因素决定。

（1）使用目的　在局麻药中加用肾上腺素的目的是使局部血管收缩，减慢药物的吸收速度，延长局部麻醉的维持时间，降低毒性反应，达到增强镇痛的效果，减少手术部位出血，使手术野清晰。

（2）使用方法　一般常以 1 :（50 000 ~ 200 000）的浓度将肾上腺素加入局麻药液中。健康人注射含 1 : 100 000 肾上腺素的利多卡因每次最大剂量为 20 ml（肾上腺素0.2 mg），对于患心血管疾病或甲状腺功能亢进的患者要慎用血管收缩药，最大剂量为4 ml（肾上腺素 0.04 mg）。

（3）注意事项　局麻药液中含微量肾上腺素不会引起血压的明显变化，由于可取得良好的镇痛效果，反而是消除患者恐惧和不安的重要措施。但量大时可引起心悸、头痛、紧张、恐惧、血压升高，甚至心律失常，因此使用时要严格限制麻药中的肾上腺素浓度和控制好一次注射量，注射时注意回抽针栓，避免将局麻药注入血管，导致不良反应。

## 二、常用局部麻醉方法

口腔颌面外科常用的局麻方法主要包括表面麻醉、浸润麻醉和阻滞（传导）麻醉；冷冻麻醉应用较少，针刺麻醉只作为一种辅助麻醉方法，因麻醉效果差不单独使用。

（一）表面麻醉

表面麻醉（superficial anesthesia）是将麻醉剂涂布或喷射于手术区表面，使其透过黏膜而使浅表末梢神经麻痹，达到浅层组织痛觉消失的目的。局麻药容易经黏膜吸收，而皮肤组织致密，吸收缓慢且量少，故表面麻醉只能在黏膜上进行。

适应证：适用于表浅的黏膜下脓肿切开引流，极松动的乳牙或恒牙拔除，以及行气管内插管前的黏膜表面麻醉。

方法：用棉球蘸 2%盐酸丁卡因涂到手术区的表面或用喷雾器喷到手术区的表面，

1 min 后出现麻醉效果。

注意事项：由于丁卡因毒性大，用于表面麻醉时注意剂量不要超过 1 ml。浸蘸局麻药的棉片填敷于黏膜表面之前，应先挤去多余的药液，以防吸收过多产生毒性反应。现在临床上常用 2% 利多卡因做表面麻醉，但作用不及丁卡因。

（二）浸润麻醉

浸润麻醉（infiltration anesthesia）是将局麻药液注入手术区局部组织内，麻醉其神经末梢，而达到无痛的目的。浸润麻醉时，药液用量大，故其浓度应相对较低，目前，临床常用的局麻药液是 0.25% ~ 0.5% 的利多卡因。

1. 软组织浸润麻醉

（1）适应证 脓肿切开引流、外伤清创缝合以及小型肿块的切除等口腔颌面部软组织的手术。

（2）方法 在注射点局部先注射少量局麻药，然后沿手术切口线，由浅至深分层注射到手术区域的软组织中，边进针边注射麻药，使局麻药物在手术区组织内分布均匀，通过局麻药物扩散、渗透至神经末梢，产生麻醉效果；同时因局麻药物注入组织内所产生的张力，可使手术区毛细血管的渗血显著减少，术野清晰，便于手术（图 4-1）。

（3）注意事项 ①需改变进针方向时，应先将针退至黏膜下或皮下再改变方向，以避免针头弯曲或折断；②操作要轻柔，尽可能减少进针次数，减轻患者的注射疼痛；③每次注药前应回抽，避免局麻药注入血管内；④范围较大的手术要掌握好麻醉药量，避免药物中毒；⑤注射针不应穿过感染灶或肿瘤，以免炎症的扩散和肿瘤细胞的种植。

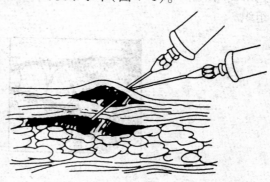

图 4-1 浸润麻醉分层注射

2. 牙及牙槽骨浸润麻醉 在牙及牙槽外科手术中，一般多在上颌牙槽突或下颌前牙区牙槽突应用浸润麻醉，由于这些部位的牙槽骨较薄，并且疏松多孔，所以局麻药液容易渗透入众多小孔，进入颌骨，麻醉牙神经丛。

（1）骨膜上浸润法 骨膜上浸润法（supraperiosteal infiltration）是将麻醉药注射到牙根尖部位的骨膜浅面（图 4-2），通过药物的渗透起到麻醉效果。

适应证：主要用于上颌前牙、前磨牙、下颌前牙和乳牙的拔除及牙槽骨手术。

方法：首先根据注射部位的要求调整患者的椅位。将唇颊部拉开，充分显露需麻醉的部位，牵拉注射处的黏膜，使之绷紧，以利于穿刺减少疼痛。一般在拟麻醉牙的唇颊侧前庭沟进针，针与黏膜约呈 45°角。当注射针头刺达根尖处的骨膜上，松弛黏膜，酌量注射麻醉药液 0.5 ~ 2 ml，一般 2 ~ 4 min 内即显麻醉效果。若同时须麻醉邻近多个牙齿，可将针退至黏膜下再进针至各牙的根尖处。

上颌腭侧刺入点是距牙龈缘 0.5 ~ 1 cm 处，相当于所拔牙腭侧的根尖处，注入局麻药 0.5 ml。下颌舌侧刺入点是在舌侧近根尖处或舌下黏膜皱襞处。

　　注意事项:为了避免骨膜下浸润所致的骨膜分离(图4-3)、疼痛和手术后的局部反应,当注射针头抵触骨面后,应退针0.2 cm左右,然后注入局麻药于骨膜上。

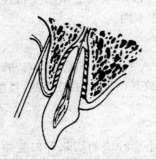 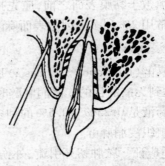

图4-2　骨膜上浸润麻醉时注射针的位置　　　图4-3　骨膜下浸润麻醉时致骨膜分离

　　(2)牙周膜注射法　牙周膜注射法(periodontal membrane injection)又叫牙周韧带内注射法(intraligamentary injection),是用金属注射器及短而细的注射针头,自牙的近中和远中侧刺入牙周膜(图4-4),深约0.5 cm,分别注入局麻药0.2 ml,可麻醉牙及牙周组织。

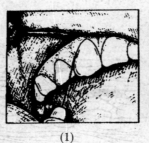 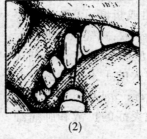

(1)　　　　　　　　　(2)

图4-4　上颌尖牙牙周膜浸润注射法
(1)远中侧注射　(2)近中侧注射

　　这种麻醉方法的缺点是注射时较痛,但因注射所致的损伤很小,所以适用于血友病和其他有出血倾向的患者;亦可以避免因其他浸润麻醉或神经干阻滞麻醉时容易产生的深部血肿,特别是上牙槽后神经阻滞麻醉时容易发生的颞下间隙严重出血。对单纯用黏膜下浸润或阻滞麻醉镇痛效果不全时,加用牙周膜注射,常可取得较好的镇痛效果。

　　(三)阻滞麻醉
　　阻滞麻醉(block anesthesia)是将局麻药液注射到神经干或其主要分支附近,以阻断神经末梢传入的刺激,使被阻滞的神经分布区域产生麻醉效果。
　　对于颌面部深层致密骨组织的手术,局部浸润麻醉的渗透作用差,难以达到麻醉效果;在有广泛的瘢痕组织或炎症感染的颌面部进行手术时,浸润麻醉亦不适应。采用阻滞麻醉,不但能收到很好的麻醉效果,还可减少局麻药的用量和注射次数,可远离病变部位注射,不使术区变形,也有减少疼痛和避免感染扩散等优点。

　　口腔颌面部的感觉神经主要是三叉神经,在阻滞麻醉时,必须掌握三叉神经的行径和分布,以及注射标志与有关解剖结构的关系。阻滞麻醉分为口外注射法和口内注射法。由于口内法操作简便,所以临床上应用最为普遍。操作时,应严格遵守无菌原则,以防并发感染。因神经干周围有伴行的血管,注射针头到达神经干附近时有可能针尖刺入血管内,所以注射局麻药之前,必须将注射器的内芯微向后抽,检查有无回血;若见回血,应将注射针头后退少许,改变方向后再行刺入,直到回抽无血时,才可注射麻醉药液。

　　1.上颌神经阻滞麻醉(block anesthesia of maxillary nerve)　上颌神经出圆孔在翼腭窝内分支前行(图4-5),将局麻药注入此区的上颌神经阻滞麻醉亦称圆孔注射法或翼腭窝注射法。这是一种深部注射麻醉,难度较大,除非必需,一般少用。

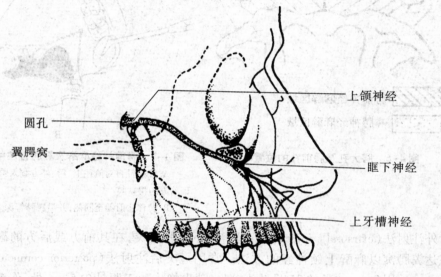

圆孔

翼腭窝

上颌神经

眶下神经

上牙槽神经

图4-5　上颌神经及其分支

　　(1)适应证　①手术范围涉及上颌窦,高位埋伏的第三磨牙拔除术,上颌骨部分切除术,上颌骨骨折复位或上颌骨畸形矫治手术等;②因局部炎症而不宜进行眶下神经阻滞或浸润麻醉时;③为了诊断的需要,特别是鉴别第二支三叉神经痛时。

　　(2)方法　上颌神经阻滞麻醉常用方法有口内翼腭管注射法及口外注射法两种。

　　口内翼腭管注射法(pterygopalatine canal injection):表面标志为腭大孔。腭大孔位于上颌第三磨牙腭侧龈缘至腭中线弓形凹面连线的中点;覆盖其上的黏膜可见一小凹陷,即为进针的标志。如第三磨牙尚未萌出,则应在第二磨牙的腭侧。如从𬌗平面观,则腭大孔的位置应在腭侧龈缘至腭中线连线的中外1/3交界处(图4-6)。注射时选用25号长细而坚韧的针头,自对侧斜刺入腭大孔投影的表面标志黏膜凹陷处。注入少量局麻药,待显效后将注射器移至同侧,再仔细探刺进入翼腭管;并与上颌牙𬌗面呈45°,向上向后缓慢进针约3 cm(图4-7),回抽无血时注入局麻药2~3 ml。有时很难将注射针推到应有的深度,此时可借渗透作用使局麻药渗出翼腭管而麻醉上颌神经。若进针少许即感受阻,切勿强力推进,以防断针。在注射之前,应向患者解释清楚:进行局麻操作时,要保持头位稳定,不能突然摆动头部;否则,容易断针。

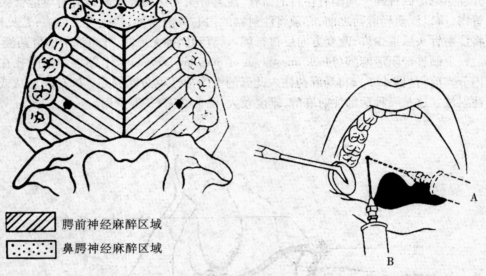

▨ 腭前神经麻醉区域

▨ 鼻腭神经麻醉区域

图 4-6　腭大孔及腭前孔的位置

图 4-7　腭前神经麻醉及翼腭管注射法

A. 注射针自对侧往上、后、外方刺入腭大孔
稍前方的腭黏膜

B. 转移注射器至同侧,并沿翼腭管深入

　　口外注射法(extraoral injection):是避开下颌骨冠突,在其前方或后方的颧弓下方进针直达翼腭窝以麻醉上颌神经的方法。常用冠突后注射法(posterior coronoid process injection)。选用7.5 cm长的25号针头,置一消毒橡皮片于距针尖5 cm处,作为进针的限制深度。首先标出颧弓与下颌支下颌切迹之间的中点作为进针点。注入少量局麻药于皮下,再自皮肤垂直进针约4 cm,直抵翼外板。此时,调整橡皮片的位置使之距皮肤约1 cm,即欲进针至翼腭窝的深度,一般总深度不超过5 cm。然后退针到皮下,针尖重新向上10°、向前15°进针,直到橡皮片标志处即到达翼腭窝(图4-8),此时患者可有上唇、上牙龈等处异感。由于此处血管丰富,注射局麻药前必须回抽无血,才能注药。

　　(3)麻醉区域及效果　可麻醉整个上颌神经支分布区,包括同侧上颌骨及同侧鼻、下睑、上唇和软、硬腭。但在接近中线部分,因有对侧同名神经交叉分布,不能获得完全的麻醉效果(图4-9)。

　　同侧上唇、腭部和下睑有麻木、肿胀感,同侧鼻腔有干燥、阻塞感。由于腭中、腭后神经被麻醉,还可有恶心、呕吐。注射麻药后5~10 min,可以发生完全的麻醉效果。

　　(4)注意事项　①口外注射时进针深,应严格掌握注射标志和角度,才能达到准确的部位;②翼腭窝处血管丰富,有时可因损伤血管而造成深部血肿;③未严格消毒,可引起深部感染,后果严重,应予特别注意;④翼腭管阻滞麻醉容易损伤管内的血管组织,有时有断针的危险;⑤上颌神经阻滞麻醉可产生较明显的注射疼痛。

鉴于以上问题,临床上采用上颌神经阻滞麻醉时应当慎重。

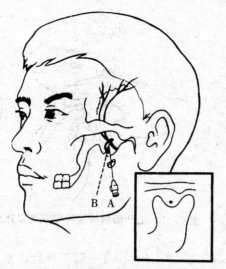
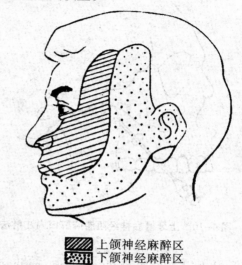

上颌神经麻醉区
下颌神经麻醉区

图 4-8　上颌神经圆孔阻滞麻醉口外注射法
A. 进针方向直达翼板
B. 向前偏斜 15°,向上方偏斜 10°达圆孔

图 4-9　上、下颌神经麻醉区域

2. 上牙槽后神经阻滞麻醉(block anesthesia of posterior superior alveolar nerve)　将局麻药注射于上颌结节处,以麻醉上牙槽后神经,因此又称上颌结节注射法(tuberosity injection)。

(1)适应证　适用于上颌磨牙的拔除以及相应的颊侧龈、黏膜和上颌结节部的手术。

(2)方法　可从口内或口外进针注射,口内注射法常用。

口内注射法:患者采取坐位,头后仰,上颌牙殆平面与地平面呈45°,半张口,术者用口镜将唇颊向后上方牵开。一般以上颌第二磨牙远中颊侧根部口腔前庭沟为进针点;在上颌第二磨牙尚未萌出的儿童,则以第一磨牙的远中颊侧根部的前庭沟为进针点;如上颌磨牙已缺失,则以颧牙槽嵴部的前庭沟为进针点。注射针与上颌牙的长轴呈45°,向上、后、内方向推进,进针时针尖沿着上颌结节弧形表面滑动,深约2 cm(图4-10)。回抽无血,可注入麻醉药液1.5~2 ml。

口外注射法:用手指在颊部扪出颧牙槽嵴,指示颧骨下缘与上颌骨颧突形成的交角,选用4~5 cm长的注射针,刺入皮肤直达骨面,然后向上、后、内方向推进约2 cm,可注射局麻药2~3 ml(图4-11)。

(3)麻醉区域及效果　麻醉区域为除第一磨牙颊侧近中根外的同侧磨牙、牙槽突及其颊侧的牙周膜、骨膜、龈黏膜。一般5~10 min后显示麻醉效果,患者感觉局部麻木,此时用探针刺龈组织应无痛觉。

(4)注意事项　①针尖刺入不宜过深,以免刺破上颌结节后方的翼静脉丛引起血肿;②第一磨牙的颊侧近中根为上牙槽中神经支配,因此,在拔除上颌第一磨牙时,尚须在第一磨牙颊侧近中根相应部位的口腔前庭沟补充浸润麻醉;否则,还会有疼痛感。

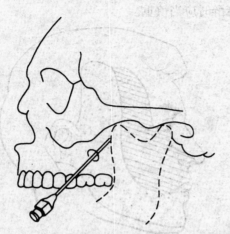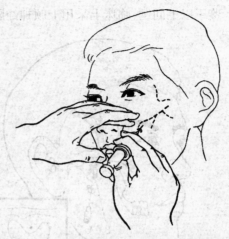

图 4-10　上牙槽后神经阻滞麻醉口内注射法　　图 4-11　上牙槽后神经阻滞麻醉口外注射法

3. 眶下神经阻滞麻醉(block anesthesia of infraorbital nerve)　眶下神经出眶下孔,故又称眶下孔或眶下管注射法(infraorbital foramen or canal injection)。将局麻药注入眶下孔或眶下管,以麻醉眶下神经及其分支,包括了上牙槽前、中神经。

(1)适应证　适用于同侧上颌切牙至前磨牙的拔除,牙槽突修整及上颌骨囊肿、唇裂等手术。

(2)方法　口外注射法,眶下孔位于眶下缘中点下方 0.5～1 cm 处。注射时用左手示指扪出眶下缘,右手持注射器,注射针自同侧鼻翼旁约 1 cm 处刺入皮肤后先注入少量局麻药;然后使注射针与皮肤呈 45°,向上、后、外进针约 1.5 cm,可达眶下孔处。有时不能直接进入眶下孔,可在针尖抵触骨面时先注射少量麻药,使局部无痛,然后移动针尖寻找眶下孔,直到感觉阻力消失,表明已经进入孔内(图 4-12),再继续进针 0.5 cm。回抽无血随即注射局麻药 1～1.5 ml。

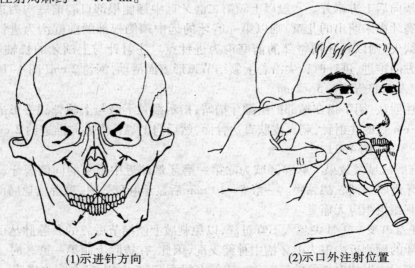

(1)示进针方向　　(2)示口外注射位置

图 4-12　眶下神经阻滞麻醉口外注射法

口内注射法:患者头稍后仰,术者以左手示指扪得眶下孔,牵引上唇向前向上,注射针与上颌中线呈45°,从侧切牙根尖相应部位的口腔前庭沟处刺入,向上、后、外进针,可到达眶下孔,但不易进入眶下管(图4-13)。

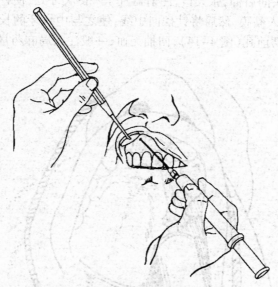

图4-13 眶下神经阻滞麻醉口内注射法

(3)麻醉区域及效果 可以麻醉同侧下睑、鼻、眶下区、上唇、上颌前牙、前磨牙,以及这些牙的唇侧或颊侧的牙槽骨、骨膜、牙龈和黏膜等组织。一般3～5 min后即显麻醉效果。

(4)注意事项 ①注射针进入眶下管不可过深(<1 cm),以防损伤眼球;②针尖寻探眶下孔时,动作要轻柔,以免划伤眶下静脉形成血肿。

4. 腭前神经阻滞麻醉(block anesthesia of anterior palatine nerve) 将局麻药注射入腭大孔或其附近以麻醉腭前神经,故又称腭大孔注射法(greater palatine foramen injection)。

(1)适应证 适用于上颌前磨牙、磨牙拔除术的腭侧麻醉,腭隆突切除及腭裂整复术等,但同时尚须配以其他阻滞麻醉或浸润麻醉。

(2)方法 患者头后仰,大张口,上颌牙殆平面与地平面呈60°角。注射器置于对侧口角相当于对侧下颌尖牙与第一前磨牙之间,注射针在腭大孔的表面标志稍前处刺入腭黏膜,往上后方推进至腭大孔,进针0.3～0.5 cm,回抽无血,注入局麻药0.3～0.5 ml。

(3)麻醉区域及效果 同侧磨牙、前磨牙腭侧的黏骨膜、牙龈及牙槽骨等组织被麻醉。3～5 min后显示麻醉效果,刺同侧前磨牙或磨牙的腭侧牙龈无痛。

(4)注意事项 行腭大孔注射时,注射局麻药量不可过多,注射点不可偏后,以免同时麻醉腭中、腭后神经,引起软腭、腭垂麻痹不适而致恶心或呕吐。

5. 鼻腭神经阻滞麻醉(block anesthesia of nasopalatine nerve) 将局麻药注入腭前孔(切牙孔),以麻醉鼻腭神经,故又称为腭前孔注射法(anterior palatine foramen injection)。

腭前孔的解剖位置在左右尖牙连线与腭中线的交点上,表面有梭形的腭乳头覆盖。前牙缺失者,以唇系带为准,越过牙槽嵴往后0.5 cm即为腭乳头。

(1)适应证　上颌前牙拔除(须配合其他麻醉)、上腭前部的手术。

(2)方法　患者头向后仰,张大口,注射器置于一侧尖牙处,使针尖斜面向着骨面,注射针自腭乳头侧缘刺入黏膜,然后将针摆向中线,使之与中切牙的长轴平行,向后上方推进约0.5 cm,可进入腭前孔(图4-14),回抽无血,一般注入局麻药量为0.3~0.5 ml。

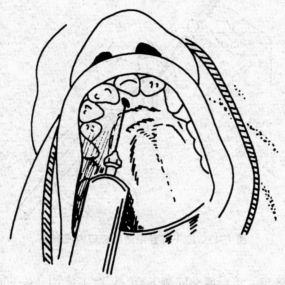

图4-14　鼻腭神经阻滞麻醉

(3)麻醉区域及效果　两侧尖牙腭侧连线前方的牙龈、腭侧黏骨膜和牙槽骨。一般1~3 min后显效。

(4)注意事项　①切牙乳头神经丰富,进针时应避免直接从切牙乳头刺入以减轻疼痛;②该处组织致密,注射局麻药时须用较大压力;③尖牙腭侧远中的组织因有腭前神经交叉分布,所以,该处不能获得完全的麻醉效果,必要时应辅以局部浸润麻醉或腭前神经阻滞麻醉。

6. 下颌神经阻滞麻醉(block anesthesia of mandibular nerve)　将局麻药注入卵圆孔附近,故又称卵圆孔注射法(oval foramen injection)。

(1)适应证　适用于面部疼痛的诊断、鉴别诊断和射频治疗,如非典型面痛、三叉神经痛等。

(2)方法　用21号长注射针套上消毒橡皮片,以颧弓下缘与下颌切迹中点为刺入点,与皮肤垂直进针,直抵翼外板。将橡皮片固定于距皮肤1 cm处,标记深度。然后退针至皮下,重新使注射针向后、上、内偏斜15°,推进至标记的深度,针尖即达颞下窝上壁后内份卵圆孔附近(图4-15),患者可有舌前2/3、下颌、上唇发麻或灼热感或其他异感。回抽无血,注射局麻药3~4 ml。

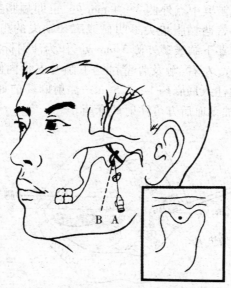

**图4-15　下颌神经卵圆孔阻滞麻醉法(右下图示进针方向)**
A. 进针方向直达翼板　B. 向后上方偏斜15°达卵圆孔

（3）麻醉区域及效果　同侧下颌牙、舌、口底、下颌骨及颌周组织,升颌肌群和颞部皮肤等被麻醉(图4-16)。5～10 min后,同侧下唇、口角、舌尖出现麻木、肿胀和烧灼感,表示麻醉显效。一般可维持2 h左右。

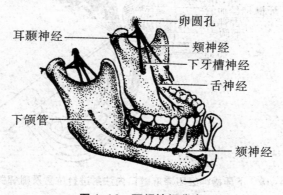

**图4-16　下颌神经分支**

7. 下牙槽神经阻滞麻醉(block anesthesia of inferior alveolar nervè)　是将局麻药注射到翼下颌间隙内,故亦称翼下颌注射法(pterygomandibular　injection)。针尖一般应达到下颌小舌平面以上的下颌神经沟附近,局麻药扩散后可麻醉下牙槽神经。

（1）适应证　适用于同侧下颌牙齿的拔除、下颌骨、下唇的手术。

（2）方法　下牙槽神经阻滞麻醉有口内、口外两种注射方法,临床常用口内注射法。

口内注射法:患者张大口,下颌牙殆平面与地面平行。将注射器放在对侧口角,即第一、第二前磨牙之间,与中线呈45°角。注射针应高于下颌牙殆面1 cm并与之平行。进针点为磨牙后方的翼下颌皱襞中点外侧 3～4 mm 处,也即颊脂垫尖的位置,该处为下牙槽神经注射的重要标志。若遇颊脂垫尖不明显或磨牙缺失的患者,可在张大口时,上下颌牙槽嵴相距的中点线即翼下颌皱襞外侧 3 mm 处,作为注射标志(图 4-17)。按上述的注射标志进针,推进 2.5 cm 左右,触及骨壁可达下颌升支骨内侧面的下颌神经沟,退针少许(图 4-18),回抽无血注入局麻药 1～1.5 ml。注射麻药前如回抽有血,应稍退针,改变方向重新刺入,直至回抽无血后方可注射局麻药。

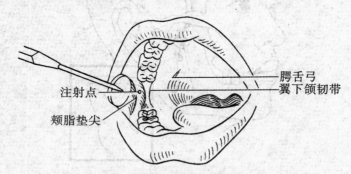

图 4-17　下牙槽神经阻滞麻醉口内注射标志

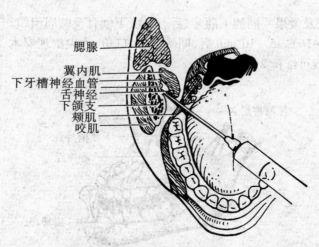

图 4-18　下牙槽神经阻滞麻醉口内注射进针位置及毗邻关系

　　口外注射法:张口受限,或口内进针区有化脓性炎症及肿瘤的患者,可采用本法。自耳屏前至咬肌前缘与下颌骨下缘相交点做连线,连线的中点即大致为下牙槽神经沟的投影位置,亦即局麻药的注射点。在下颌下缘内侧,自下颌角至咬肌前缘的中点为刺入点。

　　在刺入点至注射点之间的连线,即指示针刺入后的行径和深度(图 4-19)。用消毒橡皮片,按刺入点至注射点的长度作标记。由刺入点进针,紧贴下颌骨升支内侧,沿指示线推进至标记的深度,回抽无血即注射局麻药 2～4 ml。

　　(3)麻醉区域及效果　麻醉同侧下颌骨、下颌牙、牙周膜、前磨牙至中切牙唇(颊)侧牙龈、黏骨膜及下唇部。约 5 min 后,患者即感同侧下唇口角麻木、肿胀,探刺无痛;如超过 10 min 仍不出现麻醉征,可能是注射部位不准确,应重新注射。

（4）注意事项　注射局麻药时消毒要严格,以免引起翼下颌间隙的感染。

8. 舌神经阻滞麻醉（block anesthesia of lingual nerve）　舌神经自下颌神经分出后与下牙槽神经向前下方并行;经过翼内肌与翼外肌之间,在相当于下颌神经沟的水平时,舌神经位于下牙槽神经的前内方约 1 cm 处,位置恒定且表浅。

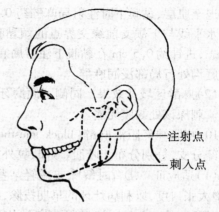

注射点
刺入点

图 4-19　下牙槽神经阻滞麻醉口外注射标志

（1）适应证　适用于舌前 2/3 和口底软组织的手术及下颌牙齿的拔除。

（2）方法　在行下牙槽神经阻滞口内法注射后,将注射针退出 1 cm,此时,注射麻药 0.5~1 ml,可麻醉舌神经;或在退针时,边退边注射局麻药,直到针尖退至黏膜下为止。

（3）麻醉区域及效果　可麻醉同侧下颌舌侧牙龈、黏骨膜、口底黏膜及舌前 2/3 部分。同时行下牙槽神经麻醉者,一般舌神经出现麻醉征较下牙槽神经为早。刺探舌尖或舌侧牙龈无痛。

9. 颊（颊长）神经阻滞麻醉（block anesthesia of buccal nerve）　颊神经自下颌神经分出后往下前行,在颊肌止端上份进入颊肌鞘膜;在下颌支前缘内侧,与颊肌腱纤维平行往下。大约在相当于下颌磨牙𬌗面,颊神经离开鞘膜,即呈终末支分布于颊部及下颌磨牙、第二前磨牙颊侧牙龈、骨膜及附近的黏膜组织（图 4-20）。

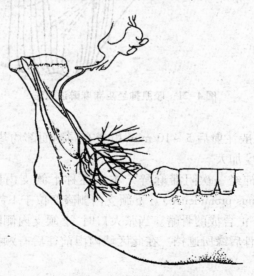

图 4-20　颊神经在升支前外侧分布的位置

（1）方法　由于行下牙槽神经麻醉的针刺点在翼下颌韧带中点外侧 3 mm 处,此进针点周围正是颊神经分布的区域,并接近颊神经干。故可在下牙槽神经阻滞麻醉过程中,针尖退至肌层、黏膜下时注射局麻醉药 0.5～1 ml,即能麻醉颊神经;亦可以下颌磨牙殆面的水平线与下颌支前缘交界点的颊黏膜(大致在腮腺导管口下、后约 1 cm 处)作为注射标志,进针约 0.5 cm 在黏膜下注射局麻药 0.5～1 ml;还可以在拟拔除磨牙的远中根口腔前庭沟处行局部浸润麻醉。

(2)麻醉区域及效果　同侧下颌磨牙的颊侧牙龈、黏骨膜、颊部黏膜、肌和皮肤可被麻醉。刺探该处黏膜无痛。

10. 咬肌神经阻滞麻醉(block anesthesia of masseteric nerve)　三叉神经第三支的运动神经分支,分别分布于咬肌、颞肌、翼外肌和翼内肌,因而又叫咬肌神经。

(1)适应证　①暂时解除或减轻某些炎症,如冠周炎、牙源性感染等引起的牙关紧闭,增大张口度,以利病灶牙的早期拔除,缩短病程;②治疗颞下颌关节紊乱病。

(2)方法　按下颌神经阻滞麻醉的注射标志,用 21 号长针垂直刺入,进针 2.5～3.5 cm 深,回抽无血,注射局麻药 4～6 ml(图 4-21)。如行封闭疗法,宜注射 0.25%～0.5% 利多卡因。

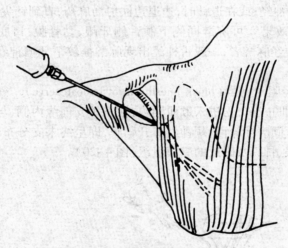

图 4-21　咬肌神经阻滞麻醉注射法

(3)麻醉效果　一般注射后 5～10 min,患者有同侧面部灼热、麻木感。张口度有不同程度改善,下颌活动度加大。

11. 下牙槽、舌、颊神经一次阻滞麻醉　本法亦称下颌支内侧隆突阻滞麻醉(block anesthesia of internal ramus prominence)。下颌支内侧隆突位于下颌小舌的前上方,是由髁突向前下和冠突向后下汇合成的骨嵴。当张大口时,下颌支内侧隆突可随下颌骨的运动移向下前,不致被上颌骨后缘所遮挡。在此区域内由前往后有颊神经、舌神经、下牙槽神经通过(图 4-22)。

方法:患者张大口,注射器置于对侧口角处,并尽量后推,使针体与患侧颊黏膜面接近垂直,在翼下颌皱襞外侧,相当于上颌第三磨牙殆平面下 0.5 cm 处为针刺点;若上颌无牙,则在相当于第三磨牙牙槽嵴下 1.5 cm 处作为刺入点。于刺入点进针深 1.5 cm 左右,针尖触及骨面,回抽无血时,注入局麻药 1.5～2 ml;然后,将注射针退回少许,再注入局麻药0.5 ml;应用本法,只注射一针,可同时麻醉下牙槽神经、舌神经、颊神经三条神经。

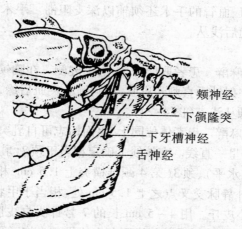

图4-22　下颌升支内侧隆突处的神经分部

12.颏神经、切牙神经阻滞麻醉(block anesthesia of mental and incisive nerves)　本法亦称颏孔注射法(mental foramen injection)。颏神经、切牙神经是下牙槽神经的终末支,出颏孔后颏神经分布到下唇黏膜、皮肤和颏部;口内分布至第一前磨牙、尖牙和切牙的颊、唇侧牙龈。切牙神经分支到第一前磨牙、尖牙和切牙的牙髓、牙槽突和牙周膜。颏孔位于下颌第一前磨牙和第二前磨牙根尖的下方,下颌骨下缘上方约1 cm处(图3-23)。

(1)适应证　配合其他麻醉方法拔除下颌前磨牙及切牙。

(2)方法

1)口内法　用口镜向外拉开口角,在下颌第二前磨牙根尖相应的口腔前庭沟进针,向前、下、内方寻找颏孔,一般能顺利刺入孔内,回抽无血,注入局麻药0.5~1 ml。

2)口外法　从下颌第二前磨牙根尖部稍后处皮肤进针,先注入少量局麻药,然后推进到骨面,再用针尖向前、下、内方寻找颏孔,感到阻力消失时,即表示进入颏孔,回抽无血,注入局麻药0.5~1 ml。

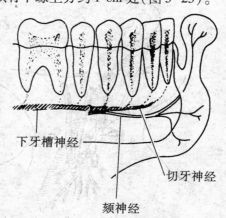

图4-23　颏神经和切牙神经的分布

(3)麻醉区域及效果　麻醉同侧下唇、颏部皮肤和黏膜、下颌第一前磨牙至中切牙的牙髓、牙周膜、唇颊侧牙龈、牙槽黏骨膜及此段下颌骨,注射局麻药1~3 min后,患者感觉局部麻木、肿胀,刺探局部牙龈无痛。

13.颈丛神经阻滞麻醉(block anesthesia of cervical plexus)　颈丛神经由第1~4颈神经前支所构成,其皮支在胸锁乳突肌后缘中点附近,自颈深筋膜浅层穿出,呈放射状行走于颈浅筋膜内。颈丛皮支分别为枕小神经、耳大神经、颈部皮神经和锁骨上神经。分布于颈部皮肤,上达枕部、腮腺咬肌区和耳郭,下达肩部皮肤。

(1)适应证　颈丛神经麻醉主要应用于颈部手术。如手术区限于皮肤和皮下,仅做浅支阻滞;涉及颈深部肌、血管的手术还须辅以深支阻滞。手术需要同时行浅丛和深丛阻滞时,应先阻滞深丛而后浅丛。

(2)方法

1)颈浅神经丛阻滞麻醉　患者取仰卧位,头偏健侧。在胸锁乳突肌后缘颈外静脉交叉点的后下方,用7号注射针垂直刺入皮肤,达胸锁乳突肌后缘,分别向上、中、下三个方向注射麻醉药,可阻滞颈丛浅支(图4-24)。

2)颈深神经丛阻滞麻醉　患者体位同上,表面标志可自乳突至第6颈椎横突前结节(相当于环状软骨水平)呈一直线。在该线上确定相当于颈2(乳突下面1.5~1.6 cm,后面0.7~1 cm,即下颌角水平)、颈3(第4颈椎横突上1.5 cm,相当于舌骨体水平)、颈4(胸锁乳突肌后缘与颈外静脉交叉点之上1.5 cm处,相当于甲状软骨的上缘)平面的三点,分别注射局麻药做小皮丘。用4~5 cm长的7号针头自皮肤刺入,向后内方向推进2 cm左右可触及横突侧缘;然后沿其前缘再向中线推进少许,便是脊椎前结节外侧所在。分别注射局麻药液6~8 ml(图4-25)。注意在注射局麻药的过程中,保持针尖接触骨质,注射局麻药前回抽无脑脊液或血液,以保证或提高颈深神经注射的安全性。

(3)麻醉区域及效果　注入局麻药后5~10 min,患者颈部出现麻木、肿胀感,针刺无痛。半侧颈部(除三叉神经第三支配区以外)及枕部皮肤、肌、血管、甲状腺等均被麻醉。

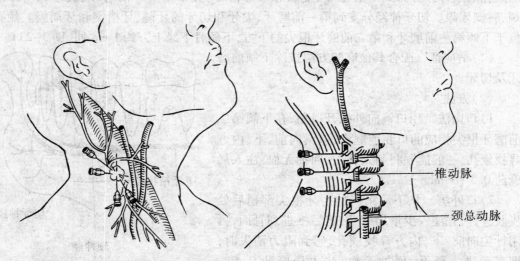

图4-24　颈浅神经丛阻滞注射法　　　图4-25　颈深神经丛阻滞注射法

各牙拔除的麻醉选择,见表4-2。

表4-2　各牙拔除的麻醉选择

| 牙位 | 唇(颊)侧 | | 舌(腭)侧 | |
|---|---|---|---|---|
| | 麻醉神经 | 方法 | 麻醉神经 | 方法 |
| 21│12 | 上牙槽前神经 | 浸润麻醉或眶下孔注射 | 鼻腭神经 | 浸润麻醉或切牙孔注射 |
| 3│3 | 上牙槽前神经 | 浸润麻醉或眶下孔注射 | 鼻腭神经、腭前神经 | 浸润麻醉 |
| 54│45 | 上牙槽中神经 | 浸润麻醉或眶下孔注射 | 腭前神经 | 浸润麻醉或腭大孔注射 |
| 6│6 | 上牙槽中、后神经 | 浸润麻醉和上颌结节注射 | 腭前神经 | 浸润麻醉或腭大孔注射 |
| 87│78 | 上牙槽后神经 | 上颌结节注射或浸润麻醉 | 腭前神经 | 浸润麻醉或腭大孔注射 |
| 21│12 | 下牙槽神经 | 浸润麻醉或下牙槽神经阻滞麻醉 | 舌神经 | 浸润麻醉或舌神经阻滞麻醉 |
| 43│34 | 下牙槽神经 | 下牙槽神经阻滞麻醉 | 舌神经 | 舌神经阻滞麻醉 |
| 8765│5678 | 下牙槽神经、颊神经 | 下牙槽神经、颊神经阻滞麻醉 | 舌神经 | 舌神经阻滞麻醉 |

（四）其他局麻方法

1. 冷冻麻醉　冷冻麻醉(frozen anesthesia)是将药物喷到手术区的表面,使局部组织表面温度骤然降低至-20～-15 ℃,以致局部感觉特别是痛觉消失,从而达到暂时性麻醉的效果。临床上常用的药物是氯乙烷(ethyl chloride)。

（1）适应证　由于麻醉区域表浅,只适用于黏膜下和皮下浅表脓肿的切开引流,以及松动乳牙的拔除。

（2）方法　用氯乙烷向手术区表面喷射,当表面颜色变白时可手术。麻醉持续时间3～5 min。

（3）注意事项　氯乙烷对组织的刺激性强,特别是黏膜。因此,使用氯乙烷时,麻醉区周围的皮肤、黏膜应涂布凡士林或覆盖纱布加以保护。

2. 针刺麻醉　针刺麻醉(acupuncture anesthesia,简称针麻),是根据中医学的经络学说,在患者特定部位(穴位),以适当的针刺刺激或辅以少量药物而产生镇痛作用,使患者在清醒状态下接受手术治疗的一种麻醉方法。针麻具有经济、简便、使用安全、生理扰乱轻、组织不变形等优点,同时存在镇痛不全、牵拉反应等问题,故临床较少单独使用。

### 三、局部麻醉的并发症及防治

#### (一) 晕厥

晕厥(syncope)是由于一时性脑缺血所致的暂时性意识丧失过程。通常是由于患者精神紧张恐惧、饥饿低血糖、疼痛或出血、体质虚弱、气候闷热以及体位不良等因素所引起。

临床表现:在注射麻醉剂的过程中,患者出现头晕、心慌、胸闷、面色及口唇苍白、出冷汗、恶心、四肢厥冷无力、脉搏快而弱、呼吸短促。进而出现心率减慢,血压暂时性下降,最终导致短暂意识丧失。

防治原则:在麻醉前要做好解释工作,消除患者的恐惧心理,避免在空腹时进行手术。一旦发生晕厥,应立即停止注射,放平座椅,使患者处于平卧头低位;解开衣领,保持呼吸通畅,安慰患者情绪,嘱其放松;芳香氨乙醇或氨水刺激呼吸;刺激人中穴帮助苏醒;吸氧和静脉注射高渗葡萄糖。经以上处理后大多可短时间内恢复正常。

#### (二) 过敏反应

过敏反应(allergic reaction)是指患者曾使用过某种麻醉剂,无不良反应,但再次使用时出现不同程度的毒性反应,主要发生在注射酯类局麻药后,但并不多见。过敏反应分为延迟反应和即刻反应:延迟反应常见血管神经性水肿,偶尔见荨麻疹、药疹、哮喘和过敏性紫癜;即刻反应是用极少量药后,立即发生极严重的类似中毒的症状,突然出现惊厥、昏迷、呼吸心搏骤停而死亡。

防治原则:术前详细询问有无酯类局麻药如普鲁卡因过敏史,对酯类局麻药过敏及过敏体质的患者,均改用酰胺类药物,如利多卡因、阿替卡因,并预先做皮内过敏试验。

对轻度过敏反应患者,可肌内或静脉注射抗过敏药物,如钙剂、异丙嗪、糖皮质激素等。严重过敏反应者应立即注射肾上腺素,给予吸氧;出现抽搐或惊厥时,应迅速静脉注射地西泮 10～20 mg,或分次静脉注射 2.5% 硫喷妥钠,每次 3～5 ml,直到惊厥停止;如呼吸心搏停止,则按心肺复苏方法迅速抢救。

#### (三) 中毒

单位时间内血液中局麻药浓度超过了机体的耐受程度而出现各种程度的毒性反应(overdose reaction)。临床上发生麻醉药中毒(toxicosis),主要是因为单位时间内注射药量过大、局麻药误入血管以及患者的机体耐受力差而造成。

中毒反应的表现可归纳为兴奋型与抑制型两类:兴奋型表现为烦躁不安、多语、颤抖、恶心、呕吐、气急、多汗、血压上升,严重者出现全身抽搐、缺氧、发绀;抑制型上述症状不明显,迅速出现脉搏细弱、血压下降、神志不清,随即呼吸、心搏停止。

防治原则:用药前应了解所用麻醉药的毒性,掌握一次最大用药量。口腔颌面部的血管丰富,吸收药物较快,一般应使用含适量肾上腺素的局麻药物,使血管收缩,减缓吸收。要坚持回抽无血后再缓慢注射局麻药,避免局麻药误入血管内。老年、小儿、体质衰弱及有心脏病、肾病、糖尿病、严重贫血、维生素缺乏等病的患者对麻醉药的耐受力均低,应适当控制用药量。麻醉前应用地西泮或苯巴比妥钠,可增加患者对局麻药的耐受性,减少中毒反应的发生。一旦发生中毒反应,应立即停止注射麻醉药。中毒轻者,可让患者平卧休息,解开衣领,保持呼吸畅通,待局麻药在体内分解后症状可自行缓解。严重者可采取吸氧、补液、抗惊厥、应用激素及升压药等抢救措施。

上述晕厥、过敏、中毒反应,临床上有时应与肾上腺素反应、癔症等相鉴别,并应警惕脑、心血管意外发生的可能。

肾上腺素反应的常见症状是头昏、头痛、心悸、口唇苍白、血压升高,脉搏快而有力,清醒,无意识障碍。癔症可以出现晕厥、过敏样症状,但其发作时血压正常,无阳性体征,易受暗示,有反复发作史,临床上在排除其他反应之前,切勿轻率做出癔症的诊断。心血管意外是指在局麻时发生心绞痛、心肌梗死,甚至心搏停止;脑血管意外是指脑出血或脑血管痉挛。有效的抢救方法包括舌下含服硝酸甘油,吸入亚硝酸异戊酯,静脉注射氨茶碱,迅速给氧,以及人工呼吸、胸外心脏按压等。

（四）注射区疼痛和水肿

常见原因是麻醉药液过期变质或混入杂质或未配成等渗溶液;注射针头钝而弯曲,或有倒钩,这些均容易损伤组织或神经,导致注射区疼痛和水肿。

防治原则:注射前认真检查麻醉剂和器械,注射过程中注意消毒隔离,并避免同一部位反复注射。如已发生疼痛、水肿、炎症时,可局部热敷理疗、封闭,给予消炎、止痛药物。

（五）血肿

注射过程中针尖刺破血管所致,血肿(hematoma)较常见于上牙槽后神经、眶下神经阻滞麻醉时,特别在刺伤静脉丛后,表现为局部组织因出血而迅速肿胀,在黏膜下或皮下出现紫红色淤斑或肿块。数日后,血肿处颜色逐渐变浅呈黄绿色,并缓慢吸收消失。

防治原则:注射针尖不能有倒钩。注射时动作轻柔,正确掌握进针深度与方向,不要反复穿刺,以免增加刺破血管的机会。注射过程中若发现局部突然肿胀出现血肿,应立即压迫止血,并给予冷敷;48 h 之后,则改用热敷或理疗,以促使血肿吸收消散。并可酌情给予抗生素及止血药物。

（六）感染

注射针或注射局麻药被污染,局部组织消毒不严格,或注射针穿过感染病灶,均可将感染带入深层组织,引起口腔颌面部各个间隙的感染。主要表现为注射后 1~5 d 注射区疼痛、肿胀、充血发红,重者出现张口受限、吞咽困难及体温升高等症状。

防治原则:严格消毒注射器械及注射区,注射器使用前检查其包装有无破损,避免注射针触及口腔内其他未消毒的部位,不要穿过或直接在炎症区注射。已发生感染者应按炎症的治疗原则处理。

（七）注射针折断

注射针的质量差如锈蚀、缺乏弹性等,均可造成断针(needle breakage)。折断常位于针头与针体连接处。当行上牙槽后神经、下牙槽神经阻滞麻醉时,常因进针较深,注射针刺入组织后骤然移动;或操作不当,使针过度弯曲而折断;或注射针刺入韧带、骨孔、骨管时用力不当,或患者躁动等均可使针折断。

防治原则:注射前一定要检查注射针的质量,不用有问题的注射针。注射时,按照注射的深度选用适当长度的注射针,不应使注射针全部刺入,至少应有 1 cm 长度保留在组织之外。注意操作技术,改变注射方向时不可过度弯曲注射针,在有阻力时不应强力推进。

如发生断针,立即嘱患者保持张口状态,不要做下颌运动,若有部分针体显露在组织外,可用有齿钳或镊挟取之;若针已完全进入组织内,可将另一针在同一部位刺入作为标志,行 X 射线定位摄片,明确断针部位后,再行手术取出。切勿盲目探查,以免使断针向深部移位,更加难于取出。

（八）暂时性面瘫

下牙槽神经口内阻滞麻醉时,由于注射针偏向内后不能触及骨面,或偏上超过乙状切迹,而致局麻药注入腮腺内麻醉面神经而发生暂时性面瘫(transient facial nerve paralysis):也偶尔见于咀嚼肌神经阻滞注射过浅。这种情况待麻醉药作用消失后,神经功能可恢复,故不需特殊处理,但须向患者解释清楚。

（九）神经损伤

注射针刺入神经,或注入混有乙醇的溶液,都能造成神经损伤(nerve injury),出现感觉异常、神经痛或麻木。临床上,多数神经损伤是暂时性、可逆性的病变,轻者数日后可恢复,不需治疗;严重的神经损伤则恢复较慢,甚至有完全不能恢复者。由于难以完全肯定神经损伤的程度,因此,凡出现术后麻木症状未自行恢复者,应早期给予积极处理,促进神经功能的完全恢复。可以采用针刺、理疗,给予激素(损伤早期)、扩张血管药物(损伤后期)、维生素 $B_1$ 或维生素 $B_{12}$ 等。

（十）暂时性牙关紧闭

下牙槽神经口内阻滞麻醉时,由于注射不准确,麻醉药注入翼内肌或咬肌内,使肌肉失去收缩与舒张的功能,并停滞于收缩状态,出现牙关紧闭(trismus)或张口受限,比较罕见。除感染所致牙关紧闭外,一般都是暂时性的,大多在 2~3 h 内自行恢复。

（十一）暂时性复视或失明

下牙槽神经口内阻滞麻醉时,由于注射针误入下牙槽动脉且未回抽,推注的局麻药可逆行,经脑膜中动脉、眼动脉或其主要分支入眶,引起眼肌、视神经麻痹而出现暂时性复视或失明。这种并发症待局麻药作用消失后,眼运动和视力可恢复。推注局麻药前坚持回抽是预防这种并发症的有效方法。

（十二）颈丛神经阻滞麻醉的并发症

1.颈交感神经综合征　又名霍纳(Horner)征,是由于颈深神经阻滞麻醉时,麻醉药浸润使交感神经麻痹所致。临床表现为同侧瞳孔缩小、上睑下垂、眼裂变小、结膜充血、面色潮红、耳郭红润、面部皮肤干燥无汗、鼻黏膜充血、鼻塞等。本组症状随麻醉作用的消失而消失,不须处理。

2.声音嘶哑　由于迷走神经被浸润麻醉使喉返神经传导受阻所致。一般不须处理,麻醉作用消失后,即自行恢复。但切不可同时行两侧颈深神经丛麻醉,以防双侧迷走神经皆被麻醉药浸润,声带完全麻痹,而导致急性上呼吸道梗阻的严重并发症。

3. 全脊髓麻醉  系麻药误入颈椎椎管蛛网膜下隙所引起的严重并发症,临床上罕见。其症状为血压下降或无血压、皮肤厥冷、发绀、呼吸困难、意识消失等,严重者可致死亡。

防治原则:掌握好注射标志和方法,勿使麻醉药进入椎管。如脊髓被麻醉已引起血压下降,或血压有下降趋势时,迅速静脉输液和调节体位常可纠正。出现心动过缓时,给予阿托品 0.3 ~ 0.5 mg 静脉注射。必要时可考虑应用血管收缩剂麻黄碱 10 ~ 15 mg 静脉注射,以纠正低血压。

# 第二节  全 身 麻 醉

全身麻醉(general anesthesia)简称全麻,是指由麻醉药物产生的可逆性全身痛觉和意识消失,同时存在反射抑制和肌松弛的一种状态。为了更好地在全身麻醉下施行口腔颌面外科手术,口腔颌面外科医师应熟悉全身麻醉理论知识。

## 一、口腔颌面外科手术全身麻醉的特点

口腔颌面外科手术在头面部施行,而麻醉操作和观察也在口、鼻部位,因此,手术与麻醉可能互相干扰。通常各种麻醉装置要远离头面部摆放,不利于对患者的麻醉管理,紧急情况的处理较普通外科手术的全身麻醉更为困难。这就要求手术者掌握麻醉有关基础知识,并在手术中主动观察病情,与麻醉医师共同协作,完成麻醉和手术。

有些口腔颌面部疾病常给麻醉诱导和气管内插管造成一定的困难,如颌面部肿瘤、颌骨骨折、关节强直等因素导致张口受限甚至完全不能开口者。由于气管插管在手术区内,异物、血液有误入气道的危险,应注意加强管理。手术后因局部组织肿胀,或手术切除颌骨造成颌周肌失去正常附着,或头颈部的包扎固定,这些均易造成呼吸道的不通畅,须在麻醉完全清醒后拔除气管内插管,必要时留置口咽或鼻咽通气道,或做预防性气管切开。

口腔颌面部血运丰富、止血困难,常造成手术过程中失血量多。术前应考虑是否需要输血,术中要注意加强循环监测和管理,精确估计失血量并及时补充,必要时采取控制性低血压,减少失血。

口腔颌面外科手术的患者中,小儿、老年患者占较大的比例。小儿患者先天性畸形居多,且容易有其他病症并存,如唇腭裂合并呼吸道慢性感染、营养不良、先天性心脏病等。因此麻醉前必须熟悉小儿的解剖生理特点,选择适宜的麻醉时机,避免发生麻醉意外。老年患者多因恶性肿瘤而需施行根治和修复手术,手术范围大、时间长。因年龄增长,全身各器官的生理功能发生退行性变化,且常并发高血压、冠心病、脑血管病及糖尿病等其他疾病,所有这些因素均可降低老年患者对手术麻醉的耐受力。术前应认真检查,进行必要的治疗,待病情得到控制后再手术。

## 二、口腔颌面外科手术的麻醉前准备

（一）麻醉前准备

1. 应在麻醉前访视患者，详细了解患者的个人史、既往史、过敏史和全身生理功能状况，估计患者对手术麻醉的耐受能力，并确定麻醉前给药。

2. 要检查患者有无张口困难、小颌畸形，是否存在部分呼吸道梗阻，估计有无气管内插管困难。

3. 全身麻醉患者术前常规禁饮食，成人术前 12 h 禁食，婴幼儿术前 4～6 h 禁食水，防止术中或术后反流、呕吐，避免误吸、肺部感染或窒息等意外。

4. 麻醉前除了身体方面的准备外，心理问题也不容忽视。对于患者术前不同程度的思想顾虑，如紧张、恐惧、着急等心理问题，均应在麻醉前做好耐心细致的解释工作，尽可能取得患者和家属的合作。

实践证明，充分的麻醉前估计和准备，能提高麻醉安全性，减少并发症，加速患者的康复。

（二）麻醉前给药

麻醉前给药目的是解除患者的焦虑、恐惧情绪，预防麻醉期间的不良反应。常用的药物有苯巴比妥、安定、阿托品和异丙嗪等。多在麻醉诱导前 1～2 h 经肌内注射给予。严重小颌畸形、肿物或外伤所致的呼吸道梗阻的患者，麻醉前给药可在手术室进行，以防止加重呼吸道梗阻和缺氧，发生严重意外。

## 三、口腔颌面外科常用的全身麻醉方法

根据给药途径不同，口腔颌面外科手术的全身麻醉方法可分为：吸入麻醉、静脉麻醉、基础麻醉和复合麻醉。特殊麻醉术包括控制性低血压和低温。不同麻醉药或麻醉术各有其优缺点、适应证和禁忌证，应酌情决定取舍或相互配合应用。与麻醉有关的操作还有气管内插管和各种监测等。

（一）吸入麻醉

吸入麻醉是将气体或挥发性液体麻醉剂经呼吸道吸入肺内，进入血液，抑制中枢神经，而产生全身麻醉的方法。常用的药物有恩氟烷（enflurane）、异氟烷（isoflurane）、七氟烷（sevoflurane）和氧化亚氮（nitrous oxide）等。吸入麻醉是麻醉史上应用最早的麻醉方法，而在今天吸入麻醉已经发展成为实施全身麻醉的主要方法，一般用于全身麻醉维持。吸入麻醉药在体内代谢、分解少，大部分以原型从肺排出体外，因此吸入麻醉具有较高的可控性、安全性及有效性。按照流量大小和使用的回路不同，吸入麻醉有不同的分类方式。

1. 开放式吸入麻醉　　开放式吸入麻醉有两种操作方法，一种方法是将纱布钢丝网罩覆盖于患者口鼻部，用盛有麻醉液的点滴瓶将麻醉液体滴于面罩上，嘱患者深呼吸，约数分钟后，患者意识消失，痛觉迟钝；另一种方法是将氧和麻醉剂挥发的气体混合送入口咽部或气管内的麻醉方法。开放式吸入麻醉缺点是麻醉效果差、药量消耗大、污染空气，现

已基本不用。

2. 半紧闭式和半开放式吸入麻醉 该吸入麻醉的麻醉机无二氧化碳吸收器,有与大气相通的活瓣装置。呼出和吸入的气体部分受麻醉机的控制,呼出气体部分进入呼吸囊,再吸气时随之重复吸入。重复吸入的二氧化碳高于1%容积称为半紧闭式,低于1%容积称为半开放式。麻醉期间应保留自主呼吸。

3. 紧闭式吸入麻醉 紧闭式吸入麻醉环路中有二氧化碳吸收装置,能保证患者吸气与呼气和大气完全隔绝,呼出气中二氧化碳被麻醉呼吸机中二氧化碳吸收装置吸收,患者可重复吸入呼吸回路内氧气与麻醉气体。优点是呼吸气完全受麻醉装置的控制,患者被动呼吸麻醉机回路内的氧气和麻醉药,便于呼吸管理。

(二)静脉麻醉

静脉麻醉是指将麻醉药物经静脉输入,通过血液循环作用于中枢神经系统而产生全身麻醉的方法。临床麻醉中单独使用某一麻醉药时常有镇痛不全,容易超量,以及产生不良反应等缺点,故静脉麻醉实际上多用两种以上的药物进行联合用药。常用的药物有硫喷妥钠(thiopental sodium)、氯胺酮(ketamine)、异丙酚(disoprofol)、γ-羟丁酸钠(sodium hydroxybutyrate,γ-OH)、咪达唑仑(midazolam)和依托咪酯(etomidate)等。静脉麻醉的优点有诱导迅速、对呼吸道无刺激、患者舒适、苏醒较快等。

(三)基础麻醉

基础麻醉是进手术室前预先使患者意识消失的麻醉方法。主要用于不合作小儿的麻醉处理,使之能进一步接受局部麻醉或全身麻醉。基础麻醉常用的药物为硫喷妥钠和氯胺酮,实施的方式主要为肌内注射,有时也行直肠灌注和口服。

(四)复合麻醉

复合麻醉是指几种麻醉方法或药物的联合使用。口腔颌面外科手术常用的复合麻醉有:静脉-吸入复合麻醉、全凭静脉复合麻醉等。

1. 静脉-吸入复合麻醉 以吸入麻醉药和静脉麻醉药复合应用。或以静脉麻醉为主,麻醉深度不够时辅助吸入麻醉;或者以吸入麻醉为主,加用小剂量静脉麻醉。静脉-吸入复合麻醉的优点是可避免某一种药用量过大所致的不良反应,且麻醉效果较佳。常用于时间较长的口腔癌联合根治术、上下颌骨切除术、正颌手术和微血管吻合手术等。

2. 全凭静脉复合麻醉 又称全部静脉复合麻醉,是指几种麻醉药物完全经静脉途径给药达到麻醉的方法。麻醉药物选择配伍时要考虑具备以下几种作用:镇痛、催眠、松弛肌肉及抑制不良神经反射等。此方法诱导迅速、麻醉过程平稳,呼吸道分泌物不增加,无污染、苏醒也较快,术后肺部并发症少。此法的缺点是麻醉不易加深,有时须加大辅助用药或肌松剂用量。

(五)控制性降压和低温麻醉

1. 控制性降压 控制性降压(controlled hypotension)是主动地将患者血压做有限度地降低的一种方法。主要用于口腔颌面部预计有大量失血的手术、精细的显微外科手术、避免麻醉期间血压急剧增高的手术中。适用于颌面部血管瘤的切除、正颌术和颅颌根治术等。但对于超高龄、全身情况不佳或伴有脑、心、肺、肝、肾等重要脏器功能严重损害的患者,应禁忌使用。

2. 低温麻醉　低温麻醉(hypothermia)是在全身麻醉的基础上,用物理降温法将体温下降到一定程度,降低体内重要器官尤其是脑的代谢,使耗氧量减少,从而显著延长机体耐受缺血缺氧的时间,以利复杂手术的进行。例如巨大的颌面神经纤维瘤、双侧颈内静脉结扎、颈动脉体瘤和颅面扩大根治等手术。低温麻醉实施中降温的程度应视手术或治疗的具体情况而定。大多口腔颌面手术中,不需阻断全身或大血管血运,仅以降低代谢、减少氧耗为主要目的,较多采用的是实施浅低温(30~34 ℃)麻醉。

### 四、口腔颌面外科手术的全身麻醉后处理

手术结束时,虽然全身麻醉已停止,但患者仍处于麻醉药物的继续作用下,或刚从麻醉状态下逐渐复苏,容易遇到一些危急并发症,因此严密观察患者,及时发现和处理出现的问题,对保证患者安全十分重要。

(一)严格掌握拔管指征

没有单一的指征能保证可以成功地拔除气管插管,要综合观察患者的清醒程度、吞咽咳嗽反射情况、肌张力是否完全恢复来决定拔管时机。手术后颌面部解剖位置改变的患者多须留置口咽或鼻咽通气道。对口底、咽旁广泛创伤,苏醒延迟和全身情况差的可适当延长拔管时间。

(二)保持呼吸道通畅

虽然患者的咳嗽反射逐渐恢复,但其神志尚未清醒,机体的正常保护功能反应迟钝,故应密切注意拔管后有无呼吸道梗阻、呕吐误吸、通气不足等情况。仔细观察并及时清除口腔内异物、渗血或分泌物。术后积极排痰,预防感染。术中对气管内插管的移动可造成喉头损伤,或因手术需要留置插管的时间较长及咽后壁、舌根等部位手术,均可引起组织移位、肿胀,导致呼吸困难。因此拔管后吸氧、尽早喉咽部雾化蒸汽吸入,有利于预防喉水肿。复苏期床旁应备有气管切开或环甲膜穿刺器械、氧气、钢丝剪、吸引器及复苏设施,以便必要时气管切开或穿刺。估计拔管后难以维持气道通畅者,则须预先做气管切开术。

(三)监测生命体征

口腔颌面部手术出血较多,应根据血压、脉搏、尿量、中心静脉压来指导血容量的补充。对较大手术的全身麻醉后患者和重症患者,应术后送入麻醉恢复室或重症监测治疗室(intensive care unit,ICU)进行呼吸频率、幅度、潮气量、心电图、吸氧饱和度等方面的监测,为患者救治和平安渡过术后危险期创造良好条件。

(四)注意药物的不良反应

某些麻醉剂和辅助麻醉剂对中枢及外周神经可产生抑制作用,如芬太尼、哌替啶和肌松剂可致术后的呼吸抑制;氯胺酮、酚噻嗪类药物可引起小儿全身麻醉后的躁动不安、肌僵和抽搐等。所以术后应严密观察,酌情处理,必要时应用对抗剂或利尿剂以加快药物排泄。

# 第三节 镇 痛

疼痛是一种人人都有过的感觉和体验,是临床医师最常听到的就诊患者的主诉,是许多疾病的常见症状和体征。口腔颌面部的炎症、创伤、神经疾病、晚期恶性肿瘤以及手术后疼痛,常须采用一定的措施,既减轻或消除疼痛,又最大限度地减轻不良反应。

## 一、疼痛的分类和机制

### (一)疼痛的分类

疼痛是由于机体受到其内、外的伤害性刺激所产生的一种临床症状,分为生理性痛(急性痛)和病理性痛(慢性痛)两种。

生理性痛根据位置分为浅表痛和深部痛。浅表痛定位明确,由强刺激作用于皮肤引起的;深部痛定位模糊,源于肌肉、肌腱、骨膜和关节。生理性痛是一种保护性信号,提醒人们避免进一步损伤,具有明显的生物学意义。

病理性痛分为炎症性痛和神经病理性痛。炎症性痛由创伤、细菌或病毒感染以及外科手术等引起的外周组织损伤导致的疼痛;神经病理性痛是由创伤、感染或代谢病引起的神经损伤所造成的疼痛。均表现为痛觉过敏、触诱发痛和自发痛。慢性疼痛常损害患者的生理功能和行为。

### (二)疼痛的机制

痛觉传递系统包括三个主要成分:外周感觉神经、脊髓到脑干和丘脑的神经元网络,以及丘脑和大脑皮质的相互联系。

疼痛的信息是由一种周围神经感受器——伤害感受器(nociceptor)接纳和传入。伤害感受器分布于皮肤、皮下组织、骨膜、关节、肌肉以及内脏,位于有髓 A-δ 纤维和无髓 C 纤维的游离神经末梢。伤害性感受器的传入冲动,在中枢第一站脊髓背角神经元初步整合后,由脊髓白质的腹外侧索(VLF)、背外侧索(DLF)和背柱(DC),传递到丘脑进行加工,伤害性信息最后到大脑皮质产生痛觉。

## 二、疼痛的治疗

一般认为疼痛治疗的范围主要有以下几个方面:①慢性疼痛性疾病,如腰背痛、颈肩痛等;②神经痛与神经炎,如灼痛、三叉神经痛、带状疱疹后神经痛等;③自主神经功能障碍引起疼痛,如交感神经营养不良、雷诺病等;④血运不良引起的疼痛,如血栓闭塞性脉管炎、肌肉痉挛性疼痛;⑤创伤后疼痛,如手术后疼痛、骨折引起疼痛等;⑥癌性疼痛,包括良、恶性肿瘤引起的疼痛;⑦内脏性疼痛,如泌尿系与胆系结石、心绞痛等;⑧其他,如头痛和原因不明性疼痛等。

疼痛的治疗首先应确定疼痛的原因、性质及部位,尽可能直接治疗原发病,对临床上原发病原因不明或不能彻底治疗者,只能采用减轻或消除疼痛的措施。

（一）药物治疗

常用镇痛药物包括非甾体类抗炎药、麻醉性镇痛药,辅助性药物有抗抑郁、抗焦虑与镇静催眠药、糖皮质激素等。在用药前必须熟悉药物的作用、不良反应,合理选择药物,以达到镇痛疗效高,不良反应小,患者易于接受的目的。

1. 非麻醉性镇痛药　指解热镇痛抗炎药,包括阿司匹林、布洛芬、吲哚美辛、萘普生等。镇痛作用机制主要在外周,是通过抑制局部的前列腺素合成而实现的。有中等程度镇痛作用,也可用于术后镇痛和癌性疼痛治疗。长期应用无耐受性和成瘾性。常用剂量:阿司匹林每次 0.3～0.6 g,3 次/d,口服;布洛芬每次 0.2～0.4 g,3 次/d,口服。这类药物的主要不良反应是胃肠道反应,对消化道溃疡或食管炎患者不宜应用。由于抑制血小板聚集,患出血性疾病的患者应慎用,择期手术的患者至少应于术前 1 周停止用药。

2. 麻醉性镇痛药　指阿片碱类及其合成代用品。这类药物适用于中度及重度疼痛。如:严重创伤、手术后疼痛和癌性疼痛。长期使用具有耐受、依赖、成瘾和呼吸抑制等不良反应,因此,在临床使用中必须在专科医师的严格指导下进行镇痛治疗,特别是慢性疼痛患者。常用剂量:吗啡(morphine)单次给药(5～10 mg,皮下注射)可维持 4～5 h;临床上常用作用时间较长的吗啡缓(控)释片(M-Tab)每次 20 mg,每日 2 次,以治疗慢性顽固性剧痛,如晚期癌症患者。哌替啶(pethidine)又名唛啶(meperidine)、度冷丁(dolantin),是临床上应用最广泛的强效阿片类药,与吗啡相比,镇痛效果较弱和作用时间较短(2～4 h),主要用于创伤和手术后镇痛,常用剂量为每次 50～100 mg,肌内注射。其他的麻醉性镇痛药有芬太尼(fentanyl)、美沙酮(methadone)和丁丙诺啡(buprenorphine)等。

癌痛的治疗属长期治疗计划,应用镇痛药治疗癌痛,应按世界卫生组织(WHO)的三阶梯治疗方案来指导使用镇痛药。对于尚未接受疼痛治疗的轻、中度疼痛患者,首先应给予第一阶梯的非麻醉性镇痛药;如果已经使用了第一阶梯药物仍有疼痛,则采用第二阶梯的弱麻醉性镇痛药;若疼痛仍不能缓解,再考虑选用第三阶段的强效麻醉性镇痛药。三阶梯疗法的三种主要药物是阿司匹林、可待因和吗啡,可配合辅助性药物治疗。

3. 辅助性药物

（1）抗抑郁药　抗抑郁药除了抗抑郁效应外还有镇痛作用,可用于治疗各种慢性疼痛综合征。三环类抗抑郁药用于治疗慢性疼痛,没有耐药性或成瘾性。应用较多的是阿米替林(amitriptyline)和多塞平(doxepin)。每次 25 mg,每日 3 次,口服。不良反应包括口干、尿潴留、体位性低血压、心动过速等。

（2）镇静催眠、抗焦虑药　疼痛患者大都伴有抑郁、焦虑、失眠等症状,所以在疼痛治疗中,要适时增加抗抑郁、抗焦虑,镇静催眠药物,改善患者的精神症状,以达到镇痛目的。司可巴比妥(secobarbital)每次 0.1～0.2 g,苯巴比妥(phenobarbital)每次 0.03～0.06 g。

（3）糖皮质激素类药物　在疼痛治疗方面应用的糖皮质激素主要有泼尼松、泼尼松龙、地塞米松、倍他米松、曲安松龙等。这类药物的抗炎作用有助于消除肿瘤周围的炎症,缓解对神经的压迫,可口服泼尼松龙(prednisolone)每次 10 mg,每日 3 次。

（4）B 族维生素类药物　维生素是维持机体正常代谢的必要物质,特别是疼痛患者常处于应激状态,使机体对维生素的消耗和需求都相应增多。维生素 $B_1$、维生素 $B_{12}$。有维持神经功能的作用。临床上可将维生素 B₁ 100 mg 或维生素 B₁₂ 500 μg 加入局麻药中混匀后行神经阻滞治疗神经痛。亦可采用维生素 B₁ 100 mg、维生素 B₁₂ 500～1 000 μg，隔日 1 次，肌内注射。

（5）草药　许多草药具有抗感染、镇痛作用，可酌情选用。

除了前述药物外，卡马西平（carbamazepine）、苯妥英钠（sodphenytoin）等抗癫痫药也是治疗三叉神经痛的常用药物。

（二）神经阻滞疗法

在末梢神经内或附近注入药物而阻断神经传导功能，达到解除疼痛、治疗疼痛性疾病的方法称神经阻滞（nerve blocks）疗法。

采用的药物有局部麻醉药物和神经破坏性药物两类。需要短期或可逆性的阻断神经功能时使用局部麻醉药物；需要长期或不可逆性的阻断神经功能时使用神经破坏性药物。如可采用局部麻药单独阻滞三叉神经上颌支或下颌支，作为诊断性措施明确三叉神经痛定位；采用神经破坏性药物无水乙醇或 8%～12% 的酚甘油进行神经阻滞，可较长时间甚或永久性（不可逆性）阻断神经传导功能，可用于治疗癌痛和三叉神经痛等顽固性疼痛。

（三）针灸疗法

针灸治疗各种疼痛，在我国历史悠久，它是利用金属的毫针、三棱针等在体表的腧穴上进行针刺而达到缓解疼痛的目的。有关针灸镇痛机制的研究很多，一般认为中枢神经系统除了存在一些对伤害性刺激非常敏感的痛觉中枢外，在中枢各级水平还存有"痛觉调制系统"，针灸疗法可能通过抑制或调制痛觉冲动向中枢的传递，使伤害性疼痛刺激引起的感觉和反应受到抑制，从而产生镇痛效应。此外，针灸的镇痛效应还有体液因素的参与。

采用针灸治疗疼痛时，可采取有疼痛或压疼点的局部腧穴，即"以痛为腧"。亦可按经络循行部位选远处腧穴，即"循经取穴"。治疗急性、剧烈疼痛时，循经取四肢穴位在临床实践中最常用，如颌面部手术后疼痛、神经痛、牙痛，取手阳明大肠经的迎香穴，远端循本经取合谷穴。针刺"得气"后医师捻转针柄时有紧、沉感；患者有酸、胀、麻、沉重感，疼痛减轻。为了维持镇痛和加强镇痛效果，得气后可留针 15～30 min 或将电针仪的导线连接至针柄上作刺激源。

针刺镇痛较安全，效果较好，但有时可出现晕针、滞针、血肿等不良反应。

（四）射频温控热凝术

射频温控热凝术（radiofrequency coagulation）可用于治疗三叉神经痛和舌咽神经痛，其具体方法见第十二章。

（五）电刺激疗法

电刺激镇痛技术的理论和实践依据是脊髓闸门控制学说（spinal gate control theory），该理论认为脊髓后角调节感受信息的传递，较大的有髓纤维（即机械性刺激感受纤维）的活动将抑制较小纤维（即感受伤害的 C 纤维）的活动，减少疼痛。

经皮神经电刺激疗法是采用电脉冲波刺激仪，通过放置在身体疼痛区域皮肤上的双电极,使低压电流透过皮肤对机体粗神经末梢进行温和的刺激,以达到提高痛阈、缓解疼痛的一种方法。经皮神经电刺激疗法常用于缓解手术后疼痛、神经痛、关节痛等。

（六）放疗和化疗

放疗和手术可使口腔颌面部癌达到治愈效果,也可用于减轻或缓解因肿瘤引起的疼痛。考虑放疗时,必须鉴别引起疼痛的原因是否为恶性肿瘤。放疗对肿瘤侵犯骨质引起的疼痛通常有效,对神经受累引起的疼痛疗效较差,对软组织肿块所致的疼痛疗效最差。疼痛缓解的可能性还取决于能够应用的有效照射量和肿瘤的放疗敏感性。肿瘤的组织学类型及部位对放疗效果有影响。骨的转移癌采用局部治疗时,姑息性放疗可有效地缓解疼痛。因脑转移引起的头痛,如配合应用糖皮质激素治疗,20 ~ 30 Gy 常有较好镇痛效果。

化疗药物也可用于治疗癌痛,不同类型的肿瘤对化疗的反应不同。对放疗不敏感的肿瘤,如腺癌、恶性黑色素瘤、骨和软组织肉瘤,采用化疗同样不易获得使肿瘤缩小、缓解疼痛的效果。从理论上讲,因肿瘤引起的多个部位疼痛,化疗较为有效。颌面、口咽及颈部的复发癌常累及神经结构,采用抗癌药物化疗难以控制疼痛,应选用镇痛药、神经阻滞或手术镇痛。大多数头颈部恶性肿瘤化疗仅起姑息性作用。化疗过程中必须注意药物的毒性反应和其他不良反应。

（七）手术疗法

对其他疗法反应差的三叉神经痛或癌痛,可经颞部入路或枕下入路行三叉神经感觉根切断术。对发作频繁、疼痛剧烈、非手术疗法无效的舌咽神经痛可行颅内或颅外舌咽神经切断术;治疗三叉神经痛的三叉神经周围支撕脱术。

（八）心理疗法

口腔颌面部痛,尤其是慢性疼痛,还可采用心理疗法。心理疗法种类繁多,如:精神分析法、支持疗法、催眠和暗示疗法、放松疗法等。不论患者的这种疼痛是由什么原因所引起的,一种心理疗法只要能使患者的主观状态得到改善,都可以减轻疼痛。

## 思考题

1. 常用的局麻药物及其特点。
2. 麻药中加入血管收缩剂的作用。
3. 口腔颌面外科常用的麻醉方法。
4. 口腔颌面外科常用阻滞麻醉的适应证、注射方法、麻醉范围。
5. 局部麻醉的并发症及其防治。
6. 口腔颌面外科常用的全身麻醉方法及全身麻醉后处理。
7. 疼痛的治疗方法。

（张文峰）

# 第五章　牙及牙槽外科

## 学习要点

1. 拔牙术的适应证与禁忌证。
2. 各种拔牙器械的使用方法。
3. 牙拔除术的基本方法和步骤,一般牙和牙根拔除术的方法和特点。
4. 阻生牙的概念、分类、阻生原因及拔除适应证。
5. 各型阻生牙的阻力消除及拔除方法。
6. 牙拔除术可能出现的术中、术后并发症及防治原则。
7. 拔牙创的愈合过程。
8. 牙槽骨修整术和唇、舌系带矫正术的适应证及手术操作基本要点。

# 第一节　牙拔除术概述

牙拔除术(exodontia)是口腔颌面外科最基础和最常用的手术,常作为某些牙病的终末治疗手段,也是治疗口腔颌面部牙源性疾病或某些全身相关疾病的外科措施。

作为一项外科手术,牙拔除术必然造成局部软、硬组织不同程度的损伤,再者,拔牙是在有菌环境(唾液、微生物、感染组织等)下进行的手术,所以,术中术后出现的局部反应(出血、肿胀、疼痛等)和不同程度的全身反应(体温、脉搏、血压的波动、并发症的出现、患者精神心理的变化等),须引起口腔医护人员的重视;对于牙拔除术的准备和操作,应遵循无痛、无菌、微创等的外科原则。在理论学习和临床实践中,应清楚认识到牙拔除术的如下要求:①拔牙是积极治疗和预防的手段;②无痛时拔牙,减少创伤,减少并发症;③严格遵循无菌操作原则;④合理有效掌握拔牙的适应证、禁忌证;⑤心理护理贯穿于术前、术中、术后整个过程。

因此,口腔科医师只有掌握了充足的基础理论、熟练的操作技术和完美技巧,以严肃认真的态度,才能取得拔牙手术的成功。

## 一、适 应 证

牙拔除术的适应证是相对的,应根据医疗水平及患者自身条件选择。随着口腔医学的进展,口腔治疗技术的提高,口腔微生物学和药物学的发展,口腔材料和口腔修复手段的不断改进,拔牙适应证正在不断变化,过去很多认为应当拔除的患牙现已可以治疗、修复并保留下来。口腔医师的职责,首先是保存牙齿,应最大限度地保持功能及美观。因此,在考虑牙齿是否应拔除时,既应遵循一定原则,又要灵活掌握运用,必要时请口腔内科、修复科、正畸科医生会诊决定。

1. 牙体病　牙体组织龋坏或破坏严重、用现有的修复手段已无法恢复和利用者可拔除。如:因龋齿引起牙体破坏过大,无法治疗或修复的牙;牙颈部深龋已达牙槽突下方难以修复的牙;残根或外伤所致断根不能做桩冠修复的牙。

2. 根尖周病　严重的根尖周病变,不能采用根管治疗或根尖切除等方法治疗者。

3. 牙周病 晚期牙周病所致牙齿明显松动,牙周骨组织支持大部丧失,采用常规和手术治疗,已无法取得牙的稳固和功能。

4. 牙外伤 因外伤劈裂、折断而不能修复的牙。具体而言,冠折通常经过及时、合理的治疗处理是可以保留的;冠根折应依据断面位于龈下的位置、松动度、牙周组织状况、固定条件等综合考虑是否保留;根中1/3折断一般为拔牙适应证;根尖1/3折断可经治疗后观察;部分脱位的牙,如牙体组织基本完整,应局麻下手法复位、可靠固定后保留;完全脱位的牙,条件良好时,可行牙再植术保留患牙。

5. 错位牙 影响功能及美观,导致咬合紊乱、邻近组织病变或创伤、食物嵌塞、牙周炎、邻牙龋坏、妨碍义齿修复,不能用正畸等方法恢复到正常位置者,均可考虑拔除。

6. 埋伏牙、阻生牙 引起邻牙牙根吸收、反复冠周炎、牙列不齐、邻牙龋坏均应拔除;颌骨内的埋伏牙当其压迫神经干引起疼痛时,应予拔除;部分阻生牙预测可采用牙移植方法利用者,暂且保留。

7. 额外牙 额外牙常会引起正常牙的萌出障碍或错位,造成错𬜯畸形,常为拔牙的适应证。

8. 融合牙及双生牙 发生于乳牙列延缓其牙根的生理吸收,阻碍其继承恒牙的萌出者应拔除。

9. 滞留乳牙 影响恒牙正常萌出者应及时拔除;乳牙根尖周炎不能控制而反复急性发作者应予拔除,乳牙根尖外露刺伤周围软组织者应予拔除,若距换牙期尚早者,有条件应做乳牙列间隙保持器;乳牙滞留,如其下方无恒牙胚(先天缺失)或恒牙阻生,乳牙无松动且有功能时,予以保留。

10. 治疗需要 因正畸治疗需要进行减数的牙;因义齿修复需要拔除的牙;囊肿或良性肿瘤波及的牙,可能影响治疗效果者均为拔牙适应证;恶性肿瘤放疗前,为预防严重并发症而需要拔除的牙,但应注意,拔牙2周以后方可行放射治疗。

11. 病灶牙 引起牙源性感染(蜂窝组织炎、颌骨骨髓炎、上颌窦炎等)局部病变的病灶牙,在急性炎症控制后也应予以拔除;对可疑为某些疾病,如亚急性心内膜炎、风湿病、肾炎,特别是一些眼病(虹膜睫状体炎、视神经炎、视网膜炎等)的病灶牙,在相关科室医生的要求下,可慎重考虑拔除。

12. 骨折累及的牙 因颌骨骨折或牙槽骨骨折所累及的牙,有龋坏、牙周病而影响骨折愈合者应拔除;但在不影响骨折愈合的前提下,有利于骨折固定者尽可能保留。

## 二、禁忌证

牙拔除术的禁忌证具有相对性。禁忌证受医院或诊所的具体设备、药物条件、技术条件、医师的经验水平、全身系统状况、口腔局部情况、患者精神心理状况等因素的综合影响。应根据具体情况,慎重考虑后决定。某些疾病必要时,应协同有关各科医生,共同决定,做好周密的术前准备,在一定的监控条件下实施拔牙手术。

(一)心脏病

术前应了解患者患心脏病的种类,其患病程度如何,治疗情况及目前心功能状况如何。一般而言,心脏病患者如心功能尚好,为Ⅰ级或Ⅱ级,可以耐受拔牙及其他口腔小手术;但必须保证镇痛完全,保证患者安静,不激动、恐惧或紧张。

1.下列情况应视为拔牙的禁忌证或暂缓拔牙:① 6 个月内发生过心肌梗死;②心绞痛近期频繁发作;③心功能Ⅲ ~ Ⅳ级或已出现心力衰竭症状者,如端坐呼吸、发绀、下肢水肿、颈静脉怒张等症状;④心脏病合并未控制的高血压者,血压高于 24/14.7 kPa(180/110 mmHg),应先治疗后拔牙;⑤有Ⅲ度或Ⅱ度Ⅱ型房室传导阻滞、双束支阻滞、阿斯综合征(突然神志丧失合并心传导阻滞)史者。

2.牙拔除术及口腔手术能引起暂时性菌血症的发生。因此,先天性心脏病、肺心病、风湿性瓣膜病、心脏修补术等患者,在有菌血症发生时,都有导致细菌性心内膜炎的可能性,主要表现为绿色链球菌(甲型溶血性链球菌)菌血症,青霉素是预防绿色链球菌性心内膜炎的首选药物;但使用青霉素 24 h 后,即产生耐药菌株,所以在有多个牙需拔除时,较安全的方法是在术前 15 min 肌内注射青霉素或术前 30 min 口服青霉素类药物,一次将应拔的牙全部拔除;若在 2 周内曾使用过青霉素者或对青霉素过敏的患者,建议用阿莫西林胶囊、大环内酯类等抗生素预防心内膜炎。

3.对于冠心病者术前预防性口服异山梨酯(消心痛)或含化硝酸甘油等扩血管药物;高血压性心脏病术前合理降压;心肌炎多为病毒性,做好心功能监测,慎重拔牙。

4.心脏病患者如处于抗凝药物治疗之中,在行牙拔除术时,应注意出血问题。

5.心脏病患者在拔牙术中的注意事项

(1)保证无痛操作、轻柔快速的手术;局麻药物以使用2%利多卡因为宜,但如有Ⅱ度以上的传导阻滞不宜应用。麻醉药中一般不加血管收缩剂肾上腺素,以免增加心脏负担。

(2)术前口服治疗心脏病药物。

(3)预防性使用抗生素,预防细菌性心内膜炎的发生。

(4)心理护理贯穿于拔牙术整个过程,如患者的信任感、消除紧张情绪等。

(5)在心电监护下拔牙,必要时协同心内科医生会诊。心脏病患者应在安静宽敞的专用诊室,配备心电图机、多导生理监测仪、氧气传输设备、气管插管器械、心脏除颤器等监测和抢救器材及配齐各类急救药品,同时应配备具有一定临床经验且操作熟练的麻醉师和医护人员。

（二）高血压

1.据最近 WHO 的血压界定,小于 16/11.3 kPa(120/85 mmHg)为正常血压;大于18.6/12 kPa(140/90 mmHg)为异常血压;介于两者之间为临界血压。如为单纯性高血压病,在无心、脑、肾并发症的情况下,血压在 24/13.3 kPa(180/100 mmHg)之内,一般是可以拔牙的。

2.当合并有脑、心、肾等器质性病变者,最好在心脏、血压监护下行牙拔除术。一般的高血压患者是否可以拔牙,应根据血压高低、有无自觉症状、既往血压最高值和近期血压波动情况以及患者精神是否紧张来决定。如患者有头痛头晕症、血压在既往最高水平、近来血压波动较大,应暂缓拔牙,给予硝苯地平、安定类药物控制较高血压,减小血压波动,缓解紧张焦虑症状。

3.局麻药物以使用2%利多卡因为宜,局麻药中禁用血管收缩剂肾上腺素,注意完善止血。术后应继续控制血压,防止拔牙后出血。

（三）造血系统疾病

造血系统疾病包括贫血、白血病、出血性紫癜及血友病等。应注意血液的成分与质量,在有出血倾向和抗感染能力低时,应视为拔牙禁忌证。

1. 贫血　指外周血液血红蛋白量低于正常值的下限,一般伴有红细胞数量比容减少。正常人血红蛋白(Hb)范围:成年男性 120 ~ 160 g/L,成年女性 110 ~ 150 g/L,新生儿 170 ~ 200 g/L。WHO 诊断贫血的血红蛋白标准为(氰高铁血红蛋白法测定):成年男性低于 130 g/L,成年女性为低于 120 g/L,孕妇低于 110 g/L。

贫血是一种症状,而不是具体的疾病,多种疾病可伴有贫血。皮肤和黏膜苍白是最常见和显著的体征,观察指甲、手掌、皮肤皱纹处、口唇黏膜和睑结膜等处,较为可靠;疲倦、乏力、头晕耳鸣、记忆力衰退和思想不集中等皆为常见症状。临床中常见的贫血类型包括:再生障碍性贫血、巨幼细胞性贫血、缺铁性贫血、溶血性贫血。应注意:血红蛋白低于 60 g/L 者,约 30% 患者可有心电图改变。

如血红蛋白在 80 g/L 以上,血细胞比容在 30% 以上,一般可以拔牙。慢性贫血者因机体已有良好适应性和代偿功能,即使血红蛋白在 60 g/L 左右,也能耐受一般手术。但老年或动脉硬化者,血红蛋白应保持在 100 g/L 左右,以防止术中术后出血。

2. 白细胞减少症和粒细胞缺乏症　正常成人周围血白细胞数为 $(4 \sim 10) \times 10^9/L$,当白细胞低于 $4 \times 10^9/L$,称白细胞减少症,粒细胞绝对计数持续低于 $2 \times 10^9/L$,称粒细胞缺乏症。白细胞和粒细胞的大量减少,可以直接引起严重感染和影响伤口愈合,临床中一般要求,中性粒细胞在 $(2 \sim 2.5) \times 10^9/L$ 以上,或白细胞总数在 $4 \times 10^9/L$ 以上,患者可耐受拔牙及手术。

引起白细胞和粒细胞减少的病因甚多,一些临床中常用的药物,如普萘洛尔(心得安)、氯霉素、青霉素、磺胺、利福平、异烟肼、苯妥英钠、氯丙嗪等;治疗肿瘤的药物,如多种细胞毒制剂、抗代谢药物等;密切接触放射线或苯的工作人员亦可导致发病。

3. 白血病　急性白血病常有发热和感染,并以咽峡炎及口腔炎多见。1/3 以上患者由于血小板减少表现为出血倾向,约 2/3 患者有严重贫血症状。急性白血病为拔牙的禁忌证。

慢性白血病包括慢性粒细胞白血病(慢粒)和慢性淋巴细胞白血病(慢淋),主要表现为脾大和白细胞、血小板异常,如必须拔牙时,应与有关专家合作,注意预防感染及出血。

4. 淋巴瘤　为原发于淋巴结或淋巴组织的恶性肿瘤,恶性程度不一,淋巴瘤现分为霍奇金病及非霍奇金淋巴瘤两大类,前者的发病率明显低于后者。典型者有无痛性、进行性淋巴结肿大并多见于颈部,发热及肝脾肿大也常见;晚期有恶病质、贫血等表现。必须拔牙时,应与有关专家配合,在治疗有效、疾病稳定时进行。

5. 出血性疾病　为止血功能缺陷引起,表现为自发性出血或损伤后出血不止。

（1）原发性血小板减少性紫癜或称自身免疫性血小板减少性紫癜　并无特殊病因引起的血小板减少(有明确病因者为继发性),为较常见的一种出血性疾病。急性型常见于儿童,突然发生广泛、严重的皮肤及黏膜出血,此时为拔牙的禁忌证;慢性型较常见,约

80%为青年女性,起病慢,表现为持续、反复的皮肤出血,牙龈及口腔黏膜出血,女性月经过多等方面,拔牙时,应选择在血小板 $5×10^9/L$ 以上进行,注意术中、术后选择合适有效的止血方法,必要时行专科会诊检查,与专科医师合作拔牙。

(2)血友病　为一组遗传性凝血功能障碍的出血性疾病。共同特征为活性凝血活酶生成障碍,凝血时间延长,终身皆有轻微创伤后出血倾向。以血友病甲最多,血友病甲及乙仅见于男性;血友病丙男女均可患病及传递疾病,在我国少见。血友病甲如必须拔牙时,应补充因子Ⅷ。当血浆因子Ⅷ浓度提高到正常的30%时,可进行拔牙或小手术;提高到60%时始可行较大手术。拔牙时应力求减少创伤,拔牙后拉拢缝合牙龈,缩小创口,拔牙创内填塞止血药物。

(3)血管性假血友病　也称 Von Willebrand 综合征(VWD)。本病为遗传性疾病,男女皆可罹患。患者有出血倾向,如鼻出血、牙龈出血、妇女月经过多等。常发生于儿童期,随年龄增长,出血的严重程度可逐渐减轻。此类患者禁用阿司匹林、保泰松、吲哚美辛(消炎痛)、双嘧达莫(潘生丁)和低分子右旋糖酐等影响凝血功能的药物,以防加重出血。原则上应避免拔牙或手术,必须手术时应在术前及术后输新鲜血,拔牙时注意事项同血友病。

有些疾病和出血诱因,如血管性假血友病、轻型血友病、血小板功能缺陷性疾病、长期服用某些药物等,在日常生活中可不出血,但手术或创伤后可出血不止,因此在考虑拔牙或手术时,必须详细询问病史,认真判断。

(四)糖尿病

正常成人空腹血糖为 $3.9 \sim 6.1$ mmol/L。临床中,未得到控制的糖尿病是拔牙术的禁忌证,如需拔牙,空腹血糖应在 8.88 mmol/L(160 mg/dl)以内,且又无酸中毒症状时进行;糖尿病患者在接受胰岛素治疗时,拔牙术最好在早餐后 $1 \sim 2$ h 进行,术后还应注意进食情况,继续控制血糖。由于糖尿病患者机体抵抗力低,术后容易发生感染,应在术前、术后给予抗生素。

(五)甲状腺功能亢进症

此类患者可因感染、手术、焦虑引起"甲状腺危象",重者可迅速引起衰竭甚至死亡,故不宜贸然拔牙。如果必须拔牙时应做详细检查,使其基础代谢率在+20%以下,脉搏100 次/min 以下。局麻药中不加肾上腺素类血管收缩剂,术前、术中、术后应监测脉搏和血压,术前、术后都应采取抗感染措施。

(六)肾脏疾病

各类急性肾病、肾功能衰竭或肾病严重者均应暂缓拔牙。对于慢性肾功能不全,如处于肾功能代偿期,即内生肌酐清除率>50%,血肌酐<132.6 μmol/L(1.5 mg/dl),临床无症状,则可以拔牙,但手术前后应预防感染,一般术前应肌内注射青霉素,以防止拔牙造成的暂时性菌血症,而促使肾病急性发作;对于慢性肾衰竭接受透析治疗的患者,如果患牙作为病灶具有较大危害时,可在完成一次透析后进行手术,且应避免使用可能加重肾脏负担的药物。

（七）肝炎

对急性期肝炎或肝功能损害严重者应暂缓拔牙。主要由于肝脏产生的凝血酶原及纤维蛋白缺乏，或肝脏无能力利用维生素 K 合成某些凝血因子而导致术后出血不止，必须待疾病好转后再行拔牙。

对于慢性肝炎，肝功能有明显损害者，会导致术后出血，术前应做凝血酶原和出、凝血时间检查，术后应使用止血药物，如维生素 K、维生素 C、酚磺乙胺（止血敏）等药物。对于肝炎患者，特别是乙型肝炎患者，术中应注意防止医源性交叉感染，如戴手套、使用一次性器械盘、拔牙器械使用后应用消毒液浸泡后再清洗高压消毒等。

（八）妊娠

对于引起极大痛苦、必须拔除的牙，在健康正常者的妊娠期间皆可进行；但是由于在妊娠期前 3 个月容易发生流产，后 3 个月容易发生早产，故对于选择性手术，则应在怀孕的第 4、5、6 个月期间进行较为安全，必要时术前 1~2 d 注射黄体酮，手术应尽量避免恐惧、疼痛，局麻药中不加肾上腺素。

（九）月经期

月经期拔牙，有可能发生代偿性出血，一般认为应暂缓拔牙。但必要时，简单的拔牙仍可进行，但要注意防止出血。

（十）急性炎症期

在感染的急性期拔牙应根据感染的部位、波及的范围、病程的发展阶段、细菌的种类和毒力、拔牙创伤的大小、医师所能使用的抗生素水平、患者的全身状况、有无并发症等因素综合考虑。

1. 对于牙源性感染，病变局限，无全身并发症，通过拔牙有利于去除病灶和引流者，可以在有效的抗生素控制下拔除简单的牙齿，术后应严密观察，如急性颌骨骨髓炎。

2. 在急性炎症未控制前，应首先控制炎症，防止炎症扩散，择期拔除患牙。如：蜂窝组织炎、智齿冠周炎。

3. 口腔黏膜急性病变，如急性坏死性龈炎、急性传染性口炎，应暂缓拔牙。

4. 急性传染病、严重的肺结核、营养不良、过度疲劳都可以降低机体的抵抗力，延迟伤口愈合，合并感染，因此应暂缓拔牙。

5. 复杂阻生牙的拔除，由于创伤大，有可能使炎症扩散，则应先控制炎症。但容易拔除的阻生牙，拔除有利于冠周炎症的控制，可在抗生素控制下拔牙。

（十一）恶性肿瘤

恶性肿瘤患者，瘤区的牙齿拔除可使肿瘤扩散，应与肿瘤一同做根治性手术，所以如发现在拔牙区有经久不愈的溃疡、肿物时应先取活检，排除恶性肿瘤后再拔牙。

恶性肿瘤患者放射治疗前至少 7~10 d 完成患牙拔除或治疗。放射治疗后，对位于治疗区中牙的拔除应持慎重态度，一般认为，在放疗期间和放疗后 3~5 年不应拔牙。必须拔牙时，术中尽量减少创伤，术前、术后应给予大剂量抗生素预防感染，并向患者说明创口可能不愈合，甚至可能发生放射性骨坏死、放射性骨髓炎等。

**（十二）长期抗凝药物治疗**

抗凝疗法多采用抗凝剂（阿司匹林、肝素等）降低血液黏滞度，抑制凝血过程的某些环节，防止血栓形成或扩大，以预防疾病复发。常用于急性缺血性心脑血管性疾病、血黏滞性增高、陈旧性心肌梗死、冠心病合并高血脂、脑血栓、肺栓塞、快速进行性肾小球肾炎、微血管病变、视网膜血栓栓塞性疾病和糖尿病血管病变等。

对长期服用小剂量者，如须停药应在术前 3～5 d 开始，做好相关疾病的严密监测，对长期使用肝素的患者，其主要不良反应为出血、血小板减少，如停药，药效须在五个半衰期后方可解除，通常肝素静脉注射 6 h 后、皮下注射 24 h 后，方可进行手术。

临床治疗中考虑停药的风险比拔牙后出血的危害更大，停药须冒严重或致命的栓塞意外之险，故现主张通常可以不停药，要求凝血酶原时间高于正常 2 倍以下时，可以拔牙；术中和术后使用有效止血措施，如缝合创口、加压、局部止血剂（碘仿海绵）、局部冷敷等手段控制出血；对心瓣膜置换术、冠状动脉搭桥或成形术后的患者，可使用血凝酶（立止血）预防术后出血。

**（十三）长期肾上腺皮质激素治疗**

长期使用肾上腺皮质激素类药物，可导致肾上腺皮质萎缩。此种患者的机体应激反应能力及抵抗力均降低，故如发生感染、创伤、手术等应激情况时，可导致危象的发生，表现为高热、恶心、呕吐、腹泻、烦躁不安、血压下降、脉搏弱快等，最终发生循环衰竭，必须及时抢救。

术后 20 h 左右是发生危象最危险的时期。此类患者在拔牙前应与专科医师合作，术前迅速加大皮质激素用量，并须注意减少创伤、稳定患者情绪、保证无痛及预防感染。

**（十四）神经精神疾患**

有器质性及功能性神经疾患的患者，主要为合作问题，因精神与肉体的刺激或手术容易诱发疾病发作，轻度疾病者如必须拔牙，应在神经内科医生会诊与治疗后才能进行手术，术前还应给予镇静剂；严重疾病者应在全身麻醉下进行手术。如震颤麻痹（帕金森病），经常有不随意的活动；大脑性麻痹，有痉挛状态：这些患者皆不能合作，除非使用全身麻醉方可进行手术。

**（十五）获得性免疫缺陷综合征**

艾滋病，即获得性免疫缺陷综合征（AIDS），1981 年在美国首次被报道命名。平均潜伏期是 2～10 年，是人类免疫缺陷病毒（HIV）破坏感染者免疫系统，逐渐导致免疫功能衰竭，最终感染者会死于任何一种（即使对正常人来说是微不足道的）感染、恶性肿瘤、神经系统病变，如：EB 病毒感染、卡氏肺囊虫肺炎、卡波西肉瘤、恶性淋巴瘤等，最终恶病质、全身衰竭而死亡；所以，此类患者一般不能耐受常规手术，对于艾滋病的临床监测、预防、治疗、控制感染的问题应加以高度重视。

**三、术前准备**

术前准备就是依据手术目的制订计划，在手术前对患者的身体状态作出必要的调整，对手术人员、手术器械、手术场地进行必要准备和检查，对手术野进行必要的清洁和预备,以保证手术安全顺利地完成。

（一）患者术前的思想准备

对于拔牙,多数患者皆有恐惧、忧虑及焦急心理。精神心理状态的变化可导致机体生理功能的变化,对于有全身系统疾病的患者其影响尤为明显。牙拔除术大多在局麻下进行,术前应进行必要的解释工作,加强患者对治疗的信心及保持情绪上的平衡,取得与医师的配合,减少情绪波动对生理功能的影响,使手术顺利平稳地完成。

术前的准备应始于患者进入医院时,包括医院及诊室应整齐、清洁、优雅美观的环境;与患者接触的一切工作人员,皆应亲切、体贴、同情、耐心,认真听患者叙述病情,细致的解释等;对于恐惧严重的患者可以使用放松、分散注意力、呼吸放松疗法等椅旁调整缓解方法。

医护人员在与患者解释拔牙手术时,应注意以下问题:避免对拔牙过程生动描述;避免无痛的暗示,不承诺绝对无痛;避免准确估计拔牙时间;说明拔牙术中可能发生的情况;告知患者如有不适,向医护人员示意;不承诺拔牙术后,无任何不良反应。

（二）术前检查

1. 简要询问病史,特别注意有无拔牙禁忌证,必要时应做各种相关的辅助检查,如:化验、胸透、X 射线牙片等。

2. 做详细的口腔局部检查,肯定所要拔除的牙符合拔牙适应证,告知患者并取得患者的同意;了解牙的大小形态、牙根数目及有无弯曲或变异;明确要拔除的牙有无龋病,是否做过根管治疗,是否为死髓牙;了解牙周组织的情况如何（炎症、牙石、牙槽骨等）;对于复杂牙齿（阻生牙、埋伏牙）应了解牙根数目、弯曲情况、与邻牙的关系、与周围腔窦的距离、与知名神经血管束的关系等。

3. 如果有多个牙需要拔除,应根据患者的健康情况和拔牙的困难程度做出全面计划。一般一次可以拔一个象限内所有的牙,1 周后如肿胀及不适已消失,可以再拔其他象限内的牙。如果要拔除上下一对同名牙,通常先拔上牙再拔下牙,因为上牙的麻醉起效快,还可避免碎牙石、牙片和骨片等掉入下牙牙槽窝;如果前后有多个牙须拔除时,应先拔除最后面的牙,再拔前面的牙,因为先拔前面的牙时,流出的血液、涎液多积聚于后方,导致再拔后面的牙时视野不清;对于较难拔除的牙（阻生牙、第一磨牙、尖牙）,通常应最后拔,因为先拔邻牙时,使牙槽窝已有扩张,再拔阻力大的牙时较容易。

4. 选择麻醉方法及药物。

5. 估计术中可能出现的情况及确定对策。

6. 选择拔牙方法和器械。

（三）患者和医师的体位

1. 为了便于手术操作,患者头部应稍后仰;拔上颌牙时,上颌牙殆平面与地面呈 45°角,上颌与术者肩部平齐;拔下颌牙时,下颌牙殆平面与地面平行,下颌与术者的肘关节平齐。

2. 医师可采用坐位或站位,位于患者的右前方;医师双脚必须平踏于地面上,以保持身体的协调稳定性,严禁将脚放于医师座椅底部滑轮之上,以防用力过程中,由于座椅的移位导致拔牙器械的失控。

（四）手术医师的准备

手术医师应当穿好手术衣，戴好手术帽和口罩；按照标准洗手法使用洗手液和流动水洗手，然后戴无菌手套，整个拔牙过程严格无菌操作。

（五）手术区准备

1. 口腔是多种致病微生物和非致病微生物驻留的环境，但绝不能因此而放弃无菌原则。应尽可能减少口腔内的细菌量，更不能发生医源性感染，所有使用的拔牙器械和敷料均须经过严格的灭菌处理。

2. 术区消毒前，应嘱患者取出口内的活动义齿；如牙石较多，应先行牙周龈上洁治。

3. 术前口腔冲洗或含漱是有效减少细菌量的方法，可用 1 : 5 000 的高锰酸钾溶液或 0.05% 的氯己定溶液；较为复杂的口腔手术，应使用 1 : 10 000 苯扎溴铵（新洁尔灭）或 75% 乙醇消毒口周和面部皮肤至少 2 次，然后用无菌孔巾遮盖面部。

4. 口内术区及麻醉穿刺区以 1% 碘酊或 1% 碘伏局部消毒；手术中也可在术区周围放置灭菌纱巾或棉卷，以隔离手术区，且可将舌隔开；在不妨碍手术操作下，也可吸取唾液及血液，并防止牙及各种碎片进入咽腔。

（六）器械准备

根据患牙位于牙列中的位置、牙冠大小、牙根的数目和形态、牙体组织破坏程度、周围骨质状况选择合理、适用、效率高的拔牙器械。主要器械为拔牙钳、牙挺，辅助器械有牙龈分离器、刮匙、根尖挺、骨凿、骨锤、咬骨钳、骨锉、手术刀、骨膜分离器、持针器、手术剪、缝针缝线、涡轮机、吸引器等。

（七）拔牙前注意事项

1. 拔牙前要核对患者姓名、病历记录和应拔的牙位，确诊符合拔牙适应证，无局部和全身禁忌证，并要征得患者或家属同意；对于全身严重疾病者，必须将术中、术后可能出现的并发症和存在的拔牙风险，逐一说明并罗列于病例记录中，由本人或家属同意，并签字后才能拔牙。

2. 拔错牙齿在临床中被视为医疗事故，故拔牙时提高警惕，避免拔错牙齿。临床中容易拔错的牙齿见于以下情况：思想不集中，医生未仔细核对牙位；外形正常的正畸牙；乳牙和恒牙的鉴别（如：乳磨牙与双尖牙）；牙位要依牙形态来判断，不能从牙数上推断（如：先天缺失某一牙齿，牙数与牙位的不一致）；其他医生在书写病历时写错牙位；老年患者因年迈、耳聋等原因指错牙位；牙髓炎不能定位而拔错的牙齿；残根或残片被牙龈黏膜覆盖或粘连时，数目混淆。

## 四、拔牙器械

（一）牙钳

1. 牙钳的结构　由钳喙、关节及钳柄三部分构成。

钳喙是用以夹持牙齿的部分，钳喙为外凸内凹，钳喙有多种形态，内凹面使牙钳与牙根成面与面的接触；关节是连接钳喙与钳柄的结构，并能使其活动灵活、便于启闭；钳柄是手术者握持的部分，它有各种形态，以适应牙钳避让邻近组织而探入口腔内患牙部位的要求，并能舒适牢固地握持。

2. 牙钳的类型　临床中，常常通过所适用的牙位将牙钳区分，如：乳牙钳、恒牙钳、上（下）颌前牙钳、上（下）颌双尖牙钳、上（下）颌第一二磨牙钳、上（下）颌第三磨牙钳、上（下）颌根钳、前（后）牙根钳、牛角钳等。此分类有利于初学者识别牙钳，待熟练掌握后，则不必拘泥于其名称的限制，可根据所拔牙的形态、位置灵活选择拔牙钳（图5-1）。

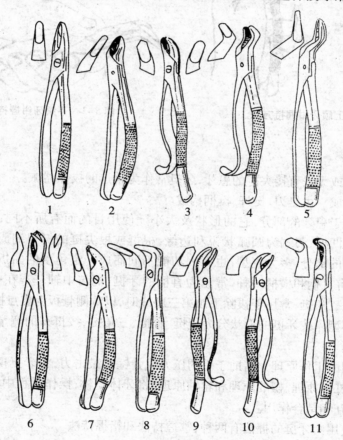

图5-1　各类牙钳及型号

1. 上颌前牙钳(1)　2. 上颌前磨牙钳(150)　3. 上颌第一二磨牙钳(18R18L)　4. 上颌第三磨牙钳(210)　5. 上颌根钳(65)　6. 上颌牛角钳(18R18L)　7. 下颌前磨牙钳(151)　8. 下颌前牙钳(44)　9. 下颌磨牙钳(15)　10. 下颌牛角钳(16)　11. 下颌第三磨牙钳(222)

3. 牙钳的使用　牙钳用右手握持，将钳柄置于手掌，一侧钳柄紧贴掌心，另一侧钳柄以示指和中指把握，无名指与小指伸入钳柄之间，以便张开钳柄与钳喙，当夹稳患牙后，退出无名指、小指，与示指、中指同在一侧，紧握钳柄，拇指按在关节处，可进行拔牙手术；在拔除牢固的后牙时，亦可反手握钳，掌心向上，五指紧握钳柄，进行拔牙动作；与此同时，术者可将左手拇指和示指捏触于患牙、邻牙和钳喙尖端部位，确保勿伤及邻牙，用力平稳而适度(图5-2、图5-3)。

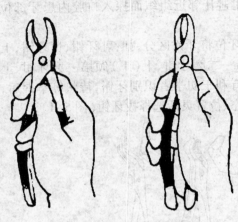

图5-2 上颌牙钳握持方法

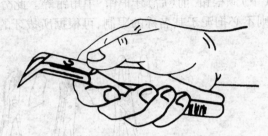

图5-3 下颌牙钳握持方法

(二)牙挺

对于牢固的或无法直接夹持的患牙,牙挺常作为首选的拔牙器械。

1.牙挺的构成 由挺刃、挺杆、挺柄构成。

挺刃是作用于患牙的部分,它的形状及大小随使用目的而有所不同,挺刃多数中间有稍倾斜的纵行凹槽,刃端为圆弧状锐利边缘,根挺或根尖挺的挺刃端成尖状。挺杆是连接挺刃和挺柄的部分,多为直型,也有因功能不同而成一定角度的曲折型。挺柄是术者握持的部分,有直柄和横柄两种,常见为直柄的牙挺,柄与中轴基本在一条直线上;横柄的牙挺主要是三角挺,常用于拔除下颌第三磨牙时,以颊侧骨板为支点挺松牙体。

2.牙挺的类型 按牙挺的形状分为直挺、弯挺、三角挺,按挺刃的宽窄和功能分为牙挺、根挺、根尖挺。

3.牙挺使用的工作原理 借助于手的压力或骨锤的敲击力,将牙挺楔入牙体与牙槽骨面之间,通过杠杆原理、楔的原理和轮轴原理,将牙体挺松;操作过程中,三种力量可以单独使用,亦可互相结合作用。

4.牙挺的使用 牙挺的握法有两种:掌握持法和指握持法。

掌握持法是将牙挺用右手握持,挺柄置于掌心,用中指、无名指和小指握持挺柄的一侧,平伸拇指,把握住挺柄的另一侧,示指固定在挺杆上,所产生的力量较大;指握持法适用于根尖挺挺柄细长,常采用执笔式握持,小指或无名指放于所拔牙附近硬组织处作为支点,以控制所用力的大小和方向(图5-4)。

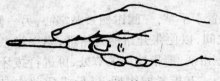

掌握持法

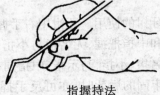

指握持法

图5-4 牙挺握持方法

5.牙挺使用时的注意事项　正确的使用牙挺,省力且不易断根;当使用牙挺不当时,会出现许多并发症,如:邻牙损伤、骨折、软组织的刺伤、牙根移位到上颌窦或下颌神经管、牙根被推入咽旁间隙等。因此,牙挺使用时,必须遵循下列原则:

(1)绝不能以邻牙作为支点,除非邻牙需同时拔除。

(2)除拔除阻生牙或颊侧须去骨者外,龈缘水平处的颊侧骨板一般不应作为支点。

(3)龈缘水平处的舌侧骨板,也不应作为支点。

(4)操作中应注意保护。必须以手指保护,以防牙挺滑脱伤及邻近组织。

(5)用力必须有控制,不得使用暴力,挺刃的用力方向必须准确。

(三)常用辅助拔牙器械

1.牙龈分离器　用于拔牙前分离牙龈。握持牙龈分离器应为持笔式,使用时,将其凹面紧贴牙的颊、舌面,自龈沟插入至牙槽嵴顶部,向近远中方向移动,离断牙颈部的牙龈附着。

2.刮匙　刮匙可用于探查牙槽窝,除去异物,刮除病变组织。刮匙有直、弯两种,适用于前、后牙槽窝;握持刮匙应为持笔式,轻巧灵活、感觉敏锐。

操作时注意事项:牙槽窝内壁上的牙周膜(牙周韧带)不应刮除;有急性炎症和脓肿时,一般不应刮除;乳牙拔除后不应刮除,以免伤及恒牙胚;刮除上颌后牙 8-5|5-8 牙槽窝时,警惕与上颌窦的关系,避免造成上颌窦穿孔;对遗留的残片不要用力搔刮,只需清理出即可;如确认有残余的肉芽组织、根端囊肿时,可用力将病变组织去除刮净;最后处理完牙槽窝时,应保证出血充满牙槽窝,以达到正常愈合。

3.骨凿与骨锤　骨凿常见的有双面骨凿、单面骨凿、刀面骨凿、半圆骨凿,通过骨锤的敲击,达到去骨、劈冠、分根、增隙等目的。在下颌拔牙操作中,当骨锤敲击骨凿、牙挺等拔牙器械时,助手必须托稳患侧下颌角,以防敲击力造成对颞下颌关节的损伤;骨锤敲击牙挺或半圆骨凿增隙时,要求连续双声(先轻后重)敲击;骨锤敲击刀面骨凿去骨时,要求连续单声(较轻)敲击;骨锤敲击单面骨凿或双面骨凿劈冠、分根时,要求单声(较重)敲击,且1～3次内成功劈冠、分根,否则牙齿因出现轻度松动,导致操作失败。

4.手术刀　用于切开牙龈和黏骨膜,口外常用的为15号小圆刀。

5.骨膜分离器　用于切开牙龈和黏骨膜后,将其从骨面剥离。握持骨膜分离器应为持笔式,小指或无名指放于附近硬组织处作为支点;使用时,将其凹面朝向骨面、圆钝的凸面朝向软组织,从切口处插入骨膜下,在骨面上滑行剥离,使黏骨膜瓣逐渐与骨面分离。

6.咬骨钳　用于修整牙槽骨突起的骨质,以及去除过高的牙槽窝骨壁、牙槽间隔或牙根间隔。

7.骨锉　用于锉平细小的骨尖和锐利的骨缘。常见的为双头直柄骨锉,握持骨锉应为持笔式,小指或无名指放于附近硬组织处作为支点,以适当的压力向单一方向反复运动锉平骨面。

# 第二节　牙拔除术的基本步骤和方法

## 一、牙拔除术的基本步骤

牙拔除术就是通过外科手术操作,将牙齿与牙周组织分离,将患牙从牙槽窝中取出的过程。在完善术前各项准备工作后,医师应常规核对牙位,手术野消毒,选择适宜的麻醉方法,进行局部麻醉。注射局麻药后,医护人员应注意观察患者的情况,不可离去。当麻醉显效后,按以下步骤进行拔牙操作。

### (一)分离牙龈

分离牙龈的目的是避免安放牙钳时损伤牙龈,导致术后牙龈出血。操作时,将牙龈分离器紧贴牙齿的唇颊面和舌腭面,从龈沟处插入至牙槽嵴顶部,经近远中方向移动,将牙龈轻轻掀离根面,分离应达到牙槽嵴顶部(器械可与骨接触)。

### (二)挺松病牙

对于坚固无松动的牙、死髓牙、牙冠有大的充填体或破坏较大的牙等,应先用牙挺,将患牙挺松到一定程度后,再改用牙钳拔除。

### (三)安放牙钳

拔牙钳放置时应注意:

1. 必须正确选用拔牙钳,牙钳关节处松紧度要合适。

2. 握钳时,手掌勿太接近关节部,应握钳柄接近末端处。

3. 安放时,钳喙的长轴必须与牙长轴平行,钳喙应紧贴牙面,在推压力下滑入牙颈部,并且尽量向根方插入;此时钳喙的位置必须在牙根部,而不是放于牙冠釉质上。

4. 夹紧患牙,保证在用力时,钳喙不会在牙骨质上滑动,否则易断根。

5. 确定钳喙没有损伤到牙龈和邻牙。对于错位扭转的患牙,可以灵活选择拔牙钳或血管钳,选择性的从颊舌向或近远中向夹持患牙。

6. 再次核对牙位,以免发生错误。

### (四)拔除病牙

牙钳夹紧牙体后,使患牙脱位的运动力主要有三个方面:摇动、扭转、牵引(图5-5)。

1. 摇动　夹紧患牙后,常见为唇(颊)舌(腭)方向的摇动,个别的错位扭转牙或乳牙也可近远中方向的摇动,逐渐扩大牙槽窝并撕裂牙周膜纤维;适用于扁根的下前牙、双尖牙及多根的磨牙;摇动顺序一般应先向弹性大、阻力小的一侧进行,并逐渐加大摇动的幅度,直至牙根在牙槽窝中完全松动。

2. 扭转　夹紧患牙后,以牙根纵轴为中心轴反复扭转,以撕裂牙周膜纤维并扩大牙槽窝;适用于单根且圆锥形牙根的牙齿,常见牙位是上颌前牙、下颌尖牙和双尖牙;扭转的幅度应由小到大,使患牙逐渐松动。

3. 牵引　是继上述两种动作之后,最后将患牙脱出牙槽窝的动作;牵引力应与摇动力或扭转力相结合进行,向阻力最小和牙根弯曲弧度的方向,将患牙牵引脱位,牵引时切忌暴力和过急,防止损伤对颌牙。

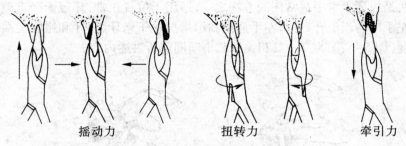

摇动力　　　　　　扭转力　　　　　　牵引力

图 5-5　钳拔法的三种运动力

（五）拔牙后的检查和拔牙创口处理

将牙齿拔出后,手术并没有结束,须做好以下相关处理:

1. 检查拔除的牙或牙根是否完整,如发生断根,应及时取出。必要时辅助 X 射线摄片检查。

2. 使用刮匙探查牙槽窝,清除创口内的碎牙片、骨屑、牙石及炎性肉芽组织等,保证新鲜血液充满牙槽窝。

3. 创口内有过高的牙槽间隔、牙根间隔、骨嵴或牙槽骨壁时,可妨碍创口愈合和义齿修复,应同期去除修整。

4. 术后用手指垫以纱布或棉球,压迫颊舌侧牙槽窝骨壁,使其复位并缩小牙槽窝。

5. 检查牙龈有无撕裂,如有撕裂应予缝合,以避免术后出血。

6. 将消毒的棉卷或纱布放于创口处,压迫止血,嘱患者咬紧。

（六）术后医嘱

1. 30 min 后吐出棉卷或纱布。

2. 2 h 后再进食,可进软食、不宜过热,当日避免患侧咀嚼。

3. 24 h 内,勿刷牙漱口;次日可刷牙,但勿伤及伤口。

4. 术后当日不要用舌尖舔创口、不要用手指触摸创口,更不要反复吸吮创口,如:不要吐唾液、不要吸烟、不要用吸管吸饮等,以免由于口腔内负压增加而破坏血凝块。

5. 术后当日适当休息,不宜剧烈活动。

6. 术后当日或次日,唾液内有少量血丝或唾液呈淡红色属正常现象;如出血较多,应及时就诊。

7. 注意保持口腔卫生清洁。

8. 当手术创伤大、时间较长,以及全身抵抗力较差者,可酌情给以抗生素预防感染。

9. 留置的引流条在术后 24 ~ 48 h 撤除或更换。创口的缝线,术后 5 ~ 7 d 拆线。

## 二、牙拔除术的基本方法

临床中根据患牙的牙冠和牙根形态、所处的位置、萌出和病损的程度,选用不同的手术方法进行拔牙,现将一般牙齿的拔除方法介绍如下。

(一)钳拔法

钳拔法是拔牙手术中最常用的方法之一,适用于位置正常,牙冠无严重破损的牙;拔牙时术者左手应恰当配合,可将左手拇指和示指捏触于患牙、邻牙和钳喙尖端部位,用力平稳而适度(图5-6、图5-7);其相关注意事项同前所讲述内容。

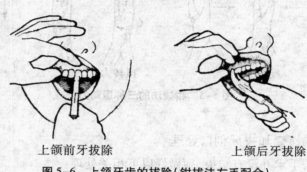

上颌前牙拔除　　　　　　　　上颌后牙拔除

图5-6　上颌牙齿的拔除(钳拔法左手配合)

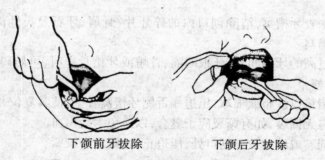

下颌前牙拔除　　　　　　　　下颌后牙拔除

图5-7　下颌牙齿的拔除(钳拔法左手配合)

(二)挺拔法

适用于患牙坚固稳固或不易直接用牙钳夹持的牙,如:死髓牙、纵折牙、错位牙、残根或断根等。

1. 挺法　将挺刃插入患牙牙根的近(远)中面与牙槽窝内壁之间,使挺刃的凹面朝向根面,凸面支靠在近(远)中牙槽嵴顶作为支点,通过挺刃的旋转,使靠近患牙侧的挺刃面作用于牙体,将患牙挺松。

2. 推法　将挺刃插入患牙牙根的近(远)中面与牙槽窝内壁之间,使挺刃的凹面朝向根面,凸面支靠在近(远)中牙槽嵴顶作为支点,通过挺刃的旋转,使远离患牙侧的挺刃面作用于牙体,使患牙受力后,被推向另一侧而松动。临床中常用于拔除位于牙列末端或一侧邻牙缺失的患牙。

3. 楔法　使牙挺长轴与牙长轴方向相一致,将挺刃插入牙根面与牙槽窝内壁之间,然后施力,边楔入边旋动,使牙根在牙槽窝内逐渐松动。

4. 撬法　挺刃从残根或断根根面较高一侧插入,楔入牙根面与牙槽窝内壁之间,以牙槽嵴或牙槽窝骨壁作为支点，撬动牙根使之松动；常用于残根或断根的拔除（图5-8）。

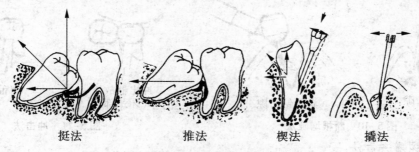

挺法　　　　　推法　　　　　楔法　　　　　撬法

**图5-8　挺拔法的基本手法**

使用牙挺拔牙时，术者左手也应恰当配合，可将左手拇指和示指捏触于患牙或邻牙部位，用力平稳而适度；其相关注意事项同前所讲述内容。

（三）劈冠分根法

临床中，由于患牙所受阻力的影响，须将牙齿或牙根分成几部分，去除阻力后，分别拔除的方法。可以用于牙挺、骨凿、涡轮钻进行劈冠和分根；适用拔除阻生牙、嵌顿在邻牙间的错位牙、牙根分叉过大或异常弯曲的多根牙及残冠、残根等（图5-9）。

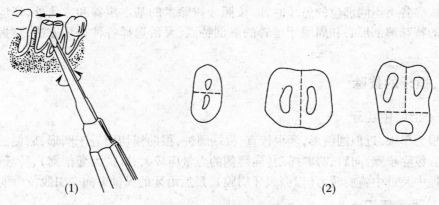

（1）　　　　　　　　　　　　　　　　　　　　　（2）

**图5-9　多根牙分根法**
（1）牙挺分根法　（2）多根牙骨凿或涡轮分根法

（四）增隙法

用增隙凿、半圆骨凿或涡轮钻，插入牙体与牙槽窝内壁之间，压缩或去除一部分骨质而达到扩大牙槽窝的目的，使挺刃便于插入或钳喙便于夹持患牙。适用于拔除阻生牙、残冠、残根及断根等（图5-10）。

（五）冲击法

用冲出器、半圆骨凿或牙挺，放置在舌（腭）侧错位牙或舌向阻生牙的唇（颊）侧牙颈部，使凿刃或挺刃朝向牙冠𬌗面，锤击骨凿或牙挺末端，使牙齿受冲击力而松动脱出于牙槽窝（图5-11）。

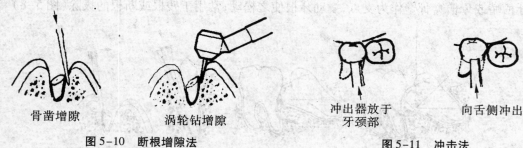

骨凿增隙　　　　涡轮钻增隙　　　　冲出器放于　　　向舌侧冲出
　　　　　　　　　　　　　　　　　牙颈部

图5-10　断根增隙法　　　　　　　图5-11　冲击法

**（六）翻瓣去骨法**

翻瓣去骨法是指用外科手术切开部分黏骨膜而形成的带蒂的软组织瓣，并在掀起黏骨膜瓣后暴露下方骨壁，凿除适量的牙槽骨，显露牙或牙根后，再将牙或牙根拔除的方法。适用于阻生牙、某些拔出困难的牙、畸形根、残根、断根等的拔除。手术步骤包括麻醉、切口、翻瓣、去骨、拔牙、缝合。详见牙根拔除术的相关内容。

# 第三节　牙　拔　除　术

在拔除各类不同部位的患牙时，除按照牙拔除术的基本步骤和方法外，还应结合各类牙齿的特殊解剖形态和周围牙槽骨的解剖特点，灵活选择各种拔牙方法，掌握相关注意事项。

## 一、恒牙的拔除

### （一）上颌中切牙

牙根为单根，近似圆锥形，牙根较直，根端圆钝，根的横切面近于圆形，唇侧的牙槽骨壁较薄。拔除步骤：向唇、腭侧摇动（向唇侧的力量应较大，以扩大牙槽窝），待牙松动后，再略向远中及近中施旋转力（以撕裂牙周膜），最后沿牙的纵轴方向牵引脱位（图5-12）。

### （二）上颌侧切牙

解剖形态与中切牙相似，但牙根的近远中面稍扁平，根稍细，根尖微弯向远中，唇侧骨板较厚。拔除方法以摇动为主，但扭转的角度要小于中切牙，牵引的方向宜向下并稍向远中，以防根尖折断。

### （三）上颌尖牙

牙根圆锥形，单根，近远中面略扁平，根粗而长，一般较直，也有根尖1/3弯向远中者，根的横切面为圆三角形，唇侧骨板薄。该牙十分稳固，拔除时需要较大的力量。拔除时向唇腭的摇动，可以加大向唇侧的摇动力量，并可向远中施加扭转力，待牙松动后再向下牵引，从唇侧脱位拔除。由于唇侧骨壁较薄，拔除时注意防止唇侧牙槽骨板折断（图5-13）。

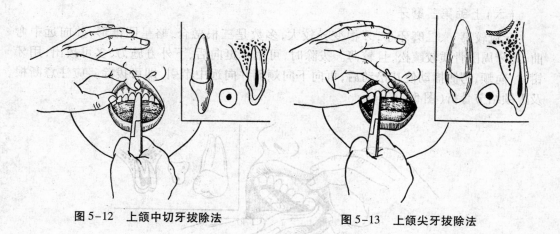

图 5-12　上颌中切牙拔除法　　　　图 5-13　上颌尖牙拔除法

（四）上颌前磨牙

上颌前磨牙是扁根，断面呈颊腭径宽的哑铃状。上颌第一前磨牙常在根尖部分为颊、腭两根；第二前磨牙颊侧骨板较薄。拔除时先向颊侧后向腭侧摇动，逐渐加大向颊侧的摇动力量，并与牵引力结合，将其拔除，不能使用扭转力，以免断根（图 5-14）。

（五）上颌第一、二磨牙

上颌第一磨牙为三根（颊侧两根，腭侧一根），根分叉大，牙槽骨板都较厚。上颌第二磨牙亦为三根，但牙根较细，分叉小，颊侧骨板较薄。

拔除时，一般应先用牙挺挺松后，再用牙钳向颊腭侧反复摇动，并逐渐增大向颊侧的摇动力，扩大牙槽窝，使其松动后，再向阻力小的方向（向下、向颊侧方向）牵引即可拔除（图 5-15）。

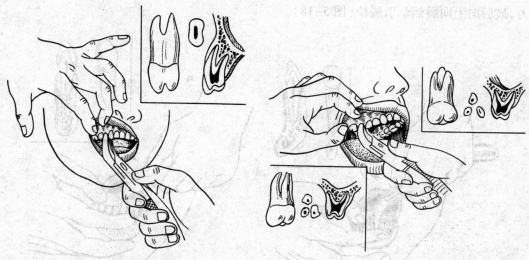

图 5-14　上颌前磨牙拔除法　　　　图 5-15　上颌第一、二磨牙拔除法

（六）上颌第三磨牙

牙冠较第一、二磨牙小，牙根变异较大，多数是三根融合，略呈圆锥形，并向远中弯曲，此牙周围骨质较疏松，且较薄。拔除时，可用牙挺向后、下外方施力，多可拔出；用牙钳时，向颊、腭侧摇动使其松动后，再向下向颊侧并向远中牵引，即可拔除。应注意断根及上颌结节骨折（图5-16）。

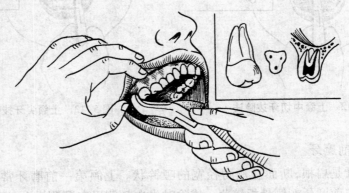

图5-16　上颌第三磨牙拔除法

（七）下颌切牙

下颌切牙牙冠窄小，牙根扁平，唇舌径宽、近远中径窄，多为直根；牙槽骨壁唇侧较薄。牙钳拔除时向唇舌向摇动，以向唇侧为主，松动后向唇侧上方牵引脱位，不能扭转（图5-17）。

（八）下颌尖牙

下颌尖牙单根，粗而长，根端有时稍向远中弯曲，牙根横切面似三角形，尖向舌侧；唇侧牙槽壁较薄。拔牙时，用力方向为唇舌向摇动，以向唇侧为主；可稍加小幅度的扭转力，最后向上向唇侧牵引脱位（图5-18）。

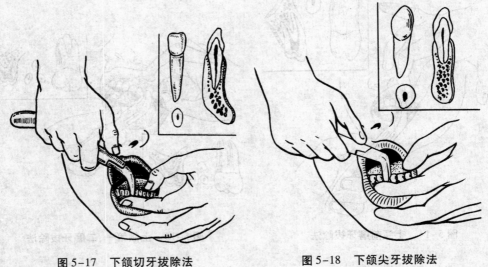

图5-17　下颌切牙拔除法　　　　　图5-18　下颌尖牙拔除法

（九）下颌前磨牙

下颌第一、二前磨牙解剖形态相似，均为锥形单根牙，牙根细长，有时略向远中弯曲；根的颊舌径较大、近远中径较小，牙根横切面为扁圆形；牙槽骨壁均较厚，骨质弹性较上颌小。拔牙时，主要为颊舌向摇动，稍可扭转，最后向上、向颊侧、向远中拔除。

（十）下颌第一磨牙

多为彼此平行的近、远中双根；颊舌径都较大，切面呈扁圆形，略弯向远中；有的牙为三根，即远中根分为远中颊根及远中舌根两根，远中舌根常常较细小且根尖带有弯钩，术中容易折断。拔除时，对牢固的牙先用牙挺挺松，然后使用牙钳做颊舌向的摇动力量，最后向上、向颊侧拔出；如此牙为近、远中双根，尤其在死髓牙、牙冠破坏较大或有大面积充填物时，可选择牛角钳，将两个尖锥形钳喙伸入根分叉之下，紧握钳柄向颊舌侧施力，拔除患牙（图 5-19）。

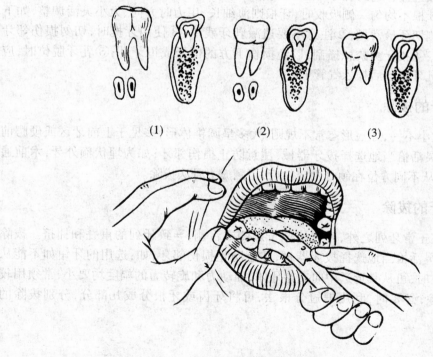

(1)　　　　　　(2)　　　　　　(3)

**图 5-19　下颌磨牙拔除法**

（十一）下颌第二磨牙

下颌第二磨牙多为近、远中双根，但牙根较小，分叉也较小，有时两根可融合。该牙的长轴在牙列上向舌侧倾斜，故舌侧骨壁较薄，阻力较小。拔除时可先用牙挺将牙挺松，再用牙钳向舌颊侧摇动，待牙松动后向上、向舌侧牵引脱位。

（十二）下颌第三磨牙

下颌第三磨牙牙槽骨在颊侧因有外斜线而使骨壁更为坚实，且牙的位置和冠根形态变异较大，牙根多融合成锥形单根或是两至三个以上的牙根，且常有异向弯曲，拔除的难易程度不一，术中易发生断根。

下颌第三磨牙因其位置在最后，舌侧骨板相对较薄，拔除前应观察 X 射线摄片，可先用牙挺将牙挺松，再用牙钳施以颊舌侧的摇动力，当牙明显松动后，循阻力较小的方向牵引脱位。

## 二、乳牙的拔除

滞留乳牙具备拔牙适应证时，应予拔除。乳恒牙替换期，乳牙根常已发生不同程度的吸收而容易拔除；当乳牙根仅与牙龈相连而极为松动时，用表面麻醉可拔除；当稳固的乳牙或乳牙根拔除时，仍须选用浸润麻醉或阻滞麻醉。

拔牙时，一般选择合适的乳牙钳、血管钳或持针器，操作要轻巧、敏捷，拔牙操作时注意事项：①乳牙牙根不均匀一侧吸收时，牙根则薄细长，用力时方向、大小灵活调整，如下颌乳中切牙、乳侧切牙最常见；②注意不要遗漏乳牙残片；③使用牙挺时，切勿损伤邻牙和下方的恒牙胚；④拔牙窝禁忌搔刮，以免损伤下方的恒牙或恒牙胚；⑤乳牙脱位时，应夹稳牙体，防止乳牙脱落后掉入气管中。

## 三、额外牙的拔除

额外牙的大小不一，牙冠形态常不规则，大多呈圆锥体形，多见于上前牙区或硬腭前部。拔牙时，应灵活恰当地选择拔牙器械，注意防止损伤邻牙；如为埋伏额外牙，术前通过 X 射线摄片，从不同方位在颌骨中定位后，用翻瓣去骨法拔除。

## 四、错位牙的拔除

牙齿排列在正常牙列之外，可以错位于颊侧或舌侧，导致牙列的重叠和拥挤。拔除此类牙齿时，应灵活恰当地选择拔牙器械，注意防止损伤邻牙，如：选用的牙钳如不能从唇舌向夹持牙体时，可从其近远中向夹持牙体，摇动力和旋转力的幅度均要小，常须用较大的牵引力拔除；必要时，利用劈冠分根法，可将牙齿或牙根分成几部分，分别拔除的方法。

# 第四节　牙根拔除术

牙根拔除术是指将牙冠已破坏遗留于牙槽骨内的残根和牙拔除术中折断的断根取出的方法。

## 一、残根和断根的概念及相关因素

残根是指遗留牙槽窝中时间较久的牙根。在根周和牙槽骨壁间，多存在慢性炎症及肉芽组织,根尖、牙周膜及牙槽骨壁均有程度不等的吸收,一般拔除较易;亦有少数残根,因牙体、牙周组织的慢性增生性病变造成不同程度的根骨粘连,拔除难度较大。

断根是指外伤或拔牙手术中所造成的牙根折断而存留于牙槽窝内的牙根。当断根部分与根周组织基本未分离时,拔除较为复杂。

拔牙术中应尽量减少断根的发生,现将术中造成牙根折断的相关因素分析如下:

1. 技术因素　常见的有拔牙器械选用不当,钳喙安放位置不正确,拔牙时用力不当,拔牙经验不足等。

2. 病理因素　常见的有牙冠有广泛的破坏,有较大的充填物,经口内治疗后的死髓牙导致牙齿的脆性增加等。

3. 解剖因素　常见的有牙根外形变异(如弯根、额外根等),根分叉过大,牙骨质增生导致根端肥大,牙根与周围骨质粘连、老年人骨质弹性降低等。

## 二、牙根拔除的手术原则和术前准备

在临床工作中,原则上各种断根皆应在术中取出。以避免由于根髓内容物的崩解而发生感染,以及根尖周炎性病变导致的感染和疼痛的发生。

在某些情况下,也必须全面考虑,如患者体质较弱或伴其他系统性疾病,而手术又很复杂时,亦可延期拔除;有的断根甚小,且本身并无炎症存在,或断根接近上颌窦或下颌管部位时,为避免手术所造成不必要的并发症,也可不予拔除。留在牙槽窝内的断根可能有两个归宿:①被骨组织包裹骨化成为牙槽骨的一部分;②逐渐升高自行从牙槽窝内排出。

牙根拔除前应做仔细的检查分析:确定断根的数目、大小、部位、深浅、阻力,断根斜面情况及与周围组织的关系(如:上颌窦、下颌神经管),必要时拍摄 X 射线片,然后制订取根方案和准备器械。

顺利取出断根的前提是清晰辨别断面,在清楚地看清断根的条件下进行,切忌盲目操作。要求光源明、术野清,光线必须照入牙槽窝底。术区应止血充分,可使用干棉球或含血管收缩剂(如肾上腺素)的棉球压迫,要压至牙槽窝底部。术中应避免急躁情绪,忌用暴力,防止出现断根的进一步移位。对术中可能发生的情况,应向患者解释清楚。

## 三、牙根拔除的方法

（一）根钳拔除法

适用于高位残根,颈部折断的断根或虽折断部位低于牙槽嵴,但在去除少许牙槽骨壁后,仍能用根钳夹住的断根。

根钳的钳喙薄而窄长,能与牙根紧密的贴合。使用根钳时应注意:夹持牙根时,用力不要太大,以防根钳滑脱或夹碎牙根;根钳应尽量向根端方向推进,夹住较多的牙体,也可一边拔除,一边向根方插入;当唇颊断根面过低时,可同时夹持住一小部分唇颊骨板和牙根一块拔除,注意去除的牙槽骨板不应太多,一般 2 ~ 3 mm 即可(图5-20)。

（二）牙挺拔根法

适用于根的折断部位较低,不能用根钳夹住或特别稳固的牙根。

1. 器械的选择　应选用挺刃宽窄、厚薄合适，能进入断根面与牙槽窝内壁之间，挺刃的大小、宽窄与牙根表面相适应，并能达一定深度的牙挺、根挺或根尖挺等。直挺用于拔除高出牙槽嵴平面以上的牙根；弯挺常用于后牙牙根；根尖挺适用于拔除根尖 1/3 折断的牙根；三角挺可用于下颌的磨牙已有一根拔除而另一根存留者。

2. 支点的选择　使用牙挺或根挺最常选用的支点部位是颊侧近中、牙槽间隔和牙根间隔，或腭侧骨壁；上下前牙的唇侧骨板均较薄，不可作为支点，以避免损伤骨板及牙龈。

3. 器械的使用　牙挺应从牙根断面的边缘与牙槽骨内壁之间顺根面插入，插挺的方向与牙根长轴平行；如断根位于牙槽窝深部，根断面不平整，根挺或根尖挺应从断面较高的一侧插入；对稳固的位于牙槽窝深部的根尖 1/3 折断，可以用根挺或小半圆骨凿，去除一小部分根周的牙槽窝内壁骨质，增隙后使根尖挺插入；插挺成功后，使用楔力及旋转力，旋转的频率要大，角度要小，逐渐使挺深入并使牙根松动（图 5-21）。

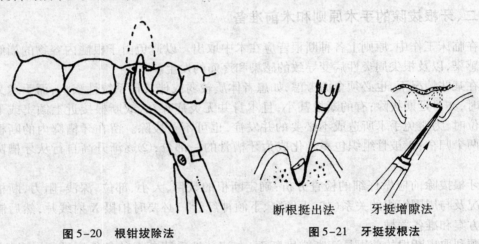

图 5-20　根钳拔除法

断根挺出法　　牙挺增隙法

图 5-21　牙挺拔根法

（三）分根法

适用于多根牙，当牙根分叉大，同时拔除所有牙根时阻力也较大，此时可将各牙根分开，逐一取出。如：用骨凿、牙挺、涡轮钻或牛角钳先将各牙根分开，再用根钳或根挺拔除每一牙根（图 5-22）。

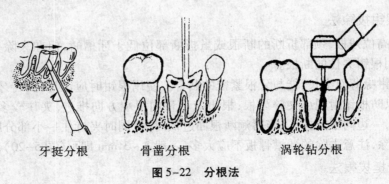

牙挺分根　　　骨凿分根　　　　涡轮钻分根

图 5-22　分根法

（四）去根尖中隔法

适用于多根牙仅有一个根的 1/3 折断的牙根。可用骨凿或涡轮钻去除根尖中隔，然后再取出断根；如下颌磨牙仅有一个根折断，或一个根已拔除者，可用三角挺将挺刃深入牙根已被拔除的牙槽底部，挺尖朝向根尖中隔，以牙槽骨为支点，向上旋动牙挺，可将断根与根尖中隔一起挺出（图5-23）。

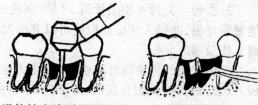

涡轮钻去除牙根间隔　　　三角挺去除牙根间隔

图5-23　去根尖中隔法

（五）翻瓣去骨法

翻瓣去骨法广泛适用于取深部断根、阻生牙埋伏牙的拔除、牙槽突修整、颌骨囊肿刮治等手术，如：无法用根钳和牙挺拔出的牙根、牙根粗大或弯曲、根端肥大、牙体组织脆而易碎、牙根与牙槽骨病理性粘连、根尖深在、断根距上颌窦等重要组织过近、断根已发生移位等情况，均可使用此法；但此方法对组织创伤大，且去除牙槽骨会导致牙槽突变窄、变低，不利于义齿的修复，故不应滥用。

翻瓣去骨法的原理是用外科手术的方法，将牙根表面的黏骨膜瓣（带蒂软组织瓣）切开并掀起，显露其下方的骨组织并将骨适量凿除，以显露牙根及病变组织，将其去除，最后将黏骨膜瓣复位缝合。手术步骤及要求如下（图5-24）。

1. 切口　设计瓣时，首先要考虑好手术需暴露的部位和范围，瓣要有足够的大小，保证术野清晰；应注意血运供给，瓣的基底必须比游离缘宽大；切口距术后骨创缘至少 6～8 mm，有足够的去骨间隙，使去骨时不致损伤软组织边缘；切口的位置应在不准备去除的骨质之上（即在去骨的范围之外），使缝合后的切口之下有骨组织支持而有利于愈合，否则创口可能因塌陷、裂开而延迟愈合。

下颌双尖牙区设计瓣时，应避免伤及颏神经；下颌磨牙后区的切口，也应注意勿太偏舌侧，以免损伤舌神经；上颌者应注意由腭大孔及切牙孔穿行的血管神经束，后者必要时可切断，因出血不多，且神经再生迅速。

常用的切口有梯形切口、角形切口（适用于牙列末端或去骨仅在牙槽骨边缘时）和弧形切口（适用于手术只要求去除根尖部骨质时）。各种瓣的蒂都要放在龈颊沟侧，纵向的切口一般不要超过龈颊沟底，否则易出血，术后肿胀重。

2. 翻瓣　瓣的厚度应包括覆盖于骨面上的全部软组织（黏膜、黏膜下软组织、骨膜），亦称黏骨膜瓣。

将黏骨膜瓣作为一层全层切开，从骨膜下，紧贴骨面翻瓣；这是由于骨膜是牙槽骨创区愈合的有利条件，再者口腔内黏膜与骨膜之间紧密连接，强行分离会造成严重出血和创伤。

翻瓣时使用器械为骨膜分离器，从两切口相交处开始，应贴骨面向前推动，先剥离附着龈，然后向移行沟推进；在下颌双尖牙区翻瓣时，要注意避开颏神经。

翻瓣波及多个牙龈乳头时，应将颊舌侧牙龈乳头间垂直拋开再翻瓣，避免牙龈乳头处的撕裂。

3.去骨　去骨可使用骨凿、牙钻、涡轮机和其他外科动力系统。去骨量不宜过多,以能暴露牙根,能插入牙挺或根钳可以夹持为宜,去骨宽度应达牙根的整个宽度,切不可暴露或伤及邻牙牙根。

临床常用的为半圆骨凿去骨,敲击方法为连续双击,先轻(进入骨内)后重(劈开骨板)反复进行,直至去骨完成;操作时,应有良好支点,防止滑脱;敲击下颌时,助手必须用手托稳下颌骨,减小对颞下颌关节的刺激和损伤。使用钻去骨时,必须注意充分的局部冷却,防止出现骨烧灼。去骨时,上颌要避免损伤鼻底和上颌窦壁,下颌防止损伤下颌神经管和颏孔。

4.拔出牙根　暴露牙根后,用根钳、牙挺或根挺取出;牙根取出后,应去除锐利不规则的骨缘、骨突和过高的牙槽中隔,并使之光滑移行;按常规拔牙创口处理方法,将骨创口彻底清理干净后,用生理盐水冲洗,以清除细小的骨屑。

5.缝合　将黏骨膜瓣正确复位、拉拢缝合,术后5~7 d拆线。

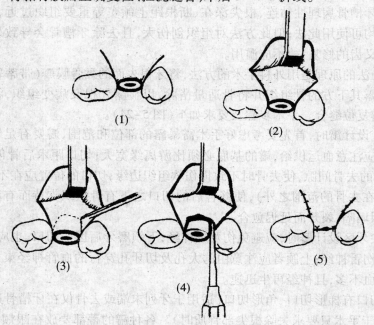

图5-24　翻瓣去骨法
(1)切口　(2)翻瓣　(3)去骨　(4)拔出牙根　(5)缝合

(六)其他拔根法

临床中,对于松动的牙根也可试用小头刮匙刮出或蚊式止血钳夹持后取出。

如遇根尖部折断的断根,已有一定松动度但难以取出时,可试用牙科探针或根管扩大针,插入断根的根管内,逐渐用力摇动,加大其松动度再施提拉牵引力将根取出(图5-25、图5-26)。

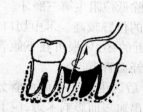 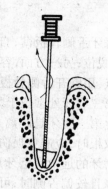

图 5-25 断根探针取出法　　　图 5-26 根管扩大针取根法

# 第五节　阻生牙拔除术

阻生牙(impacted tooth)是指由于邻牙、骨或软组织的影响而造成牙萌出受阻,只能部分萌出或完全不能萌出,且以后也不能萌出的牙。引起牙齿阻生的原因,主要是随着人类的进化,颌骨的退化与牙量的退化不一致,导致骨量相对小于牙量,颌骨缺乏足够的空间容纳全部恒牙。阻生牙最常见于下颌第三磨牙,其次是上颌第三磨牙、上颌尖牙。

由于阻生牙发生位置特殊、常邻近重要解剖结构、与邻牙关系密切,因而造成手术难度较大。术者应对阻生牙的形态和位置、与邻牙的关系、阻生牙周围的局部解剖环境,在术前通过详细的临床检查和必要的 X 射线检查,做出准确的判断,并在术中根据实际情况及时调整。

## 一、下颌阻生第三磨牙拔除术

(一)应用解剖

下颌阻生第三磨牙位于下颌体后部与下颌支交界处。此区域颌骨骨质由厚变薄;且下颌体和下颌支的方向不同,应力向周边的传递受阻;加之牙体深入骨体内,使骨的连接更加薄弱;拔牙时,如使用暴力,有可能引起下颌角骨折。

下颌阻生第三磨牙位于下颌支前下缘内侧。在下颌支前下缘与第三磨牙之间形成一骨性颊沟,下颌支前下缘向前与外斜线相延续,外斜嵴的上面常为凹槽状,此区域还有颊肌附着。拔牙后的渗出物、出血及冠周炎的炎症产物或脓液,会沿这一路径向前下引流至第一、第二磨牙的颊侧,形成肿胀、血肿或脓肿。

下颌阻生第三磨牙颊侧骨板较厚,并有外斜线的加强,成为骨阻力产生的重要部位,而且去骨困难。然而这也使之成为用牙挺时的有利支点。

下颌第三磨牙的颊侧骨皮质的纹理与下颌体平行,成层状排列,去骨时,凿骨线可能沿纹理向前延伸,导致邻牙颊侧骨板缺损。为避免这一问题的发生,水平凿骨前,应在邻牙的远中凿纵痕,中断骨纹理。用凿去骨时,可利用层状结构,顺纹理凿行,去除板层状骨片,提高去骨效率。

下颌阻生第三磨牙舌侧骨板薄,自牙根的下方突出于下颌体的舌面,一方面其弹让性较大,牙多向舌侧脱位;另一方面,容易导致舌侧骨板骨折,引起出血、肿胀等反应。有人提出利用这一特点,用劈开舌侧骨板的方法拔除低位阻生第三磨牙。

舌神经在下颌第三磨牙处常位于黏膜下,有的位置较高。术中切口和累及舌侧的操作应谨慎。下颌阻生第三磨牙是距离下颌管最近的牙,牙根可在下颌管的上方、侧方甚至直接接触。拔牙取根时,应避免损伤下牙槽神经血管束。

下颌阻生第三磨牙的远中是磨牙后区,磨牙后区内有一下颌血管分支经过,如远中切口延及下颌支前缘且较偏舌侧时,可导致术中出血多而影响术野,应予以注意。

（二）下颌阻生第三磨牙拔除适应证与禁忌证

1. 对于有以下症状或引起病变的阻生下颌第三磨牙均主张拔除,包括:

（1）下颌阻生第三磨牙反复引起冠周炎者。

（2）下颌阻生第三磨牙本身有龋坏,或引起第二磨牙龋坏者。

（3）下颌阻生第三磨牙引起相邻的下颌第二磨牙与下颌第三磨牙之间食物嵌塞者。

（4）因压迫导致下颌第二磨牙牙根或远中骨吸收者。

（5）已引起牙源性囊肿或肿瘤者。

（6）因正畸需要保证正畸治疗的效果者。

（7）可能为颞下颌关节紊乱病诱因的下颌阻生第三磨牙。

（8）因完全骨阻生而被疑为某些原因不明的神经痛病因者,或可疑为病灶牙者,亦应拔除。

2. 由于下颌阻生第三磨牙可以引起局部感染、邻牙损害、颞下颌关节紊乱病,并成为牙源性囊肿及肿瘤的潜在病源,且本身无法建立正常的咬合关系而行使功能,故有人提出对无症状的下颌阻生第三磨牙应考虑早期预防性拔除。预防性拔除下颌阻生第三磨牙的目的如下。

（1）预防下颌第二磨牙牙周破坏　下颌阻生第三磨牙的存在,特别是在近中和前倾阻生时,使下颌第二磨牙远中骨质丧失。由于牙弓中最后一个牙的远中面最不易保持清洁,故易导致炎症,使上皮附着退缩,形成牙周炎。

（2）预防龋病　阻生牙的本身及第二磨牙的远中面皆易产生龋病。

（3）预防冠周炎　当下颌阻生第三磨牙部分萌出时,阻生牙的𬌗面常为软组织覆盖,形成盲袋,成为细菌滋生的良好场所而引起冠周炎。如不拔除阻生牙,冠周炎可反复发作,且有逐渐加重并引起一系列并发症的可能。

（4）预防邻牙牙根吸收　有时阻生牙的压力会引起下颌第二磨牙牙根吸收,早期发现及早期处理有助于保存邻牙。

（5）预防牙源性囊肿及肿瘤发生　如阻生牙存在,则滤泡囊亦存在。虽然在大多情况下不发生变化,但也有发生囊性变而成为牙源性囊肿及牙源性肿瘤的可能性。

（6）预防发生疼痛　完全骨阻生有时也会引起某些不明原因的疼痛。

（7）预防牙列拥挤　下颌第三磨牙与牙列拥挤之间的关系,有两种不同的观点:一种认为第三磨牙与牙拥挤的发生、发展无关;也有不少学者认为下颌第三磨牙对前面的牙有挤压作用,引起和加重前牙拥挤。在这些情况下,是否应拔除下颌阻生第三磨牙,应与正畸科专家共同研究决定。

3. 当下颌第三磨牙仅处在下列情况可考虑保留:

(1)正位萌出达邻牙𬌗平面,经切除远中覆盖的龈片后,可暴露远中冠面,并与对颌牙可建立正常咬合关系者。

(2)当下颌第二磨牙已缺失或因病损无法保留时,如下颌阻生第三磨牙近中倾斜角度不超过45°,可保留做修复的基牙,避免游离端缺失。

(3)虽邻牙龋坏可以治疗,但因牙间骨质吸收过多,拔除下颌阻生第三磨牙后邻牙可能松动者,可同时姑且保留下颌阻生第三磨牙和下颌第二磨牙。

(4)完全埋伏于骨内,与邻牙牙周无相通,无压迫神经引起疼痛症状者,可暂时保留。

(5)下颌第三磨牙根尖未形成,下颌其他磨牙因病损无法保留时,可将其拔出后移植于其他磨牙处,行使其功能。

(6)下颌第二磨牙拔除后,如下颌第三磨牙牙根未完全形成,可以自行前移替代第二磨牙,与上颌磨牙建立咬合,如配合正畸治疗,可建立良好的𬌗关系。

(7)8~10岁的儿童下颌第一磨牙龋坏无法保留时,如下颌第三磨牙前倾位阻生,拔除下颌第一磨牙后的间隙,可能因下颌第二、三磨牙的自然调整而消失,配合正畸治疗,可获得更好的𬌗关系。

下颌阻生第三磨牙拔除的禁忌证与一般牙拔除术禁忌证相同。

在临床中,当患者具备拔除下颌阻生第三磨牙的适应证,且无拔牙禁忌证时,一般将拔除下颌阻生第三磨牙(智齿)的最佳时机认为16~18岁,由于此阶段智齿牙根形成1/3~2/3,且已萌出到应有的高度,拔除患牙时较容易、不易断根,再者,此阶段患者全身耐受力好,创口愈合快。

(三)下颌阻生第三磨牙临床分类

1. 根据阻生牙与第二磨牙及下颌升支前缘的关系　可分为三类。

第Ⅰ类阻生:第二磨牙远中面与下颌升支前缘之间的距离,能容纳阻生牙牙冠的近远中径。

第Ⅱ类阻生:第二磨牙远中面与下颌升支前缘之间的距离,不能容纳阻生牙牙冠的近远中径。

第Ⅲ类阻生:阻生牙牙冠的大部分或全部位于下颌升支内。

2. 根据阻生牙在颌骨内的深度　分为高位(position A)、中位(position B)、低位(position C)阻生(Pell & Gregory)。

高位阻生:牙的最高部位平行或高于牙弓𬌗平面。

中位阻生:牙的最高部位低于𬌗平面,但高于第二磨牙的牙颈部。

低位阻生:牙的最高部位低于第二磨牙的牙颈部。骨埋伏阻生牙(即牙全部被包埋于骨内)也属于此类(图5-27)。

3. 根据阻生牙的长轴与第二磨牙长轴的关系　分成下列各类:垂直阻生、水平阻生、近中阻生、远中阻生、倒置阻生、颊向阻生、舌向阻生(图5-28)。

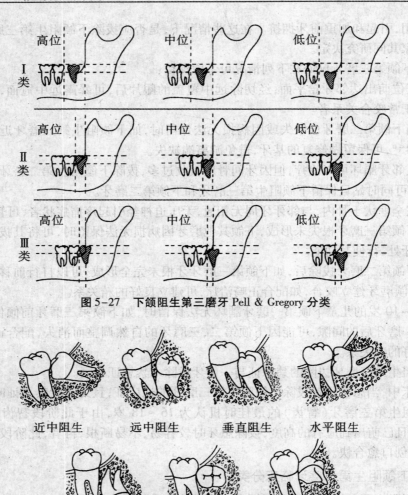

图 5-27 下颌阻生第三磨牙 Pell & Gregory 分类

图 5-28 下颌阻生第三磨牙 Winter 分类

4. 根据阻生牙在下颌牙列中线的位置分为: 颊侧移位、舌侧移位、正中位(图 5-29)。

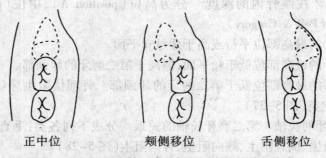

图 5-29 下颌阻生第三磨牙与牙列中线的关系分类

　　临床中,为准确描述阻生牙的位置,应将各项分类结合,这样才能将牙的三维位置表述出来。

　　在阻生的下颌第三磨牙中,垂直阻生最常见(43.8%),其次为近中阻生(28.5%)、水平阻生(15.4%),拔除的难易有很大差距。

### (四)术前检查

　　1.检查患者的全身情况,符合拔牙适应证,无拔牙禁忌证。

　　2.详细全面的局部检查,确定手术的最佳时机。

　　(1)口外检查　颊部软组织有无红肿、硬结、瘘管,下颌下及颈部淋巴结有无肿大、压痛,下唇感觉有无异常或麻木,有无张口受限及受限程度。

　　(2)口内检查　下颌阻生第三磨牙的阻生情况(位置、方向、与邻牙关系等);牙冠发育沟是否明显;牙冠有无龋坏及大小如何;冠周龈瓣覆盖情况,有无炎症及溢脓;下颌第二磨牙远中面有无龋坏、有无松动及叩痛,牙周状况如何。

　　3.X射线摄片检查　常规在拔除下颌阻生第三磨牙之前,需做X射线摄片检查。术前的X射线检查对阻力分析、手术设计、术中注意事项等方面有重要的参考价值。

　　X射线摄片观察内容包括:阻生牙萌出的位置、类型;牙根的数目(单根、融合根、多根)与形态(长度、分叉大小、弯曲方向);牙根与下颌神经管的关系;阻生牙与邻牙的关系,以及邻牙的牙根情况、邻牙有无远中龋坏;阻生牙周围的骨质有无骨硬化等。

　　X射线摄片虽能提供很多的信息,但应注意投照造成的重叠和失真。下颌管与牙根重叠时,易误认为根尖已突入管内,此时,应观察牙根的牙周膜和骨硬板是否连续,重叠部分的下颌管是否比牙根密度高、有无变窄等,以判断牙根是否已进入管内。下颌阻生第三磨牙常位于下颌支前下缘内侧,在下颌体侧位片和第三磨牙根尖片上,牙冠常不同程度地与下颌前缘重叠,形成骨质压盖的假象,误认为须去骨法拔牙,故判断冠部骨阻力时,应结合临床检查综合诊断。

　　锥形束CT可以避免根尖片因影像重叠和投照角度偏差而造成的假象,直观并量化下颌管在不同层面和方位上与下颌第三磨牙的距离关系。

### (五)阻力分析

　　在拔除下颌阻生第三磨牙之前,必须对阻生牙所存在的各种阻力进行仔细分析。一般来说,有三种阻力,即软组织阻力、骨组织阻力、邻牙阻力(图5-30);只要将其阻力去除,患牙可轻而易举的拔除。

　　1.软组织阻力　牙冠部的软组织阻力,来自下颌第三磨牙牙冠方覆盖的龈瓣,此龈瓣组织质韧并保持相当的张力,对下颌第三磨牙向远中骀向运动形成阻力。龈瓣覆盖超过冠部远中1/2常产生阻力,解除软组织阻力的方法是切开、分离。

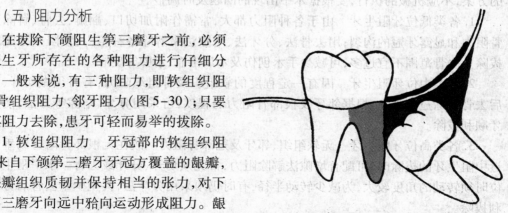

图5-30　下颌阻生第三磨牙阻力分析示意图

**2. 骨组织阻力**

（1）冠部骨阻力　　冠部骨阻力来源于包裹牙冠的骨组织，主要是牙冠外形高点以上的骨质。解除冠部骨阻力主要采用去骨法，有时截冠或增隙也可达到减除冠部骨阻力的目的；垂直阻生时，冠部骨阻力多在远中，近中或水平阻生时冠部骨阻力则多在远中和颊侧。

（2）根部骨阻力　　根部骨阻力是来自牙根周围的骨组织。根部骨阻力的大小取决于牙的阻生情况，牙根的数目、形态，根尖的形态和周围的骨质情况；当牙根多、粗长、分叉大、根尖弯曲、根尖肥大、根周骨质与牙根粘连等，都是增大根部骨阻力的因素。去除根部骨阻力的方法有分根、去骨、增隙。

**3. 邻牙阻力**　　邻牙阻力是拔除下颌阻生第三磨牙时，下颌第二磨牙所产生的妨碍其脱位运动的阻力。邻牙阻力视第二磨牙与阻生第三磨牙的接触程度和阻生的位置而定。邻牙阻力的解除可采取劈冠法和去骨法。

X 射线摄片的阻力分析，指在 X 射线根尖片上，根据阻生牙脱位运动中可能出现的阻力进行分析。虽然它不能完全等同于手术的实际情况，但可作为阻生牙手术设计时的参考。Thoma 提出在 X 射线片上，以近中阻生牙的根尖为圆心，以根尖到冠部近中牙尖为半径划弧线，如果弧线与邻牙冠部远中面相重叠，则可判断有邻牙阻力存在，拔牙时需去除阻力。

（六）手术设计

拔牙设计是根据阻力分析、器械设备条件和个人操作经验，设计合适的拔牙手术方案。

手术方案应包括：严格的无菌操作原则；麻醉方法和麻醉药物的选择，黏骨膜瓣的设计（充分暴露手术野、充足血运、切口下方有骨支持），确定解除阻力的方法（切开位置、去骨范围、劈冠部位），估计牙脱出的方向。

由于阻力分析不是绝对可靠的，会出现不符合实际情况的推断，因此拔牙术前设计的方案，不应机械的执行，要根据术中出现的问题及时调整。

**1. 各类低位牙阻生牙**　　由于各种阻力都大，常需作附加切口、翻瓣、去骨、解除冠部骨阻力和显露牙冠的沟裂；用去骨法、分牙法、增隙法来解除各种阻力，使阻生牙能顺利拔除。去骨范围不宜过多，可减少手术创伤及术后出血、水肿等反应。

**2. 各类中位牙阻生牙**　　因有一定程度的软组织及骨组织阻力，有时须做切开、翻瓣后去骨解除冠部阻力，根据邻牙及根部骨阻力的程度，可采用分牙、增隙等方法，使阻生牙顺利拔除。

**3. 各类高位牙阻生牙**　　无软组织、邻牙及冠部骨阻力。故在无根部骨阻力的垂直或近中阻生牙的拔除时，可配合增隙法解除阻力，常无须切开、分牙或去骨。水平阻生因脱位时须转动的角度较大，为减少转动半径，有时仍须采用分牙法，甚至少量去骨后方能顺利拔除。

（七）拔牙步骤和方法

下颌阻生第三磨牙拔除术是一项较为复杂的手术。手术本身包含对软组织和骨组织的处理。该区位于口腔后部,进路及术野显露均较困难。术野中的血液及唾液亦增加手术的难度。拔除时应严格遵守无菌原则。

手术方案应包括:麻醉方法及局麻药的选择,黏骨膜瓣的设计,解除阻力方法的选择,预估须去除骨质的量和分开牙体的部位,设计牙脱位的方向。

根据手术方案选择器械。如有条件,可选择涡轮机、种植机、骨钻等动力系统去骨及分开牙体,相对使用锤、凿而言,既避免因掌控不当引发较严重并发症,也减少对患者锤击时震动所引发的痛苦和心理影响,显现人文关怀。

在完善术前检查、手术设计后,现将标准手术步骤介绍如下(图5-31):

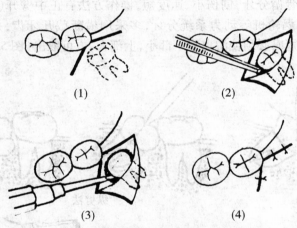

**图5-31 下颌阻生第三磨牙拔除术主要手术步骤**
(1)切开 (2)翻瓣、去骨 (3)拔除阻生牙 (4)缝合

1. 麻醉 通常选择下牙槽、舌、颊神经一次阻滞麻醉。为了减少术中出血,保证术野的清晰,可在下颌第三磨牙的颊侧近中、颊侧远中角及远中,三点注射含血管收缩剂(1∶5万~1∶20万肾上腺素)的药液。当局部龈瓣有感染时,切开之前,应彻底冲洗盲袋并滴入杀菌剂,切开后还应进一步冲洗。

2. 切开、翻瓣 高位阻生牙一般不须翻瓣,以能挺出牙冠为宜,当有部分软组织阻力时,仅在牙冠𬌗面处做远中切口,分离龈瓣即可。

对于中、低位阻生牙,常用的是角形切口;其远中切口从距下颌第二磨牙远中面约1.5 cm开始,向前切开,直抵第二磨牙远中面中央;近中颊侧切口从下颌第二磨牙的远中或近中颊面轴角处,与龈缘约呈45°角,斜向前下切开。如用涡轮机拔牙,远中切口宜稍偏向下颌第二磨牙远中舌侧龈缘,向后外方成弧形切口,其目的在于翻瓣后,骨面暴露充分,可避免操作中舌侧软组织被卷入钻针而造成撕裂伤。

操作中注意事项:远中切口勿过分偏舌侧,以免损伤舌神经;近中颊侧切口勿超过移行沟底,颊侧瓣掀起一般不要超过外斜嵴,以免引起术后肿胀;切开时应直达骨面,做黏骨膜瓣的全层切开;翻瓣时使用骨膜分离器,由近中切口开始,将黏骨膜瓣作为一层,沿骨面全层翻起,切口舌侧黏骨膜也应稍加分离,避免因粘连导致软组织撕裂。

3. 去骨 翻瓣后应检查骨质覆盖牙面的状况,决定去骨量和部位。一般垂直阻生去骨要达牙各面外形高点以下;水平和近中阻生颊侧去骨,应达近中颊沟之下,远中至牙颈部以下。

去骨最好用涡轮机或其他外科动力系统,用钻针去骨速度快,震动小。临床中常使用半圆骨凿去骨,应先在第二磨牙的远中颊侧骨皮质凿一纵向切痕,形成应力中断线,防止去骨前移而过多;凿骨时应利用骨纹理,按去骨量的需要,力求大块,凿次少,以减少创伤。一般阻生牙为颊侧去骨,如须去除舌侧骨板时,将凿置于牙远中面后,凿刃向下前方,抵舌侧骨板内侧面,与舌侧板上缘呈45°,锤击骨凿去骨。

4. 分牙　分牙的主要目的是解除邻牙阻力,减小牙根骨阻力。分牙包括劈冠和分根,临床中多用双面骨凿分牙,创伤小、速度短,操作方法有正中劈开(纵劈法)和近中劈开(斜劈法);如使用涡轮机等动力系统分牙,多采用横断截开牙齿,并可分多块断开取出,但应注意横断牙冠时必须使游离冠下部小,上部大,方可取出(图5-32)。

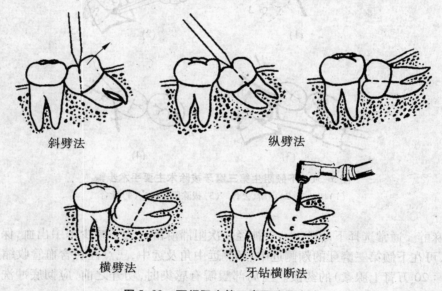

斜劈法　　　　　纵劈法

横劈法　　　　　牙钻横断法

图5-32　下颌阻生第三磨牙分牙方法

正中劈开的劈开线与牙长轴基本一致,将牙冠在根分歧处一分为二,同时将近远中牙根分开。优点为解除邻牙阻力;减小牙根部骨阻力。缺点为劈开角度如有误差导致远中牙冠劈开,未能解除邻牙阻力,导致劈冠失败;锤击骨凿用力过大时,易并发下颌角部骨折。

近中劈开是将下颌第三磨牙的近中冠劈下,牙根未受影响。优点为解除邻牙阻力;劈开角度如有误差导致正中劈开,仍可达到分牙的目的;不易导致下颌角部骨折。缺点为未能分根,没有减小牙根部骨阻力。

临床中双面骨凿分牙的注意事项:

(1)选择凿刃较薄,宽度合适的双面骨凿为宜。

(2)分牙之前,牙冠最大周径必须暴露。

(3)一般骨凿放于牙冠颊侧发育沟进行分牙,如果颊沟不明显,可用涡轮机车针磨出沟槽,放置骨凿。

（4）注意掌握分牙时的骨凿方向及角度。

（5）术者握持骨凿,要有稳定的支点,防止骨凿滑脱。

（6）助手一只手用骨锤敲击骨凿时,另一只手应托稳患者下颌角,以免锤击时造成颞下颌关节损伤。

（7）骨锤锤击骨凿时,应准确地敲击在凿柄末端,方向与骨凿长轴方向一致,且为重单声、快速闪击样敲击,一般1～3次要将牙齿劈开,锤击次数增多后,牙齿会出现松动,不易劈开。

（8）被劈分的牙在牙槽内必须稳固无松动,如牙已松动,则牙周区出现一定弹性,不仅不易劈开,还易造成舌侧骨壁折裂或牙被击入颌周间隙内。

5. 增隙　增隙是指用增隙凿、半圆骨凿或牙挺,插入牙体(牙根)与牙槽窝内壁之间,利用松质骨的可压缩性,扩大牙周间隙,解除根周骨阻力的方法。增隙法是锤凿拔牙的重要手段。

6. 拔出阻生牙　当软组织阻力、邻牙阻力解除,骨阻力在一定程度上解除后,根据临床的情况,选择适当的牙挺,将患牙挺松或基本挺出,最后用牙钳使牙完全脱位。

使用牙挺时,应明确牙挺使用时的注意事项,左手手指随时感知牙齿的动度和舌侧骨板的扩开幅度,避免舌侧骨板折断及牙移位;牙的最终脱位一般用牙钳或根钳完成,以减少牙挺滑脱和牙被误吸、误吞的可能。

对分牙后拔出的牙,应将牙体组织全部取出,并拼对检查是否完整;如有较大缺损,应仔细检查拔牙创,取出残片。

7. 拔牙创处理　拔牙创不仅应遵循常规相关处理,而且应注意以下问题:

（1）使用劈开法或去骨法拔牙,会产生碎片或碎屑,应认真清理。但不可用刮匙过度搔刮牙槽窝,以免损伤残留牙槽骨壁上的牙周膜而影响愈合。

（2）在垂直阻生牙的远中、水平阻生或近中阻生牙冠部的下方常存在肉芽组织,X射线摄片显示为月牙形的低密度区。如探查为脆弱松软、易出血的炎性肉芽组织,应予以刮除;如已形成较致密的纤维结缔组织,探查有韧性感则对愈合有利,不必刮除。

（3）低位阻生牙的牙冠常有牙囊包绕,拔牙后多与牙龈相连,为防止形成残余囊肿,应将其去除。

（4）对扩大的牙槽窝应压迫复位。锐利的骨边缘应加以修整,避免刺激黏膜而产生疼痛。大部分游离的折断骨片应取出,骨膜附着多的骨片予以复位。

（5）应避免过多的唾液进入拔牙窝与血液混合,唾液和血液混合后会形成质量不佳血凝块,影响拔牙创的愈合。封闭拔牙窝前,用生理盐水冲洗,去除各种残渣,以棉球拭干,使血液充满牙槽窝。

8. 缝合　缝合的目的是将组织复位以利于愈合;防止术后出血;缩小拔牙创口、避免食物进入,防止血凝块脱落。

缝合不宜过于严密,通常第二磨牙远中、切口转折处可以不缝,这样既可达到缝合目的,又可使伤口内的出血和反应性产物得以引流,减轻术后周围软组织的肿胀,减少血肿的形成。

缝合时,先缝近中再缝远中。近中颊侧切口的缝合不便操作,应斜向夹针,使针与切口呈垂直交叉;先从切口近中未翻瓣侧膜龈联合稍下位置刺入,使针按其弧度贴骨面自然顺畅推进,不可强行使针穿出而造成牙龈撕裂;针前部穿出后,如继续推进困难,可用持针器夹住针前段拔出,再缝向切口远中侧;线结不要过紧,以免撕脱;一般近中颊侧切口缝合一针即可。

9. 压迫止血　缝合完成后,压迫止血方法同一般牙拔除术。如果拔牙创较大、拔牙时间较长,为预防术后干槽症,可放入碘仿海绵1~2小块。

10. 术后医嘱及注意事项　遵循一般牙拔除术后注意事项,告知患者,如有不适,及时复诊处理。

(八)各类下颌阻生第三磨牙拔除的特点

1. 垂直阻生　高位垂直阻生多数牙根为融合锥形根,故根部阻力不大,较容易拔除;可将牙挺从近中颊侧插入,以近中牙槽嵴为支点,用牙挺的推力和挺力将患牙向远中挺出,也可挺松后用牙钳拔除。低位垂直阻生,冠及根部阻力都较大,拔除较困难;如𬌗面有软组织覆盖者,应先做切口,去除软组织阻力;然后,通过去骨解除颊侧及远中骨阻力,显露牙颈部后再试挺;如根部仍存在较大骨阻力(如:根分叉大,根端肥大等),还须结合分根法、去骨法、增隙法,方可拔除。

2. 近中阻生　高位近中阻生如邻牙及牙根阻力不大,多数可用牙挺从近中颊侧插挺将牙挺出;如邻牙阻力较大而根部阻力不大,可用近中劈冠法,解除邻牙阻力后分别拔除;如邻牙及牙根阻力均较大者,且根分叉较高,可用正中劈冠法,解除邻牙及牙根阻力后分别拔除。中位和低位近中阻生,一般冠部、根部、邻牙阻力均较大,须结合切开法、去骨法、分牙法共同拔除。

3. 水平阻生　高位水平阻生有根部阻力和邻牙阻力,解除方法为去除颊侧及远中骨板,邻牙阻力可用近中劈冠法解除;如根部阻力较大,且根分叉较大时,可用正中劈冠法解除阻力后,再分别拔除。中位及低位水平阻生,因其三种阻力都较大,常须结合切开法、去骨法和分牙法共同拔除;有时须在去骨显露牙冠及牙颈部后,用骨凿或涡轮钻在牙颈部将牙截断,先将牙冠挺出后,再去除根部骨质或分根或去除牙根间隔,最终将牙根拔除。

## 二、上颌阻生第三磨牙拔除术

(一)上颌阻生第三磨牙的分类

1. 根据在颌骨内的深度分类　①低位(Pell & Gregory A 类):阻生牙牙冠的最低部位与第二磨牙𬌗面平行;②中位(Pell & Gregory B 类):阻生牙牙冠的最低部位在第二磨牙𬌗面与颈部之间;③高位(Pell & Gregory C 类):阻生牙牙冠的最低部位高于第二磨牙的颈部或与之平行。

2. 根据阻生牙长轴与第二磨牙长轴之间的关系分类　①垂直阻生;②水平阻生;③近中阻生;④远中阻生;⑤倒置阻生;⑥颊向阻生;⑦舌向阻生。

3. 根据阻生牙与牙弓之间的关系分类　①颊侧错位;②舌侧错位;③正中错位。

4.根据阻生牙与上颌窦的关系分类　①与窦底接近(SA),阻生牙与上颌窦之间无骨质或仅有一薄层组织;②不与窦接近(NSA),阻生牙与上颌窦之间有2 mm以上的骨质(图5-33)。

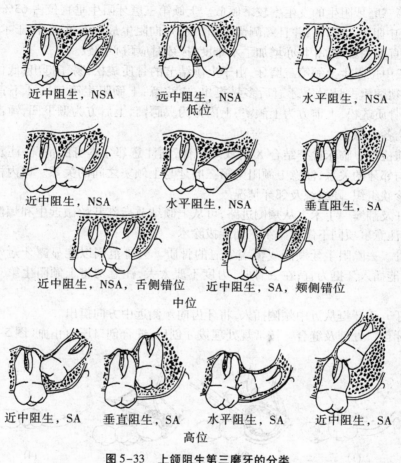

近中阻生,NSA　　　　　远中阻生,NSA　　　　　水平阻生,NSA
低位

近中阻生,NSA　　　　　水平阻生,NSA　　　　　垂直阻生,SA

近中阻生,NSA,舌侧错位　　　近中阻生,SA,颊侧错位
中位

近中阻生,SA　　垂直阻生,SA　　水平阻生,SA　　近中阻生,SA
高位

**图5-33　上颌阻生第三磨牙的分类**

NSA:不与窦接近　　SA:与窦底接近

（二）手术适应证

1.阻生上颌第三磨牙本身龋坏者。

2.阻生上颌第三磨牙反复引起冠周炎者。

3.阻生上颌第三磨牙因无对颌牙而下垂伸长者。

4.阻生上颌第三磨牙,常咬伤颊部或摩擦颊黏膜者。

5.阻生上颌第三磨牙与邻牙之间有食物嵌塞者。

6.阻生上颌第三磨牙引起邻牙龋坏或疼痛、压迫邻牙牙根吸收或牙槽骨明显吸收者。

7.上颌第三磨牙埋伏阻生,引起神经痛症状或形成颌骨囊肿者。

8.阻生上颌第三磨牙影响义齿的制作及戴入者。

9. 妨碍下颌冠突运动者。

完全埋于骨内且无症状者可不予拔除。

（三）拔除方法

上颌第三磨牙阻生的发生率较下颌低。上颌第三磨牙阻生垂直位占63%，远中阻生占25%，近中阻生占12%；并且颊侧错位和（或）颊向阻生最为常见；但由于术区狭窄，操作空间小，直视困难等原因，亦增加手术难度，拔牙时应耐心细致。

高位或中位阻生上颌第三磨牙，由于上颌结节的骨质疏松，易于挺出；低位阻生上颌第三磨牙，须翻瓣去骨暴露牙冠后多易挺出；应注意：上颌阻生第三磨牙不宜使用劈开法，因周围骨质疏松，上前方为上颌窦，上内方为翼腭窝，上后方为颞下凹，锤击时很易使其进入以上各腔隙内。

1. 术前检查　临床检查结合X射线片影像，须注意邻牙本身的情况；注意上颌阻生第三磨牙与邻牙的关系；注意上颌阻生第三磨牙与上颌窦之间的关系。口内检查时注意用手指触诊软组织、硬组织及邻牙情况。

2. 切开及翻瓣　手术多从颊侧进路，可从上颌结节后部开始做远中和颊侧的角形切口，其相关注意事项同下颌阻生第三磨牙拔除术。

3. 去骨　去除阻生牙颊侧或覆盖牙冠的骨质。去骨范围以能显露牙冠颊侧及牙冠最大周径，能插入牙挺为宜；在去骨时，力度不要太大，注意勿将上颌阻生第三磨牙推入上颌窦。

4. 拔牙　用牙挺从近中颊侧插入，将牙齿向颊侧远中方向挺出。

5. 拔牙创口处理及缝合　按常规处理拔牙创后，缝合创口压迫止血（图5-34）。

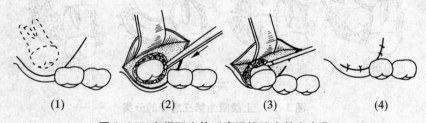

(1)　　　　(2)　　　　(3)　　　　(4)

图5-34　上颌阻生第三磨牙拔除术基本步骤
（1）切口　（2）翻瓣及凿骨　（3）挺出阻生牙　（4）缝合

## 三、阻生尖牙拔除术

尖牙对牙颌系统的功能和美观甚为重要，故对其拔除应持慎重态度，术前应与口腔正畸医师商讨。阻生尖牙好发于上颌，现以阻生上颌尖牙为主要讨论内容；阻生下颌尖牙的处理，其原则基本相似。

（一）阻生原因

除引起阻生牙的一般因素之外，尖牙阻生还可能与以下因素有关：

1. 发育和萌出过程的影响　在发育过程中，恒尖牙的牙冠位于乳尖牙牙根舌侧，故乳尖牙的位置改变、龋坏、早失等,皆能影响恒尖牙牙胚的生长发育,并使其位置或萌出路线发生改变。再者,尖牙在萌出时,牙根发育的程度较其他牙更接近于完成,其萌出的距离越长,偏离正常萌出轨道的可能性越大,易发生阻生。

2.解剖因素的影响　上颌尖牙错位于腭侧者三倍于错位于唇侧者。因恒尖牙牙冠在发育过程中位于乳尖牙牙根舌侧之故;而腭侧骨组织密度大,将受其阻力增大而不能萌出;硬腭前 1/3 的黏骨膜瓣由于反复承受咀嚼摩擦的刺激,故其致密而坚厚,有一定程度的阻萌作用;尖牙是在其他邻牙已建立殆关系的情况下萌出,故间隙多不足;一般尖牙的间隙在后期得以调整而能将其容纳,但调整过程如果受到影响,则导致尖牙萌出的间隙不足,发生阻生。

(二)上颌阻生尖牙的分类

第Ⅰ类:阻生尖牙位于腭侧,可呈水平位、垂直位或半垂直位。

第Ⅱ类:阻生尖牙位于唇侧,亦可呈水平位、垂直位或半垂直位。

第Ⅲ类:阻生尖牙位于腭及唇侧,如牙冠在腭侧而牙根在唇侧。

第Ⅳ类:阻生尖牙位于牙槽突,多为垂直位,在侧切牙和第一双尖牙之间。

第Ⅴ类:无牙颌的阻生尖牙。

(三)拔除方法

1.术前检查　临床检查结合 X 射线片(根尖片和定位片)影像,须确定阻生牙的具体位置,明确阻生尖牙位于唇侧或腭侧,了解阻生牙与邻牙的关系和与上颌窦或鼻腔的关系。

2.腭向进路法　适用于第Ⅰ类阻生尖牙拔除。切口自中切牙至第二双尖牙的远中腭侧龈缘,并沿腭中线向后延约 1.5 cm;双侧阻生可将双侧第二双尖牙之间腭侧的龈缘切开;如阻生位置高可距龈缘 5 mm 切开。其他相关操作注意事项参见翻瓣去骨法(图5-35)。

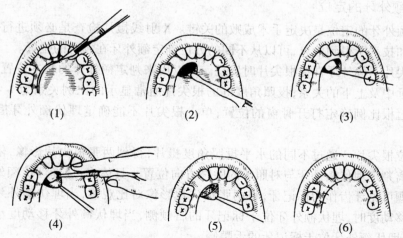

(1)　　　　　　　　(2)　　　　　　　　(3)

(4)　　　　　　　(5)　　　　　　　(6)

**图 5-35　上颌阻生尖牙拔除术基本步骤**

(1)切口　(2)翻瓣　(3)凿骨显露阻生牙　(4)挺出阻生牙
(5)清创后牙槽窝　(6)缝合

3. 唇向进路法　适用于第Ⅱ类阻生尖牙拔除。在上颌前牙唇侧牙龈相当于阻生尖牙的牙冠部做梯形或弧形切口,其他相关操作注意事项参见翻瓣去骨法(图5-36)。

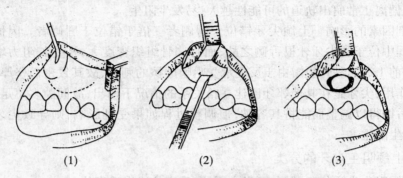

图5-36　上颌阻生尖牙拔除术基本步骤
(1)弧形切口　(2)翻瓣、去骨　(3)去骨范围

4. 唇腭向进路法　适应于第Ⅲ类阻生尖牙拔除。牙冠在腭侧、牙根在唇侧者,从腭侧做弧形切口;牙冠在唇侧、牙根在腭侧者,从唇侧作弧形切口;其他相关操作注意事项参见翻瓣去骨法。

### 四、上颌前部埋伏额外牙拔除术

上颌前部是额外牙的好发部位,额外牙埋伏多偏于腭侧,数目由一颗到多颗不等,外形偏小、形态常为变异锥形牙,较容易鉴别。埋伏额外牙在替牙期常因恒牙迟萌或错位而发现,也有相当数量的病例是在前牙区X射线检查时发现。埋伏额外牙除造成错殆畸形、邻牙根压迫吸收、影响正畸治疗外,还是引发牙源性囊肿和肿瘤的诱因,临床建议在恰当年龄应予拔除。

(一)额外牙的定位

埋伏额外牙的定位是决定手术成败的关键。X射线摄片检查是必须进行的,不同的投照方式和技术所得到信息,可以从不同的方位确定额外牙在颌骨的位置。

1. 根尖片　额外牙常在根尖片时发现。可以用来判定额外牙的基本位置,确定与邻牙牙根近远中及上下的关系;投照角度好的根尖片通常显示的比例关系为1:1,可据此按照邻牙冠根比例确定打开骨窗的位置;单一根尖片不能确定埋伏额外牙唇腭方向的位置。

2. 定位根尖片　通过不同的水平投照角度摄片,得到两张根尖片影像,依据投影移动相对距离判定埋伏额外牙与对照牙的唇腭方向位置。具体为:选择埋伏额外牙附近牙列上的一颗可见牙齿作为标记牙,将两张根尖片影像对比观察,当埋伏额外牙移动度大于标记牙移动度时,埋伏额外牙位于标记牙的唇颊侧,当埋伏额外牙移动度小于标记牙移动度时,埋伏额外牙位于标记牙的舌腭侧。

3. 全口牙位曲面体层X射线片　此片观察范围广泛而全面,提供的位置信息与根尖片相似,但有放大效应,上颌前部重叠影像较多。

4. 上颌前部横断颌片 正常上颌牙列上所有牙齿冠根重叠,可以清晰判定埋伏额外牙的唇腭侧位置关系。

5. 锥形束 CT 是目前比较理想的判定埋伏牙位置的技术。可以在不同的轴向观察埋伏牙与邻牙的位置,还可以判断距唇腭侧骨表面的距离。但临床上仍要求医师具有三维定向的能力,用以判断埋伏额外牙在颌骨内的真实位置。

(二)手术要点

1. 麻醉 可选用局部浸润麻醉,对埋伏较深、位置较高的额外牙可采用眶下神经阻滞麻醉和鼻腭神经阻滞麻醉,儿童患者可以配合镇静术或全身麻醉。

2. 手术入路 位于邻牙唇侧或邻牙牙根之间的埋伏额外牙,可以选择牙槽突唇侧弧形切口或龈缘梯形切口;如埋伏额外牙位于邻牙腭侧,通常选用腭侧龈缘切口;对于埋伏位置较高、大部分位于邻牙根尖上方且偏腭侧的额外牙,唇侧入路可能比腭侧更易于暴露,易于操作。

3. 打开骨窗 建议初始开窗时选用骨凿,当去骨在牙骨界面处形成清晰边界,待发现额外牙后再使用骨钻扩大骨窗比较安全;如直接用骨钻去骨,应对埋伏额外牙的位置和深度有较高把握,因为去骨操作时,深度易发生偏差,如磨过牙骨界面时可造成进一步手术的困难(图5-37)。

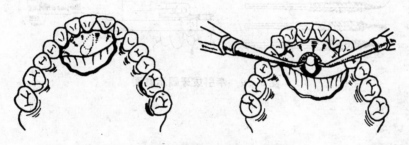

图5-37 上颌前部额外牙拔除术

4. 保护邻牙 开窗位置应尽量远离邻牙。术中应随时感觉邻牙是否有关联性动度,距邻牙较近的去骨使用骨凿较骨钻安全。

# 第六节 微 创 拔 牙

伴随微创拔牙理念的引入,不仅简化了拔牙过程,缩短了手术时间,更减轻了患者的恐惧和痛苦,也有效减少了并发症的发生,尤其在减轻拔牙术中创伤方面,突显其优势。再者,随着口腔修复学提高自身技术和材料的提高,对维护牙槽突骨量、保持牙龈丰满度提出了新的要求;特别是近年来口腔种植修复的发展,为使种植体可以在更理想的位置和状态下植入,也要求拔牙后的牙槽突吸收应尽量减小;目前减小拔牙后牙槽突吸收最基本也是行之有效的临床环节,就是减轻拔牙术中的创伤,力求做到不去骨,减少微小骨折,不使骨膜与骨面分离。

目前临床中微创拔牙器械最常见的形态是以原有牙挺为雏形,其挺刃部分薄且有锐利刃端;宽度为适应不同直径的牙根而成系列,并有不同的弯角;其握持手柄部分更符合人体工学要求,握持舒适,易于操控,并最大限度地发挥杠杆省力作用(图5-38)。

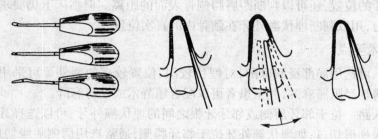

图5-38　微创拔牙器械

另一类微创拔牙器械是将薄刃牙周纤维剥离刀与螺栓牵引器相结合。先使用牙周膜剥离刀,尽量多和深入地剥离牙周纤维,然后将螺栓打入根管,使用滑轮牵引器将牙根拉出(图5-39)。

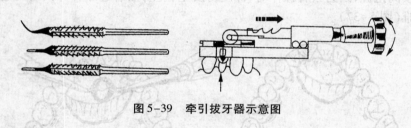

图5-39　牵引拔牙器示意图

# 第七节　拔牙创的愈合

综合实验研究和临床观察的结果,可将拔牙创的正常愈合分为五个主要阶段。

(一)拔牙创出血和血凝块形成

拔牙后,拔牙创内充满的血液,15～30 min 即可形成血凝块而将创口封闭。血凝块的存在可以保护伤口,防止感染,促进创口的正常愈合。如果牙槽窝内的血凝块脱落、形成不良或无血凝块形成,则创口的愈合延缓,出现牙槽感染、疼痛等并发症。

(二)血块机化、肉芽组织形成

拔牙后数小时,牙龈组织收缩,使拔牙创口变小,这也是保护血块及促进愈合的一种反应。24 h 左右,有毛细血管及成纤维细胞自牙槽骨壁向血凝块内延伸生长,即血块开始机化、肉芽组织形成,7～8 d 以后牙槽窝内被肉芽组织所充满。

(三)结缔组织和上皮组织替代肉芽组织

拔牙后3～4 d 更成熟的结缔组织开始替代肉芽组织,至20 d 左右基本完成;同时,术后5~8 d开始形成新骨,不成熟的纤维状骨逐渐充填拔牙窝。在牙槽突的尖锐边缘骨吸收继续进行,当拔牙窝充满骨质时,牙槽突的高度将降低。

拔牙后3~4 d,上皮自牙龈缘开始向血凝块表面生长,但在24~35 d,乃至更长的时间内,上皮组织的生长仍未完成。

（四）原始的纤维样骨替代结缔组织

大约38 d后,拔牙窝的2/3被纤维样骨质充填,3个月后才能完全形成骨组织。这时骨质的密度较低,X射线检查仍可看到牙槽窝的低密度影像。

（五）成熟的骨组织替代不成熟骨质、牙槽突功能性改建

尽管人为将拔牙窝的愈合分为5个阶段,但实际上其中许多变化是同时交织进行的。牙槽突的改建早在术后3 d就开始了;40 d后愈合区内逐渐形成多层骨小梁一致的成熟骨,并有一层密质骨覆盖这一区域;牙槽骨受到功能性压力后,骨小梁的数目和排列顺应变化而重新改造;3~6个月后重建过程基本完成,出现正常骨结构,6个月后X射线检查可见牙槽窝影像消失,已形成正常骨组织结构。临床中,由于多数牙的颊侧骨板薄,拔牙时多从颊侧脱位拔出。

# 第八节　牙拔除术的并发症及其防治

牙拔除术作为一项外科手术,术中或术后可能会出现一些并发症,常由于患者机体状态的改变或颌骨、牙解剖结构上的变异等而引发。为了预防与减少拔牙术中及术后的并发症,应加强责任心、详尽的术前检查(全身状况检查和必要的辅助检查尤为重要),制订合理有效的治疗方案。

术前应赋予患者和家属充分的知情权,详尽地解释手术的过程、可能发生的问题;对术中出现的变化也应及时通报;对已发生的并发症应本着积极诚恳的态度告知患者,最终取得患者及家属的理解和配合。

即使进行了充分的准备、负责细心的手术,并发症仍可能发生,因此,在做好预防的基础上,术者应对各种并发症的诊断和处理全面掌握。同时,为减少并发症的产生,术者应对自己的能力有清醒的判定,决不能做力所不及的手术,手术计划也应充分考虑患者全身状况对手术的影响,必要的辅助检查不可因盲目迷信既往的经验而遗弃。

## 一、术中并发症及其防治

（一）晕厥

拔牙术中由于恐惧、疼痛、饥饿、疲劳等原因,有时会发生晕厥。其发生原因、临床表现和防治原则与局部麻醉时发生者相同。手术中,特别是孔巾遮盖面部的情况下,要注意及早发现,及时处理;经适当处理恢复后,一般仍可继续手术。

（二）术中出血

1.术中出血原因　急性炎症期拔牙;术中损伤牙龈、骨膜或牙槽骨等组织;局部血管

断裂;拔牙禁忌证所涉及的相关内容,如:出血性疾病、高血压、月经期等。

2. 预防和处理　术前应仔细询问患者,无拔牙禁忌证,必要时做相关检查。如因局部因素导致术中出血,应及时压迫止血;较大血管断裂引发出血时,应结扎止血;牙槽内的出血,可用明胶海绵、碘仿纱条或骨蜡填塞止血;必要时,拔牙创口两侧牙龈做水平褥式缝合,并观察半小时,创口无出血后再让患者离去。

（三）牙及牙根折断

牙及牙根折断是拔牙术中最常见的并发症。造成牙和牙根折断的相关因素和手术原则在牙根拔除术中已详述。

预防及处理:掌握各类牙及周围骨质的解剖特点,准确地检查和判定其病变情况,熟练掌握正确的操作方法,深刻理解牙根折断的相关因素（技术因素、病理因素和解剖因素）,不断总结临床经验,尽量减少牙和牙根折断的概率。

断根发生后,原则上应取出。但经综合分析患者状况、断根及根周情况、创伤大小、可能的并发症等多个因素后,如对患者无所影响,可以不取。

（四）恒牙、邻牙或对颌牙的损伤

1. 恒牙损伤:乳恒牙交替时期,由于乳牙牙根吸收不完全,恒牙牙冠顶嵌入乳牙牙根下,或者因恒牙初萌,牙冠部分显露形似乳牙残根（尤其是恒牙釉质发育不良）,容易造成误伤。

2. 邻牙损伤可导致松动、疼痛、牙折或修复体脱落等,相关原因有:

（1）在拔除牙列拥挤、错位牙过程中摇动或旋转幅度过大。

（2）使用牙挺时邻牙被作为支点而受力。

（3）钳拔牙时,牙钳选择不当,钳喙过宽,钳喙与牙长轴方向不一致等。

（4）在拔除阻生牙时,邻牙阻力未解除。

（5）缺乏左手的配合及保护等。

3. 对颌牙常因牙钳撞击而损伤,易发生于拔除下颌前牙时,术中应注意左手的保护位置并控制用力,待牙齿完全松动后再牵引拔出。

4. 预防及处理:严格选择拔牙器械,遵循拔牙手术原则,避免以上所述的危险因素存在;同时,术前必须认真检查邻牙,对有大充填体、全冠修复者,应向患者解释可能发生修复体脱落、邻牙牙体损伤的可能性;如已造成邻牙或对颌牙损伤,应降低咬合接触,对松动半脱位的牙,应予结扎固定或行牙再植术。

（五）软组织损伤

1. 软组织损伤常见于以下情况:

（1）由于局麻而使口唇麻木,牙钳关节部或牙科镊也可能夹伤口唇黏膜。

（2）牙龈分离不彻底、钳喙夹住牙龈或牙龈与牙面粘连而引起牙龈撕裂。

（3）牙挺、骨凿使用时支点不稳、滑脱、用力不当或缺少左手保护,可刺伤颊、腭、舌、咽、口底等软组织,严重者可因刺破腭咽深部大血管而造成致命的大出血。

（4）强行牵拉黏骨膜瓣可导致其撕裂。

（5）使用涡轮钻时,如保护隔离不当,将软组织卷入导致撕裂伤。

2.软组织损伤后,会引起组织的出血、肿胀、疼痛,甚至将感染带入深部组织。

3.预防及处理:严格遵循拔牙手术原则,避免以上所述的危险因素存在;对软组织意外损伤的创口,应及时清创缝合,术后合理选用抗生素预防感染。

（六）骨组织损伤

1.骨组织损伤常见于以下情况

（1）牙槽突骨折:多因拔牙用力不当,牙根与牙槽骨粘连或牙根形态异常所致。如:拔除上颌第三磨牙时上颌结节的骨折,拔除下颌第三磨牙时舌侧骨板骨折,拔除上下颌前牙时唇侧牙槽骨板折断。

（2）下颌骨骨折:极罕见,主要发生在拔除下颌第三磨牙（尤其是低位埋伏阻生牙）,采用凿骨或劈冠法拔除时,由于该处因智齿埋伏而使下颌角部极为薄弱,再者凿、挺的用力过大或方向不正确,导致受力后下颌角部的骨折。

（3）如在拔牙区附近有较大的颌骨囊肿及肿瘤或有全身性骨疾患（如骨质疏松症、甲状旁腺功能亢进等）时,颌骨已较薄弱,拔牙手术中也有发生骨折的可能性。

2.预防及处理　术前仔细分析、操作细致、切忌粗暴,避免以上所述的危险因素存在。当发现牙槽突骨折后,如骨折片与牙根粘连,不可强行将牙拔出,应用骨膜分离器仔细分离黏骨膜后再取出,避免牙龈撕裂;如牙已拔出,骨片一半以上无骨膜附着,应取出骨片,修整锐利边缘后缝合;若骨片大部有骨膜附着,可将其复位,牙龈拉拢缝合。一旦发生下颌骨骨折,要及早发现,按颌骨骨折的处理原则及时处置。

（七）神经损伤

1.拔牙时可能损伤的神经有颏神经、舌神经、鼻腭神经、颊神经和下牙槽神经。

（1）鼻腭神经和颊神经常在翻瓣手术时被切断,但它们可迅速恢复,一般不产生影响;颏神经损伤发生在下颌前磨牙区手术时,多由于切开翻瓣或器械滑脱造成,如为牵拉或触压造成,可能在数月后恢复功能。

（2）下牙槽神经损伤90%发生于拔除下颌阻生第三磨牙时。其发生原因与下颌第三磨牙和下颌管解剖上邻近密切相关,也与拔牙难易、拔牙方法、拔牙技术有关。如:骨凿劈开阻生牙,牙向后下方被压,能压碎薄弱的下颌管壁而损伤神经;取断根时,由于牙根的压迫、器械的直接创伤,导致下牙槽神经受压,造成下唇长期麻木或感觉异常等后遗症。

（3）舌神经损伤在拔除阻生下颌第三磨牙时易发生,主要见于舌侧骨板折断或器械滑脱的情况下。

2.预防及处理　阻生牙拔除术前应 X 射线摄片,了解牙根与下颌神经管的关系,避免术中损伤。如发现断根已入下颌神经管,应及时扩大牙槽窝后取出,不可盲目用器械强取;如神经已受损伤,术后应给予预防水肿及减压的药物（如地塞米松、地巴唑）,促进神经恢复药物（如维生素 $B_1$、维生素 $B_6$、维生素 $B_{12}$）,理疗等。

舌神经损伤易发生于舌侧骨板折断或器械滑脱的情况下,如舌侧骨板折断,应仔细、轻柔分离取出骨片,有望恢复其功能。

（八）颞下颌关节损伤

较常见的有颞下颌关节脱位和颞下颌关节紊乱病。多因在拔牙时,张口过大、时间过长,以及拔牙时摇动和锤击震动(分牙、去骨、增隙)所引起。

预防及处理:在拔牙过程中应控制张口度,尽量缩短手术时间,并用手托扶下颌;在分牙、去骨、增隙时,必须托稳下颌骨,避免锤击震动导致颞下颌关节和咀嚼肌损伤。

如发生关节脱位,应及时复位,并在2～3周内限制下颌运动;如关节区有疼痛、张口受限、关节弹响者,则以颞下颌关节紊乱病治疗方法合理实施。

(九) 口腔上颌窦穿通

1. 口腔上颌窦穿通常见于以下情况

(1)上颌窦的下壁由前向后盖过上颌8-5|5-8的根尖,与上述根尖之间隔以较厚或较薄的骨质,或无骨质仅以黏膜相隔。当根尖位于上颌窦底黏膜下时,拔牙时,有时可撕裂窦底黏膜,或在搔刮牙槽窝时导致口腔上颌窦穿通。

(2)因慢性根尖周感染使根尖与上颌窦黏膜发生粘连,拔牙时撕裂窦底黏膜,导致口腔上颌窦穿通。

(3)因上颌磨牙根尖病变导致窦底骨质缺如,拔牙后搔刮病变时窦底穿孔。

(4)临床中取上颌后牙断根时,如盲目在根面上施以暴力,易将断根推入上颌窦,导致窦底穿孔。

口腔上颌窦穿通的症状主要表现为:捏鼻鼓气时,空气由口腔通过窦腔经鼻腔冲出;在捏鼻鼓气时,空气可由鼻腔进入窦腔,并由病变区牙槽窝瘘口冲出;患侧鼻腔常有出血;X射线摄片检查,有时可显示窦内有断根存留。

2. 预防及处理　术前应仔细观察X射线摄片,注意牙根与上颌窦的关系;如两者关系密切,根分叉大,拔除困难时,应从颊侧做梯形切口,去除颊侧骨壁,显露牙根断端,将根挺插入牙根断端的根方,用力向下方将其挺出;如为腭侧根折断,还须去除牙根间隔,显露牙根将其取出。

断根如在窦底黏膜下方、靠近穿孔处,可小心地从扩大的拔牙窝将其取出;如断根已进入上颌窦内者,可扩大牙槽窝,通过拔牙创吸引或用大量生理盐水对窦腔反复冲洗,有时断根可从已扩大的牙槽窝排除;当用以上各种方法无效时,常须从颊侧翻瓣去骨或经上颌窦前壁开窗,取出断根。

如发生口腔上颌窦穿通,处理方法决定于穿通口的大小。

小的穿孔(直径2 mm左右),可按拔牙后常规处理,使牙槽窝内形成以高质量的血凝块,待其自然愈合。术后特别注意保护血凝块,除常规注意事项外,要求患者2周内,切忌鼻腔鼓气、吸食饮料、吸烟,避免强力喷嚏;必要时患侧鼻腔使用滴鼻剂可降低上颌窦炎的发生,并合理选用抗生素预防感染。

中等大小穿孔(直径2～6 mm)也可按上述方法处理,如将两侧牙龈拉拢缝合,进一步固定保护血凝块,更有利于自然愈合。相关注意事项同前。

穿通口大于7 mm,须用邻位组织瓣关闭创口。可将颊侧牙槽突适当降低后,利用颊侧梯形组织瓣关闭(图5-40);也可使用腭侧黏骨膜舌形瓣转移封闭创口(图5-41);组织瓣封闭交通口的关键是组织缝合区有足够的新鲜创面接触,且下方有骨支持;必须做到无张力缝合。相关注意事项同前。

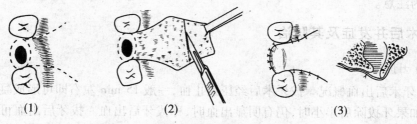

**图5-40 颊侧梯形瓣关闭口腔上颌窦穿通**
(1)切口 (2)横断骨膜 (3)缝合后

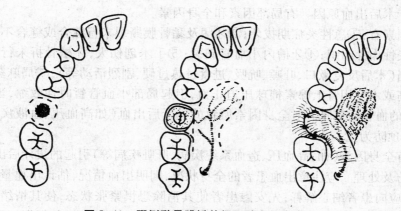

**图5-41 腭侧黏骨膜瓣关闭口腔上颌窦穿通**

口腔上颌窦交通如合并有上颌窦炎,则须上颌窦修补术和上颌窦根治术同期进行。

（十）断根移位

1. 术中断根移位原因 在拔除下颌阻生第三磨牙或取根过程时,由于盲目操作,锤击不当或用挺不当,强力推压,使断根或整个患牙推入翼下颌间隙或咽旁间隙内;移位后的断根成为组织内的异物,原则上均应取出。

2. 预防及处理 术前应做必要的 X 射线摄片,有利于全面了解阻生牙周围的解剖关系及薄弱点。锤击骨凿、牙挺或根尖挺时,应注意直视操作,掌握正确的方法、方向与力量大小,避免暴力,注意保护。

如牙根被推出舌侧骨板,应立即用手指按压患牙根尖舌侧,用示指从下向上推挤,有时可将落下的牙根推回原牙槽窝,从而将其摘除;当牙根被推入颌周间隙时,不应盲目探查,应进一步做 X 射线摄片定位或电视 X 射线透视,须扩大手术野将其取出;如果从牙槽窝难以取出断根时,必须从下颌下做切口方能取出。

（十一）误入食管或气管

患牙拔出后,如果未能夹紧落在舌根部,可能吞入食管或吸入气管。食管吞入无严重后果,无须特殊处理;吸入气管将引起频繁的强力呛咳,如能咳出则好,如不能排出者,须在气管镜下取出。如:乳牙冠小不易夹稳,加之患者拔牙不配合,乳牙易脱落后掉入口腔中,尤为注意。

## 二、术后并发症及其防治

### (一)出血

1. 拔牙术后出血概况　拔牙术后经压迫止血,一般 15 min 左右即可形成凝血块而不再出血;如果牙拔除后半小时,仍有明显出血时,称拔牙后出血。拔牙后出血可分为原发性出血和继发性出血,原发性出血为拔牙后当日,取出压迫棉卷后,牙槽窝出血未止,仍有活动性出血;继发性出血是拔牙出血当时已停止,术后 48 h 以后因创口感染、血块分解等其他原因引起的出血。

2. 拔牙术后出血原因　有局部因素和全身因素。

局部因素有:①急性炎症期拔牙;②牙龈及黏骨膜撕裂未行缝合或缝合不当;③牙槽窝内残留炎性肉芽组织;④牙槽内小血管破裂;⑤手术创伤大,牙槽骨折未行复位;⑥创口护理不当(术后反复漱口、吐唾、吮吸、进食过热过硬、剧烈活动等);⑦局麻药中肾上腺素含量过高或术中用肾上腺素棉球压迫止血,引起局部小血管暂时性收缩,当其作用消失后,引起的血管后扩张。对全身因素所致的拔牙后出血(如高血压、血液疾病、肝脏疾病等)应以预防为主。

偶尔有全身因素(如:高血压、造血系统疾病、肝脏疾病等)引起的拔牙后出血。

3. 预防及处理　应注意出血患者的全身状况,问明出血情况,估计出血量;在了解全身情况后,应向患者细心解释;先安慰患者使其消除恐惧紧张状态,使其情绪稳定;当患者有全身状况不适时,如:虚脱、晕厥甚至血压下降等,应立即平卧,并根据情况给予静脉注入葡萄糖、输液、输血、使用升压药物等急救措施。

针对不同情况,局部可采取相应的止血措施:

(1)出现高出牙槽窝的血凝块,松软并轻微出血时,可清除高出的血凝块,填塞碘仿海绵后压迫止血。

(2)牙槽窝内的出血,在局麻下彻底清创,刮除不良的血凝块或残留的炎性肉芽组织及碎骨片,用碘仿纱条填塞止血。

(3)对于牙龈及黏骨膜撕裂后的出血,应在局麻下将两侧牙龈做水平褥式复位缝合。

(4)必要时,创口局部使用止血粉、云南白药、止血灵等药物外敷止血。

全身因素引起的出血应以预防为主,详细询问病史并做必要检查常可发现其危险因素。对于全身因素引发的拔牙术后出血,应给予合理的局部、全身止血药物,并使用抗生素预防感染,必要时请内科医生协同诊治。

### (二)拔牙后反应性疼痛

牙拔除时,骨组织和软组织皆受到不同程度的损伤,创伤造成的代谢分解产物和组织应激反应产生的活化物质刺激神经末梢,引起疼痛。拔牙术后,常无疼痛或仅有轻度疼痛,一般经过 24 h 以后疼痛即明显减轻,大多可以耐受;但是术后如有周围软组织损伤、牙槽突损伤、拔牙创内异物、拔牙创血块分解脱落(骨壁上末梢神经暴露,受到外界刺激,引起疼痛)、术后感染以及邻牙损伤时,可发生持续疼痛。

临床中应注意:术后反应性疼痛要与干槽症或三叉神经痛相鉴别;详细询问病史,疼痛患者是否有麻醉药品成瘾性或吸毒等行为。

预防及处理:详细询问病史,避免以上所述的疼痛危险因素发生;一般应根据原因对症处理,通常不使用止痛剂;如异常剧痛,可行镇痛治疗方案。

(三).感染

口腔组织血运丰富,抗感染能力甚强,术后急性感染少见。临床所见急性感染,常由于拔牙适应证掌握不恰当而造成,如:急性浆液性炎症期拔牙,导致急性感染向周围或全身扩散;手术创伤大、时间长或患者全身状况低下,术后发生菌血症、颌周蜂窝组织炎,甚至引起脓毒败血症;风湿性心脏病患者可能发生细菌性心内膜炎等。

慢性感染较多见,常与术前有根尖周围慢性感染及术后有碎牙片、碎骨片、牙石及炎性肉芽组织等残留有关。临床表现常为患者感觉创口不适,检查发现创口愈合不良,局部充血明显,可有淤血和水肿,拔牙创内有暗红、松软的炎性肉芽组织,触及易出血,或有瘘管溢脓;拔除下颌阻生智齿后,可伴发咽峡前间隙感染;局部颌下区淋巴结可有肿大、压痛;偶尔有低热、全身不适等症状;X 射线摄片显示有残留的碎牙片或碎骨片。

预防及处理:预防急性感染应严格掌握拔牙适应证,做好术前准备,尽量减少手术创伤,注意无菌操作,术后应给予有效的抗生素预防感染;如在急性炎症期拔牙,禁忌搔刮牙槽窝,创口不应严密缝合;术前有慢性感染者,切勿遗留炎性肉芽组织、碎牙片与碎骨片等;术后拔牙创的感染,在局麻下彻底刮治、清创后,用生理盐水冲洗创口,然后放置碘仿纱条引流。

(四) 术后肿胀反应

术后肿胀反应多在创伤大时,特别是翻瓣术后出现,主要由于局部组织渗出物所致。术后肿胀开始于术后 12～24 h,3～5 d 内逐渐消退;肿胀松软而有弹性,手指可捏起皮肤,因而可与感染性浸润鉴别;此外要与局麻药的局部过敏反应、血肿相鉴别。

为防止术后肿胀,黏骨膜瓣的切口尽量不要越过移行沟底;切口缝合不要过紧,以利于渗出物的排出;术后冷敷、加压包扎;也可使用肾上腺皮质激素(如地塞米松 5 mg)与局麻药混合后术区局部注射,其预防、减轻肿胀的效果明显。

(五) 术后开口困难

术后的单纯反应性开口困难,主要是由于拔除下颌阻生牙时,颞肌深部肌腱下段和翼内肌前部受创伤及创伤性炎症激惹,产生反射性肌痉挛造成的;应注意与术后感染、手术致颞下颌关节病发作鉴别。

预防及处理:用去骨法拔牙时,切口及翻瓣大小应适度,尽量减轻磨牙后区的创伤。明显的开口受限可用热含漱或理疗帮助恢复正常开口度。

(六) 干槽症

干槽症是以疼痛和拔牙创愈合障碍为主要特征的拔牙术后并发症。干槽症的病因有多种学说,目前均不能全面解释干槽症的发病及临床表现。

1.病因

(1)感染学说　感染学说是基于干槽症实际上表现为骨创感染,它是较早提出的病因。但迄今为止,单一的病原体尚未发现。多数学者认为干槽症是一种混合感染,厌氧菌起重要作用。感染的作用可以是直接的,也可以是间接的,即引起血凝块的纤维蛋白溶解。基于感染学说,全身或局部使用抗感染药物可预防及治疗干槽症;针对厌氧菌的药物预防干槽症也取得了满意的效果。但也有学者报道不支持感染学说。

(2)创伤学说　许多研究认为创伤为干槽症的主要发病因素之一。创伤引起发病的机制有不同的解释:创伤使骨组织易发生继发感染;创伤使骨壁的血管栓塞,导致牙槽窝内血凝块形成障碍;创伤产生的组胺影响伤口愈合;创伤骨组织使组织活化剂释放,导致纤维蛋白溶解。确切机制有待进一步研究。

(3)解剖因素学说　此学说认为下颌磨牙区有较厚的密质骨,致使该部位血液供应不良。下颌第三磨牙拔除后,骨腔大,血凝块不易附着。下颌牙拔除后,食物及唾液易进入拔牙创而引发感染。

(4)纤维蛋白溶解学说　此学说认为拔牙的创伤或感染,引起骨髓的炎症,使组织活化剂释放,将血凝块中的纤溶酶原转化为纤溶酶,使血凝块中的纤维蛋白溶解导致血凝块脱落,出现干槽现象;同时产生激肽,引发疼痛。

除上述因素以外,还有许多病因被提出,如全身因素、吸烟等。目前认为干槽症的病因是综合性的,起作用的不是单一因素,而是多因素的综合作用结果。

2.临床表现　干槽症多数发生于拔除下颌阻生第三磨牙或其他复杂牙拔除术后。临床上可分为腐败型与非腐败型两类,前者更严重而多见。主要症状发生在术后 3 ~ 4 d 后的持续性疼痛,可向耳颞部放射,一般止痛药不能镇痛;检查可见创口周围牙龈红肿;牙槽窝内残留腐败变性的血凝块或血凝块脱落,牙槽窝内空虚,牙槽窝内壁有灰白色假膜覆盖;骨壁有明显的探痛;有明显恶臭味;局部淋巴结肿大、压痛;偶尔有张口受限、低热和全身不适等症状。

3.治疗　治疗原则:消炎止痛,清创,隔离外界刺激,促进牙槽窝内肉芽组织生长。具体操作方法是:在局麻下,用刮匙彻底刮除牙槽窝内的炎性肉芽组织、残余的血凝块及坏死组织;用小棉球蘸 3% 过氧化氢液,彻底清除牙槽窝内的坏死腐败组织直至骨壁清洁;再用生理盐水反复冲洗,直到骨壁清洁后吸干;自牙槽窝底部起紧密填入碘仿纱条,为防止其脱落,也可缝合 1 针。经此处理后,多数患者的疼痛可逐日缓解直至完全消失;一般不须再换药,偶尔可更换 1 次,再次换药时不可再搔刮牙槽窝,轻轻用过氧化氢液和生理盐水小棉球交替擦洗牙槽窝即可,一般 7 ~ 10 d 后取出纱条,可见在空虚的拔牙创口内已有一薄层肉芽组织覆盖,其愈合过程为 1 ~ 2 周(图 5-42)。

4.预防　尽量减少创伤及预防感染。术后创口内置入碘仿海绵(明胶海绵浸入 10% 碘仿液,晾干后剪成小块),压迫牙槽窝骨壁、缝合创区牙龈缩小创口,术后注意血凝块的保护、口腔卫生清洁和合理使用抗生素等。

(七)皮下气肿

皮下气肿的发生可能由于:在拔牙过程中,反复牵拉已翻开的组织瓣,使气体进入组织中;

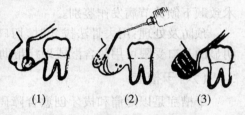

(1)　　　　(2)　　　　(3)

图 5-42　干槽症的局部处理
(1)3% 过氧化氢液棉球清洁　(2)生理盐水反复冲洗　(3)填入碘仿纱条

使用高速涡轮机时,喷射的气流导致气体进入组织;术后患者反复漱口、频繁吐唾、咳嗽或吹奏乐器,使口腔内不断发生正负气压变化,使气体进入创口,导致气肿产生;严重者甚至可形成颈胸及纵隔气肿。

皮下气肿主要表现为局部非炎性肿胀,无压痛,可有捻发音;发生在颊部、下颌下、颏部较多。

预防及处理:应避免过大翻瓣;使用涡轮机时,应使组织瓣敞开;术后嘱患者避免做鼓气等造成口腔压力加大的动作。如果发生气肿,应拆除缝线,并在伤口内放置引流,局部加压包扎,口服抗生素控制感染,一般 24~48 d 即可逐渐吸收。

# 第九节　牙槽外科手术

牙槽外科手术是指在口腔内进行的一些为修整或矫治牙槽骨和周围组织畸形的手术。其中主要是义齿修复前手术和口腔上颌窦瘘修补术。

## 一、义齿修复前手术

义齿修复前手术,是因义齿修复需要,对妨碍义齿固位和承受𬌗力的畸形组织进行外科修整手术。具体表现为矫正畸形或去除不利于义齿修复的口腔内软、硬组织的外科手术。

义齿修复对口腔骨组织和软组织的要求应具备以下条件:有足够的牙槽嵴支持义齿基托;骨组织有足够的软组织覆盖;牙槽嵴无影响义齿就位的倒凹或悬突,无锐利的嵴突或骨尖;唇颊、舌侧有足够的深度;上下颌牙槽突关系良好;无妨碍义齿就位的肌纤维、系带、瘢痕、软组织皱襞或增生。

（一）牙槽突修整术

牙槽突修整术是矫正牙槽突不利于义齿戴入和就位的手术。其目的是:矫正牙槽突各种妨碍义齿戴入和就位的畸形;去除牙槽突上突出的尖或嵴,防止引起局部疼痛;去除突出的骨结节或倒凹;矫正上前牙槽突的前突。手术应在拔牙后 2~3 个月,拔牙创基本愈合,牙槽突改建趋于稳定时进行。对拔牙时即发现有明显骨突者,亦可拔牙同时加以修正。

1.适应证　凡用手指触诊牙槽骨能感到明显压痛的骨尖、骨突、锐利的骨缘、骨嵴、倒凹或隆起,应予修整;义齿基托下方牙槽嵴严重突出者;即刻义齿修复时,应于拔牙后同时修整牙槽嵴,使预成义齿顺利配戴;上下颌间隙过小,上下颌牙槽嵴之间距离过小;上颌或下颌前方牙槽骨明显前突,不利于义齿正常𬌗的建立及面部容貌美观,应适当修整。

2.手术方法与步骤　根据手术范围,选用局部浸润或阻滞麻醉。

孤立的小骨尖,可用钝器垫以纱布,直接锤击将其挤压平复。现将常规牙槽突修整术的方法与步骤介绍如下(图 5-43):

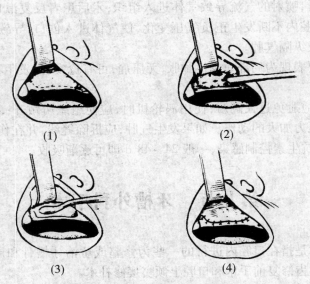

**图 5-43　牙槽突修整术基本步骤**
(1)切口　(2)翻瓣、去骨　(3)锉平骨面　(4)缝合

(1)切口　小范围的修整术,做蒂在牙槽底部的弧形切口;较大范围的修整可选用梯形或 L 形切口(上颌结节部位),无牙颌大范围牙槽突修整术的切口沿牙槽突顶做长弧形切口,在两侧磨牙区颊侧做纵行附加切口。切口顶部应位于牙槽突顶偏唇颊侧,既有利于暴露骨突,又可避免修剪软组织时去除过多的承托区角化黏膜。

(2)翻瓣　翻瓣时,选用小而薄的骨膜分离器;由于牙槽突顶多有瘢痕组织粘连,故应从唇颊侧骨板光滑处开始,以免撕裂软组织;翻瓣的大小应稍大于须修整的骨面,勿越过移行沟底,以减少术后水肿。

(3)去骨　去除骨尖、骨突、骨嵴时,可使用刀面骨凿、单面骨凿、咬骨钳、钻针。去骨量应适度,仅去除过高尖的骨质,在尽量不降低牙槽突高度的基础上,必须保持牙槽突顶的圆弧状外形;上颌前部牙槽突明显前突者,可整块去除唇侧骨质;根据咬合情况修整牙槽突的高度,保证有足够间隙安装义齿;去骨后,应用骨锉锉平骨面,清理碎屑,冲洗创面,将软组织瓣复位,触摸检查骨面是否平整。

(4)缝合　过多的软组织应当修剪,然后间断缝合伤口。

3.术后处理

(1)保持口腔卫生清洁,可用消毒含漱剂漱口。

(2)骨修整范围较广、创伤大者,应合理给予抗生素和止痛药物。

(3)术后 7 d 拆线。

(4)伤口完全愈合后即可取模制作义齿。

(二)骨隆突修整术

骨隆突是颌骨局部的发育畸形。表现为颌骨局限性的圆形凸起,质地坚硬,表面光滑,生长缓慢,无任何自觉症状。常见于硬腭正中部的腭隆突及下颌尖牙或双尖牙区舌侧的下颌隆突。一般不需要手术处理,如妨碍义齿的就位与稳定时,则须做修整术。

1. 腭隆突修整术　腭隆突位于硬腭正中,属良性骨质增生,表面覆有较薄的黏膜;过高、过大的腭隆突会导致进食摩擦出现黏膜溃疡,以及造成义齿就位困难、翘动、压痛等问题,应予平整。确定骨隆突前应排除颌骨的其他病变,术前应摄上颌正位断层片,了解腭隆突至鼻腔的距离,避免造成口腔鼻腔瘘。

手术范围小者,可用局部浸润麻醉;较大骨隆突修整,宜进行鼻腭神经及腭前神经阻滞麻醉。手术切口自中线向两侧翻黏骨膜瓣;整块凿除腭隆突易穿通鼻腔,应将整块腭隆突用钻分割成多块,分次用骨凿小块去除骨质,使用刀面骨凿或单面骨凿,斜面与腭板平行相贴;去骨后,平整骨创面,冲洗创面;修剪黏骨膜瓣,正确复位缝合;可用碘仿纱布打包压迫或使用腭托压迫,防止血肿。术后注意事项同前(图5-44)。

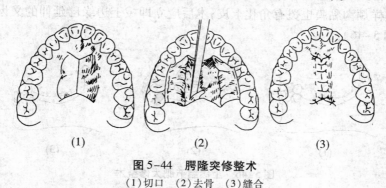

**图5-44　腭隆突修整术**
(1)切口　(2)去骨　(3)缝合

2. 下颌隆突修整术　下颌隆突位于下颌尖牙及双尖牙的舌侧,大小不一,可为单个或多个。在确定骨隆突前应排除颌骨的其他病变,择期手术。

在下牙槽神经及舌神经阻滞麻醉下,做蒂在口底侧的弧形或梯形切口;翻黏骨膜瓣,显露骨隆突,翻瓣范围尽量不向口底延伸,以减小术后肿胀;可选用宽而薄的刀面骨凿,置于隆突的根部,沿颌骨体的方向凿去骨隆突,由于该处骨质为层叠排列,较易整块凿除,也可用钻磨一浅槽,再用骨凿去除;骨锉锉平骨面、冲洗创面;复位软组织瓣,正确复位缝合(图5-45)。术后注意事项同前。

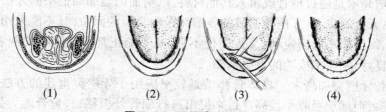

**图5-45　下颌隆突修整术**
(1)下颌隆突　(2)手术切口　(3)翻瓣去骨　(4)缝合

(三)上颌结节肥大修整术

上颌结节肥大分为骨性肥大和纤维性肥大两种。无论何种肥大,凡妨碍义齿戴入或造成上下颌之间、上颌结节与喙突之间的间隙过小者,均须做上颌结节修整术。术前应注意:①上颌结节肥大,有时骨内可含有埋伏阻生第三磨牙,在手术修整前应摄 X 射线片进行检查,正确设计手术方案;②上颌结节肥大也可能同时伴有上颌窦位置过低,术前摄 X 射线片检查,掌握局部解剖,防止盲目手术造成上颌窦底的穿通。

在上牙槽后神经和腭前神经阻滞麻醉下手术。

对于伴有纤维组织肥厚者,可采用牙槽突顶入路。将顶部软组织楔形切除达骨面,切口两侧组织则做黏膜下切除,去除过多的骨组织和倒凹,平整、冲洗、修剪后缝合。

如软组织无过度肥厚,可采用侧方入路。切口位于颊侧,平行殆面,由后向前通过颧牙槽突下方切达骨面;切口两侧向下做松弛切口达牙槽突顶,掀起整个黏骨膜瓣;亦可在黏膜下切除部分软组织;去除骨质;从横切口上方游离,加深颊沟;将整个黏骨膜瓣滑行向上缝合,这样颊沟黏膜也覆有角化上皮;术后应立即戴上边缘已延伸的义齿,以维持颊沟的深度(图5-46)。

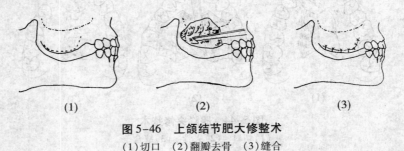

**图 5-46　上颌结节肥大修整术**
(1)切口　(2)翻瓣去骨　(3)缝合

上颌结节修整通常先修整一侧,且应保持足够的牙槽突宽度,以不妨碍义齿戴入为准;避免双侧修整后,出现义齿固位不良。

肥大的上颌结节内有埋伏阻生牙时,在修整中牙已外露,应予同时摘除;上颌窦底过低,无法按要求进行修整时,可将对颌相应部分骨质进行修整,使之有足够的间隙戴入义齿即可。

(四)牙槽嵴增高术

牙槽嵴增高术是通过植骨或植入其他材料,以增加因萎缩而低平的牙槽嵴高度的手术。适应证:无牙颌患者,牙槽嵴明显的萎缩而影响义齿的固位,且不能采用唇颊沟加深术达到目的者;牙槽嵴低而锐利,义齿固位不良,又不能正常承受咀嚼功能者;牙槽嵴表面黏膜条件良好,是手术成功的重要基础。

1. 自体骨牙槽突加高术　自体骨移植是较早应用于牙槽突重建的方法。采用自体髂骨移植较多,但远期吸收率较高。近来提出进行颅骨外板移植,愈合能力强,远期骨吸收少,但不易被患者接受。

自体骨牙槽突加高术的适应证是:上颌牙槽突完全吸收,口腔前庭与腭呈水平状;下颌体高度不足 10 mm,尤其是因颌骨肿瘤、创伤致下颌下缘以上部分缺损者。

自体骨移植时应将骨块固定,用螺钉固定使移植骨块稳定是骨移植成功的关键。保证有足够的软组织在无张力状况下严密缝合。应严格消毒,选择适宜的抗生素并使用足够的时间。及时进行(一般为术后4个月)唇颊沟成形及义齿修复,使植入骨表面生成骨皮质,以减少骨吸收,取得良好效果。

2. 生物材料人工骨植入牙槽突重建术　人工骨植入,不须取自体骨,创伤小,患者易接受。具体做法亦有两种:一是将颗粒状生物材料植入骨膜下,二是块状生物材料植入,后者既可做贴敷式植入亦可做夹层法植入。

植入的材料种类很多,临床一般使用羟基磷灰石(HA)为基础物质的材料。羟基磷灰石是一种磷酸钙材料,与人骨的无机成分相似,是一种具有良好组织相容性的人工骨移植代用材料。生物机械性能良好,有较高的抗压强度,稳定性好,不降解,并有一定的骨诱导作用(图5-47)。

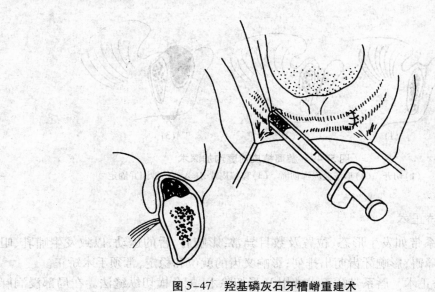

图5-47　羟基磷灰石牙槽嵴重建术

(五)唇颊沟加深术

唇颊沟加深术或称牙槽突延伸术。目的是改变黏膜及肌的附着位置,使之向牙槽突基底方向移动,加深唇颊沟,相对增加牙槽突的高度,使义齿基托能伸展至较大范围,加大与牙槽突的接触面积,增加义齿的固位和稳定。这种手术在存有相当量的牙槽骨时,才能实施。否则,在下颌下,由于颏神经的位置、颊肌和下颌舌骨肌的位置改变,将使手术难以完成;而在上颌,前鼻棘、鼻软骨、颧牙槽突等移位也会影响手术结果。

唇颊沟加深术应遵循的原则是:裸露的软组织应有上皮组织覆盖,以预防术后的收缩;局部组织不足(或手术目的不能达到,或不能在无张力状态下覆盖缺损部)时,应采用组织移植(腭黏膜及皮片游离移植);应预计术后的组织收缩程度,特别是使用游离移植或局部瓣时,一般应在手术时做一定量的过矫正;断层皮片移植时,皮片越厚,收缩越小(图5-48、图5-49)。

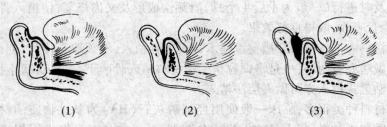

**图 5-48　唇颊黏膜转位前庭沟加深术**

（1）切口　（2）转位黏膜瓣形成新的前庭沟　（3）置入碘仿纱卷并固定

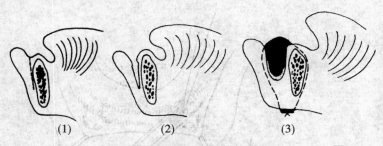

**图 5-49　游离植皮前庭沟加深术**

（1）切开　（2）形成前庭沟创面　（3）移植皮片、压入碘仿纱团并固定

（六）系带矫正术

唇、颊及舌系带如发生形态、位置及数目异常，影响唇、舌的运动，以致发生哺乳、咀嚼、发音等功能障碍；影响牙齿萌出排列；影响义齿的就位和稳定，常须手术矫正。

1. 唇系带矫正术　唇系带矫正术常用 V 形切除术，配合横切纵缝法。在局部浸润麻醉下，用一直止血钳平行贴于牙槽骨唇面，并推进至前庭沟夹住系带；将上唇向外上拉开，使之与牙槽突呈直角，用另一直止血钳平贴上唇，与已夹住系带的止血钳呈直角相抵夹住系带；在两止血钳外侧面切除系带；潜行游离创口后，拉拢纵形缝合（图 5-50）。也可用 Z 成形术或 V、Y 成形术。

2. 舌系带矫正术　舌系带过短或其附着点前移，有时颏舌肌过短，两者可同时或单独存在，导致舌运动受限。先天性舌系带过短主要表现为舌不能自由前伸运动，勉强前伸时舌尖呈 W 形；同时舌尖的上抬困难；出现卷舌音和舌腭音发音障碍。在婴幼儿期可因舌前伸时系带与下切牙切缘经常摩擦，发生褥疮性溃疡。在婴儿期乳牙未萌出前，系带前部附着可接近于牙槽突顶，随着年龄增大和牙的萌出，系带会逐渐相对下降移近口底，并逐渐松弛。因此，先天性舌系带异常的矫正术在 1～2 岁进行为宜。

无牙颌患者下颌牙槽突的吸收和萎缩，舌系带或颏舌肌的附着接近牙槽突顶，常妨碍义齿的就位和固位。

手术可在局麻下进行，以缝线通过舌中央距舌尖约 1.5 cm 处，作牵引用。实施横切纵缝法，向上牵拉舌尖，使舌系带保持紧张，舌系带中央垂直剪开；剪开线从前向后，与口底平行，长度 2～3 cm，或剪开至舌尖在开口时能接触到上前牙的舌面为止，如有必要可剪断颏舌肌;拉拢缝合横行切开出现的菱形创面,使之成为纵行线状的缝合创口(图5-51)。有时也可用Z成形术或V、Y成形术。

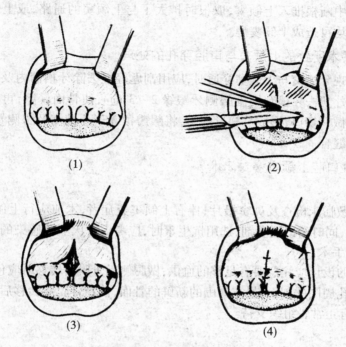

**图5-50  唇系带矫正术**
(1)唇系带附着过低  (2)横形切开唇系带及切除中切牙间软组织
(3)形成菱形创面  (4)纵型缝合切口

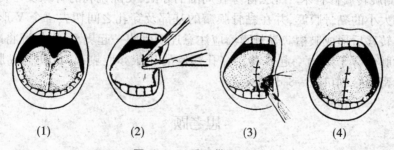

**图5-51  舌系带矫正术**
(1)舌系带过短  (2)横形剪开舌系带  (3)纵形缝合切口  (4)缝合后

术中应注意勿损伤舌静脉,避免损伤下颌下腺导管和开口处的乳头;缝合时切勿结扎下颌下腺导管,临床可通过以下方法检测:缝合后,患者舌部给予酸性物刺激(如柠檬酸、橘子等),如口底即刻出现肿胀,证明下颌下腺导管被结扎,须拆除口底处缝线,重新缝合;若口底无肿胀出现,证明缝合正确。

## 二、口腔上颌窦瘘修补术

在拔牙手术中断根推入上颌窦，取根时扩大了与上颌窦的通路，或上颌骨囊肿手术后所遗留的穿孔均可造成上颌窦瘘。

（一）拔牙手术所致的上颌窦与口腔穿孔的处理

在拔牙时发现牙槽窝与上颌窦穿通时，应用刮匙轻轻去除牙槽窝内及上颌窦底部的炎性组织。用刀片切去牙槽窝周围腭侧牙龈缘 2~3 mm，使骨面暴露，再在牙槽窝颊侧近远中牙龈上各做一切口，形成一梯形龈瓣，将龈瓣覆盖于牙槽窝及腭侧暴露的骨面上，与腭侧牙龈紧密缝合。

（二）陈旧性口腔上颌窦瘘封闭术

1. 手术原则

（1）术前应做临床检查及鼻窦摄片；伴有上颌窦炎症者，术前应行上颌窦冲洗，并用抗生素控制感染，同时给以滴鼻剂，选用抗生素时，应考虑有厌氧菌感染的可能。待炎症消除后方能实施手术。

（2）黏膜瓣的设计应注意要有足够的血供，做腭侧黏骨膜瓣转移时应包括腭大动脉。

（3）准备穿孔周围的创面，暴露周围的新鲜的骨面，使黏骨膜瓣转移后不仅有缘对缘的缝合，同时也有正常骨组织支持。

2. 手术方法

（1）颊侧滑行瓣修补术　在去除穿孔周围的牙龈后，刮除病变组织并剪去锐利骨缘，沿创面的两端向上方做平行切口到达颊沟。切透骨膜，剥离切口内的黏骨膜瓣，将其拉下覆盖穿孔及穿孔周围的骨面并与下方牙龈紧密缝合。

（2）腭侧旋转瓣修补术　先去除穿孔周围的牙龈，切除锐利的骨缘及一切病变组织。再设计足够大小的黏骨膜瓣，并在黏骨膜瓣的基部及穿孔之间切去一个 V 形的组织，以免黏骨膜瓣转移后形成皱褶。黏骨膜瓣应注意连同骨膜一起剥离，以保证将距离骨面很近的腭大动脉包含于瓣内一起转移。穿孔颊侧的牙龈亦应剥离，以便与黏膜瓣接触更好。最后紧密缝合创口，7~8 d 拆线。

## 思考题

1. 牙拔除术的适应证与禁忌证有哪些？
2. 拔牙术前局部检查应包括哪些内容？
3. 简述牙钳、牙挺的分类及使用选择。
4. 使用钳拔法拔牙时的注意点有哪些？
5. 使用挺拔法拔牙时的基本手法及注意点有哪些？
6. 简述拔牙前注意事项。临床中容易拔错的牙齿见于哪些情况？
7. 拔牙术的基本步骤及各步骤的操作要点有哪些？
8. 牙拔除后创口处理应包括哪些内容？

9. 拔牙术后的医嘱有哪些？

10. 根据牙的解剖特点，试述各类牙拔除术的要点。

11. 简述乳牙、额外牙、错位牙拔除术的注意事项。

12. 简述牙根拔除的方法有哪些？各种方法的适应证及操作要领？

13. 翻瓣去骨法的适应证、手术步骤及操作注意事项？

14. 简述下颌阻生第三磨牙临床分类方法。

15. 如何掌握阻生牙拔除术的适应证与禁忌证？

16. 拔除下颌阻生第三磨牙术前应做哪些必要检查与分析？

17. 结合 X 射线摄片，指出影响阻生牙脱位的阻力有哪些？如何解除？

18. 试述阻生牙拔除的基本步骤和临床操作要求。

19. 简述骨凿分牙法的操作方法与注意事项。

20. 上颌阻生第三磨牙拔除时应注意哪些问题？

21. 简述上颌阻生尖牙三种手术进路，各适用于何种情况？

22. 造成拔牙术中牙及牙根折断的原因有哪些？如何预防处理？

23. 拔牙术中邻牙与对颌牙损伤的原因？如何预防及处理？

24. 拔牙术中软组织损伤的原因？如何预防及处理？

25. 简述拔牙术中上颌窦损伤的临床表现是什么？如何预防及处理？

26. 拔牙术后出血的原因是什么？如何预防和处理？

27. 术后感染的原因是什么？如何预防和处理？

28. 何谓干槽症？其临床表现和治疗原则是什么？如何预防？

29. 简述拔牙创的正常愈合过程。

30. 简述牙槽骨修整术的适应证、手术方法及操作注意事项。

31. 简述唇、舌系带矫正术的适应证、手术方法及操作注意事项。

【知识链接】

# 现代微创拔牙新理念

众所周知,微创拔牙技术的实现与手术器械的改良密不可分,良好的器械可以使手术方法和手术技巧产生很大的改变,有效地控制了手术时间和并发症的发生。近年来,微创技术牙拔除法器械主要包括:45°仰角冲击式气动手机、外科专用切割针、颊拉钩、骨膜分离器、外科专用金属吸唾器、橡胶开口殆垫、镊子、刀柄、15 号小圆刀片、持针器、圆针、1 号丝线等,现将主要微创拔牙器械介绍如下。

1. 冲击式气动手机和外科专用切割针代替骨凿和骨锤作为去骨、切割器械。其具体特点如下:①冲击式气动手机的头部呈 45°仰角,更加适合口腔深部术操作,即使是位置较深的下颌阻生第三磨牙,也易于达到所需位置进行操作。②冲击式气动手机的头部体积更小,可减少对视线的阻挡。③冲击式气动手机的喷水气方式与传统涡轮机有很大不同,其冷却水是呈柱状直接喷在车针头部,而气体向两侧分散,可避免将空气直接喷入伤口,减少皮下气肿的发生。④外科专用切割针较传统裂钻更长,切割能力强,即使对低位埋伏牙也能够有效切割。⑤外科专用切割针的纹理与传统裂钻的纹理不同,其切割能力强,而传统裂钻的钻孔能力更好。

2. 颊拉钩代替口镜作为牵拉器械。颊拉钩宽度是口镜的 4 倍,牵拉力相同的情况下,其在牵拉时对口角的压强是口镜的 1/4,从而减少了对口角的损伤;其次,在拔牙过程中,将颊拉钩始终放置在颊黏膜、组织瓣与术区之间,避免了其他器械对颊黏膜和组织瓣的意外损伤;此外,颊拉钩手柄较宽,术者可以轻松掌握,方便操作且不易疲劳。

3. 骨膜分离器代替牙龈分离器。传统的牙龈分离器尖部较窄,翻瓣时易将组织瓣撕裂;而骨膜分离器尖部宽大,使用时就不存在这个问题。

4. 金属吸唾器代替一次性塑料吸唾器。金属吸唾器为全金属制造,头部较小,可伸入牙槽窝将血液及唾液吸出,使手术视野更加清晰,尤其是在拔除断根时尤为重要;同时,该吸唾器吸力较大,在清除牙碎片或松动牙根时,也可用吸唾器将其吸出,减少不必要的去骨,从而减小创伤。

5. 应用橡胶开口器。橡胶开口器小巧、柔软,拔牙时,将其置于健侧的磨牙间咬住,既方便拔牙操作,又避免因长时间张口而导致的颞下颌关节损伤,同时也可保护牙齿。

（耿浩然）

# 第六章　种植外科

**学习要点**

1. 种植体的分类。
2. 牙槽嵴的分类。
3. 种植手术的基本操作步骤。
4. 上颌窦提升的主要方法。
5. 种植手术的并发症。

# 第一节　概　　论

口腔种植学(oral implantology)是近年来发展起来的一门独立的新兴分支学科,主要包括种植外科、种植义齿修复、种植材料学、种植力学及种植生物学等内容。口腔种植学中通称的牙种植体(dental implant)即是口腔种植体(oral implant),在口腔中起到支持、固位作用。口腔种植学所涉及的外科内容被称为种植外科(implant surgery)。

人类在远古时期,就尝试进行植牙术。牙种植体的出现最早可以追溯到古埃及,人们在出土的古埃及人类颌骨化石中发现镶有宝石及黄金的雕成牙体形状的植入物,其植入目的无从考证,但它却成了牙种植体的雏形。20世纪30年代,随着材料学的发展,一批高强度、耐腐蚀、易加工的金属材料相继问世,如钴铬合金、钛金属等得到发展。早期代表性的学者是Forminggini,由于他对牙种植体的早期发展的贡献和取得的成就,被誉为现代种植学的奠基人。由于当时的临床应用明显超前于基础研究的发展速度,导致临床上出现了大量失败的病例,使尚处于十分幼稚的牙种植术转入低谷。直到20世纪50年代,瑞典学者Branemark引入"骨结合"理论和提出规范的两次法种植技术才使牙种植有了突破性的进展,被医学界公认。

瑞典哥德堡大学P. Branemark所领导的研究组,在研究骨微循环的试验中采用纯钛的显微镜观察窗,意外发现钛与骨组织牢固结合,遂进行大量系统的基础试验研究。试验证实纯钛具有良好的生物相容性,并由此提出了种植体的骨结合理论。Branemark教授预测了钛作为牙种植体的前景,20世纪60年代中期设计定型的钛螺钉种植体首次应用于临床,进行了长期的病例积累和临床观察,使骨结合理论于1982年在多伦多国际种植会议上得到公认。传统的"假性牙周膜"理论基本被予以否定。Branemark教授报道了长达24年的临床随访结果,种植体10年成功率,下颌可达90%以上,上颌可达80%以上。

在骨结合理论的指导下,口腔种植学得到了突飞猛进的发展,牙种植体系统层出不穷,其中除NobelBiocare公司下面的Branemark和Replace系统外,还有Friadent系统、ITI系统、IMZ系统、Anthogyr系统、Ankylos系统、BLB系统等。形成了独立的种植外科体系及其理论,种植器械也逐渐地系统化精细化,并随着学科的发展而不断地完善。

我国的口腔种植学起步较晚,1984年起华西医科大学口腔医学院、中国科学院、四川大学生物材料研究所组成口腔种植协作组,从种植材料、基础理论和临床应用等不同角度对人工骨和人工种植牙做了全面系统的研究。目前,口腔种植学在临床上获得了成功,但是在基础理论上尚需要进一步完善。主要存在以下问题:①两次法种植周期长,一次法种植成功率低;②种植体的龈界面尚不完善,有待进一步研究;③种植外科缺乏完整、系统的理论基础;④种植系统繁多,种植器械互不兼容,甚至各品牌有自己的种植理论,缺乏统一性。因此,口腔种植学方兴未艾,口腔种植学的未来会有极大的发展。

### 一、口腔种植体分类

口腔种植体严格的来讲,除牙种植体以外,还应当包括义耳、义眼、义颌等赝复体固位的颅颌面种植体。这里主要介绍牙种植体。牙种植体可以从多方面特征进行分类。例如,按其所用的材料可以分为金属种植体、陶瓷类种植体、碳素类种植体、高分子聚合物种植体和复合材料种植体等。还可以在义齿修复中的作用来分类,包括全颌种植体、游离端种植体、中间种植体。按种植次数分类,包括一次植入种植体、两次植入种植体。

目前,最常用的分类方法是按植入部位分类。主要包括以下几种类型:

（一）黏膜内种植体

黏膜内种植体(intrabmucous membrane implant)也称子母扣种植体,是利用有倒凹的纽扣形黏膜内种植体。外形如蘑菇,常以钛或钛合金做成,蘑菇形部分植入黏膜内,垂直部分固定于义齿的组织面,端部稍有倒凹,嵌入义齿基托组织面的保持孔内,起到固位作用。近期效果尚好,远期效果不良,现已淘汰。

（二）骨膜下种植体

骨膜下种植体(subperiosteal implant)是植入黏膜下的骨面上的种植体,周缘伸展并吻合于骨面以获稳定,支架伸出,种植桩露在外面支持义齿(图6-1)。

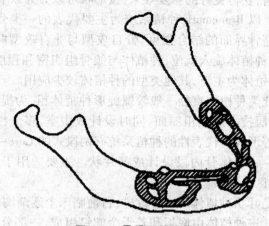

图6-1 骨膜下种植体

由于种植体周围以纤维包囊形式愈合,长期压迫导致牙槽骨吸收,远期临床效果不理想,现基本淘汰。

### (三) 根管内种植体

根管内种植体(endodontic implant)又称根管内固定器,也称牙内骨内种植体。以针状种植体穿过已经治疗过的根管,出根尖孔延伸至颌骨内一定深度(一般在 10 mm 以上,或针长应长于牙根长的 1/3 ~ 1/2),相当于增加了牙根的长度,改善了牙的稳定性。根管内种植体虽然在种植体中只占一部分,但却是很重要的一部分。它可以挽救许多有病变而需要拔出的牙齿,即是种植体,又是固定器。由于该种植体不存在龈界面,远期效果较好(图 6-2)。

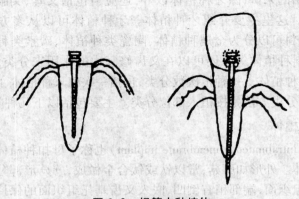

图 6-2　根管内种植体

### (四) 骨内种植体

骨内种植体(endosteal implant)是目前临床上应用最广泛的一类种植体。将种植体植入颌骨内以支持义齿,获得良好的修复效果,按形状可以分为以下几个类型(图 6-3):

1. 螺旋形种植体　以 Branemark 种植系统为主要代表的一类骨内牙种植体,利用种植体表面的螺纹来提高骨界面的结合强度,分自攻型与非自攻型两种,为两段式。预先在颌骨上钻孔,然后将种植体旋入就位,种植体与颌骨组织密和程度好,增加种植体的固位力。目前,螺旋形种植体为主流,其他类型的种植体较少应用。

2. 柱状种植体　此类种植体直径一般较螺旋形种植体粗,为提高种植体骨界面的结合强度,表面多采用涂层技术形成粗糙面,同时设计成中空、多个柱状复合体、带有侧孔或一端带有几圈螺纹等形式。代表性的种植系统有两段式的 Core-Vent 系统、IMZ 系统。

3. 叶片状种植体　种植体骨内段设计成薄片状。主要适用于牙槽嵴过窄或高度不足,尤其是上下颌后牙区的种植。

4. 锚状种植体　是叶状种植体的一种改进,目前临床上逐渐淘汰。

5. 穿下颌种植体　该种植体由底板和若干个螺钉组成,一部分是贯穿下颌骨下缘的长形固位底板,固位钉连接在一起,由短螺钉固位在下颌骨上。主要用于下颌骨严重萎缩的患者。

6. 下颌支支架种植体　由位于口内、悬在牙槽嵴上方的弓形支架与在前牙区和双侧升支处植入骨内的骨内段组成,利用口内支架支持、固定义齿。该种植体亦主要用于下颌骨严重萎缩的患者。

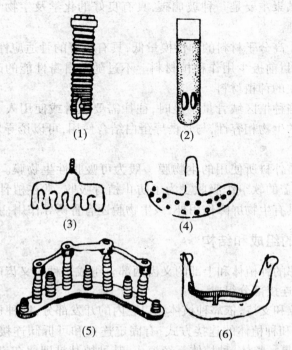

**图6-3 临床上常见的骨内牙种植体类型**
(1)螺旋形种植体 (2)柱状种植体 (3)叶片状种植体
(4)锚状种植体 (5)穿下颌种植体 (6)下颌支支架种植体

## 二、种植材料

口腔种植体植入体内(主要为骨内),并与体液密切接触,并且要传导咬合力,包括咀嚼压力和扭力,实现骨结合是基本的生物学保障。这就要求种植材料既应满足基本的生物相容性,也应具有良好的生物力学相容性,两者缺一不可。种植材料除种植体材料以外,还应当包括骨粉和生物膜等,以下一并介绍:

1. 金属类 金属类种植材料中目前应用最多的是钛及钛合金,有比重轻、耐高温、抗腐蚀和生物惰性等特点,具有良好的生物相容性和理想的力学性能,在临床上应用最广泛。在化学性能方面,钛是一种活泼元素,当暴露于空气中瞬间即在材料表面形成一层菲薄的 $TiO_2$ 氧化膜,这层氧化膜惰性程度很高,能有效地防止进一步的氧化和腐蚀,确保钛的良好的生物相容性;在机械强度方面,钛的密度低,机械强度高,弹性模量与其他医用金属相比更接近骨组织,这就使钛具有较理想的生物力学相容性,另外它还有良好的机械加工性能。目前种植产品越来越倾向于两个方向:一是倾向于种植体材料使用纯钛或钛合金,二是倾向于螺旋形种植体。其他金属材料在种植体中也有应用,如钽、锆等,也具有良好的生物相容性,但价格昂贵,很少使用。

2. 陶瓷类 陶瓷类材料生物相容性好,多数具有引导成骨作用;色泽与自然牙接近,但也存在着机械强度差、脆性大、加工性能不好等缺点。

3. 碳素材料 碳素主要是一种玻璃碳,具有良好的化学及生物学稳定性,但机械性能差、脆性大、易折断。

4. 高分子材料 高分子材料的弹性模量低,具有较好的骨适应性,但强度低,存在着降解和老化问题,故目前极少用作种植材料。不过随着自身性能的改善和提高,有可能成为未来的一种潜在的种植材料。

5. 人工骨粉 当种植区域骨量不足时,往往需要植骨或使用人工骨粉来增加骨量。人工骨粉具有良好的生物相容性,与骨诱导蛋白结合使用,可以诱导新生骨的形成,目前使用较为广泛。

6. 生物膜 种植外科所使用的生物膜一般为可吸收性生物膜。种植区域植入人工骨粉以后,可被所覆盖的软组织吸收。为了防止植骨吸收,常在植骨表面覆盖一层可吸收性生物膜。除了具有生物屏障作用外,该生物膜还有骨诱导作用,引导骨再生。

### 三、种植义齿的组成和结构

种植义齿由下部的种植体和上部的义齿两部分组成。种植义齿的上部结构,是由义齿、义齿和种植体的连接部分组成。

上部结构的固位和支持,依靠种植体在口腔内的开发部分,即种植基台(包括基桩部分和种植颈)。基台和种植体的连接方式,有固定连接和可拆卸连接。固定连接者的种植体、种植颈和基桩是一整体,种植体一经植入,其种植基桩即留在口腔内。可拆卸连接者,常见于二期手术病例,种植体植入颌骨内 3 ~ 6 个月,待骨性结合产生后再做第二次手术,将基台连接在种植体上。较常使用的是螺丝固位方式,将基台的固位螺丝旋入种植体螺孔内;也可将基台下端设计成固位杆,种植体内做成相对应的孔道状,制成一定的固位形,用黏结的方式将基台固定在种植体内。

种植义齿和种植体之间的连接方式有多种,主要的连接方式有可拆卸式(图6-4)、固定式(图6-5)和可摘式(又称覆盖式)三种。

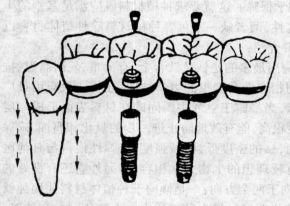

图 6-4　可拆卸式种植义齿

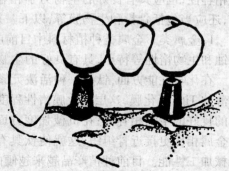

图 6-5　固定式种植义齿

# 第二节 种植外科的应用解剖

## 一、缺牙后牙槽突的改变

牙缺失,尤其是全牙列缺失,牙槽突均有不同程度的萎缩或吸收,其原因有多种因素。一般正常人咬合力通过牙周膜传导到牙槽突,这是一种生理性刺激,可刺激牙槽突骨的生长,调节骨吸收与再生,使其保持相对平衡。全身因素或老年妇女雌激素水平降低导致骨质疏松等均是促使牙槽嵴萎缩的因素。

由于牙槽骨萎缩和吸收,上颌牙槽骨弓逐渐变小,下颌牙槽骨弓相对于上颌逐渐变大,下颌管相对上移。所以牙槽骨形态学上改变对种植体植入手术和种植义齿的设计制作带来困难。因此,有必要从解剖学、组织学的角度对缺牙后牙槽嵴做一分类评估,以便采取相应的措施。

## 二、牙槽嵴的分类

（一）形态学分类

根据临床和 X 射线表现及吸收程度,一些学者提出了不同的分类。现介绍有代表性的 Lekholm 和 Zarb 提出的分类(图 6-6)。

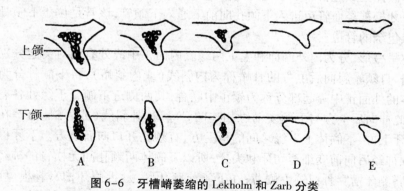

**图 6-6　牙槽嵴萎缩的 Lekholm 和 Zarb 分类**

A 级:大部分牙槽嵴尚存

B 级:发生中等程度的牙槽嵴吸收

C 级:发生明显的牙槽嵴吸收,仅基底骨(basal bone)尚存

D 级:基底骨已开始吸收

E 级:基底骨已发生重度骨吸收

（二）骨的质量分类

根据骨质密度与松质骨的含量比例及骨质疏松程度,将颌骨质量分为四个级别(图 6-7)。

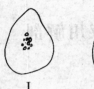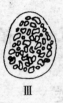

Ⅰ　　　　　Ⅱ　　　　　Ⅲ　　　　　Ⅳ

**图6-7　颌骨质量分类**

Ⅰ级:颌骨几乎完全由均质的密质骨构成
Ⅱ级:厚层的密质骨包绕骨小梁密集排列的松质骨
Ⅲ级:薄层的密质骨包绕骨小梁密集排列的松质骨
Ⅳ级:薄层的密质骨包绕骨小梁疏松排列的松质骨

　　对颌骨严重萎缩者行种植术应慎重,可以考虑同时植骨或行骨增高术。从种植体骨结合角度来看,密质骨有利于种植体的稳定,松质骨有利于其血供。密质骨和松质骨骨量相当者为最理想的植入床。

　　以上分类除了临床检查加 X 射线平片检查进行判断外,有条件者可进行螺旋 CT 断层扫描及骨密度测量。

### 三、下颌骨种植的应用解剖

　　下颌骨由两侧垂直的下颌支和中央水平的下颌体组成。在绝大多数情况下,下颌的种植术在下颌体区域进行。下颌支的内侧面中央偏后上方有一呈漏斗的下颌孔,开口朝后上方。下牙槽神经血管束进入下颌孔向前下通入下颌管,该管是位于下颌骨骨松质之间由骨密质包绕的管道。

　　下颌体呈弓形,分为内外两面和上下两缘。内面正中线处有两对突起分别称为上颏棘和下颏棘,自颏棘斜向后上方的骨棘称为内斜线(或内斜嵴),将下颌骨分为上下两部分。下颌体的外面正中隆起部分称为颏正中联合,其两侧近下颌骨下缘处各有一隆起称颏结节,由此伸向后上方与下颌支前缘相连的骨嵴,称外斜线(或外斜嵴)。在相当于第一、二前磨牙下方、下颌体上下缘之间的稍上方,有颏孔开口向后上方。下牙槽神经在颏孔处分出颏神经后向前变细至切牙和尖牙,所以下颌体两颏孔间无横行的神经干。在下前牙区域,唇侧牙槽窝骨板较舌侧薄;在下颌前磨牙区,颊舌侧牙槽窝骨板厚度相近;下颌磨牙的牙槽窝骨壁坚实致密,且颊侧有外斜线使骨质更为增厚。下颌第三磨牙舌侧骨壁较薄。下颌骨下缘,尤其是前部,是下颌骨最坚实的部分,故种植体末端植入此处有利于其固定。

　　不管是上颌还是下颌,植入的种植体在唇(颊)侧都须有 3 mm 以上的骨质存在,种植体与下颌管及邻牙须有 3 mm 以上的距离。下颌种植时,种植体可穿出下颌骨下缘皮质骨 1~2 mm。尤其是种植体肩部要比牙槽嵴顶深2 mm,冠根比例应在 2:3 以上,倾斜要在 25°~30°以下。下颌第二磨牙以后难以操作,故不宜种植。两颏孔之间骨质较多,不会损伤颏神经,此处为种植有利区(图6-8)颏孔与种植体应有 2~3 mm 的间隔以免损伤颏神经。

### 四、上颌骨种植的应用解剖

上颌骨的解剖形态不规则,大致可分为一体(上颌体)四突(额突、颧突、腭突和牙槽突),施行种植手术主要涉及牙槽突及上颌体。

上颌骨体部中央为空腔,称上颌窦,开口于中鼻道。上颌窦四周由较薄的骨板构成拱形结构,其下壁与上颌牙槽突相连,窦底部盖过上颌前磨牙或

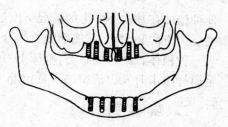

图6-8  上下颌种植的有利区

第一、二磨牙的根尖,其间相隔的骨质厚度变异很大,有的根尖与上颌窦底之间没有骨质间隔而仅覆以黏膜。上颌第一磨牙根尖距上颌窦下壁最近,第二、三磨牙逐渐次之。上颌牙槽突厚而疏松,前部较窄后部较宽,内外骨板均由骨密质构成,中间夹以骨松质。上颌切牙及尖牙上方为鼻腔底,再向上为鼻腔。两侧中切牙腭侧中间为切牙孔,其内有血管神经束走行,行种植术时注意不要损伤。

上前牙区,牙槽嵴至鼻腔底间的骨量范围较大,骨质较厚;在尖牙区,鼻腔与上颌窦之间有较充足的骨段,被视为种植有利区(图6-8)。

## 第三节  口腔种植的生物学基础

牙齿由于牙周组织的支持才得以发挥功能。牙龈结合上皮紧密附着于牙表面,牙周膜支持牙齿,并含有神经感受器,以调节和缓冲咀嚼力。其丰富的血供不仅营养牙周膜,也营养牙骨质和牙槽骨;牙周膜还不断地更新与改建。种植义齿的周围组织与自然牙有很大的差别,但是种植体与周围牙龈及牙槽骨之间也有良好的结合。

### 一、种植体与骨组织间的界面

#### (一)纤维-骨性结合(界面)

纤维-骨性结合是指种植体与骨组织之间存在着一层非矿化的组织,常形成一种软组织界面,被称为植入体牙周膜,也称"拟牙周膜",实际上这是一种非矿化组织,人们曾希望它发挥牙周膜的生理作用。但从病理学的角度看,这是一种异物反应。临床观察表明,界面的软组织膜使种植体产生一定的松动度,受力时局部形成挤压,最后松动感染导致失败。

#### (二)骨结合(界面)

种植体-骨界面的结合(即骨结合 osseointegration)是瑞典学者 Branemark 教授首先提出。并将其定义为负载的种植体表面与周围发育良好的骨组织之间在结构和功能上的直接结合,这意味着种植体和骨组织间不存在骨以外的组织如结缔组织等。如果植入的材料具有良好的生物相容性如纯钛,种植手术中能将骨的切削量控制在恰好的水平,并保证骨组织的活力不降低,种植体植入后与骨组织间紧密结合,手术后创口严密缝合,

使种植体在基本不受力的情况下度过"愈合期",同时在义齿修复时能够保证种植体合理的受力方向和大小,就能形成骨结合。

种植体骨结合的状态,临床上可以通过以下方式进行确认:①检查种植体无松动,用金属杆敲击时发出清脆的声音;②X射线显示种植体与骨组织紧密贴合无透射间隙。

## 二、龈 界 面

龈界面是指牙龈软组织与种植体形成的界面。上皮细胞附着在种植体表面而形成生物学封闭,称为袖口。在龈上皮与植入体的交界处,上皮细胞以半桥粒结构与植入体相吻合(图6-9)。

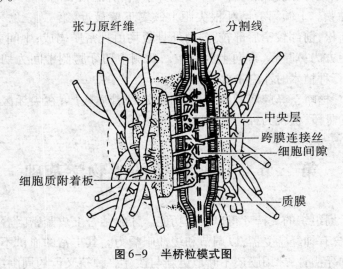

图6-9　半桥粒模式图

在其深部,血管供应丰富,成纤维细胞周围可见骨胶原纤维形成的网状结构,起到袖口样的抽紧作用,再向深部则是骨组织与种植体间的界面。龈界面被认为是种植体的大门,同时也是结合较薄的部位,细菌异物易由此侵入,外力也可使此处的附着剥离,龈界面出现感染、炎症,上皮组织向深部潜行,最后导致种植体松动、脱落而失败。

此外,种植体接龈部分的物质表面微形态与龈附着也有很大关系。一般认为,此处要求非常光洁。粗糙表面不但不利于龈的结合,而且容易产生菌斑、牙结石的附着,可能发生感染,以致破坏生物封闭状态。

# 第四节　种植外科手术器械

为了实现种植体的骨结合,施行种植手术时对种植外科的手术器械与操作要求非常严格。在实施种植手术过程中要创伤小,产热少,种植窝的方向、大小精确,种植体植入后固位良好,避免种植体异种元素的污染等,因此各品牌种植厂家都设计了系统、专业的种植器械。现以纯钛两段式螺旋形牙种植体为例,按种植体的手术分期,简要予以介绍。

（一）种植体植入术器械

1.种植机　主要由主机、马达和机头三部分组成,应保证两种基本的输出转速,高速为 2 000 r/min,低速为 20 r/min,机头部分设计有冷却水接口,用于降低种植钻头钻取骨质时产生的热量。

2.钛质种植工具　包括种植体钛架、钛盒、钛钳、钛镊、方向指示器、长度测量尺等。主要用于手术过程中抓取、连接种植体以及测量种植窝的长度,标明种植窝的方向等一切与种植体接触的操作。由钛或钛合金制成,以防止异种金属元素的污染及由此造成对种植体生物相容性的影响。

3.钻头　包括球钻、先锋钻、扩大钻、肩台钻、丝锥。常见的种植体直径为 3.5 mm、4 mm、5 mm,长度常用为 8 mm、10 mm、11.5 mm、13 mm 和 15 mm。所以扩大钻直径依次增粗及长度依次加长。在制备种植窝时,扩大钻的直径逐级扩大,保证种植窝制备的过程中产热小,对周围骨组织无明显的热灼伤,同时结合导航钻的应用,使种植窝的直径、方向精确,确保种植体植入后固位良好。

4.种植体连接器及螺丝扳手　包括机用对角连接器、手动对角连接器、种植体四方扳手、种植体固定扳手、各种大小的螺丝扳手等。

（二）第二期种植体牙龈接圈连接术器械

此期手术是将种植体牙龈接圈连接在已实现骨结合的牙种植体上,将牙种植体穿出牙龈,接入口腔内。这些器械主要包括:牙龈环切刀、骨旋刀、小骨膜剥离子、小骨凿等种植体显露器械、牙龈厚度测量尺以及安装愈合螺丝使用的扳手等。

# 第五节　口腔种植手术

如前几节所述,要想实现种植体的骨结合,不仅仅是要对种植器械有严格的要求,同时种植设计、手术本身、种植材料等都是手术成功的关键,有着极其严格的要求,首先就是对种植病例的选择。

## 一、种植的适应证与禁忌证

（一）适应证

1.上下颌部分或个别缺牙,邻牙不宜作基牙或为避免邻牙受损伤者。

2.磨牙缺失或游离端缺牙的修复。

3.全口缺牙,尤其是下颌牙槽骨严重萎缩者,由于牙槽突形态的改变,传统的义齿修复固位不良者。

4.活动义齿固位差、无功能、黏膜不能耐受者。

5.活动义齿的修复要求较高,而常规义齿又无法满足者。

6.种植区应有足够的高度及宽度(唇颊,舌腭)的健康骨质。

7.口腔黏膜健康,种植区有足够厚度的附着龈。

8.肿瘤或外伤所致单侧或双侧颌骨缺损，须功能重建者。

9.耳、鼻、眼眶内容及颅面缺损的颌面赝复体固位。

需要说明的是，目前对于种植手术的适应证范围正逐步扩大，传统义齿能够修复的缺牙一般均可以通过种植牙修复。可以通过植骨术、牙槽骨增高术、上颌窦提升术、特殊设计外形的种植体等方式使过去不能用种植修复的缺失牙均可以采用种植修复。

（二）禁忌证

1.全身情况差或因严重系统疾病不能承受手术者。

2.严重糖尿病，血糖过高或已有明显并发症者，因术后易造成感染，故应在糖尿病得到控制时方可手术。

3.口腔内有急、慢性炎症者，如牙龈、黏膜、上颌窦炎症等，应在治愈后手术。

4.口腔或颌骨内有良性、恶性肿瘤者。

5.某些骨疾病，如骨质疏松症、骨软化症及骨硬化症等。

6.严重习惯性磨牙症。

7.口腔卫生差者。

8.精神病患者。

## 二、种植外科的基本原则

现代口腔种植技术发展很快，手术步骤已经规范。

（一）手术时应遵循的外科原则

1.无菌原则　种植手术必须掌握无菌原则。设立专门手术室进行手术，手术操作时器械、伤口等不能被污染，目前的种植体一般都分袋包装，出厂时已进行灭菌，使用前要核对保质期。

2.种植体表面无污染原则　种植体表面不仅要注意不被细菌污染，还要注意不被其他异种离子污染。要使用钛或钛合金器械，手术前要用蒸馏水冲洗手套，操作时尽量减少器械和手套与种植体接触的时间。

3.种植手术的微创原则　种植手术的微创操作，一方面减少过多切削骨组织，另一方面尽量减少钻取骨质时所产生的热量。还要注意保护神经和邻牙不被损伤。

4.初期稳定性原则　根据 Branemark 教授"骨结合"理论，种植体植入初期，要获得良好的初期稳定性，有利于骨结合的实现。目前的种植器械的设计已经系列化，只要选择合适型号的钻头与种植体匹配，手术时保障种植窝的规范制作等，一般都能够保障种植体的初期稳定性。

5.无干扰愈合原则　种植体无干扰愈合有利于骨结合的实现，它受种植体材料和表面处理、种植窝污染、负重等因素的影响。

（二）治疗程序

以两段式两次法为例，患者先通过专科门诊检查，经口腔颌面外科、修复科和影像科医生共同会诊，确定手术方案后，分先后两次植入牙种植体及其上部结构，最后完成种植义齿修复（图6-10）。

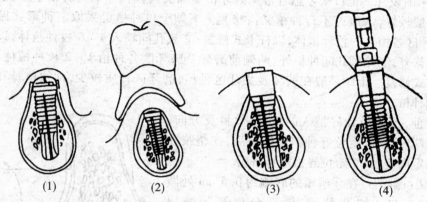

**图 6-10　两端式种植义齿修复的治疗过程示意图**
(1)第一期术后　(2)第一期术后的骨愈合期
(3)第二期手术后　(4)完成种植义齿修复

1.第一期手术　将牙种植体(fixture)植入缺牙部位的牙槽骨内,术后7 d拆线,待创口完全愈合后,将原来的活动义齿基托组织面经调整缓冲后,继续佩戴。

2.第二期手术　待第一期手术后4~6个月(上颌6个月,下颌4个月,)种植体完成骨愈合后,可安装与牙龈衔接的愈合螺丝,第二期手术后7~10 d即可取模,制作种植桥架和义齿。

3.复诊　种植义齿修复后,第一年每隔3个月复查一次,以后每年至少复诊2次。

（三）术前准备

术前要对患者进行全面检查,包括血常规、血凝常规、免疫八项、呼吸、脉搏、血压、心电图、胸透、肝功能、肾功能等,还应重点检查颌骨、颌堤形态、颌间距离、咬合关系等。X射线曲面断层片及颌骨CT了解骨松质、骨密质的比例及上颌窦情况。颏孔及下颌管的位置等。还应取上下颌模型,将患者咬合关系转移到𬌗架上,并在石膏模型上设计确定种植体植入的方向、位置、数目及分布。并做口腔洁治,治疗患牙,口腔内消毒使用0.2%碘伏,但必须用75%乙醇脱碘,防止碘对金属种植体的损害。

（四）麻醉及体位

上颌用上牙槽前、中、后神经,腭大神经及鼻腭神经麻醉,下颌取下牙槽神经、舌神经及颊神经阻滞麻醉。局麻药采用2%利多卡因或0.5%的布比卡因,可在局麻药中加入1∶500 000比例的肾上腺素。患者可采用仰卧位或半仰卧位,术者、助手以及护士的位置可根据手术需要而定。

### 三、牙种植术

（一）全口牙种植术

种植体植入手术分两期完成。以种植义齿下颌植入螺旋形种植体为例。

1.一期手术——种植体植入术

(1)术前设计    全口缺牙患者常见因牙槽萎缩义齿固位差而行种植手术;上颌总义齿固位一般较好,一般可不行种植义齿修复。下颌全口种植可采取三种形式做义齿修复:①尖牙区各植入一枚种植体,以杆卡式修复;②颏孔间植入 4~6 枚种植体,以杆卡式或固定式修复;③除颏孔间种植外,两侧前磨牙及磨牙区各种植 1~2 枚种植体,以可摘式或固定式修复。上颌一般在前牙及尖牙区种植,磨牙区骨质较少,常须植骨和上颌窦提升才能种植。

种植前,预先设计好植入的位置、数目及方向,以此制作塑胶导板,定位好种植体位置后,在塑胶导板上开孔定向定位,将定位导板消毒备用。

(2)切口翻瓣    在牙槽嵴的唇侧约 0.5 cm 处做平行弧形切口。切开黏膜,锐性分离至牙槽顶0.5 cm 处再切开骨膜,翻起黏骨膜瓣,显露骨面(图6-11)。

(3)预备种植窝    准备好种植机和种植器械。戴定向颌板,按该定向颌板预留的孔道先用快速手机(2 000 r/min)接球钻打一定位孔道(图 6-12);第二步是以先锋钻扩大至一定的深度(图 6-13),也可

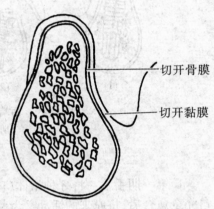

图 6-11    切口设计

以在使用导航钻之前先使用一级扩大钻定位深度;第三步以各级扩大钻进行种植窝逐级扩大;第四步以肩台钻扩大种植窝上口(图 6-14)。以上各步骤在钻孔时,均须不间断地用生理盐水在钻孔局部冲洗降温。为使几个种植体互相平行(目的是义齿戴入时有共同的就位道),钻骨过程中应随时用定向杆作为方向指示(图 6-15)。

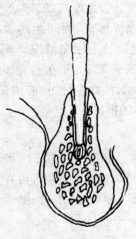

图 6-12    球钻定位

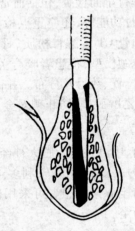

图 6-13    导航钻初定种植窝

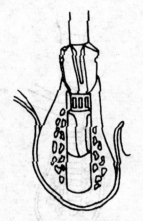

图 6-14 肩台钻扩大种植窝上口

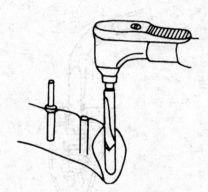

图 6-15 定向杆指导种植方向

（4）攻丝 选择与种植体型号匹配的攻丝钻，以 15 ~ 20 r/min 的钻速在各种植孔道内壁形成骨螺纹（图 6-16）。

（5）旋入种植体 将预选的种植体使用专用器械（手用和机用两种），对准种植窝，使种植体长轴与种植窝长轴保持一致，缓慢旋入种植体于种植窝内，骨缘下 2 mm。然后在种植体上安装覆盖螺丝，使其严密到位。

（6）缝合创口 用生理盐水冲洗，彻底清理骨屑等异物，将黏骨膜瓣复位，用褥式加间断缝合严密关闭创口。

2. 二期手术——种植体基台（abutment）连接术

第一期手术后 4 ~ 6 个月待种植体与颌骨完成骨愈合后，行二期手术安装基台。

（1）切开、剥离 局麻下，可使用环形刀开牙龈，也可以横行切开覆盖螺丝表面的龈黏膜及骨膜，显露覆盖螺丝。

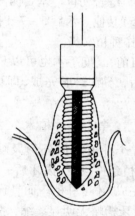

图 6-16 攻丝钻种植窝内预备螺纹

（2）安装基台 旋下覆盖螺丝，清除种植体表面的骨组织和软组织。测量种植体表面的牙龈厚度（图 6-17），根据此厚度选择相应高度的种植体基台，使其超出龈 1 ~ 2 mm，并应根据患者颌间距离的大小，调整基台的长度，以符合义齿修复的要求。基台就位以后，旋紧中心螺丝（图 6-18），用金属杆状器敲击基台，如发出清脆的敲击金属声，即证明衔接就位良好。

（3）安装愈合螺丝帽 旋入愈合螺丝帽以保护基台中心螺丝（图 6-19），不宜过紧，以防在卸除愈合螺丝帽时影响中心螺丝的固位。

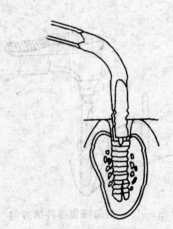

图 6-17　测量牙龈厚度

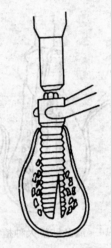

图 6-18　安装基台

(4)缝合伤口　基台两侧牙龈创口做环抱式缝合。

(5)其他　术后5~7 d拆线,随后即可取牙颌石膏模型,制作种植义齿。

目前,二期手术也可以只安装愈合螺丝。二期手术一周以后,牙龈塑形完成,即可安装基台,取模,制作种植义齿。

(二)单个牙种植术

单个种植义齿外形及功能较佳,且不损伤邻牙。但是,种植条件较严;拔牙后一般须4~6个月,待牙槽窝骨愈合完成,才可种植。而且牙槽窝基部骨质高度不得少于

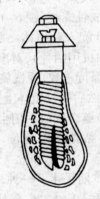

图 6-19　安装愈合螺丝帽

8 mm,牙槽嵴无明显萎缩,邻牙健康,无颌干扰,颌间距要有足够的空隙。其手术步骤与前所述基本相同。

## 四、植骨技术

上下颌牙弓牙槽骨的功能是支持牙齿,牙齿缺失以后,牙槽骨就会逐渐减少或吸收。随着时间的延长,牙槽骨在高度和宽度上同时丧失。当骨缺失达到一定程度时,口腔种植无法进行,必须通过植骨以增加骨量。骨移植的材料通常分:自体骨、异体骨和骨代用品。其中自体骨由于没有抗原性而被广泛接受,自体骨可用块状皮质骨、松质骨或块状骨制成的碎屑,并可与骨代用品混合使用。目前,自体骨最常使用的供骨包括髂骨、肋骨、腓骨和颌骨等。

临床上,单个或少量牙齿缺失后,牙槽骨可能存在少量的骨量不足,一般采用就近取骨的方法。常取用下颌骨颏部、下颌角等部位的骨质,一般不采取远位取骨(如髂骨),以免增加创伤区域。

为了增加骨量,可用使用人工骨粉,或将人工骨粉与自体骨混合使用。在缺骨区域

植入骨粉(或自体骨)以后,以生物膜加以覆盖并加以固定,防止软组织长入而造成骨吸收。经3~6个月以后,牙槽嵴宽度和高度得以增加,再实施种植手术。

### 五、上颌窦提升术

上颌后牙区由于上颌窦的存在,牙槽嵴吸收,常导致牙槽嵴顶至上颌窦底距离过短,即垂直高度不足,再加上骨质疏松,常导致种植失败。为了解决上颌后牙区种植牙槽嵴高度不足的问题,目前常采用上颌窦提升术。上颌窦提升的方法主要有两种:一种是开放式提升术,即在上颌窦侧壁开窗,在直视下将骨移植材料植入上颌窦底;另一种方法是冲顶式提升术,即是在种植窝内使用特殊的冲顶器械将窦黏膜向上推起与上颌窦黏膜分离,送入骨移植材料提升上颌窦底。

一般说来,所需提升高度约3 mm时,可以采用冲顶式提升术,预期提升4~5 mm时,使用冲顶式提升术要相当谨慎,一旦窦底黏膜被穿破,难以进行补救;预期提升5 mm以上时,大多数专家建议采用侧壁开窗式窦底提升术,即开放式提升术。另外,在牙槽嵴剩余骨量小于4 mm时,须先进行骨增量手术,待新骨形成后,再行二期种植体植入手术。

开放式上颌窦提升术的外科程序如下:

1. 常规术前检查、消毒、局麻或全身麻醉。

2. 切开翻瓣:做横过牙槽嵴顶的角形或梯形切口,切开黏骨膜达骨面,剥离颊侧黏骨膜瓣,向上翻起显露上颌窦外侧壁。

3. 开窗:介绍翻入式开窗法。用小球钻将开窗处的上颌窦前外侧壁钻磨,形成圆形或椭圆形骨窗,中央保留骨板,直到暴露粉灰色或浅蓝色的上颌窦黏膜,用剥离子仔细分离上颌窦黏膜,先底壁,后近远中壁,将开窗骨块连同黏膜完整推向窦内上方,形成新的上颌窦底。

4. 预备种植窝和植入移植物:如前所述的方法预备种植窝,注意勿损伤窦黏膜。植入种植体后,根据窦底黏膜抬高的空间大小,植入适量的骨移植材料(图6-20)。延期种植者则直接植入骨移植材料。

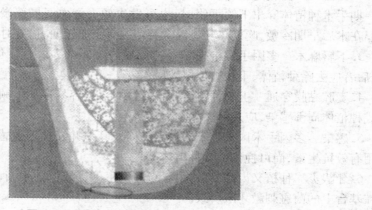

图6-20　开放式上颌窦提升术示意图

5. 缝合:将黏骨膜瓣完全复位,严密缝合。

冲顶式上颌窦提升术外科程序如下：

术前常规准备。以先锋钻预备深度至低于上颌窦底 2 mm 左右,扩孔钻逐级扩大至设计直径,选择匹配的冲顶器械,在外力敲击的作用下,将上颌窦底黏膜及骨质提升到合适深度,植入种植体(图 6-21)。

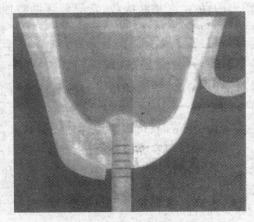

图 6-21　冲顶式上颌窦提升术示意图

# 第六节　种植手术并发症与种植义齿的成功标准

(一)种植手术并发症

1. 创口裂开　缝合过紧或过松,尤其是存在可能感染的情况下更易导致局部创口裂开,应及时清创,再次缝合,避免种植体暴露。

2. 出血　广泛剥离黏骨膜,创伤过大,术后压迫不够,均易发生黏膜下或皮下出血。如一期手术种植体穿出下颌下缘时,也可发生颏下淤血。局部淤血一般于数日后吸收。提倡在术后早期冷敷,晚期热敷。因全身情况有出血倾向者,应对症处理。

3. 下唇麻木　多因手术中损伤颏神经或种植体植入时直接创伤所致。前者多可恢复,后者应去除种植体,重新选位植入。

4. 窦腔黏膜穿通　上颌种植时,由于骨量不足,容易穿通上颌窦底或鼻底黏膜,容易造成种植体周围感染,应及时去除。

5. 感染　多因手术区或手术器械污染以及其他并发症诱发感染。应及时清理创口,应用有效抗生素,尚可挽留部分种植体。

6. 牙龈炎　种植义齿修复后,由于口腔卫生不良或清洁不当,种植体基台清洁差,黏附在基台上的菌斑刺激牙龈所致。

7. 牙龈增生　由于基台穿龈过少,或基台与桥架连接不良,造成局部卫生状况差,长期慢性炎症刺激可致牙龈增生。可将其切除并对症处理。

8. 进行性边缘性骨吸收　发生在种植体颈部的骨组织,与牙龈炎、种植体周围炎、种植体应力过于集中等因素有关。

9. 植体创伤　常见种植义齿被意外撞击,严重时可导致种植体松动。

10. 种植体机械折断　与种植体连接的部分如中心螺丝、桥柱螺丝折断,主要因机械因素或应力分布不合理所致。

(二)种植义齿的成功标准

口腔种植体植入后,可以很大限度地改善患者的口腔形态和功能。种植是否成功,一方面可以通过临床医师进行客观的检查,另一方面,患者的主观感受也应当作参考。究竟植体在口腔内留存多长时间、植体的动度保持在什么程度、骨吸收量每年应当低于多少等才算是种植成功? 虽然目前世界上已有多种标准进行衡量,但还有待于进一步科学化。下面介绍有代表性的三种标准。

1. 1978 年由美国国立健康研究院组织召开的研讨会,提出种植成功标准。

(1)种植体在任何方向上的活动度小于 1 mm。

(2)X 射线摄片上所显示的种植体周围射线透射区,无评价意义。

(3)垂直方向上的骨吸收不超过种植体的 1/3。

(4)允许有可治愈的牙龈炎,无症状,无感染,无邻牙损伤,无感觉异常及麻木,无下颌管、上颌窦及鼻底组织的损伤。

(5)5 年成功率要达到 75%。

2. 1986 年瑞典的 Albrektsson 等又提出了一个更为严格的成功评价标准。

(1)种植体无动度。

(2)放射线检查,X 射线片上种植体周围无透射影区。

(3)种植体功能负荷一年后,垂直方向上的骨吸收小于 0.2 mm/年。

(4)种植后无下列持续性或不可逆的症状及体征,如疼痛、感染、神经疾患、感觉异常及下颌管的损伤。

(5)按上述标准,5 年成功率要达到 85% 以上,10 年成功率要达到 80% 以上。

3. 1995 年中华口腔医学杂志社在珠海的种植义齿研讨会上提出的标准。

(1)功能好。

(2)无麻木、疼痛等不适。

(3)自我感觉良好。

(4)种植体周围 X 射线无透射区,横行骨吸收不超过 1/3,种植体不松动。

(5)龈炎可控制。

(6)无与种植体相关的感染。

(7)对邻牙支持组织无损害。

(8)美观。

(9)咀嚼效率达 70% 以上。

(10)符合上述要求者 5 年成功率达到 85% 以上,10 年成功率达到 80% 以上。

# 病例分析

　　患者,男,62 岁,主诉:下颌义齿佩戴困难两年。患者全口牙齿缺失五年,佩戴全口义齿四年余。最近两年下颌义齿佩戴困难,严重影响进食、语言。检查:全身情况良好。全口牙齿缺失,佩戴有全口义齿。下颌牙槽嵴严重萎缩,X 射线曲面断层片显示下颌牙槽嵴高度降低,严重萎缩。牙槽骨 Lekholm 分类为 C 级。

　　问题:

　　如患者下颌种植 2～4 颗种植体,怎样设计? 简要介绍术前设计和手术步骤。

　　患者植入种植体后,出现颏部肿胀淤血,如何处理?

（陈峻岭）

# 第七章 口腔颌面部感染

**学习要点**

1. 口腔颌面部感染的特点、途径、转归、临床表现、诊断和治疗方法。
2. 智齿冠周炎与常见间隙感染的病因、临床特点、诊断和治疗要点。
3. 化脓性与放射性颌骨骨髓炎的病因、临床特点、诊断和治疗原则。
4. 颜面部疖痈与急性淋巴结炎的病因、临床特点、诊断和治疗特点。

# 第一节　概　　论

感染(infection)是指微生物在宿主体内异常繁殖及侵袭,在微生物与宿主相互作用下,导致机体产生以防御为主的一系列全身及局部组织病理反应的炎症性疾患。

随着我国医药事业的发展和人民健康水平的提高,口腔颌面部感染也相应减少。但就口腔疾病的总体而言,口腔颌面部感染仍是口腔科常见病、多发病。

口腔颌面部感染除具备红、肿、热、痛、功能障碍等全身各部位感染的共性外,因自身的解剖生理特点,又有其特殊性。

口腔颌面部的口腔、鼻腔、鼻窦、牙、牙龈及扁桃体的特殊解剖结构和这些部位的温度、湿度均适宜细菌的寄居、生长和繁殖,因此,正常时即有大量的微生物存在;此外,颜面皮肤的毛囊、汗腺和皮脂腺也都有细菌寄居;当身体抵抗力降低或局部皮肤、黏膜遭受损伤时,细菌可乘虚侵入导致感染的发生。一些非致病菌此时也可以成为引起感染的致病菌。近年来微生态学的研究和发展证实,感染除由外环境中致病微生物引起外,多数是由宿主各部位正常存在的大量微生物生态平衡失调所致。

口腔内牙和牙周组织与上、下颌骨相连,而龋病、牙髓病和牙周炎、智齿冠周炎的发病率均较高,若病变继续发展,感染可通过根尖和牙周组织向牙槽骨、颌骨和颌周组织蔓延。

颜面及颌骨周围具有较多潜在的、互相连通的筋膜间隙,并为疏松结缔组织所充实,其抗感染能力较低,是化脓性炎症蔓延扩散的通道。

颜面部血液循环丰富,加之静脉缺少静脉瓣,感染可逆行扩散至颅内,引起海绵窦化脓性血栓性静脉炎等严重颅脑并发症。尤以两侧口角至鼻根连线内的三角区发生的感染,更易循面静脉系统向颅内扩散,而被称为面部"危险三角区"。

面颈部有丰富的淋巴组织,口腔、颜面及上呼吸道感染时常引起相应引流区域的淋巴结炎,尤其是婴幼儿淋巴结发育不够完善,感染易穿破淋巴结被膜,形成结外蜂窝织炎。

口腔颌面部位于消化道、呼吸道起始端,且组织疏松,特别是口底及咽旁一旦发生感染,组织水肿反应快而明显,轻则影响进食、吞咽,重则影响呼吸,甚至引起窒息。

上述口腔颌面部解剖生理特点,是容易导致感染发生的不利因素。但由于口腔颌面部器官位置相对表浅且暴露在外,发生感染易被早期发现,而得到及时治疗;同时口腔颌面部组织血液循环丰富,抗感染能力强,有利于控制感染和疾病的愈合。

## 一、口腔颌面部感染的病因与途径

口腔颌面部感染是因病原微生物侵入口腔颌面部软、硬组织而引起的一系列局部和全身病理反应的炎症性疾病。其感染的途径有：

1. 牙源性　病原体通过病灶牙或牙周组织进入人体内而引起的感染，称为牙源性感染。牙髓、牙周感染治疗不及时或治疗不当，可向根尖、牙槽骨、颌骨以及颌面部蜂窝织间隙扩散。由于龋病、牙髓炎、根尖周炎、牙周炎、智齿冠周炎均为临床常见病，因此，牙源性感染是临床上最为常见的感染途径。

2. 腺源性　口腔、上呼吸道感染可引起面颈部淋巴结炎；淋巴结感染穿破淋巴结被膜向周围扩散，又可引起颌周蜂窝织炎。临床上因上呼吸道感染引起的腺源性感染，为儿童最常见的感染途径。

3. 损伤性　病原体通过损伤的皮肤、黏膜或拔牙创进入组织，如口腔颌面部的开放性损伤、颌骨的开放性骨折及深部异物，都可能带进细菌引起感染。

4. 血源性　指机体其他部位的化脓性病灶通过血液循环而引起口腔颌面部感染，常继发于全身脓毒血症或败血症，这类感染较重，但临床上不多见。

5. 医源性　医务人员在进行局部麻醉、穿刺、手术等操作时，未严格遵循无菌操作原则而造成的继发感染称为医源性感染。

## 二、口腔颌面部感染的类型与病原菌

口腔颌面部感染可由单一致病菌引起，也可由多种致病菌引起，临床上以多种致病菌引起的混合感染更为多见。口腔颌面部感染因病原体不同，可分为非特异性感染和特异性感染两大类。

1. 非特异性感染　非特异性感染又称化脓性感染或一般性感染，主要由金黄色葡萄球菌、溶血性链球菌、大肠埃希菌等引起。近年来，由于厌氧培养技术的应用，发现厌氧菌为口腔颌面部感染的重要致病菌，如类杆菌属、梭杆菌属和消化链球菌等。临床细菌培养结果证实，目前口腔颌面部感染最多见的是需氧菌与厌氧菌的混合感染。在这种混合感染的环境中，由于需氧菌对氧的消耗，使感染后期厌氧菌数量增加，在腐败坏死感染为主的感染中，厌氧菌更为多见。

2. 特异性感染　指由某些特殊的致病微生物引起的特定类型病变，其病理及临床表现各具特点，如结核、梅毒、放线菌病、艾滋病等，对其预防和治疗须采取相应的特殊方法。

## 三、口腔颌面部感染的转归

感染是微生物对宿主细胞、组织或血液系统的异常攻击和宿主对这种攻击反应的总和。感染的发生、发展常取决于多种因素，如致病体的种类、数量和毒力大小；患者年龄、营养状况、抵抗力、易感染性以及感染发生部位的解剖特点、局部血液循环状况、是否得到及时、合理的治疗等。因此口腔颌面部感染的过程和转归取决于机体抵抗力、致病体的毒力和治疗措施三方面的影响，临床上感染的转归有以下三种情况。

1. **痊愈**　感染被局限,通过自行吸收或形成脓肿引流后,病原微生物及变质组织完全清除,由健康组织修复损伤区域而痊愈。

2. **转化为慢性炎症**　机体和病原体毒力形成相持状态,或对感染处理不当,感染转为慢性过程。

3. **感染扩散**　当机体抵抗力弱,或病原体数量多、毒性大时,感染可向周围组织和器官蔓延,也可以通过淋巴管及血液循环扩散,引发淋巴管炎,淋巴结炎,甚至形成败血症、转移性脓肿、海绵窦血栓性静脉炎、中毒性休克等严重的并发症。

### 四、口腔颌面部感染的临床表现与诊断

(一)口腔颌面部感染的临床表现

1. **局部症状**　化脓性感染的急性期,病情发展迅速,一般由几天到十几天,局部反应明显。其组织病理改变为充血、水肿、渗出、变质、细胞代谢障碍以及组织坏死、化脓等。临床上局部主要表现为红、肿、热、痛及功能障碍,炎症区相关的淋巴结出现肿大、压痛等。感染早期,由于炎细胞浸润,以感染区域为中心出现弥散性肿胀,皮肤潮红、发亮,触之较硬而疼痛,病变的中心区红肿及压痛最严重,周围逐渐减轻。肿胀与正常组织分界不清,且往往超出病变范围。当机体抵抗力强及用药及时合理时,感染可以自行吸收而消散。若发病 5～7 d,体征无明显改变,则坏死组织、脓细胞及组织液积聚而形成脓肿。脓肿表浅者有自发痛及触压痛,皮肤隆起,颜色暗红,可扪及波动感;深部脓肿,除有一般的感染症状外,在皮肤表面不能触及波动感,但由于淋巴、组织液的回流障碍,指压病变皮肤可出现凹陷性水肿,此点有助于诊断。在化脓过程中,可呈现跳痛,且可放射至患侧头面部。感染区若位于咀嚼肌深面或升支内侧者,面部皮肤多无明显肿胀,主要表现为患侧疼痛及严重的张口受限;而位于口底、舌根、下颌下、咽旁间隙的感染,可影响咀嚼、吞咽、语言,严重者可致呼吸困难。

腐败坏死性蜂窝织炎受累区皮肤呈弥漫性肿胀,触压有明显凹陷性水肿,皮肤灰白发亮。随着局部循环障碍加重,皮肤色泽呈暗红或紫色,无弹性,由于组织间隙内有气体产生,常可扪及捻发音。

由于感染菌种不同,所形成的脓液性状也有差异。金黄色葡萄球菌引起者脓液呈黄色,黏稠;链球菌引起者脓液呈淡黄色、稀薄,有时由于溶血而呈褐色;大肠埃希菌感染的脓液为黄褐色、浓稠、有粪臭味;铜绿假单胞菌感染者脓液为翠绿色、稍黏稠、有酸臭味;混合性细菌感染呈灰白或灰褐色脓液,有明显腐败坏死臭味;结核杆菌脓液呈黄绿色、稀薄,可有豆渣样干酪物;放线菌脓液中则可有黄色硫黄颗粒。

慢性炎症期,由于纤维组织增生,胶原纤维的收缩,局部形成较硬的炎性浸润块,有轻压痛。有的脓肿未及时治疗而自行破溃,形成长期排脓的皮肤或黏膜瘘(窦)口。

2. **全身症状**　全身症状的轻重因细菌数量、毒力,感染部位及机体的状况不同而有很大的差异。如面部疖可无明显全身症状,而急性中央型颌骨骨髓炎及多个颌周间隙蜂窝织炎则可伴有较重的全身症状,如畏寒、发热、头痛、全身不适、乏力、食欲减退、尿量短赤、脉搏细数、舌质红、苔黄等;实验室检查,白细胞总数不同程度增高、中性粒细胞比例上升、核左移。年老或幼儿患者或病情重而病程较长时,可出现全身性营养和代谢障碍,

引起水、电解质平衡失调,肝、肾功能损害。发生在面部危险三角区内的疖、痈,可导致海绵窦血栓性静脉炎等颅脑并发症,引起脑膜激惹及眼静脉回流受阻症状。个别病情严重者可发生败血症、脓毒血症,甚至中毒性休克。全身反应低下,多器官功能衰竭,脉快而弱,血压下降,体温或白细胞计数不升高或反而低于正常时,均提示病情严重,最后发生昏迷而危及生命。

慢性感染患者,因局部病变经久不愈、长期排脓、持续性低热、进食差,重者有全身衰弱、营养不良和贫血等表现。

(二)口腔颌面部感染的诊断

口腔颌面部感染位置相对表浅,通过仔细询问病史,结合临床症状、体征,大多数可做出正确诊断。及时而正确的诊断,合理的治疗,对于缩短病程、防止感染扩散和恶化有重要意义。

炎症初期,病变区的主要表现为红、肿、热、痛等,这是诊断局部感染的基本依据。当炎症局限形成脓肿后,波动感是诊断脓肿的重要特征。浅部脓肿可通过波动试验诊断(图7-1);深部脓肿一般不易查到波动,但压痛点比较清楚,并存在不能很快恢复的凹陷性水肿。对于深部脓肿,为了确定有无脓肿或脓肿的部位,可行穿刺检查,以协助诊断。必要时可借助 B 型超声波、CT 等检查,有助于明确脓肿部位、大

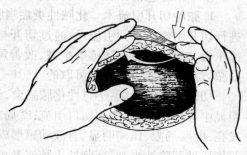

图7-1 脓肿波动感的检查方法

小。进行脓液细菌培养和药敏试验,以鉴别感染细菌的种类,并为合理选用抗感染药物提供依据。另外,定时的外周血白细胞检测是观察感染进展的基本方法之一,在重度感染或大量抗生素应用下,白细胞计数可无明显增加,但有核左移和中毒性颗粒出现。X射线摄片对诊断颌骨骨髓炎,确定其病变范围、破坏程度或死骨形成的部位等能提供可靠的依据。疑有败血症时,应多次抽血做细菌培养以明确诊断,同时应做药敏试验,为选择有效的抗感染药物提供参考。

对于位置深在的间隙感染或颌骨骨髓炎的病例,以及皮肤、黏膜上的慢性溃疡和炎性硬结等,应注意同恶性肿瘤、血管瘤、囊肿以及其他疾病的继发性感染相鉴别,必要时应做活体组织病理检查,明确诊断。

## 五、口腔颌面部感染的治疗

口腔颌面部感染总的治疗措施应针对机体和病原体两个方面,增强机体抵抗力,调整紊乱的生理功能是治疗的基础;对病原体的治疗,清除炎症产生的毒性物质,如脓液、坏死组织,及早去除病灶,则是治疗的关键。

(一)局部治疗

某些轻度感染,有时仅用局部治疗法即可治愈。感染性炎症的渗出期,机体发生细胞及体液免疫,促进炎症局限和消散。此时应保持局部静态,避免对炎症的不良刺激,以

免感染扩散,并据炎症不同阶段给予局部处理。

1. 热敷　颌周间隙蜂窝织炎及淋巴结炎的早期可选用湿热敷(热水、50%硫酸镁溶液)、局部红外线、短波及医用激光照射等理疗,有促进血液循环、加速渗出液吸收和加强细胞吞噬作用的效果。面部疖、痈,特别是危险三角区的疖、痈应严禁使用,因热敷后可促进海绵窦静脉炎的发生。脓肿形成后则应慎用,以免炎症扩散。高压氧可以增进血液循环和氧的供给,促进慢性骨髓炎和放射性骨髓炎的死骨分离及炎症病灶愈合。

2. 外敷药物　在形成脓肿前,外敷药物有消炎、止痛的作用,常用的药物有鱼石脂软膏、六合丹、金黄散等。严禁使用腐蚀性药物外敷,以防止感染扩散或在面部遗留永久性瘢痕。

（二）手术治疗

手术治疗包括脓肿切开引流和清除病灶两个方面。

1. 脓肿切开引流术　化脓性炎症当脓肿已经形成或脓肿已破溃但引流不畅时,必须进行切开引流或扩大引流术,通过切开排脓将脓液及坏死物排出体外,可以起到减轻局部压力,减缓疼痛,预防感染扩散,改善局部及全身症状,防止并发症发生的目的。通过抽脓方式的闭式引流是不可取的。

切开排脓的指征:①急性化脓感染,经药物治疗5~7 d后,肿痛不消,体温不降,并有明显中毒症状时,应考虑切口引流;②局部疼痛加重,并呈搏动性跳痛,炎症区皮肤发红、发亮,肿胀局限、压痛明显、有波动感形成;③深部脓肿扪及波动,或病变区有明显压痛点及指压处凹陷性水肿,穿刺抽出脓液者;④口底蜂窝织炎,尤其是腐败坏死性感染或小儿颌周蜂窝织炎,出现呼吸、吞咽困难者,虽无典型脓肿形成,亦应早期切开减压,以改善局部缺氧,排除毒素与坏死组织,防止呼吸道梗阻及炎症扩散;⑤脓肿已破溃,但引流不畅者;⑥结核性冷脓肿,切开指征应严格掌握,因切开引流后其瘘口可长期不愈,一般采用闭式引流方式,并在抽脓后立即在脓腔内及淋巴结周围注射抗结核药。但当保守治疗无效或行将破溃时,应予以切开引流。

切开引流手术要求:①切口部位应尽量位于脓肿最低处,以利于脓液的自然引流。②考虑外形及美观,切口最好位于相对隐蔽处,如发际内、耳屏前、下颌下区、颌后和口内等,一般首选经口内引流。切口方向应与皮纹方向一致,减少瘢痕畸形。切口长度一般与脓肿大小一致,浅表者可小于脓肿直径。③切开时应避免损伤面神经及其分支、血管和腮腺导管等重要结构。④一般切开至黏膜下或皮下组织,按脓肿位置用血管钳钝分离进入脓腔,并扩大创口。如有多个脓腔存在,应通过同一切口逐一贯通每个脓腔,以利于彻底引流。⑤术中操作应准确、快速、轻柔,应避免脓腔壁的损伤,并注意观察脓液的色泽、性状及脓量等。颜面危险三角区的脓肿切开后,严禁挤压,以防感染向颅内扩散。⑥脓肿切开后用生理盐水、1%~3%过氧化氢液或抗生素液反复冲洗脓腔,以加速脓液的排出。但须注意的是,切忌在脓腔深大而引流创口相对较小时用3%过氧化氢冲洗,否则由于机械推压,发炎坏死组织反而可引起炎症播散。⑦常选用碘仿纱条或橡皮条引流;深部脓肿用橡皮管或乳胶管为好。对于出血较多的深部脓肿可用生理盐水纱条填塞,次日更换。

2. 清除病灶　口腔颌面部感染绝大多数是牙源性感染扩散所致,但常易被忽视。因而在急性炎症控制后,应及时施行清除病灶的手术,以消除病原,避免复发。如治疗或拔除病灶牙,清除死骨,摘除唾液腺导管内结石等。

（三）全身治疗

全身治疗包括针对局部炎症区或激发全身感染的病原微生物的抗感染治疗,以及因感染所致的高热治疗,水、电解质平衡紊乱的纠正和支持疗法两方面。口腔颌面部感染早期多无全身并发症,全身治疗主要为抗感染药物的应用。但面部痈、腐败坏死性蜂窝织炎、急性颌骨骨髓炎等,可出现严重的并发症,应高度警惕,及早发现,对症治疗。

1. 全身支持治疗 ①感染的急性期,应适当休息,注意加强营养,给予高蛋白、高热量、易消化、富含维生素 B 和维生素 C 的食物。重者应卧床休息,高热和脱水患者,应根据需要静脉输液,保证充足的水分,以防止和纠正水、电解质平衡紊乱和酸中毒等,保护肝、肾功能。对体弱贫血者及重症患者,可输新鲜血液或血浆蛋白,以增强机体抗病能力;可定期多次给予胎盘球蛋白、丙种球蛋白来增强抗体。②另外还可实施对症治疗,如对高热患者,可采用物理降温,必要时给予药物降温。③对于中毒性休克、病情严重者可用冬眠疗法,来减轻机体对炎症因子的过度反应,为抗感染药物发挥有效作用争取时间,创造条件。但该方法可降低正常的生理反射,并发肺部感染,对伴有心血管疾病、血容量不足、肺功能不足者慎用。

2. 抗感染药物治疗 一般来说,对局限、表浅的化脓性感染,机体状况良好,无全身症状者,只须局部处理,可不用抗感染药。对于较重的深部感染或全身感染,抗感染药物的应用是炎症治疗的基本方法。

使用抗感染药物时,应根据患者全身情况,病原微生物种类和疾病严重程度进行选择,否则,不仅造成药物的浪费,而且引起细菌的耐药性,并严重影响治疗。因此,临床医师必须熟悉各种抗感染药物的性能,并掌握适应证和联合用药的原则,预防可能发生的不良反应,避免二重感染,同时还应克服单纯依赖抗感染药物的倾向。必须明确,抗感染药物的应用并不能代替外科治疗的基本原则。

临床应用抗感染药物的基本原则是:①确定病原体诊断,用药前应尽可能明确病原体并进行药敏试验。②严格掌握所选药物的适应证、抗感染活性,避免应用无指征和指征不强的药物。③充分考虑患者生理、病理、免疫状况调整药物和剂量。④一种抗感染药物可以控制的感染就不任意采用多种药物联合应用,可用窄谱者不用广谱抗感染药。⑤恰当掌握预防用药适应证,提倡手术前、术后合理应用抗感染药物。大多主张术前30 min 预防性给药,如手术超过 4 h,须再用以上药物静脉滴注一次。口腔颌面部常有大量微生物定植,术后应继续用药 3 d。⑥联合应用抗感染药物必须有明确指征:对病情未明或病原体尚未确定的严重感染;单一药物不能控制的严重感染或混合感染,如结核病等须长期用药而细菌可产生耐药性者;联合用药可获得协同作用或至少可取得累加作用者。

由于病原体的种类一开始尚不能确定,临床上一般可先根据诊断、感染来源、临床表现、脓液性状和脓液涂片检查等估计病原体种类,选择抗感染药物。以后按照治疗效果、病情演变、细菌培养及药物敏感试验结果,调整抗感染药物种类。

3. 激素的应用 对合并败血症或脓毒症以及出现感染性休克的患者,或由于局部水肿导致呼吸困难的病例,在使用足量有效抗生素的同时,可加用肾上腺皮质激素类药物。激素具有退热、抗炎、抗毒、减轻水肿、升压和增加肾小球滤过率的作用,故可减轻病理损害和改善临床症状。临床常用的激素药物有氢化可的松、泼尼松(强的松)、地塞米松等。使用原则是疗程短、剂量适度。对重症病例,也有主张大剂量短时间应用。

　　激素对神经、消化系统及骨组织有某些不良反应。另外,还有抑制机体免疫功能和纤维母细胞活动的作用,能削弱机体抵抗力,促使感染扩散和掩盖临床症状。应用过量可出现库欣综合征,长期用药后突然停药还可发生戒断综合征。因此,使用时应特别慎重。对高血压、伴有溃疡性疾病或结核性感染等则应避免使用本药。

# 第二节　智齿冠周炎

　　智齿冠周炎(pericoronitis of third molar)是指第三磨牙萌出不全或阻生时牙冠周围软组织发生的炎症。此病多见于18~30岁的青年人,临床上以下颌第三磨牙冠周炎最为常见,上颌第三磨牙发生率较低,症状较轻,并发症较少,治疗相对简单。本节主要介绍下颌第三磨牙冠周炎。

【病因】

　　人类进化过程中,随着食物种类的变化,带来咀嚼器官的退化,造成颌骨长度与牙列所须长度的不协调。下颌第三磨是牙列中最后萌出的牙,因萌出的位置不足,可导致不同程度的阻生。第三磨牙萌出过程中或阻生第三磨牙,可全部或部分被龈瓣覆盖,龈瓣与牙冠之间形成较深的盲袋(图7-2)。盲袋的存在与冠周炎的形成关系密切。盲袋内易积存食物残渣及细菌且不易清洁,其间的温度与湿度又利于细菌的生长繁殖,当冠周软组织与龈瓣受到牙齿萌出时的压力,造成局部血运差,加之咀嚼时遭到对颌牙的咬伤,细菌即可侵入。盲袋所蕴含的潜在危险与宿主的抵抗力之间,常形成一定的平衡。一旦全身抵抗力下降,如上呼吸道感染、精神紧张、疲劳、睡眠不足、月经期、分娩等,龈袋内寄居的细菌则乘机繁殖,细菌毒力增强,引起冠周炎的急性发作。

　　因此,下颌第三磨牙阻生、冠周盲袋形成和细菌感染是下颌智齿冠周炎发生的主要病因,其中阻生是根本原因。

【临床表现】

　　智齿冠周炎常以急性炎症形式出现。初期患者一般无明显全身症状,仅自觉患侧磨牙后区胀痛不适,当咀嚼、吞咽、开口活动时疼痛加重。如病情继续发展,局部可呈自发性跳痛且可向耳颞部放射。当感染侵及咀嚼肌时,可引起咀嚼肌反射性痉挛而出现不同程度的张口受

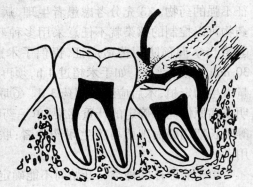

图7-2　阻生牙引起的盲袋

限,重者可发生"牙关紧闭"。由于口腔不洁,出现口臭、苔厚、龈袋有脓性分泌物溢出。

临床检查多数患者可见萌出不全的第三磨牙,在低位阻生或肿胀的龈瓣全部覆盖牙冠时,须用探针检查方可探及龈瓣下的阻生牙。冠周龈瓣红肿、溃烂,有明显触痛,有时可见从龈袋内溢出脓液。化脓性炎症局限时,可形成冠周脓肿,有时脓肿可自行溃破。病情严重者,炎性肿胀可波及舌腭弓和咽侧壁,伴发明显的张口困难。相邻第二磨牙受炎症激惹可出现叩击痛。由于受食物嵌塞等因素影响,相邻的第二磨牙远中邻面牙颈部常发生龋坏,切勿遗漏。此外常伴有患侧下颌下淋巴结肿大、压痛。

全身有不同程度的畏寒、发热、全身不适、食欲减退、便秘等症状,化验检查白细胞总数稍有增高,中性粒细胞比例上升。

慢性冠周炎全身无明显自觉症状,仅局部有轻微疼痛和不适感,但患部软组织较硬,可有龈袋溢脓、颊部黏膜或皮肤瘘管形成及轻度张口受限。

**【扩散途径及并发症】**

智齿冠周炎如未能有效控制,可直接蔓延或经由淋巴管扩散,引起邻近组织器官或筋膜间隙的化脓性感染,重者还可循血行传播,并发败血症等全身化脓性感染。常见的局部扩散途径为:

1.感染可在咬肌前缘与颊肌后缘之间向外前方扩散形成面颊部皮下脓肿,破溃后则形成经久不愈的面颊瘘。

2.感染可沿外斜线向前扩散,在第一磨牙颊侧前庭沟处形成骨膜下脓肿或破溃成瘘管,临床上易误诊为第一磨牙根尖感染或牙周病变。

3.感染可沿下颌支外侧面向后扩散,引起咬肌间隙感染,并可引起下颌支外侧面边缘型骨髓炎。

4.感染可沿下颌支内侧向后扩散,引起翼颌间隙感染或下颌支内侧面边缘型骨髓炎,以及咽旁间隙感染或扁桃体周围脓肿。

5.感染可沿下颌体内侧向下方扩散,引起舌下间隙、颌下间隙感染甚至口底蜂窝织炎(图7-3)。

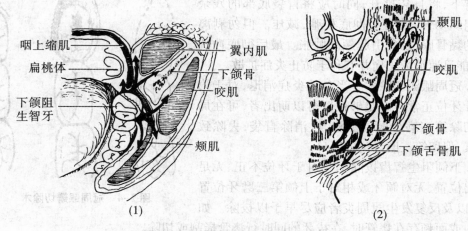

图7-3　智齿冠周炎的感染扩散途径
(1)水平面观 向前、后、外、内向扩散　(2)冠状面观 向上、下扩散

**【诊断及鉴别诊断】**

根据病史、临床症状、口腔检查及 X 射线检查,诊断多无困难。用探针检查可触及未萌出或阻生的第三磨牙牙冠。X 射线摄片可以了解第三磨牙的生长方向、位置、牙根的形态及牙周情况。

值得注意的是当下颌第三磨牙冠周炎扩散至第一磨牙前庭沟时,或在该处形成瘘管或面颊瘘时,易被误诊为炎症来自第一磨牙,特别在第一磨牙及其牙周有病变时,更易误诊。此外,还应与第二磨牙远中深龋引起的牙髓炎、根尖周炎,以及磨牙后区恶性肿瘤(合并感染)相鉴别。

**【治疗】**

智齿冠周炎的治疗原则:急性期主要以抗感染、镇痛、切开引流及增强机体抵抗力的治疗为主;慢性期应以祛除病因为主,及时消除盲袋或及早拔除阻生牙,以防止反复急性发作或带来并发症。其主要治疗措施有:

1. 盲袋冲洗、上药  是局部消炎、止痛、引流的有效治疗方法,可清除龈袋内食物残渣、坏死组织及脓液等。常选用生理盐水、1% ~3% 过氧化氢或 1∶5 000 高锰酸钾溶液、0.1% 氯己定(洗必泰),以弯形钝针头深入盲袋底部,彻底清洗盲袋。擦干局部,用探针蘸碘甘油、樟脑酚、2% 碘酊或少量碘酚送入盲袋内,每日 1 ~3 次。

2. 温热液含漱  能改善局部血液循环,缓解肌肉痉挛,促使炎症消散,使患者感到舒适。常用盐水或普通水,温度应稍高,每 1 ~2 h 含漱一次,每次 4 ~5 min。含漱时头应稍向后仰并偏向患侧,使液体作用于患区,但急性炎症扩散期不宜采用。其他漱口液有 1% 过氧化氢液、0.05% 氯己定液、1∶5 000 高锰酸钾液等。

3. 理疗、针刺治疗  有镇痛、消炎和改善张口度的作用。针刺常用穴位有合谷、下关、颊车、大迎、翳风等。

4. 切开引流  如当冠周脓肿形成后,须在表面麻醉或局部麻醉下切开引流,并放置引流条。在充分麻醉下,将盲袋挑开,同时应将盲袋底部的残余牙囊组织切开,使盲袋彻底松弛,减压。但勿剥离冠周的黏骨膜,以免引起颊部肿胀。最后彻底冲洗上药,能迅速消炎止痛并有利于防止炎症扩散。

5. 冠周龈瓣切除术  当急性炎症消退,对于第三磨牙牙位正常且有足够位置可以萌出者,可在局麻下切除第三磨牙冠周龈瓣,以消除盲袋,去除致病因素,保留第三磨牙(图 7-4)。

6. 下颌阻生智齿拔除术  对于牙位不正、无足够萌出位置、无对颌牙或相对于上颌第三磨牙位置不正,以及反复发生冠周炎者应尽早予以拔除。如口腔内或面颊存在瘘管时,在拔牙的同时行瘘管搔刮或切除。

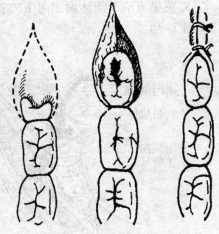

图 7-4  冠周龈瓣切除术

7. 全身治疗  合理使用抗生素和对症处理,必要时给予支持疗法。

【预防】

在人体抵抗力强,冠周软组织健康的情况下,尽管下颌第三磨牙阻生,牙冠为龈瓣所覆盖,但不一定发生冠周炎。而当人体抵抗力下降,或局部龈瓣受创伤,或细菌毒力强时,就会发生冠周炎,甚至引起严重并发症。因此,加强锻炼,注意劳逸结合,保持口腔卫生,是预防冠周炎发生的重要环节。对具备龈瓣切除条件者,或无法正常萌出的阻生牙,应把握时机,做相应的手术治疗,以免冠周炎的再次发作。

# 第三节 口腔颌面部间隙感染

口腔颌面部间隙感染(oral and maxillofacial space infection)是指在口腔、颌面及颈上部各潜在性筋膜间隙中所发生的细菌性炎症的总称。感染发生后,化脓性炎症局限者称为脓肿,化脓性炎症弥散者称为蜂窝织炎。

在正常的颌面解剖结构中,存在着许多潜在的筋膜间隙。这些筋膜间隙被脂肪和疏松结缔组织所充满,且各间隙之间相互通连。感染可局限于一个间隙,也可波及相邻多个间隙,从而形成弥漫性蜂窝织炎或脓肿。若感染未得到控制,还可向颅内、纵隔等处发展,甚至导致全身化脓性感染等严重并发症。其主要表现为急性炎症过程,病情发展迅速,全身和局部症状均很明显。口腔颌面部间隙感染均为继发性,常见为牙源性或腺源性感染扩散所致,损伤性、血源性及医源性较少见。感染的性质可以是化脓性、腐败坏死性或混合性感染,感染位置可以是表浅的,亦可以是深在的。临床根据感染所在的解剖部位而有不同的临床表现。

在诊断间隙感染时,应对感染来源、感染性质和致病体的种类、感染的部位及波及范围、感染的发展阶段、患者的身体状况等方面做出判断与鉴别。对怀疑为颌面部深部间隙感染者,如果经过抗生素治疗或切开引流后仍无好转,反而局部肿痛继续加重,须考虑是否为肿瘤。

由于解剖部位各异,感染涉及的间隙多少不尽相同,以及感染来源和致病菌类别不同,患者的局部及全身表现也各具特征,治疗方法自然也各有侧重,临床应区别对待。

## 一、眶下间隙感染

【应用解剖】

眶下间隙(infraorbital space)位于眼眶下方、表情肌与上颌骨前壁之间。上界为眶下缘,下界为上颌骨牙槽突,内界为鼻侧缘,外界为颧骨。上颌骨前壁以尖牙窝为中心形成眶下间隙的底,其浅面有皮肤、表情肌等。间隙中有自眶下孔穿出的眶下神经血管束以及眶下淋巴管。此外,还有走行与肌间的内眦动脉、面前静脉及其与眼静脉、眶下静脉、面深静脉的交通支(图7-5)。

【感染来源】

感染主要来源于上颌切牙、上颌尖牙、第一前磨牙的化脓性根尖周炎或牙周脓肿;其次为上颌骨前壁骨髓炎的脓液穿破骨膜；上唇底部、鼻侧或眶下皮肤的化脓性感染也可扩散至眶下间隙内；婴幼儿上颌骨骨髓炎亦常伴发眶下间隙感染。

【临床特点】

主要表现为以尖牙窝为中心眶下区的红肿。肿胀范围波及内眦、眼睑、颧部皮肤；肿胀区皮肤充血、张力增大、睑裂变窄、鼻唇沟消失。脓肿形成后，眶下区可触及波动感；口腔内常可发现病灶牙；尖牙至第一前磨牙前庭沟处常有明显肿胀、压痛，极易扪及波动，穿刺可抽出脓液，少数可自行破溃脓液溢出；脓肿压迫、激惹眶下神经，可引起不同程度的疼痛。

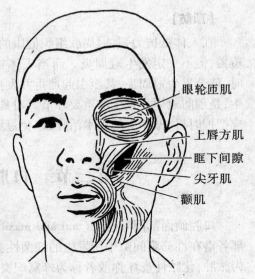

图 7-5　眶下间隙的解剖位置

眼轮匝肌
上唇方肌
眶下间隙
尖牙肌
颧肌

【扩散途径】

眶下间隙感染向上可向眶内直接扩散，引起眶内蜂窝织炎。严重者沿面静脉、内眦静脉、眼静脉向颅内扩散，并发海绵窦血栓性静脉炎；亦可并发颊间隙感染及上颌窦炎、上颌骨骨髓炎等。

【治疗】

一旦脓肿形成应及时行切开引流术。一般多从口内在上颌尖牙及前磨牙的口腔前庭黏膜皱襞丰满膨隆处做切口，横行切开黏骨膜达骨面，然后用血管钳向尖牙窝方向分离脓肿，使脓液充分引流，以生理盐水冲洗脓腔，放置引流物（图 7-6）。

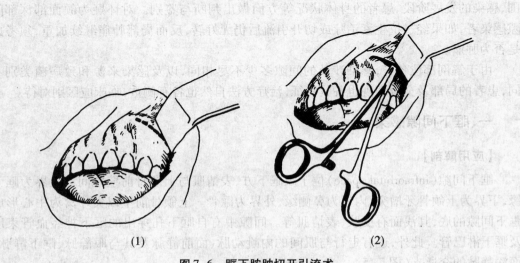

(1)　　　　　　　　　　(2)

图 7-6　眶下脓肿切开引流术

(1)口内切口线　(2)分离脓腔

## 二、颊间隙感染

### 【应用解剖】

颊间隙(buccal space)有广义和狭义之分。广义的颊间隙系指位于颊部皮肤与颊黏膜之间颊肌周围的间隙。其上界为颧骨及颧弓下缘，下界为下颌骨下缘，前界从颧骨下缘至鼻唇沟经口角至下颌骨下缘的连线，后界浅面相当于咬肌前缘，深面为翼下颌韧带（图7-7）。间隙中含有颊脂垫、腮腺导管、颊部及颌上淋巴结，并有面神经分支、面动脉、面前静脉通过。狭义的颊间隙又称咬颊间隙，系指咬肌和颊肌之间存在的一个狭小筋膜间隙，颊脂垫正位于其中。

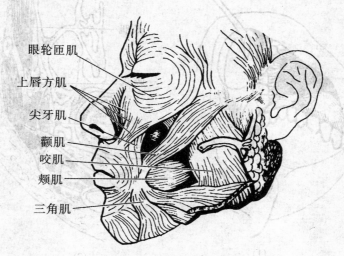

眼轮匝肌
上唇方肌
尖牙肌
颧肌
咬肌
颊肌
三角肌

图7-7　颊间隙的解剖位置

### 【感染来源】

感染最多见于上、下颌磨牙的根尖周及牙周感染，尤其是下颌第三磨牙冠周炎可直接波及此间隙；其次为颊及颌上淋巴结的感染扩散、颊部皮肤黏膜的创伤、局部炎症也可引起该间隙感染。

### 【临床特点】

由于脓肿所在区域和感染来源的不同，临床表现也有所差异。由下颌磨牙和第三磨牙冠周炎引起者，多在颊黏膜与颊肌间形成脓肿，口内脓肿明显；若为颊部皮肤与颊肌之间的蜂窝织炎，则面颊红肿明显，范围弥漫，界限不清；颊部脓肿，如为颊后部的感染，则可有张口受限，咀嚼时疼痛加剧，脓肿可穿破皮肤形成颊瘘；当感染侵入颊脂垫时，则炎症发展迅速而剧烈，肿胀范围上达颧部、颞部，往下可波及颌下部及颈上部。这是由于感染沿脂肪及淋巴组织蔓延的结果，从而形成多间隙感染。

### 【扩散途径】

颊间隙借颊脂肪垫突、血管及脂肪结缔组织与颞下间隙、颞间隙、咬肌间隙、颌下颌间隙、眶下间隙相通，成为感染相互扩散蔓延的通道。

**【治疗】**

　　颊间隙感染一旦形成肿胀,则应做切开引流术。脓肿接近黏膜侧,应在脓肿低位,即在口腔前庭或龈颊沟之上切开,用弯止血钳插入黏膜的脓腔分离引流(图7-8)。颊部皮下脓肿,应在脓肿下方沿皮肤皱折线做切口,广泛颊间隙脓肿应在下颌骨下缘下1~2 cm处做平行于下颌骨下缘的切口,从切开的皮下向上潜行钝分离进入脓腔分离引流,安放引流物(图7-9)。手术过程中应注意避免伤及面神经下颌缘支、面动脉、面前静脉,并注意及时处理原发病灶。

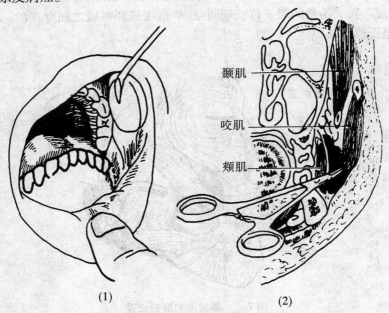

颞肌

咬肌

颊肌

(1)　　　　　　　　　　(2)

图7-8　颊间隙脓肿口内切开引流术

(1)口内切口线　(2)分离脓腔

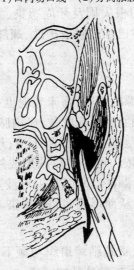

图7-9　颊间隙脓肿口外切开引术

### 三、咬肌间隙感染

【应用解剖】

咬肌间隙(masseteric space)位于咬肌与下颌支外侧骨壁之间。其上界为颧弓下缘，下界为咬肌在下颌支的附着，前界为咬肌前缘，后界为下颌支后缘。此间隙四周被致密筋膜包围，仅下颌支上段的外侧部充满疏松结缔组织(图7-10)。

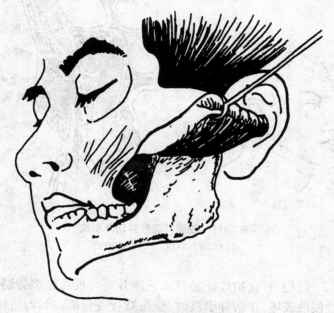

图 7-10　咬肌间隙的解剖位置

【感染来源】

感染多由下颌第三磨牙冠周炎、下颌磨牙根尖周炎、牙周感染及下颌神经阻滞麻醉感染蔓延至该间隙所致；也可由相邻间隙如颞间隙、颞下间隙、翼颌间隙及颊间隙感染扩散引起；偶尔有化脓性腮腺炎，下颌升支骨髓炎引发。

【临床特点】

咬肌间隙感染是临床上最常见的间隙感染之一。其典型临床表现是以下颌支及下颌角为中心的咬肌区肿胀、压痛，并伴有明显的张口受限及开口疼痛。由于脓肿深在且被强大的咬肌及咬肌腮腺筋膜阻挡，脓肿难于自行溃破，也不易触到波动感，且易造成升支表面及下颌角区边缘型骨髓炎。故若炎症超过1周，且压痛点局限或有凹陷性水肿，经穿刺有脓液时，应积极切开引流。

【扩散途径】

咬肌间隙感染易向颊间隙、翼下颌间隙、颞下间隙和颞间隙等扩散蔓延，引起多间隙感染，波及腮腺时可导致腮腺化脓性感染。

**【治疗】**

脓肿一旦形成,应及时引流。临床常采用口外途径切开引流。口外切口从下颌支后缘绕过下颌角,距下颌骨下缘 2 cm 处切开,长 3 ~ 5 cm,逐层切开皮下组织、颈阔肌以及咬肌在下颌角区的部分附着,用骨膜剥离器,有骨面推起咬肌进入脓腔,引出脓液(图 7-11)。冲洗脓腔后填入盐水纱条。次日换敷料时抽去纱条,置换橡皮条或橡皮管引流。

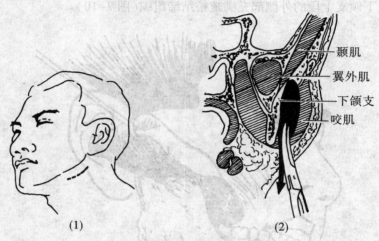

颞肌
翼外肌
下颌支
咬肌

(1)                                    (2)

**图 7-11  咬肌间隙脓肿切开引流**
(1)口外切口线    (2)分离脓腔

炎症进程在 2 周以上时宜拍片证实有无下颌升支外板边缘型骨髓炎。如有骨面粗糙、增生或凹陷性侵蚀破坏,在切开引流时,应注意检查骨面。如有边缘型骨髓炎形成,则应在脓液减少后早期行病灶刮除术,否则伤口长期迁延不愈。口腔内的病灶牙待感染缓解,张口度改善后及早进行治疗。

## 四、翼下颌间隙感染

**【应用解剖】**

翼下颌间隙(pterygomandibular space)位于下颌支内侧骨壁与翼内肌外侧面之间。上界为翼外肌下缘,下界为翼内肌在下颌角内侧的附着缘,前界为颞肌及颊肌,后界为腮腺鞘,内界为翼内肌,外界为下颌支内侧骨板,呈底在上、尖在下的三角形(图 7-12)。翼下颌间隙内有舌神经、下牙槽神经分支、下牙槽动静脉通过,并借蜂窝组织与周围多个间隙相通;借颅底血管、神经还可以通入颅内。

**【感染来源】**

感染主要来自下颌第三磨牙冠周炎和下颌磨牙根尖周炎症的扩散;其次为下牙槽神经阻滞麻醉时消毒不严或拔下颌第三磨牙时创伤过大引起;此外还可由邻近间隙感染扩散所致。

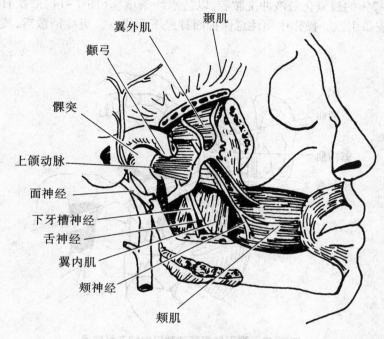

图 7-12　翼下颌间隙的解剖位置

**【临床特点】**

发病急,全身反应重。常先有压痛史,伴渐进性张口受限,咀嚼和吞咽时疼痛;继而感觉面侧深区疼痛,并放射到耳颞部。口内检查可见翼下颌皱襞黏膜水肿、压痛,下颌支后缘及下颌角内侧丰满有压痛。由于感染位置深在,面部肿胀不明显,不易被发现,脓肿形成后须通过穿刺方可确诊。如炎症未能控制,则致使感染向邻近间隙蔓延扩散而引起多间隙感染,病情复杂化,全身与局部症状更为严重。脓肿若不能及时引流,日久可并发下颌支内侧的边缘型颌骨骨髓炎。

**【扩散途径】**

翼下颌间隙位于口腔颌面部间隙中心位置,感染可借蜂窝组织向相邻的颞下间隙、颞间隙、颊间隙、下颌下间隙、舌下间隙、咽旁间隙、咬肌间隙等扩散蔓延;还可以经颅底血管、神经通入颅内,导致颅内感染。

**【治疗】**

翼下颌间隙脓肿形成后,可经口内或口外行切开引流。但因口内切开受患者张口困难的限制,较少采用,一般多从口外做切开引流,以利于充分引流。

口内切口的部位是在翼下颌皱襞稍外做纵行切开 2 ~ 3 cm,切开黏膜后用血管钳钝性分离黏膜下组织及颊肌,即沿下颌支内侧进入翼下颌间隙(图 7-13)。

口外切口位置与咬肌间隙脓肿引流切口相似,绕下颌角下缘做弧形切口,分层切开至下颌角下缘后,在其内侧切开骨膜,沿骨面内侧剥离翼内肌附丽后到达翼下颌间隙,用盐水或1% ~2%的过氧化氢液冲洗脓腔,以盐水纱条填塞(图7-14)。次日更换敷料以橡皮管或橡皮条引流。操作中须注意保护面神经下颌缘支。炎症消散后,拔除病牙或行死骨刮除术。

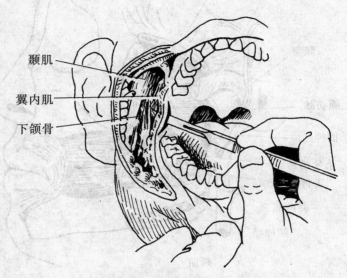

颞肌
翼内肌
下颌骨

图7-13 翼下颌间隙脓肿口内切开引流术

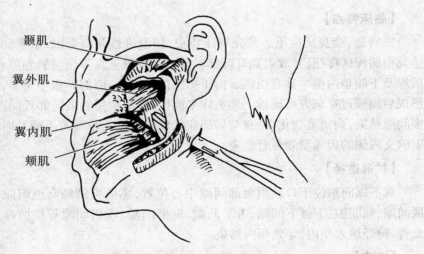

颞肌
翼外肌
翼内肌
颊肌

图7-14 翼下颌间隙脓肿口外切开引流术

## 五、舌下间隙感染

### 【应用解剖】

舌下间隙(sublingual space)位于舌和口底黏膜与下颌舌骨舌肌之间。前界及两外侧界为下颌体内侧面,后界止于舌根部并通向下颌下间隙。由颏舌肌及颏舌骨肌将舌下间隙分为左右两部分,又称为颌舌沟间隙(图7-15)。舌下间隙中有舌下腺、颌下腺延长部及导管、舌神经、舌下神经和舌动、静脉。

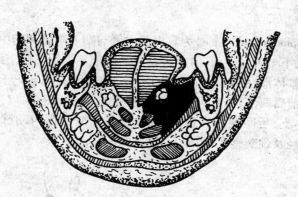

**图7-15　舌下间隙的解剖位置**

【感染来源】

感染主要来自下颌牙的牙源性感染,其次为口底黏膜损伤、异物、溃疡以及舌下腺、颌下腺导管的炎症等。

【临床特点】

临床典型表现是一侧舌下肉阜及颌舌沟部位软组织肿胀、疼痛,黏膜表面可能有纤维渗出膜覆盖,患侧舌体抬高、肿胀、僵硬、影响语言及吞咽。脓肿形成后可触及波动感,感染可经舌系带黏膜下扩散至对侧舌下间隙,严重者因口底肿胀,呈"双重舌"而不能闭口,流涎。感染波及舌根部时,可出现呼吸困难。如感染来自唾液腺,压迫颌下腺时可见导管口溢脓。

【扩散途径】

舌下间隙与下颌下间隙、翼下颌间隙、咽旁间隙均相通,感染可互相扩散,从而引起相应间隙蜂窝织炎而出现相应的症状和体征。

【治疗】

脓肿形成后,一般多自口内切开引流。在舌下皱襞外侧做平行并靠近下颌体内侧的口底黏膜切口。钝分离至脓腔,放置引流物(图7-16)。切开及分离时应注意勿损伤舌神经、舌动脉及下颌下腺导管。

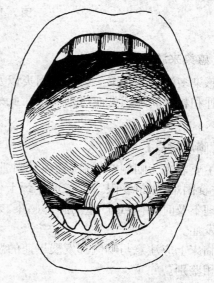

**图7-16　舌下间隙口内切开引流切口**

### 六、咽旁间隙感染

**【应用解剖】**

咽旁间隙(parapharyngeal space)为翼内肌内侧与咽上缩肌和咽中缩肌之间的一个潜在间隙。上达颅底,下至舌骨平面,前方为翼下颌韧带及下颌下腺上缘,后方深面为椎前筋膜。间隙呈倒立锥体形,底在上为颅底的颞骨与蝶骨,尖向下止于舌骨。间隙被茎突及所附着肌肉分为前后两部,即茎突前间隙和茎突后间隙(图7-17)。前间隙内有咽升动脉、面动脉扁桃体支;后间隙内有颈内静脉、颈总动脉及颈内动脉、迷走神经、舌咽神经、舌下神经、副神经及颈交感干、颈深上淋巴结等。

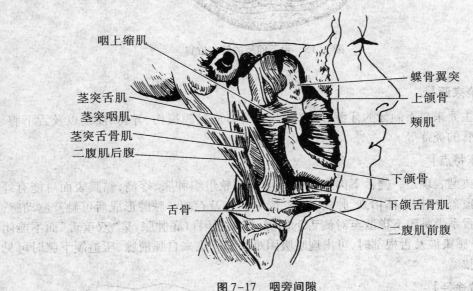

图7-17　咽旁间隙

**【感染来源】**

感染多源自下颌第三磨牙冠周炎以及腺源性感染,如扁桃体化脓性感染,扁桃体周围脓肿和相邻间隙感染而蔓延所致。此外,可继发于腮腺炎、化脓性中耳炎和颈深上淋巴结炎。

**【临床特点】**

主要表现为咽侧壁红肿,扁桃体肿胀、突出,悬雍垂被推向健侧。患者自觉吞咽疼痛、进食困难、张口受限。重者可伴颈上份及颈后区肿胀、喉头水肿、呼吸困难、声嘶等。如处理不及时,可导致严重的肺部感染、败血症、颈内静脉血栓性静脉炎、纵隔感染等严重并发症。

临床上应注意与咽侧部发展迅速的恶性肿瘤、囊性病变继发感染等局部表现类似的疾病相鉴别。

**【扩散途径】**

咽旁间隙感染可向翼下颌间隙、颞下间隙、下颌下间隙、舌下间隙及咽后间隙扩散，并可经血管神经束上通颅内，下连纵隔，成为感染蔓延的途径。

**【治疗】**

咽旁间隙位置深在，脓肿形成与否一般采用穿刺方法确诊。穿刺系经口内翼下颌皱襞内侧进入咽上缩肌与翼内肌之间；抽出脓液后立即行切开引流。

一般选用口内途径切开。在翼下颌皱襞稍内侧做纵向切口，切开黏膜层，用血管钳钝性分开咽肌进入脓腔（图7-18）。分离脓腔时不宜过深，以免伤及深部的大血管和神经。

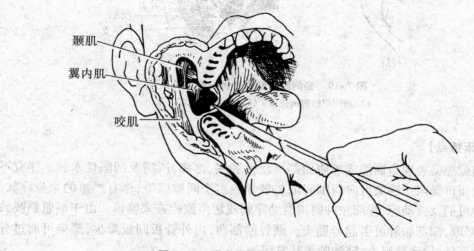

颞肌

翼内肌

咬肌

图7-18　咽旁间隙脓肿口内切开引流术

张口受限或脓肿广泛时，可从口外途径切开引流，切口部位与翼下颌间隙脓肿切开引流相同。但口外途径远不如口内途径易于接近脓腔，操作要求很高。除非严重牙关紧闭，一般均选用口内途径。

## 七、颞间隙感染

**【应用解剖】**

颞间隙（temporal space）位于颧弓上方的颞区，在颧弓上方借颞肌分为颞浅与颞深两间隙。其前上后界为颞肌附着线，下界为颧弓、喙突、颅底平面。颞间隙借脂肪结缔组织与颞下间隙、颊间隙、咬肌间隙、翼下颌间隙相通（图7-19）。

**【感染来源】**

感染主要来源于咬肌间隙、翼下颌间隙、颞下间隙等邻近间隙的感染扩散所致；也可继发于耳源性感染（化脓性中耳炎、颞骨乳突炎），以及颞部皮肤感染或损伤。

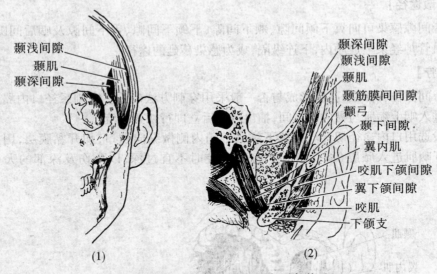

颞浅间隙
颞肌
颞深间隙

(1)

颞深间隙
颞浅间隙
颞肌
颞筋膜间间隙
颧弓
颞下间隙
翼内肌
咬肌下颌间隙
翼下颌间隙
咬肌
下颌支

(2)

图 7-19　颞间隙的解剖位置与毗邻关系

(1)颞间隙的解剖位置　(2)颞间隙的毗邻关系

【临床特点】

颞间隙感染表现为颞部或半侧面部广泛性肿胀、疼痛、压痛及凹陷性水肿。伴有不同程度的张口受限。感染可向周围间隙扩散导致多个间隙感染,伴有严重的全身症状。浅部脓肿可扪及波动感,深部脓肿则须借助穿刺或超声波检查来确诊。由于颞肌筋膜致密,颞肌坚厚,深部脓肿可引起骨髓炎。颞骨鳞部薄,内外骨板间板障少,感染可通过骨缝或血管蔓延,导致脑膜炎、脑脓肿等并发症。

【扩散途径】

颞间隙感染可借分布其间的脂肪结缔组织向颞下间隙、颊间隙、咬肌间隙、翼下颌间隙扩散。

【治疗】

继发于相邻间隙感染的颞间隙蜂窝织炎,可因其他间隙脓肿切开引流后,炎症随之消退。颞浅间隙的局限性脓肿,可在发际内做平行于颞肌纤维的单个直切口,切开皮肤、皮下组织及颞浅筋膜至脓腔;较广泛的脓肿或颞深间隙脓肿,应做多个直切口;当疑有颞骨骨髓炎时,可沿颞肌附着的边缘做弧形切口,切开颞深筋膜直达骨面,使颞鳞部完全敞开引流(图 7-20)。注意行弧形切口时,切忌在颞肌上做与肌纤维相交的横向切开,因会损伤颞肌的神经、血管,破坏颞肌的功能。

如果颞间隙脓肿切开引流后,脓肿仍不消退,脓液不减,探及骨面粗糙,X 射线摄片确定已发生骨髓炎时,应积极行死骨及病灶清除术。如伴发多间隙化脓性感染,则应采用连通口内或下颌下的贯通式引流(图 7-21)。

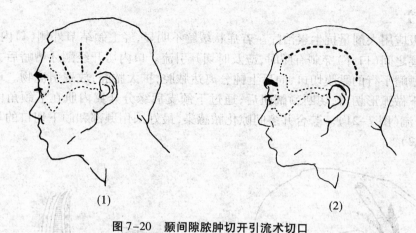

**图7-20 颞间隙脓肿切开引流术切口**
(1)直切口 (2)弧形切口

## 八、颞下间隙感染

### 【应用解剖】

颞下间隙(infratemporal space)位于颅中窝底。上界为蝶骨大翼的颞下面和颞下嵴,下界为翼外肌下缘,前界为上颌骨颧突后面及上颌结节,后界为茎突及其附着的肌肉,外侧为下颌支上份及颧弓,内侧为蝶骨翼突外板的外侧面。该间隙中有脂肪组织、颌内动静脉及翼静脉丛,三叉神经上、下颌支的分支穿行,并与周围诸间隙如颞间隙、翼下颌间隙、咽旁间隙、颊间隙相通;还可借眶下裂、卵圆孔和棘孔分别与眶内、颅内通连,借翼静脉丛与海绵窦相通。

### 【感染来源】

可为相邻间隙如颞、翼下颌、咬肌、颊间隙的感染扩散;亦可源于上颌磨牙根尖周感染或拔牙后感染引起;深部注射麻醉药,如上颌结节、圆孔、卵圆孔阻滞麻醉,操作时消毒不严,也可将感染带入此间隙。

### 【临床特点】

该间隙位置深在,感染早期外观表现常不明显,随后可出现面侧深部疼痛及张口受限,颧弓上下及下颌支后方微肿。上颌结节区前庭沟红肿、压痛,常伴发邻近间隙感染而出现相应的症状和体征,全身反应明显,病情严重。当出现同侧眼球突出、眼球运动障碍、眼睑红肿、头痛、恶心等症状时,应高度警惕海绵窦静脉炎的可能性,穿刺及超声波检查有助于诊断。

### 【扩散途径】

颞下间隙处于颌周间隙的中心位置,其感染可借该间隙中的脂肪组织、颌内动静脉及翼静脉丛,三叉神经上、下颌支的分支向颞间隙、翼下颌间隙、咽旁间隙、颊间隙、海绵窦扩散;亦可借眶下裂、卵圆孔和棘孔分别向眶内、颅内蔓延。

**【治疗】**

应积极应用大剂量抗生素治疗。若症状缓解不明显,经上颌结节外侧(口内)或颧弓与下颌切迹之间(口外)穿刺有脓时,应及时切开引流。口内切开经颧牙槽嵴后方沿前庭沟底做牙槽嵴平行的黏膜切口,向后上钝分离达脓腔,扩大脓腔,放置引流物。口外切开从下颌角下做弧形切口,切断颈阔肌后,通过下颌支后缘分开翼内肌在下颌角内侧的附着,建立引流(图7-21)。若合并多间隙化脓感染,最好采用颞部和颌下切口的贯通式引流(图7-22)。

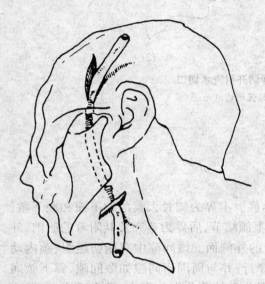

图7-21　颞下间隙的解剖及口外切口引流术　　图7-22　颞间隙及颞下间隙脓肿的贯穿引流术

## 九、下颌下间隙感染

**【应用解剖】**

下颌下间隙(submandibular space)位于下颌下三角内,上界为下颌骨下缘,前下界为二腹肌前腹,后下界为二腹肌后腹及茎突舌骨肌(图7-23)。其表面为皮肤、颈浅筋膜、颈阔肌、颈深筋膜所覆盖,下颌舌骨肌和舌骨肌构成该间隙的底。该间隙主要包含有下颌下腺及下颌下淋巴结,面动脉、面前静脉在其浅面,在其深面有舌神经、舌下神经走行。

**【感染来源】**

多见于牙源性感染,如下颌第三磨牙冠周炎,下颌后牙的化脓性根尖周炎,牙槽脓肿等向下颌下间隙直接扩散引起;腺源性感染为另一重要感染来源,尤其是婴幼儿更为多见,如上呼吸道感染引起下颌下淋巴结炎的结外感染扩散所致。此外,化脓性下颌下腺炎、下颌骨骨髓炎以及邻近间隙的感染也可波及此间隙。

**【临床特点】**

多数下颌下间隙感染是以下颌淋巴结炎为早期表现,此时可触到肿大压痛的淋巴

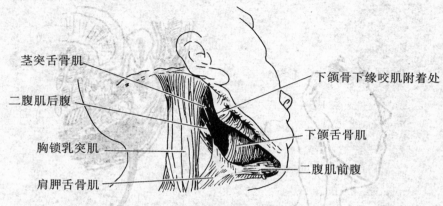

图7-23 下颌下间隙的解剖位置

（标注：茎突舌骨肌、二腹肌后腹、胸锁乳突肌、肩胛舌骨肌、下颌骨下缘咬肌附着处、下颌舌骨肌、二腹肌前腹）

结。病变继续发展,化脓性感染向结外扩散而形成蜂窝织炎。主要表现为以下颌下三角区为中心的肿胀、下颌骨下缘轮廓消失、压痛,并可出现凹陷性水肿。脓肿形成后皮肤发红、变软,可触及波动。患侧舌下区亦常有水肿,患者可伴有轻度张口受限及吞咽困难。牙源性感染者发病急,腺源性感染者发病较缓。

【扩散途径】

下颌下间隙因与舌下间隙相续,感染极易向舌下间隙扩散（图7-24）,亦可向颏下间隙、咽旁间隙及颈动脉三角区扩散蔓延,易致口底多间隙感染。

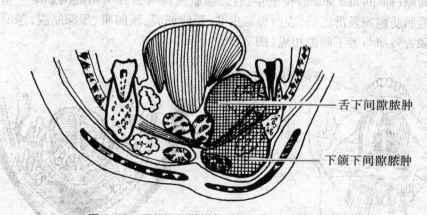

图7-24 下颌下间隙引起舌下间隙脓肿的解剖关系

（标注：舌下间隙脓肿、下颌下间隙脓肿）

【治疗】

切开引流应行口外切口,部位在下颌骨下缘以下2 cm,做与下颌骨下缘平行的皮肤切口（图7-25）。切开皮肤、皮下组织及颈阔肌后,用血管钳钝性分离进入脓腔,放置引流物。对于腺源性感染者,脓肿分离时应分开淋巴结被膜内才能使引流通畅。术中应注意勿损伤面动、静脉与面神经下颌缘支。

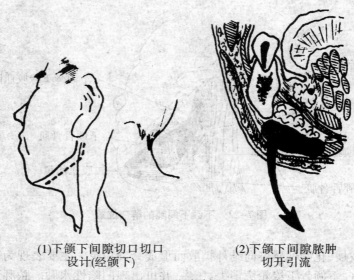

(1)下颌下间隙切口切口
　　设计(经颌下)

(2)下颌下间隙脓肿
　　切开引流

**图7-25　下颌下间隙脓肿切口设计及引流**

## 十、颏下间隙感染

【应用解剖】

　　颏下间隙(submental space)位于左、右二腹肌前腹与舌骨所构成的颏下三角内。间隙内有少量脂肪组织及淋巴结,表面覆盖皮肤、颈浅筋膜、颈阔肌、颈深筋膜,深面借下颌舌骨肌和颏舌骨肌与舌下间隙相隔(图7-26)。

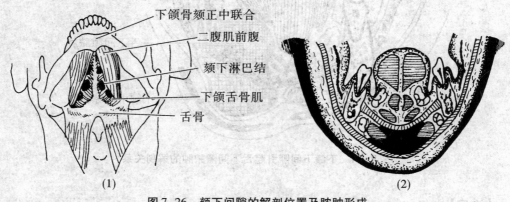

下颌骨颏正中联合

二腹肌前腹

颏下淋巴结

下颌舌骨肌

舌骨

(1)　　　　　　　　　　　　　(2)

**图7-26　颏下间隙的解剖位置及脓肿形成**
(1)解剖位置　(2)脓肿区域

【感染来源】

　　主要为腺源性感染。下唇、颏部、舌尖、口底舌下肉阜、下颌前牙及牙周组织的感染,淋巴回流至颏下淋巴结,先引起颏下淋巴结炎,然后继发颏下间隙感染。

【临床特点】

病情一般进展缓慢,早期仅表现为颏下淋巴结肿大。当炎症扩散至结外时,则表现颏下区皮肤红肿、疼痛。脓肿形成时易从皮肤扪得凹陷性水肿及波动感。若感染伴发下颌下、舌下间隙感染,则出现相应的症状,且病情严重。

【扩散途径】

颏下间隙感染可向舌下间隙、下颌下间隙扩散而导致口底多间隙感染。

【治疗】

脓肿形成后,从颏下肿胀最突出区作横向皮肤切口,切开皮肤、皮下组织,分开颈阔肌达脓腔,建立引流(图7-27)。

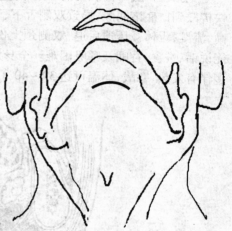

图7-27　颏下脓肿切口设计

## 十一、口底多间隙感染

【应用解剖】

口底多间隙感染又称为口底蜂窝织炎(cellulitis of the floor of the mouth)是指同时累及双侧下颌下、舌下、颏下等口底多间隙的广泛性感染。该区域内有众多附着于下颌骨、舌骨及舌的肌肉,走行纵横交错,其间充满着疏松结缔组织和淋巴结,从而使口底诸多间隙彼此相互沟通。一旦发生感染,极易向周围扩散,导致口底蜂窝织炎(图7-28)。感染可以是化脓性的,也可以是腐败坏死性的,后者又称卢德维希咽峡炎(Ludwig's angina),临床上全身及局部反应均甚严重,是口腔颌面部最严重的感染之一。随着诊治水平及有效抗菌药物的合理使用,近年来此病已较为罕见。

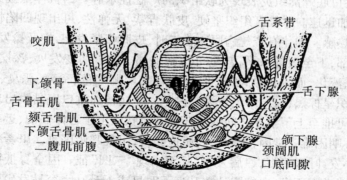

咬肌

下颌骨

舌骨舌肌

颏舌骨肌

下颌舌骨肌

二腹肌前腹

舌系带

舌下腺

颌下腺

颈阔肌

口底间隙

图7-28　口底间隙的解剖位置

【感染来源】

口底蜂窝织炎的感染来源于下颌牙的根尖周炎、牙周脓肿、冠周炎、下颌骨骨髓炎、下颌下腺炎、淋巴结炎、扁桃体与口咽部感染、口腔软组织及颌骨损伤等。化脓性口底蜂窝织炎的病原体以葡萄球菌和链球菌为主;腐败坏死性口底蜂窝织炎的病原体是厌氧菌、腐败坏死性细菌为主的混合感染。

【临床特点】

化脓性口底蜂窝织炎的早期常在一侧舌下或下颌下区开始出现红肿和疼痛,然后很快扩散到口底诸间隙,导致双侧舌下、下颌下及颏部弥漫性肿胀(图7-29),口底组织抬高、流涎,舌体被压迫后退,双侧颈上份皮肤肿胀,下颌下缘消失变粗呈牛颈状。患者不能说话、进食、吞咽及呼吸困难。全身症状严重,白细胞总数增多,中性粒细胞比例上升,多伴有发热、寒战,体温可达39~40 ℃。

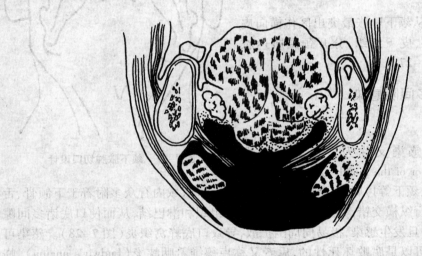

图7-29　口底蜂窝织炎及脓肿形成部位

腐败坏死性口底蜂窝织炎表现为软组织的广泛性水肿。因机体抵抗力差、细菌毒力强,感染扩散更加迅速。感染区组织坚硬、皮肤青紫、无弹性、可出现凹陷性水肿、颌周有自发性剧痛、灼热感。如伴有产气病原体感染时,皮肤张紧发亮,扪及捻发音。肿胀范围广泛,上自面颊部,下至锁骨水平,甚至可达胸上部。随着病变发展,深层病变组织可因广泛坏死、溶解、液化,而出现波动感,切开后有大量咖啡色、稀薄、恶臭、混有气泡的液体,并可见肌组织呈棕黑色,结缔组织为灰白色。随病情加重口底黏膜出现水肿,舌体被挤压抬高,舌尖可推至上下前牙之间致前牙呈开𬌗状。由于舌体僵硬、运动受限,患者语言不清,进食、吞咽困难。常因舌根水肿,压迫会厌,出现呼吸困难。患者多呈半坐位,严重者患者烦躁不安,呼吸短促,口唇发绀,甚至出现"三凹"征。因全身抵抗力差,全身中毒反应明显,体温反而不高,白细胞计数升高不明显或不升高。容易发生严重的并发症,如窒息、败血症、中毒性休克、心肌炎、纵隔炎等而危及生命。化脓性炎症与腐败坏死性炎症的鉴别如表7-1。

表7-1　化脓性炎症与腐败坏死性炎症的鉴别诊断

| | 化脓性炎症 | 腐败坏死性炎症 |
|---|---|---|
| 致病菌 | 以葡萄球菌及链球菌感染为主 | 以厌氧菌为主的混合感染 |
| 主要病变 | 以化脓为主要病变 | 以腐败坏死为主要病变 |
| 发病部位 | 炎症可发生在浅层或深层组织 | 炎症主要发生在深层组织 |
| 全身反应 | 全身炎症反应明显,高热、白细胞总数增多 | 全身中毒反应明显,脉搏快而弱,血压下降,体温及白细胞总数可不升高 |
| 局部症状 | 局部皮肤红、肿、热、痛明显 | 局部充血不明显,但有广泛性水肿 |
| 触诊 | 触痛明显,有时可出现波动感 | 触诊有皮下捻发音、凹陷性水肿或波动感 |
| 脓液性质 | 切开有脓液,有时混有血液 | 切开有腐败坏死组织,或少而稀薄脓液,有恶臭 |

【治疗】

　　口底蜂窝织炎的局部和全身症状均很严重,其主要危险是呼吸道梗阻和全身中毒反应。故治疗应首先防止窒息和中毒性休克,进行全面及时的抢救。采用静脉途径大剂量应用有效抗生素控制感染,全身给予支持疗法,如输液、输血、吸氧、维持水电解质平衡等积极抗休克治疗。适量应用激素,以改善患者的全身状况。患者若有呼吸困难或窒息症状时,应及时行气管切开术,以保证呼吸道通畅。

　　局部应及时行切开引流术,减轻张力,排出脓液及坏死组织,避免机体吸收毒素而加重病情发展。化脓性口底蜂窝织炎的切开引流,应选择在红肿及波动感最明显的部位做切口,亦可先行穿刺确定脓肿位置后做切口;腐败坏死性口底蜂窝织炎的切开引流则应做广泛性切口。切开引流在局麻下进行,有一侧下颌角至对侧下颌角,做平行于下颌骨下缘的衣领形切口;有时还可在颏下至舌骨前作一纵形切口,使切口呈倒T形(图7-30)。切开皮肤、皮下组织及颈阔肌,广泛剥离每个间隙,以保证充分引流,并用3%过氧化氢或

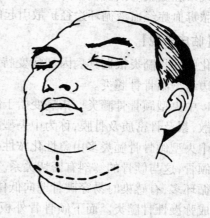

图7-30　口底蜂窝织炎倒T形切口设计

1:5 000 高锰酸钾溶液冲洗,每日4~6次,以改善厌氧环境。创口内以橡皮管引流或盐水纱条引流。

# 第四节　颌骨骨髓炎

　　颌骨骨髓炎(osteomyelitis of jaws)是指由细菌感染或理化因素导致的颌骨炎性病变。

颌骨骨髓炎的含义,并不单纯限于骨髓腔内的炎症,其包括骨膜、骨密质、骨髓和骨髓腔以及髓腔内的血管和神经等整个骨组织成分发生的炎症过程。

根据颌骨骨髓炎的临床病理特点和致病因素不同,可分为化脓性颌骨骨髓炎、特异性颌骨骨髓炎、物理性(放射性)颌骨骨髓炎及化学性颌骨骨髓炎几类。临床上牙源性感染引起的化脓性颌骨骨髓炎最为多见,特异性颌骨骨髓炎(结核、梅毒、放线菌等)较少。近年来,由于放射线在口腔颌面部恶性肿瘤的治疗中的广泛应用,发生放射线骨坏死并发骨髓炎者有增多的趋势。目前,由于化学性因素(磷、砷等)引起的颌骨坏死已经极为罕见。本节重点介绍常见的化脓性颌骨骨髓炎。

## 一、化脓性颌骨骨髓炎

化脓性颌骨骨髓炎(pyogenic osteomyelitis of jaws)多发生于青壮年,以16~30岁发生率为最高,男性多于女性,约为2：1。化脓性颌骨骨髓炎占各类型颌骨骨髓炎的90%以上,主要发生于下颌骨,但婴幼儿以上颌骨最多见。

【感染来源】

化脓性骨髓炎的致病菌主要为金黄色葡萄球菌,其次是溶血性链球菌、肺炎双球菌、大肠杆菌、变形杆菌等,少数为其他化脓菌,临床上以混合性细菌感染为多见。其感染来源主要为牙源性,如急性根尖周炎、牙周炎、智齿冠周炎等。其次为损伤因素,如颜面部皮肤或口腔黏膜的损伤;粉碎性骨折或火器伤等开放性损伤引起的骨创感染。而由败血症或脓毒血症经血液循环途径扩散引起的颌骨骨髓炎,则多发生于婴幼儿的上颌骨。

【临床表现】

化脓性骨髓炎根据其病因和病变特点,临床上将分为两种类型,即中央型颌骨骨髓炎和边缘型颌骨骨髓炎。

1.中央型颌骨骨髓炎　指病变始于颌骨中央的骨松质和骨髓,以后再由颌骨中央向外扩散,累及骨密质及骨膜,称为中央型颌骨骨髓炎。

中央型颌骨骨髓炎多由急性化脓性根尖周炎及根尖周脓肿发展而来,绝大多数发生在下颌骨,这与颌骨的解剖有密切关系。上颌骨有窦腔,骨组织疏松,骨板薄,血运丰富,侧支循环多,有感染时易穿破骨壁向低位的口腔引流,骨营养障碍及骨坏死机会少,不易发展成弥漫性骨髓炎。而下颌骨骨外板厚、致密,单一血管供应,侧支循环少,炎症发生时不易穿破引流,血栓形成后可造成大块骨组织营养障碍及死骨形成。

中央型颌骨骨髓炎根据临床发展过程,常分为急性期和慢性期。

(1)急性期　起病急,全身症状重,有寒战、高热、头痛、食欲减退、嗜睡等。体温可达39~40℃,白细胞计数高达$20\times10^9$/L(20 000/mm$^3$)以上。进入化脓期后,全身中毒症状加重,如经血行播散,可引起败血症。

下颌骨急性中央型颌骨骨髓炎早期通常有四个特点:①因炎症被致密骨板包围,不易向外扩散,患者自感深部剧烈疼痛,疼痛可向半侧颌骨或三叉神经分布区域放射;②间歇性高热;③下颌骨急性中央型颌骨骨髓炎可沿下牙槽神经管扩散,波及一侧下颌骨,甚至越过中线累及对侧下颌骨,下牙槽神经受到损害时,颏神经分布区感觉异常或麻木;

④有明显病因,早期牙不松动,肿胀不明显,皮肤无瘘管形成,炎症仅局限于牙槽骨或颌骨体部骨髓内。此阶段积极的抗生素治疗,可防止炎症扩散至骨膜。病变继续发展,患病区软组织充血肿胀,多个牙松动,有伸长感,脓液可从松动牙的龈沟渗出,不能咀嚼。此时如能及时拔除患牙,骨髓腔内的脓液从牙槽窝引出,疼痛可得到缓解,炎症局限。如炎症未被控制,则可扩散而波及整个颌骨,形成弥漫性骨髓炎,并继发颌周间隙蜂窝织炎,伴有不同程度的张口受限。

上颌骨急性中央型颌骨骨髓炎临床上较罕见,很少形成广泛的骨质破坏。在炎症波及整个上颌骨体时,常伴有化脓性上颌窦炎或鼻腔有脓液外溢。当炎症突破骨外板,可向眶下、颊、颧部、翼腭窝或颞下等部位扩散,或直接侵入眼眶,引起眶周及球后脓肿。

急性期持续 2 周左右,如炎症未被控制,可因颌骨内的小血管栓塞,导致骨组织营养障碍及坏死,死骨形成并进入慢性期。

(2)慢性期　急性期阶段未得到及时、有效而彻底的治疗,常转入慢性期。例如单纯采用药物治疗,而未能及时拔除病灶牙;切口引流不及时或引流不通畅,致化脓性炎症在颌骨内缓慢发展所致。

慢性颌骨骨髓炎病程较长,可达数月甚至数年之久。此期患者体征正常或有低热、贫血、消瘦等。局部症状缓解,口内或颌面部病变区软组织硬结、压痛、瘘管形成且长期流脓,有时混杂有小块死骨,探查瘘管可触及粗糙骨面或活动死骨块。严重者有大块死骨形成或发生病理性骨折,出现咬合紊乱及面部畸形。一旦瘘管阻塞或全身抵抗力下降时,炎症又可急性发作。

2. 边缘型颌骨骨髓炎　系指炎症继发于骨膜炎或骨膜下脓肿的骨密质外板的炎症性病变。常在颌周间隙感染基础上发生。下颌骨为好发部位,其中又以下颌支及下颌角部居多。边缘型颌骨骨髓炎的发病过程,也有急性与慢性之分;病变也可以是局限型或弥散型。

边缘型颌骨骨髓炎多见于青年人,主要为牙源性感染,其中以下颌第三磨牙冠周炎为最多见。感染的途径是炎症首先累及颌周间隙,如咬肌间隙、翼颌间隙及颞间隙等,然后侵犯骨膜,发生骨膜炎,形成骨膜下脓肿,进而损害骨密质,并溶解骨膜。当骨膜溶解后,造成血管栓塞,引起骨密质的营养障碍,发生脱钙、疏松,骨软化似蜡状,并可形成小片状死骨,骨面粗糙,有脓性肉芽。边缘型颌骨骨髓炎如不及时治疗,病变可继续向颌骨深层髓腔发展。

边缘型颌骨骨髓炎急性期,常被颌周围间隙感染症状所掩盖。临床医生若能早期预见其发生,并采取正确而积极的治疗措施,能使急性边缘型颌骨骨髓炎与颌周间隙感染同时得到治疗,避免进入慢性期。

临床上边缘型颌骨骨髓炎以慢性期多见,可见下颌角区或腮腺咬肌区出现炎性浸润硬块、压痛、凹陷性水肿,并伴有张口受限,进食困难。病程持续较长时间而不缓解,或缓解后再反复发作。

根据骨质损害的病理特点,边缘型颌骨骨髓炎可分为骨质增生型与骨质溶解破坏型两类。

(1)增生型　多见于青年人,全身症状轻微,局部病变发作也缓慢,骨质破坏不明显。

下颌骨 X 射线后前位摄片呈增生性改变。

（2）溶解破坏型　多见于发生急性化脓性颌周间隙蜂窝织炎之后。骨膜、骨密质被溶解破坏，常在骨膜或黏膜下形成脓肿。脓肿自行破溃或切开引流区留下长期溢脓的瘘管，久治不愈。炎症发展深入到骨髓腔时，感染可在骨髓腔内扩散，而并发中央型骨髓炎。

**【诊断及鉴别诊断】**

根据病史、病因、临床表现及 X 射线摄片检查等，一般可做出正确诊断。急性期全身与局部症状明显，病牙及多个相邻牙剧痛并迅速松动，病变部位黏膜红肿压痛、牙槽溢脓、患侧颌骨区疼痛、肿胀等，出现下唇麻木是诊断下颌骨骨髓炎的有力证据。腭部或鼻腔溢脓则是上颌骨骨髓炎的有力证据。慢性期的主要表现是面部皮肤或口腔黏膜瘘管形成和长期溢脓，可有小死骨片从瘘孔排出，经瘘孔可触及粗糙骨面，全身症状不明显。

另外还应注意，早期牙源性颌骨骨髓炎须与牙槽脓肿相鉴别。前者炎症区广泛，不但有牙痛，还伴有颌骨剧痛，多个牙松动，且全身中毒症状严重。而牙槽脓肿主要为局限在单个牙的肿痛。

中央型颌骨骨髓炎发生 2 两周以内 X 射线检查尚看不到有骨质破坏（一般认为骨矿物质破坏达 30%～60% 时，X 射线检查才有诊断意义）。因此，X 射线检查不适用于急性颌骨骨髓炎。在发病 2～4 周后，即转入慢性期，颌骨骨质明显破坏后，X 射线检查才有诊断价值。依病程发展，颌骨骨髓炎 X 射线摄片所见有四个阶段：弥散破坏期，病变开始局限期，新骨形成期，愈合期。边缘型骨髓炎 X 射线摄片变化不明显，下颌支后前位片可见骨密质不光滑，有小片死骨形成。中央型颌骨骨髓炎与边缘型颌骨骨髓炎的鉴别见表 7-2。

表 7-2　中央型颌骨骨髓炎与边缘型颌骨骨髓炎的鉴别诊断

| | 中央型颌骨骨髓炎 | 边缘型颌骨骨髓炎 |
|---|---|---|
| 感染来源 | 以牙周炎、根尖周炎为主 | 以下颌智齿冠周炎为主 |
| 感染途径 | 先破坏骨髓，后破坏骨密致，再形成骨膜下脓肿或蜂窝织炎。病变可累及骨松质与骨密质 | 先形成骨膜下脓肿或蜂窝织炎，主要破坏骨密质，很少破坏骨松质 |
| 病变范围 | 可以是局限的，但多为弥散型 | 多为局限的，弥散型较少 |
| 病变区牙 | 病变受累牙多数松动，牙周炎症明显 | 病源牙多无明显炎症或松动 |
| 病变部位 | 多在颌骨体，也可波及下颌支 | 多在下颌角及下颌支，很少波及颌骨体 |
| X 射线表现 | 慢性期病变明显，可有大块死骨形成，周围骨质分界清楚或伴有病理性骨折 | 慢性期见密质骨疏松、脱钙或骨质增生、硬化，或有小死骨快，与周围骨质无明显分界 |

下颌边缘型骨髓炎的增生型应与骨肉瘤和纤维肉瘤相鉴别，下颌骨中央型颌骨骨髓

炎应注意勿与下颌骨中央型癌相混淆,上颌骨骨髓炎应排除上颌窦癌的可能。

【治疗】

1. 急性颌骨骨髓炎在炎症初期,即应采取积极有效的抗感染药物治疗以控制感染,同时配合外科手术治疗。对中央型颌骨骨髓炎已有骨髓腔脓肿时,应及早拔除病灶牙及相邻的松动牙,使脓液从牙槽窝流出。此外,还可根据临床症状和体征采用其他手术治疗方法,如骨密质开窗引流术、颌周脓肿切开引流术等。

2. 慢性期以手术摘除死骨去除病灶为主。中央型及边缘型颌骨骨髓炎的损害特点不同,故手术方法和侧重点亦有不同。前者病灶清除以摘除死骨为主,后者则以刮除浅表死骨和病理性肉芽组织为主。

# 附:死骨摘除及病灶清除术

【手术指证】

1. 经药物治疗,拔牙或切开引流以后,仍遗留久治不愈的瘘管,长期流脓;或从瘘管探得骨面粗糙,甚至已有活动的死骨。或虽无瘘管,但炎症仍反复发作者。

2. X 射线摄片已发现有颌骨骨质破坏者。

3. 患者全身条件能耐受手术者。

【手术时间】

1. 慢性中央型颌骨骨髓炎病变比较局限者,死骨与正常骨组织分离在发病后3~4周;病变呈广泛弥散者,则须5~6周或更长一段时间手术,此时大块死骨形成,且与正常骨组织有明显分界,游离死骨较易彻底摘除,手术时机最佳。

2. 慢性边缘型颌骨骨髓炎在已明确骨质破坏的部位与范围,一般在病程2~4周后,即可实施病灶清除术。

【术前准备】

1. 术前应配合抗菌药物治疗。机体抵抗力弱或有贫血者,应给予小量输血及相应的支持疗法。

2. 下颌骨死骨范围大有可能出现病理性骨折,或因健康骨质较少,由于摘除死骨手术而可能造成骨折者,均应在术前制备斜面导板或固定颌面的夹板,做好颌骨固定准备,以防术后颌骨错位而造成功能咬合障碍。

3. 病变较大的弥漫性颌骨骨髓炎,须行大块或全下颌骨死骨摘除术时,应防止术后出现舌后坠而发生窒息。术前或术后应做预防性气管切开,以保证呼吸道通畅。

4 手术范围较大,估计出血较多,且时间较长者,术前备血待用。

【麻醉选择】

死骨片较小,手术范围不大及手术时间较短者,可采用局部阻滞麻醉;死骨片大,手术时间较长者,应用全身麻醉较为适宜。

**【切口选择】**

根据死骨所在部位、死骨的大小、瘘孔在口腔黏膜和面部皮肤的位置选择口内或面部切口。

1. 口内切口　一般上、下颌牙槽骨,局限性上颌骨或下颌骨体部的死骨摘除术,均可在口内牙龈上做梯形切口。如果患者张口度正常,下颌支前缘与冠突部位的死骨摘除术,可在口内正对下颌支前缘处做黏膜切口。

2. 面部切口　上颌骨接近眶缘及颧骨的死骨摘除术可在面部眼眶下缘或外侧缘做皮肤切口;下颌骨体下份及下颌骨升支部位的死骨摘除术,可沿下颌骨下缘或下颌支后缘绕下颌角至下颌骨下缘做皮肤切口。面部有瘘管距死骨位置很近,也可沿瘘孔周围做皮肤梭形切口,在手术中同时切除瘘管;如瘘管距死骨的位置较远,就另选切口,但瘘管仍应切除。

**【术中注意事项】**

1. 牙槽骨的死骨一般在切开与剥离黏骨膜以后就可显露出来。可用刮匙刮除死骨及脓性肉芽组织直至光滑为止。

2. 上颌骨手术中如发现病变已波及上颌窦时,应同时行上颌窦根治术,彻底清除上颌窦内的炎性组织。下颌骨手术中注意勿损伤下牙槽神经。从面部做切口时应注意逐层切开皮肤、皮下组织、肌及骨膜,尽量避免损伤手术区域内的重要解剖结构如腮腺、面神经、面动脉等。

3. 中央型骨髓炎死骨已分离,除摘除死骨外,尚应刮除不健康的炎性肉芽组织。如病灶尚未穿破颌骨外板或穿孔甚小,骨密度变薄,可见骨密质呈暗红色,骨组织疏松且稍隆起,此时应用骨凿或咬骨钳去除病变区的骨密质,充分暴露手术视野,将死骨清除干净。分散的多个病灶要仔细地一一刮除。儿童患者手术中还应注意勿损伤健康牙胚;如牙胚已感染化脓,也应同时摘除。

4. 边缘型骨髓炎的病损主要在骨密质。手术时可见骨面粗糙,失去正常色泽,骨质疏松、软化,用刮匙可一层层刮下似黄蜡状的骨质。有时亦可见骨密质上有小块片状死骨或沙石状死骨。术中应注意下颌切迹、踝突颈部及掀起的骨膜下不能有死骨残片遗留,宜仔细反复刮除;如遗留病变骨质或脓性肉芽组织,容易引起炎症复发。

5. 牙源性颌骨骨髓炎手术时应同时拔除病灶牙,手术创口用生理盐水冲洗干净,修整锐利的骨缘,使呈平坦的碟形,以利于消除无效腔。最后严密缝合,安置引流条。如在上颌骨手术的同时进行上颌窦根治术,术毕前应在上颌窦内填塞碘仿纱条,从下鼻道开窗建立引流。下颌骨手术中面部创口可与口腔相通,应严密缝合口腔黏膜,口外引流;如口内黏膜缺损过多无法直接缝合时,可严密缝合面部皮肤,口内创面用碘仿纱条填塞,直至肉芽组织生长创口愈合为止。

**【术后处理】**

1. 术后应配合抗菌药物,根据病情行肌内注射或静脉滴注。

2.引流条可在术后 2 d 抽出,也可根据病情需要定期交换引流条。

3.上颌窦内填塞的碘仿纱条,可分期抽出;口腔及皮肤缝线可于术后 7 d 拆除。

4.大块死骨摘除后,为防止发生颌骨骨折或畸形,可利用口腔内剩余的牙,视情况做单颌结扎或颌间夹板固定;如已发生骨折,更应立即固定,以维持正常的咬合关系。

5.若因颌骨体缺失而引起舌后坠,出现呼吸困难,并有可能发生窒息的危险时,应行气管切开术。

6.为了加速创口愈合,改善局部血运及张口度,术后可配合理疗。

7.死骨摘除后造成颌骨缺失过多,影响功能时,应于后期酌情行骨移植术及义颌修复。

上、下颌骨死骨及病灶清除术的步骤如图 7-31、图 7-32 所示。

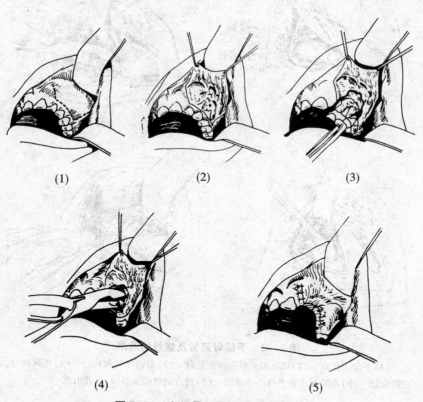

(1)　　　　　　　　　(2)　　　　　　　　　(3)

(4)　　　　　　　　　　　　　　(5)

**图 7-31　上颌骨死骨及病灶清除术**

(1)口内梯形切口　(2)显露死骨　(3)摘除死骨　(4)修整骨创　(5)创口缝合

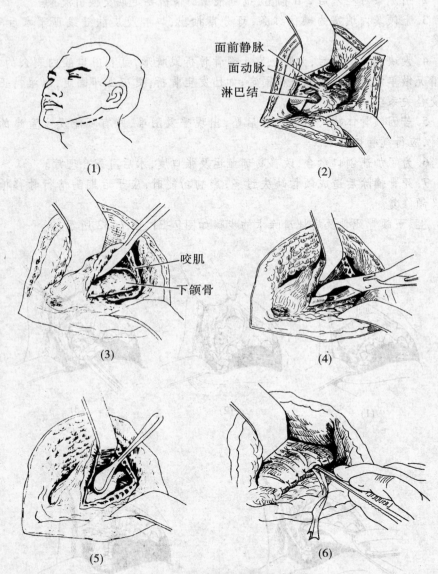

图 7-32　下颌骨死骨及病灶清除术

（1）下颌下切口　（2）结扎面动脉和面前静脉　（3）显露死骨和病灶　（4）咬除死骨，
清除病灶　（5）刮除死骨和炎性肉芽组织　（6）缝合肌组织及骨膜，放置引流

## 二、新生儿颌骨骨髓炎

　　新生儿颌骨骨髓炎（infantile osteomyelitis of jaws）一般指发生在出生后 3 个月以内的非牙源性、化脓性中央型颌骨骨髓炎。其病因、病变过程、治疗原则均不同前述的化脓性骨髓炎。为一种严重的化脓性感染疾患，如治疗不及时或治疗不当，可能形成面部畸形。新生儿颌骨骨髓炎主要发生于上颌骨，下颌骨极为罕见，故本节主要讨论新生儿上颌骨

骨髓炎。

【感染来源】

病原体多为金黄色葡萄球菌和链球菌,肺炎球菌感染也时有发生。

感染来源主要为血源性,多经脐带感染(败血症)引起;也可为外伤性,因口腔黏膜及牙龈损伤病原微生物直接侵入引起;亦可为接触性,因母亲患化脓性乳腺炎,哺乳时引起。此外,泪囊炎或鼻泪管炎等也可伴发上颌骨骨髓炎。

【临床表现】

患儿全身症状因感染来源不同有较大差异。急性期发病急,先有全身毒血症或败血症体征,患儿突然出现高热、寒战、啼哭、烦躁不安、拒哺,甚至呕吐,重者出现意识不清、昏睡等全身中毒症状。白细胞计数增高,中性粒细胞增多。

局部主要表现为患侧眶下及内眦部红肿,病变迅速向眼睑周围扩散,引起眶周蜂窝织炎,眼睑红肿,结膜充血,睑裂变窄。感染有时自眼内眦或眶下区皮肤穿破流脓,易被误诊为眼科疾病。口内可见硬腭及前庭沟黏膜红肿,脓肿形成后,常自牙槽突、硬腭或鼻腔排脓,形成瘘管。脓液排出后,全身症状缓解,炎症转入慢性期,瘘管长期不愈。

新生儿上颌骨骨髓炎一般很少形成大块死骨,这是因为上颌骨骨质疏松,骨密质较薄,而又富有营养孔,化脓性炎症容易突破骨板向外发展或引流。但常有眶下缘或颧骨的骨质破坏,经瘘管可探及粗涩骨面,或有颗粒状小块死骨及牙胚从瘘管排出。如果炎症得不到及早控制,上颌乳牙牙胚可因炎症损伤而影响以后恒牙的正常萌出。

新生儿上颌骨骨髓炎可导致上颌骨及牙颌系统的发育障碍,死骨排出后的骨质缺损及眶下区的瘢痕形成,可导致下睑外翻、颧面部塌陷等继发畸形。

目前临床上很少能见到新生儿颌骨骨髓炎,因为初发病时大多在产科和小儿科就诊,待转入慢性期后始到口腔科诊治,此时患儿早已度过新生儿期,故对这类患者亦可称为婴幼儿颌骨骨髓炎。

【治疗】

由于该病具有发病急、病情重、患儿年龄小、全身症状变化快等特点,故一旦诊断确定,应迅速及早选用有效抗生素控制感染的发展及扩散;全身则给予支持疗法及对症治疗。脓肿形成后应早期切开排脓。如果全身症状明显,即使局部脓肿未完全形成,也应实施早期切开引流以使全身症状得以缓解并防止感染继续扩散。

病情转入慢性期后,虽已形成死骨,但不宜过早施行死骨清除术,最好用有效抗生素溶液冲洗瘘管,并保持引流通畅。口内有瘘管者,应注意防止脓液误吸引起肺部感染或窒息,因新生儿或婴幼儿上颌骨骨壁较薄,骨质松软,小片死骨或感染坏死牙胚,往往可随脓液从瘘管排出而自愈。若瘘管口小,探查已有活动死骨或松动牙胚存在,可在口内切开或扩大面部瘘管口进行搔刮术。一般治疗偏向保守,即使手术搔刮术也应轻柔,只将游离死骨及松动坏死牙胚摘除,不要过分搔刮,以免破坏正常骨质和牙胚,影响上颌骨及牙的生长发育,造成术后畸形。

新生儿颌骨骨髓炎治愈后,面部及眶周遗留的瘢痕及塌陷畸形,可待适当时机进行二期整复术。

### 三、放射性颌骨坏死

放射性颌骨坏死(radionecrosis of jaws)是因大剂量应用放射治疗而引起的,在此基础上继发感染则形成放射性颌骨骨髓炎(radioactive osteomyelitis of jaws)。随着头颈部恶性肿瘤放射治疗的日趋普及,此病已成为一种较常见的放疗并发症。

【病因】

一般认为放射、创伤、细菌感染是放射性骨坏死及骨髓炎的三大致病因素。放射导致骨活力的逐渐丧失,处于坏死状态,在此基础上,任何局部的创伤(拔牙、手术、黏膜创伤等)和细菌感染(根尖周炎、牙周炎等)都能诱发骨髓炎。

放射线能对恶性肿瘤细胞的分裂起到抑制作用,但也能对正常组织产生损害作用。有关放射性骨坏死的原因主要有两种解释:第一种为血管栓塞学说,该学说认为,放射线治疗癌肿时,颌骨同时受到照射,颌骨内的血管逐渐发生无菌性的血管内膜炎,当照射剂量超过 50 Gy,血管内膜肿胀,增厚,管腔狭窄,在照射后数月或数年发生血管栓塞,骨质得不到营养发生坏死,骨膜亦无新骨再生。此时如发生损伤,如拔牙或牙源性感染,细菌则侵入而发生放射性骨髓炎。第二种为"三低"学说,该学说认为被照射后的颌骨组织常出现"三低"特征,即低血管结构、低细胞结构和低氧状态。"三低"共同导致骨组织的代谢和自身调节异常而致骨坏死。其主要组织切片特征为骨细胞及骨母细胞(成骨细胞及破骨细胞)变性坏死,骨膜及骨髓腔纤维变性,血管栓塞。在低氧、低能量状况下,由于缺乏营养,骨组织丧失修复代偿能力,伤口长期不愈合,死骨不分离,呈无菌性坏死状态。

放射性颌骨坏死的发生与局部的血供状态、射线的种类、个体耐受性、照射方式、局部防护,特别是照射剂量和分次照射方案等均有一定关系。一般放疗剂量越大,疗程越长,引起放射性骨坏死的机会越大。

口腔软组织对射线平均耐受量为 6~8 周内给予 60~80 Gy,但在 50 Gy 左右即有可能引起颌骨坏死。颌骨尤其是下颌骨主要为骨密质,含钙量高,吸收射线能量大,因而更易发生。

【临床表现】

放射性颌骨坏死一般病程发展缓慢,常在放射治疗后数月甚至十余年才出现症状。早期主要表现为持续针刺样剧痛,多数患者唾液分泌减少,牙齿发生猖獗龋,在短期内引起多数牙的损坏。拔牙及其他损伤可造成伤口长期不能愈合,有瘘管形成,伴有恶臭。由于放疗引起黏膜或皮肤破溃,导致牙槽骨、颌骨骨面外露,呈黑褐色;如继发感染则创面长期溢脓,久治不愈。病变发生在下颌升支部时,由于肌肉萎缩及纤维化可出现明显的牙关紧闭。口腔及颌面部软组织同样受到放射线损害,局部血运有不同程度障碍,故极易因感染而造成组织坏死,形成口腔和颌面部经久不愈的溃疡或形成洞穿缺损畸形。患者全身呈现衰弱、消瘦、贫血等慢性消耗性病态。

放射后颌骨的破骨细胞和造骨细胞再生能力低下,致死骨的分离速度非常缓慢,X射线摄片显示骨质密度减低、骨小梁模糊、病变区与正常骨组织分界不清。

【诊断】

主要根据放射治疗的病史、临床症状和体征及 X 射线摄片,本病不难诊断。

【治疗】

　　放射性骨坏死或骨髓炎与化脓性骨髓炎不同,虽已形成死骨,却无明显界限,而且是慢性进行性发展,因此,放射性颌骨骨髓炎的治疗较为困难,治疗应考虑全身及局部两个方面,一般倾向保守治疗。具体治疗方法有:

　　1. 全身治疗　除给予必要的对症治疗外,全身支持治疗十分重要。如输血、输液、选用足量有效的抗感染药物控制感染,疼痛剧烈时可给予镇痛剂。有条件者,可配合高压氧治疗,高压氧可提高局部组织的氧含量,促进病变区血液循环,加快坏死骨块的分离,有利于创伤愈合。

　　2. 局部治疗　注意保持口腔卫生,每天应使用低浓度过氧化氢液或抗生素冲洗伤口,外敷药物等。对已露出的死骨,可用骨钳分次逐步咬除,以减轻局部软组织的刺激。如死骨形成并已分离,应及时施行死骨摘除术。但临床上由于死骨与健康骨质界限不清,而使病程迁延不愈,因此,目前多数人主张,且较为实用和有效的方法是一旦诊断确定为放射性骨髓炎,不必待死骨完全分离,早期进行扩大切骨术。即应在健康骨质范围内切除死骨,以预防病变扩大蔓延。遗留的组织缺损,可待二期整复,也可采用带蒂或吻合血管的复合组织瓣行立即整复。

　　口腔黏膜与皮肤被放射线累及部分,在切除颌骨的同时也可一并切除,以免术后创口不愈合。术后还应加强全身支持疗法。

【预防】

　　放射性颌骨坏死预防的关键在于进行肿瘤放射治疗前,充分估计到可能发生放射性骨坏死的可能性。根据肿瘤对放射线的敏感程度及放射治疗在综合治疗中的地位,确定选择指征;在放射源、照射方式、分次照射方案以及剂量选择等方面,全面安排治疗计划,其中剂量的准确把握又是最主要的因素。放射治疗前应估计发生放射性颌骨坏死的可能,采取相应的预防措施。

　　1. 放射治疗前要清除口腔内外的一切感染病灶。如常规进行牙周洁治,消除龈炎,用非金属材料充填龋齿。在放射线直接照射区内的不能治疗的牙、有较重牙周病的牙,均应在放疗2周前拔除。拆除口内金属修复体,以避免二次射线的产生。活动义齿须停止使用至放疗后1年,以免造成黏膜损伤。

　　2. 放疗过程中,口腔内出现溃疡时,可局部涂抗生素软膏并加强口腔护理。指导患者保持口腔卫生,应用含氟牙膏及其他氟化物防止龋病的发生。口干者可使用各种唾液代用品,全身应加强营养,提高机体的抵抗力。放射野以外的组织应用屏障予以隔离保护。

　　3. 放疗后出现的牙源性感染,必须进行手术或拔牙时,应尽量减少手术损伤;术前术后均应使用有效的抗生素。但即便如此也很难完全避免不发生感染或潜伏的感染暴发出来。因此放疗前对病牙的处理至关重要。术后则应定期复查,及早发现和治疗所出现的病变。

# 第五节　面部疖痈

　　单个毛囊及其附件的急性化脓性炎症称为疖(furuncle),相邻多数毛囊及其附件同时发生的急性化脓性炎症称为痈(carbuncle)(图7-33)。

　　面部皮肤是人体毛囊、皮脂腺和汗腺丰富的部位之一。该区皮肤暴露在外,故接触外界尘土、污物、细菌机会较多,并容易招致损伤而发生毛囊及皮脂腺急性化脓性炎症。

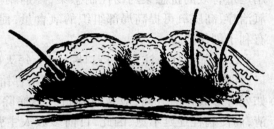

图7-33　痈的组织病损模式图

　　疖的病变局限于皮肤浅表组织内,痈的病变波及皮肤深层毛囊间组织时,可沿筋膜浅面扩散波及皮下脂肪层,造成较大范围的炎性浸润或组织坏死。

【感染来源】

　　面部疖痈的病原体以金黄色葡萄球菌为最多见。正常的毛囊及其附件内常有细菌存在,但只有当局部皮肤受到损伤或全身抵抗力下降时,细菌才开始活跃,引起炎症。常见的全身因素如全身衰竭、消耗性疾病、糖尿病或肾病等;局部因素主要为皮肤不洁、剃须、搔抓等都可导致疖痈的发生。

【临床表现】

　　疖初期表现为皮肤上出现红、肿、热、痛的小结节,呈锥形隆起,触痛,基底有明显炎性浸润;数日后硬结顶部出现黄白色脓头,周围出现红色硬盘,患者自觉局部发痒、烧灼感及跳痛;硬结中央组织坏死并形成脓栓,脓栓与周围组织分离、脱落后排出脓液,疼痛缓解;不久脓头破溃,炎症逐渐消退,创口自行愈合。疖一般无明显全身症状,或仅有区域淋巴结轻度肿痛。疖若处理不当,如搔抓或挤压排脓、药物烧灼腐蚀、热敷以及不恰当的切口等外科操作,都可促使感染扩散,发展成蜂窝织炎或演变成痈,甚至并发海绵窦血栓性静脉炎、败血症或脓毒学症等严重并发症。

　　痈好发于唇部,上唇多于下唇,男性多于女性,其感染的范围和组织坏死的深度较疖为重,常伴有剧烈的疼痛。当感染波及相邻多数毛囊、皮脂腺及其周围组织导致急性炎症与坏死时,可形成迅速扩大的紫红色炎性浸润块。其后肿胀的唇部皮肤与黏膜上出现多数黄白色脓头,破溃后溢出脓血性分泌物;继而脓头周围组织可出现坏死溶解、塌陷,坏死组织排出后可形成蜂窝状腔洞。感染可波及皮下筋膜层及肌组织,引起皮下组织坏死,严重者中央部坏死、似"火山口"状,内含脓液或大量坏死组织,致使整个痈病区组织呈绛紫色浸润块,其周围和深部组织形成广泛的浸润性水肿。

　　唇痈常因剧烈疼痛、局部极度肿胀、张口受限而影响进食与言语。区域淋巴结肿大和触痛,全身中毒症状明显,如发热、畏寒、头痛、食欲减退、白细胞计数增高、核左移等。

唇痈不仅局部症状比疖重,且更易伴发颅内海绵窦血栓性静脉炎、败血症、脓毒血症及中毒性休克和水电解质紊乱,危险性更大,死亡率较高。

**【并发症】**

颜面部疖、痈,尤其是发生在上唇与鼻部危险三角区者,最易发生全身并发症。其原因有:导致疖痈的病原体毒力强,上唇与鼻部所在的危险三角区内淋巴、血液循环丰富,且静脉常无瓣膜;颜面皮肤表情肌和唇部频繁的生理运动;痈的脓肿难于早期穿破引流,使感染易经面前静脉、翼丛逆行向颅内及全身血液循环扩散。

当感染侵入面静脉发生静脉炎及血栓形成时,静脉回流受阻,可出现颜面广泛水肿、疼痛。感染沿无瓣膜的面前静脉逆行引起海绵窦血栓性静脉炎,表现为患侧眼睑水肿、眼球突出、眼压增高、运动受限、视力减退、畏光流泪以及结膜下水肿或淤血,全身高热、头痛,甚至神志昏迷。若同时发生脑膜炎、脑脓肿,则出现剧烈头痛、恶心、呕吐、颈项强直、血压升高、呼吸深缓、惊厥、昏迷等脑膜激惹、颅内高压和颅内占位等病变体征。细菌随血液循环扩散,可引起败血症或脓毒血症,表现为全身高热(常在 39 ℃以上)、患者烦躁、谵妄或神情淡漠、反应迟钝、嗜睡,甚至昏迷,皮肤有出血点或小脓点,白细胞总数及中性粒细胞比例明显增高。若出现中毒性休克时,则有血压下降、脉搏细速,如未及时和正确治疗可导致死亡。在脓毒血症时尚可出现重要脏器(如肝、肺等)及躯干、四肢的转移性脓肿。

**【治疗】**

面部疖痈的治疗应采取局部与全身并重的原则。在炎症早期,无显著全身症状时应以局部治疗为主,同时选择必要的药物,积极控制感染,增强机体抵抗力,防止感染扩散。

1. 局部治疗 宜保守,疖的局部治疗原则为杀菌消炎;痈的局部治疗原则是促使病变局限,防止扩散。疖初起时,可用 2% 碘酊局部外涂,对疖肿严禁热敷、挤压、搔抓和挑刺,忌用化学药物烧灼,以防止感染扩散。对大的疖肿或痈,可采用外敷中药,或用 10% 高渗盐水、50% 硫酸镁、抗生素溶液局部湿敷等,以促进痈早期局限、软化和穿破,对已破溃者则有良好的提脓效果。脓栓可用消毒镊轻轻取出,并继续湿敷,对急性炎症得到控制、已明显形成皮下脓肿而又久不溃破时,才可审慎地作保守性切开,但切忌分离脓腔。湿敷一般持续到脓液消失、创面趋于平复为止。过早停止湿敷,可因脓道阻塞而使病情反复加重。有时,脓栓一时难以排出,可使用镊子轻轻钳出;但对未分离的脓栓或坏死组织切不可勉强牵拉,以防撕伤促使感染扩散。

2. 全身治疗 面部疖伴有局部蜂窝织炎或面痈患者应常规全身给予足量的抗生素。有条件者最好从脓头处取脓液进行细菌培养及药物敏感试验,以供正确选用抗生素。疑有败血症、脓毒血症或海绵窦血栓性静脉炎等全身化脓性感染并发症者,应反复做血细菌培养,根据培养结果选择用药。抗菌药物应用剂量宜大,疗程应足够,以防病情反复。一般应在体温下降、临床表现好转、局部病灶控制 1~2 周后方可停药。

重症患者应加强全身支持治疗,增强患者抵抗力。包括:卧床休息,加强营养,输液或小量输血,补充电解质溶液纠正酸中毒。出现中毒性休克时,应积极采取综合措施,并尽快纠正循环衰竭所出现的低血压,表现出颅内压增高时,应给予正确脱水治疗。患者昏迷或伴严重肺部并发症时,呼吸道分泌物多,咳嗽反射差,宜行气管切开术,以利于分泌物的抽吸及改善缺氧状态。总之,全身并发症一旦出现,应密切观察患者病情变化,积极采取相应的针对性治疗措施。

# 第六节　面颈部淋巴结炎

面颈部淋巴组织十分丰富,口腔及颌面部各区域淋巴结收纳汇集所属区域淋巴液,最后经颈深淋巴结及颈淋巴干进入颈内静脉。

淋巴结具有过滤与吞噬进入淋巴液中的微生物(细菌、病毒等)、颗粒物质(如尘埃、异物、含铁血黄素等)及细胞(肿瘤细胞等)的功能;而且还有破坏毒素,参与人体体液和细胞免疫等功能。因此,它是防御炎症侵袭和阻止肿瘤细胞扩散的重要屏障。当机体发生炎症和肿瘤时常首先出现区域淋巴结肿大,使病变在一定时期内局限在淋巴结内,而不向远处扩散转移,因而熟悉淋巴引流的部位及病理因素,对疾病的诊断和治疗有重要意义。

面颈部淋巴结炎与口腔及牙源性感染的关系密切,故主要表现为下颌下、颏下、颈深上群淋巴结炎,有时也可见到面部、耳前、耳下淋巴结炎。

【感染来源】

化脓性感染的致病菌多为金黄色葡萄球菌和溶血性链球菌。感染来源有:①牙源性及口腔感染最为多见;②小儿大多数由上呼吸道感染、扁桃体炎、咽喉炎、鼻炎等引起;③皮肤损伤与感染,如皮肤化脓性创口、疖、痈等;④特异性感染以结核性淋巴结炎为多见,常继发于口腔、鼻咽及肺部结核,少数为结核菌血行播散所致。

【临床表现】

1. 化脓性淋巴结炎　依发病缓急和病程长短,临床上将化脓性淋巴结炎分为急性和慢性两种。

(1)急性化脓性淋巴结炎(acute pyogenic lymphnoditis)　多见于婴幼儿,发病急,进展快,发病前多有上呼吸道感染或口腔感染病史,临床上以下颌下淋巴结炎较为多见。

急性化脓性淋巴结炎的经过主要表现为由浆液性向化脓性转化。其特征为局部淋巴结迅速肿大,触诊可扪及大小不等,且有压痛的包块,淋巴结活动无粘连,边界清楚。全身反应较轻。若炎症继续发展,则疼痛加剧,淋巴结被膜化脓溶解破溃后,侵及周围软组织,出现炎症浸润块,引起淋巴结周围蜂窝织炎;浅表皮肤红肿,此时淋巴结与周围组织粘连,不能移动,边界不清。一旦脓肿形成,局部皮肤出现明显压痛点及凹陷性水肿;浅表脓肿可触及明显波动感。化脓期全身症状重,高热、寒战、头痛、食欲减退、全身无力,白细胞升高达$(20\sim30)\times10^9$/L,如不及时治疗,可并发败血症和脓毒血症,甚至出现中毒性休克;婴幼儿多有烦躁不安、拒饮食,甚至出现抽搐等,病情比成人更严重,须引起重视。

(2)慢性淋巴结炎　多发生在患者抵抗力强而细菌毒力弱的情况下,临床常见有慢性牙源性及咽部感染,或急性淋巴结炎控制不彻底,转化为慢性。病变常表现为慢性增殖性过程。临床特征是淋巴结内结缔组织增生形成微痛的硬结,淋巴结活动、有压痛,但无全身明显症状和局部自觉症状,或仅有轻微不适,但机体抵抗力下降,可反复急性发作。由于淋巴结炎症反复发作后产生纤维化,即使原发病灶清除,也不可能完全消退。

2. 结核性淋巴结炎 多见于儿童和青年。轻者仅有淋巴结肿大而无全身症状;重者可伴有结核中毒症状,如体质虚弱、营养不良或贫血、低热、盗汗、疲倦等;并可同时有肺、肾、肠、骨等器官的结核病变或病史。局部临床表现,最初可在下颌下、颏下或颈部淋巴结发现单个或多个成串、缓慢肿大、无压痛淋巴结,质地较硬,与周围组织无粘连;病变继续发展,淋巴结中心因有干酪样变性、液化变软,触有波动感。炎性浸润波及周围组织,淋巴结可彼此逐渐融合并互相粘连,形成不能移动的结节性肿块,但表面皮肤无充血、发热与明显压痛,扣之有波动感。此种液化现象称为冷脓肿。冷脓肿破溃后形成经久不愈的窦或瘘。

【诊断】

根据病史、临床表现可以确诊。急性淋巴结炎应与急性颌下腺炎相鉴别,后者可因损伤、导管异物或结石阻塞而继发感染。双手触诊检查时下颌下腺较下颌下淋巴结的位置深而固定,除下颌下腺肿大、压痛外,导管口乳头有红肿,并可见导管口溢脓。慢性淋巴结炎应注意与慢性下颌下腺炎、颈淋巴结结核、恶性淋巴瘤、颈部转移癌相鉴别,必要时病理检查,明确诊断。

化脓性下颌下淋巴结炎与结核性淋巴结炎形成脓肿后,可借抽吸出的脓液进行鉴别:冷脓肿的脓液稀薄污浊,暗灰色似米汤,夹杂有干酪样坏死物;而前者抽吸物多呈淡黄或桃花样黏稠液体。结核性淋巴结炎,常有全身其他部位结核病史,脓液涂片或结核菌培养以及小儿患者的结核菌素皮肤试验可协助诊断。化脓性下颌下慢性淋巴结炎与结核性淋巴结炎鉴别诊断如表7-3。

表7-3 慢性化脓性淋巴结炎和结核性淋巴结炎的鉴别

| | 化脓性淋巴结炎 | 结核性淋巴结炎 |
| --- | --- | --- |
| 病史 | 一般无结核史 | 可有结核史 |
| 好发部位 | 颌下、颏下淋巴结 | 颈浅及颈深淋巴结 |
| 淋巴结个数 | 常为1~2个 | 常为多个,呈串珠状 |
| 淋巴结性质 | 中等硬度,能活动,可有压痛 | 较硬,后期不能活动,无压痛 |
| 脓液性状 | 淡黄或蛋花样黏稠脓液 | 稀薄污浊,暗灰色似米汤,夹杂有干酪样坏死物 |
| 结核菌素试验 | 一般为阴性 | 可为阳性 |
| 脓液涂片或结核菌培养 | 阴性 | 可为阳性 |

【治疗】

急性淋巴结炎的早期应注意休息,全身应用足量有效的抗生素及解热镇痛药物治疗,局部可行理疗(湿热敷、超短波等),或用中药六合丹等外敷治疗。脓肿形成应及时切开引流,同时处理原发病灶。慢性淋巴结炎,如无明显症状,一般可不做特殊处理,但对反复发作者应注意寻找原病灶,并予以清除。如淋巴结肿大明显或须行鉴别诊断时,可采用手术摘除。

结核性淋巴结炎应注意全身治疗,加强营养,提高机体抵抗力。并由专科医师进行抗结核系统治疗。对于局限的,可移动的结核性淋巴结,或虽属多个淋巴结但经药物治疗效果不明显者,可手术摘除。对已化脓的淋巴结结核或小型潜在的冷脓肿,皮肤未破溃者可以施行穿刺抽脓,同时注入异烟肼 50 ~ 100 mg,隔日 1 次或每周 2 次。每次穿刺时应从脓肿周围的正常皮肤进针,以免造成脓肿破溃或感染扩散。

# 第七节　口腔颌面部特异性感染

## 一、颌面骨结核

颌面骨结核(tuberculosis of facial and jaw bones)是指发生在颌面骨的一种慢性、进行性、破坏性颌骨结核病。常见于儿童和青少年,多由血源播散所致,好发于上颌骨颧骨结合部和下颌支。

**【感染来源】**

颌面骨结核多为体内其他脏器感染结核病通过血行播散所致,开放性肺结核可经口腔黏膜或牙龈创口感染,或经痰液或唾液先引起口腔黏膜及牙龈结核直接累及颌骨。

**【临床表现】**

颌骨结核一般呈无症状、渐进性、破坏性发展,偶尔有自发痛和全身低热。临床分为两型:

1. 牙槽突型　多由牙龈或口腔黏膜的结核侵入颌骨。最常见于牙槽突,出现经久不愈的溃疡,边缘呈潜掘状,有牙槽突的破坏,患牙松动,甚至脱落。

2. 中央型　好发于下颌角,颧骨及眶下缘等骨松质部。结核杆菌经血行播散引起颌骨继发性损害,疾病发展缓慢。表现为患部无痛性肿胀,或间有隐痛,病变区肿胀增厚,肿胀区表面皮肤或黏膜常无化脓性感染的充血表现。骨质继续破坏并波及相应部位的口腔黏膜及皮肤,形成冷脓肿,有波动感,继而破溃,流出较稀薄脓液及小块死骨,留下经久不愈的瘘管。颌骨结核如并发化脓性细菌感染,可出现急性骨髓炎的症状,脓液也变成黄色黏稠状。

全身一般仅有低热,但有内脏结核或局部继发化脓性感染时,就会有相应的症状发生。

**【诊断】**

根据病史、临床症状与体征,以及有无全身结核病灶存在,结合必要的辅助检查,如X射线摄片表现为边缘清晰而不整齐的局限性骨破坏,但死骨及骨膜增生均少见;脓液涂片检查见抗酸杆菌;必要时做组织病理检查以确诊。颌面骨结核须与颌骨骨髓炎、颌骨恶性肿瘤等相鉴别。

**【治疗】**

颌骨结核的治疗包括全身抗结核治疗和局部病灶清除术两个方面。

1. 全身抗结核治疗　增强营养和抗结核药物的应用是主要手段。一般采用联合用药,现多选用异烟肼、链霉素和对氨基水杨酸为一线抗结核药。其他抗结核药物还有利福平、乙胺丁醇等,治疗疗程为 6～12 个月以上。

2. 病灶清除术　在进行有效的全身抗结核治疗后,若 X 射线摄片显示颌骨结核已局限,可行病灶清除术,包括切除大块已分离的死骨;对于结核性肉芽肿及小死骨碎块一般采用较保守的刮扒术及拔除病牙等,术后仍应继续抗结核治疗。

## 二、颌面部放线菌病

放线菌病(actinomycosis)是由放线菌引起的慢性感染性肉芽肿性疾病。发生在面颈部的放线菌病占全身放线菌病的 60% 以上。颌面部软组织放线菌病的好发部位以咬肌区为最多,可侵犯皮肤、骨骼,其特征为瘘管形成并排出含有浅黄放线菌丝的脓液。这种放线菌丝被称为放线菌颗粒(actinomycosis granules)或称硫黄颗粒(sulphur granules)。

**【感染来源】**

放线菌是革兰氏阳性厌氧分枝杆菌,引起人体致病的主要为伊氏放线菌(actinomyces Israelii)。放线菌是人口腔正常菌群中的腐物寄生菌,主要寄居于牙周袋、龋洞、智齿冠周盲袋、牙面及扁桃体隐窝内。感染可通过龋洞、牙周袋、根管、第三磨牙冠周、拔牙创口、口腔黏膜损伤处等侵入颌面部而发病。

**【临床表现】**

本病是一种慢性炎症,起病缓慢,病程可达数月或数十年,一般在一年以内。主要发生于男性青壮年。多发于面颈部软组织,以腮腺咬肌区为多,其次为下颌下、颈部及颊部,偶尔侵犯颌骨。发病初期无自觉症状,局部出现无痛性硬结、肿块,患区皮肤呈紫红色,病变区软组织呈板状坚硬,与周围正常组织无明显界限。感染若侵犯咀嚼肌时,则出现明显的张口受限,常伴有咀嚼和吞咽疼痛。感染继续发展,可形成多数小脓肿。脓肿可自行破溃,或切开脓肿后,常见有淡黄色的黏稠脓液流出,在新鲜脓液中可发现硫黄颗粒但很快被氧化而消失。病变逐渐扩大,多个脓肿破溃排脓后创口经久不愈,形成互相相连的瘘管,周围组织发硬,有不同程度的疼痛和发热。全身症状不明显。若伴有化脓性感染,则可出现急性蜂窝织炎的症状。但这种急性炎症与一般颌周感染不同,经切开排脓后炎症可有好转,但放线菌病的局部板状硬性肿胀,不会完全消退。颌骨遭受感染,表现为部分骨质被溶解,破坏或增生。若病变侵入颌骨中心,可导致颌骨成囊肿样膨胀,称为中央型颌骨放线菌病。

**【诊断】**

根据临床表现及细菌学检查等特点,典型病例诊断较易。确定本病主要依据是找到病原菌,注意在脓液或肉芽组织中查找硫黄颗粒。急性期可伴白细胞计数升高,血沉降率加快。病理检查亦可协助确诊,但须与恶性肿瘤、结核等相鉴别。

【治疗】

1. 药物治疗

(1)抗生素治疗　临床一般首选大剂量青霉素 G 每日 200 万～500 万 U,肌内注射,6～12 周为一疗程。亦可用青霉素 G 加普鲁卡因行局部病灶封闭。如与磺胺药物联合使用,有可能增强疗效。青霉素过敏者可选用红霉素、林可霉素、四环素、克林霉素等。抗生素治疗应有足够的疗程,应在症状彻底消除后方可停药。

(2)碘制剂治疗　碘制剂可提高抗生素疗效和软化瘢痕。

(3)免疫治疗　放线菌溶素作皮内注射,首次剂量 0.5 ml,以后每 2～3 d 注射一次,每次增加 0.1 ml,共 14 次或总剂量达 2 ml 为止。该疗法能增强机体免疫力,缩短疗程。

2. 高压氧治疗　放线菌是厌氧菌,高压氧能增加组织的含氧量,具有杀菌、抑菌、消除窦道、防止骨组织感染与坏死,加速伤口愈合的作用。

3. 手术治疗　脓肿形成后应及时切开引流,瘘管内的肉芽组织也应刮除干净;当有死骨形成时,应将死骨刮除,或视病情行病灶切除术,术中用过氧化氢冲洗伤口,以抑制放线菌的生长繁殖。术后应用青霉素 G 200 万～300 万 U,持续 12 周或更长,防止复发。

## 三、颌面部梅毒

梅毒(syphilis)是由梅毒螺旋体引起的一种慢性传染病。其病程极慢,初期主要侵犯皮肤和黏膜,晚期累及全身各脏器。口腔及颌骨是常易遭受损害的部位之一。

【感染来源】

根据传染途径不同,梅毒可分为先天性梅毒和后天梅毒又称胎传梅毒。先天梅毒由患梅毒的孕妇在妊娠 4 个月时通过胎盘传染给胎儿;后天梅毒则绝大多数通过性行为感染,极少数可通过接吻、抚摸接触或共用器皿传染,亦有因输带菌血而感染者。

【临床表现】

后天性梅毒依病程分为一、二、三期及隐性梅毒,一、二期均属早期梅毒,多在感染后4 年内出现症状,传染性强;三期梅毒又称晚期梅毒,系在感染 4 年后表现,一般无传染性。隐性梅毒指感染后除血清反映阳性外,无任何临床症状者。隐性梅毒可终身不出现症状,但也有晚期发病者。先天性梅毒亦可按感染后 4 年为界分为早期和晚期。

1. 后天性梅毒　在口腔颌面部的主要表现依病程分为口唇下疳(一期梅毒)、梅毒疹(二期梅毒)和树胶样肿(梅毒瘤,即三期梅毒)。

2. 先天性梅毒　早期先天胎传梅毒多在出生后第 3 周到 3 个月,甚至一年半后出现症状。

梅毒的口腔黏膜病损请详见《口腔内科学》的有关章节。

【诊断】

根据详细而正确的病史、临床表现、实验室检查及 X 射线摄片综合判断,审慎做出诊断,不能确诊时可行组织病理检查。

获得性梅毒,冶游史是很重要的诊断线索;如系胎传梅毒,应详细询问其家庭成员患病情况。实验室检查包括梅毒下疳、二期黏膜斑分泌物涂片直接检查梅毒螺旋体。血清学检查主要为性病研究实验室试验(VDRL),以及未灭活血清反应素玻片试验(USR test)、快速血浆反应素环状卡片试验(RPR test)等。还可用梅毒螺旋体特异性抗原直接测定血清中的抗螺旋体抗体,为特异性梅毒血清试验方法。近年来免疫组化、聚合酶链式反应(PCR)等方法的应用,大大提高了对梅毒诊断的敏感性和特异性,且作为最后诊断的依据。

【治疗】

口腔颌面部梅毒损害为全身性疾病的局部表现,应在专科医师指导下进行全身治疗。治疗原则为明确诊断后立即实施正规治疗,治疗越早则效果越好,早期梅毒可获治愈。驱梅治疗药首选青霉素 G 及砷铋剂联合疗法。青霉素过敏者可改用红霉素或罗红霉素等。须在全身及局部的梅毒病变基本控制后,才能考虑病变遗留组织缺损和畸形的修复和矫正治疗。

治疗结束后应观察 5 年,随访包括临床与实验室检查。治愈的主要指标是病损及症状消退、血清试验等转阴性。

## 四、艾滋病在口腔颌面部的表现

【概述】

艾滋病又称获得性免疫缺陷综合征(acquired immunodeficiency syndrome,AIDS),是人类免疫缺陷病毒(human immunodeficiency virus,HIV)感染所致。艾滋病是 HIV 感染过程中晚期的临床表现,是当前医学界最关注的一种新型传染病,具有传播速度快、波及地区广泛及死亡率高的特点。艾滋病的主要特点是患者的免疫功能严重受损,因此导致多种条件致病菌感染并伴发罕见的恶性肿瘤。自 1981 年发现以来,HIV 持续在全球蔓延,在其未被控制之前,世界发病形式还会恶化。因此,艾滋病的防治已成为全球性多学科的共同课题。

艾滋病的传播途径依其传播的有效性依次为:血液传播、母婴垂直传播、性传播。

根据艾滋病的临床表现,常将其分为 4 期,即急性感染期、潜伏期、艾滋病前期和典型艾滋病期。在艾滋病和艾滋病相关综合征(AIDS related complex,ARC)患者中约 95%有口腔颌面部表现,这些患者在发展到艾滋病期之前 4 年内可单独出现口腔表征,并首先就诊于口腔科,成为诊断该病的重要指征。所以要求口腔科医师必须具备这方面的知识,以早期诊断并避免误诊和造成院内感染。

【口腔颌面部的表现】

艾滋病和 AIDS 患者的口腔颌面部表现主要包括:

1. 口腔白色念珠菌病　此为艾滋病患者最常见的口腔感染,且多出现在艾滋病确诊之前,常为艾滋病的先兆症状。临床表现为口腔黏膜多出现红斑或白斑,实际为红斑型白色念珠菌病或假膜性白色念珠菌病,多发生在腭部及舌背部黏膜,表面有干酪样渗出物,自觉有疼痛及烧灼感,斑块可以擦去,留下红色区域并伴有出血。涂片及培养可发现白色念珠菌,部分患者可能出现白色念珠菌感染的口角炎。

2. 口腔黏膜毛状白斑　　毛状白斑是艾滋病感染者的最常见的表征和病损,是艾滋病血清学阳性的最可靠的指征,是免疫功能低下的先兆。毛状白斑只局限在口腔发病。主要表现为白色斑块,常发生在舌侧缘,大多为双侧发病,可扩展到整个舌背和舌腹部,病损表面不规则,表现为皱褶和突起,与毛发相似。还可以是小而细的皱褶,病损因过度增生有时呈毛茸茸地毯样的表现。毛状白斑很少发生在颊、唇黏膜以及口底、软腭、口咽部等黏膜,更少见发生在食管、喉部、肛门、阴道和皮肤,病损大小和严重程度与艾滋病感染者的病情程度无关。

3. 艾滋病相关性牙周炎(AIDS-virus associated periodontitis,AVAP)　　为艾滋病病毒感染者中的一种特殊类型的牙周病损。主要表现为龈乳头坏死、出血及疼痛,牙周组织破坏迅速,牙松动、缺失,但牙周袋并不深。有时可发展为坏死性口炎,而出现广泛的软组织、骨组织坏死,甚至危及生命。其原因可能系免疫功能缺损而口腔内条件致病菌感染所致。

4. 口腔疱疹　　系口腔黏膜出现的小水疱样疼痛性病变。水疱破损后很快形成不规则性溃疡,两周后可以愈合,但有些患者可以反复发作。

5. 口腔肿瘤　　与艾滋病有关的肿瘤有三种:

(1)卡波西肉瘤(kaposi sarcoma,KS)　　是最常见的艾滋病相关性肿瘤,腭部是最常见的部位,其次为牙龈、口咽部、颊部、唇等处。早期为扁平状不高出黏膜面、浅蓝色或浅红色的斑块病损。以后逐渐发展,颜色变深,成为高出黏膜隆起的肿块,并出现分叶甚至溃疡。在出现溃疡前没有触痛,临床表现类似血管瘤。

(2)非霍奇金淋巴瘤　　EB病毒可能为本病的病原。病变多始于牙槽突,进而波及整个颌骨,出现牙松动、移位、脱落。肿瘤常为多发,并可波及内脏器官。

(3)鳞状细胞癌　　艾滋病患者口腔鳞癌多位于舌部。此外还可见口腔黏膜发生尖锐湿疣。

除以上症状外,艾滋病患者和艾滋病相关综合征患者还常伴发面颈部淋巴结肿大、唾液腺感染以及神经系统病变。

**【口腔病变的诊断】**

艾滋病口腔病变常为HIV感染的首发症状。其诊断,除详细了解病史及做全身检查外,对有淋巴结肿大、长期发热、乏力、消瘦的口腔病患者,应引起注意;对有口腔明显病变者,应认真进一步检查并做相关实验室检查。

**【防治】**

目前尚缺乏消灭HIV和扭转免疫缺陷的特殊方法,亦无效果确切的疫苗出现,因此预防其感染意义重大。主要预防措施有:

1. 消除同性恋及不洁性生活现象。

2. 阻断血性传播途径,如静脉注射毒品、不规范输血、进行相关宣传活动。

3. 医护人员在诊治艾滋病患者时,应采取有效地防止和控制感染的措施。目前最适合的措施是遵循预防乙肝传播的处理措施。

艾滋病的治疗,在当前条件下非常困难。目前主要包括针对HIV病毒、艾滋病常见的机会性感染病原体、激活免疫抑制剂以及继发肿瘤的治疗。

# 病例分析

1. 患者,男性,22 岁,因右侧后牙隐痛不适 4 d,右侧面部肿胀 2 d 求诊。查体:右侧下颌角处肿胀明显,局部压痛,皮温升高,波动感不显,牙关紧闭,口内右下颌第三磨牙初萌牙尖,牙冠大部分被牙龈覆盖,龈瓣充血水肿,龈瓣下有脓液溢出。

据此,请你:①做出诊断;②拟订治疗计划。

2. 患者,女性,20 岁主诉:右下后牙肿痛 4 d。现病史:4 d 前感右下后牙肿痛,逐渐加重,开口受限,颊部肿胀明显。1 d 前出现右下后牙区剧烈跳痛。检查:体温 38 ℃,急性病容。右颊部肿胀明显,开口度一指,$\overline{8|}$ 水平阻生,远中龈瓣覆盖,红肿,扣痛(++),挤压龈瓣有脓液渗出,$6|$ 近中龋洞,探痛,叩痛(±),不松动,颊侧前庭沟肿胀,扣痛(++)。

据此,请你:①做出诊断;②拟订治疗计划。

3. 患者,男性,28 岁,5 d 前因劳累出现左侧下后牙龈胀痛,进食吞咽时加重,昨日起出现局部自发性跳痛,面部肿胀,张口受限,伴发热。检查:左侧颊部肿胀,局部皮温增高,压痛明显,局限于咬肌前缘处,并及凹陷性水肿;张口度约二指,左下颌第三磨牙近中低位阻生,牙龈瓣覆盖其上,充血肿胀,并见糜烂,挤压局部少量脓液溢出,同侧第一磨牙前庭沟丰满充血,压痛存在,第一磨牙叩诊(-),无松动,无龋坏,未及牙周袋。

据此,请你:①做出诊断;②拟订治疗计划。

4. 患者,男性,55 岁,因右上颌牙痛 3 d,右侧眼下、鼻侧肿胀 1 d 而就诊。检查:右侧上颌尖牙远中深龋,探(-),叩(++),松动(-),前庭沟肿胀变浅,同侧鼻侧、眶下区肿胀明显,局部皮温增高,压痛和波动感存在,眼裂变小。体温 40 ℃,食欲下降,精神委靡。

据此,请你:①做出诊断;②拟订治疗计划。

5. 患者,男性,45 岁,右侧后下牙反复疼痛半年,口服消炎药后可缓解但反复发作,近 1 周,疼痛加重,同侧耳颞区放射痛,自觉牙伸长不能咀嚼,右侧下唇发麻,并出现高热、畏寒、饮食不振。查体:体温 39.2 ℃,脉搏 108 次/min,呼吸 24 次/min,急性病容,右面部轻微肿胀,右下颌第一磨牙残冠,探死髓,右下颌 $4567|$ 牙松动 Ⅱ～Ⅲ度、叩痛,冠周溢脓。白细胞总数为 $10.3×10^9/mm^3$,中性分类为 89%。

据此,请你:①做出诊断;②拟订治疗计划。

6. 患儿,4 岁,10 d 前出现感冒发热伴声音嘶哑,经肌内注射抗生素治疗,症状稍缓解,2 d 前,体温再次上升,无声嘶,但出现右侧颌下肿大疼痛。检查:右侧颌下淋巴结肿大、压痛,质地中等偏硬,肿胀范围较大约 2 cm×3 cm,周界不清,患儿体温 40 ℃,白细胞总数 $13.2×10^9/mm^3$,分类中性粒 90%。

据此,请你:①做出诊断;②拟订治疗计划。

【知识链接】

# 口腔颌面部感染可出现的并发症

在机体抵抗力下降,致病菌数量多毒力强的情况下,口腔颌面部感染可迅速扩散,造成一些严重的并发症,如海绵窦血栓性静脉炎、败血症、脓毒血症、脑膜炎、脑脓肿以及感染性休克等,这些并发症往往是导致患者死亡的主要原因。所以积极预防、早期发现,及时治疗可能出现的并发症,对患者的安全有重要意义。

(一)败血症及脓毒血症

细菌进入血液循环,持续存在并迅速生长、繁殖,产生大量毒素而引起严重全身中毒症状者称为败血症。一般在患者全身情况差和致病细菌毒力强的情况下发生。原发化脓性病灶的细菌栓子进入血液循环并被带到身体其他部位和器官,形成多发性脓肿称为脓毒血症。如在肺、肝、心、肾、脑或其他部位形成的迁移性脓肿。临床表现为高热、寒战、皮下或黏膜下出血、转移性多发性脓肿、多器官功能障碍、肝脾肿大、休克等。血液细菌培养阳性是诊断败血症的重要依据。

(二)海绵窦血栓性静脉炎

口腔颌面部化脓性感染逆面静脉而上,达颅内海绵窦而引起的感染称为化脓性海绵窦血栓性静脉炎,常伴有败血症。其症状特点有:①体温急剧升高;②头痛、恶心、呕吐及颈项强直;③因静脉回流受阻和行经窦内的有关脑神经受累而出现一系列典型症状。如眼及前额剧痛,眼睑及鼻根部水肿,球结膜淤血、水肿,眼球突出,上睑下垂,眼球运动受限以及视力障碍等。病变多从一侧开始,常发展至对侧成为双侧受累。病变后期出现昏迷,瞳孔散大、对光反射消失。

(三)脑膜炎和脑脓肿

口腔颌面部感染可直接蔓延侵入颅内,也可以间接通过脓毒血症引起颅内感染。其主要临床表现为全身中毒症状明显,进行性头痛、呕吐等脑膜刺激症状及颅内压增高症状,可出现脑脓肿定位体征。

(四)感染性休克

通常见于局部病变已扩展为全身化脓性感染的病例,因细菌毒素及炎症产物引起血循环衰竭而出现休克。其临床表现主要为血压迅速下降,呈持续性低血压;出现尿少、无尿等急性肾功能衰竭及尿毒症;出现中毒性脑病,很快转入神志不清、昏迷,最终因伴发弥散性血管内凝血而导致死亡。

(刘宇飞)

# 第八章　口腔颌面部损伤

**学习要点**

1. 口腔颌面部损伤的特点。
2. 常用口腔颌面部损伤的急救方法。
3. 清创缝合术的方法和步骤。
4. 牙及牙槽骨损伤的治疗方法。
5. 颌骨骨折的分型及处理方法。

口腔颌面部位于人体暴露部位,容易受到外来致伤因素的作用引起损伤,造成机体组织器官不同程度的反应和功能障碍。平时多因交通事故、工伤和生活中的意外所致,战时以火器伤为主。

# 第一节    口腔颌面部损伤的特点与急救

## 一、口腔颌面部损伤的特点

1. 口腔颌面部血运丰富在损伤时的利弊    伤后出血多、易形成血肿,组织水肿反应快且重,可因水肿、血肿影响呼吸道通畅,甚至窒息;另一方面,也因血运丰富,组织抗感染能力、再生修复能力较强,伤口愈合快,因此,伤后24~48 h内或更长时间的创口,只要没有明显化脓感染,在清创后仍可做初期缝合。

2. 牙在损伤时容易造成二次损伤    颌面损伤时常伴牙齿损伤,折断的牙齿碎块可向邻近组织内飞散,造成"二次弹片伤",并可将牙齿上的牙结石和细菌带入深部组织,引起创口感染;另一方面,牙列的移位和咬合错乱是诊断颌骨骨折的主要体征,治疗牙、牙槽骨、颌骨损伤时,常利用余留或健康牙作为结扎固定的基牙,而恢复正常咬合关系又是颌骨骨折治愈的重要标准。

3. 严重者,可致窒息、颅脑损伤和(或)颈部伤    颌面部损伤时,组织水肿、移位可造成咬合错乱、舌后坠、血块及外来异物等均可能阻塞呼吸道而致窒息。颌面部上接颅脑,上颌骨或面中1/3损伤,易并发颅脑损伤;颌面部下连颈部,下颌骨损伤易并发颈部伤。

4. 腔窦多,易感染    颌面部腔(鼻腔、口腔)、窦(额窦、上颌窦等)多,腔窦内常存在一定数量的病原菌,伤后如创口与这些腔窦相通,易引起感染,故在清创时,应尽早关闭与这些腔窦相通的创口。

5. 可致面瘫和麻木    颌面部有涎腺、面神经及三叉神经等分布,这些器官损伤可引起功能障碍:如腮腺受损,可并发涎瘘;面神经损伤,可出现面瘫;三叉神经损伤,则可在其分布区域出现麻木。

6. 影响进食和口腔卫生    口腔是消化道入口,损伤后可影响进食和口腔卫生。

7. 面部畸形    造成面部畸形后,可严重影响患者心理。

## 二、口腔颌面部损伤的急救、运送、护理和饮食

（一）窒息

窒息（asphyxia）是口腔颌面部严重损伤后的一种并发症，可危及患者的生命，依其发生原因有阻塞性窒息和吸入性窒息。窒息的前驱症状为烦躁不安、出冷汗、口唇发绀、鼻翼扇动；严重者在呼吸时出现"三凹"（锁骨上窝、胸骨上窝及肋间隙明显凹陷）体征，随之出现脉弱、脉速、血压下降及瞳孔散大等危象以至死亡。

1.阻塞性窒息

（1）异物阻塞　损伤后如有血凝块、游离组织块、呕吐物、脱落牙及其他异物等，均可堵塞咽喉部造成窒息，尤其是昏迷的患者更易发生。

（2）组织移位　上颌骨横断骨折时，骨块向后下方移位，压迫舌根，堵塞咽腔；下颌骨骨折后舌后坠而堵塞呼吸道均可引起窒息（图8-1）。

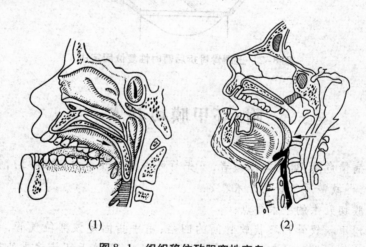

（1）　　　　　　　　　　　　　　　　　　（2）

**图8-1　组织移位致阻塞性窒息**

（1）上颌骨骨折后软腭堵塞咽腔　（2）下颌骨骨折后舌后坠

（3）肿胀压迫　口底、舌根、咽腔周围组织水肿或血肿及颈部损伤后，可压迫呼吸道而引起窒息。

2.吸入性窒息　主要见于意识障碍或昏迷伤员，吞咽及咳嗽反射消失，如果体位不当，将口内血液、分泌液、呕吐物或其他异物吸入气管、支气管或肺泡内而引起窒息。

窒息的急救关键在于及早发现、及时处理：患者一旦出现窒息症状，应立即将其头部放低并取头侧位，同时迅速判明窒息种类与原因，展开抢救；对因血块或分泌物堵塞咽喉部的伤员，应立即用手指掏出或用塑料管吸出堵塞物；对因舌后坠而引起的窒息，应迅速撬开牙列，将舌牵出解除窒息并在舌体中线用粗丝线贯穿缝合固定于口腔外，持续牵拉舌体；如因上颌骨骨折下坠移位时，应在清理口腔内异物后就地取材，可用木棒、筷子等，通过两侧上颌前磨牙，将下坠的上颌骨托起，并将两端悬吊在头部绷带上（图8-2）；对口咽部肿胀压迫呼吸道的伤员，可经口或鼻插入通气导管，以解除窒息；如排除阻塞性窒息

因素,情况紧急,又无适当通气管时,应立即用 15 号以上的粗针头由环甲膜刺入气管,随后行气管切开术;如呼吸已停止,可行紧急环甲膜切开术进行抢救,然后再改行常规气管切开术;对吸入性窒息的伤员,应立即行气管切开术,通过气管导管,充分吸出血液、分泌物及其他异物,恢复呼吸道通畅。

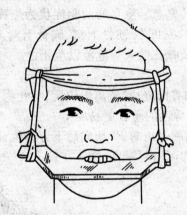

图 8-2　上颌骨骨折后暂时性复位固定法

# 附:环甲膜切开术

对于病情危急,需立即抢救者,可先行环甲膜切开手术(图 8-3),待呼吸困难缓解后,再做常规气管切开术。

环甲膜切开术的手术要点:

1.摸清甲状软骨和环状软骨间的凹陷,用手指固定该部位气管,于甲状软骨和环状软骨间做一长 2~4 cm 的横行皮肤切口,于接近环状软骨处切开环甲膜,以弯血管钳扩大切口,插入气管套管或橡胶管或塑料管,并妥善固定。

2.手术时应避免损伤环状软骨,以免术后引起喉狭窄。

3.环甲膜切开术后的插管时间,一般不应超过 48 h。

4.对情况十分紧急者,也可用粗针头经环甲膜直接刺入声门下区,亦可暂时减轻喉阻塞症状。穿刺深度要掌握恰当,防止刺入气管后壁。

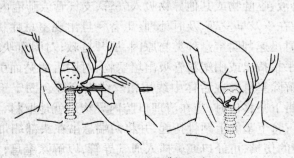

图 8-3　环甲膜切开术

# 附:气管切开术

## 【适应证】

1. 急、慢性喉阻塞,如急性喉炎、白喉、喉水肿、咽喉部肿瘤、瘢痕狭窄等。

2. 呼吸道分泌物潴留造成呼吸困难:颅脑外伤,颅内或周围神经疾患,破伤风,呼吸道烧伤,重大胸、腹部手术后所致的咳嗽、排痰功能减退或喉麻痹时。

3. 肺功能不全:重度肺心病,脊髓灰质炎等致呼吸肌麻痹。

4. 喉外伤、颌面咽喉部大手术后上呼吸道阻塞。

5. 呼吸道异物,无法经口取出者。

## 【手术步骤】

1. 体位　仰卧位,肩与颈下垫枕,并保持颈后仰位,头部正中,病情不许可时可采用半坐位。

2. 切口　颈中线切口,上起甲状软骨下缘,下至胸骨上切迹以上一横指。

3. 切开皮下组织　将皮下组织颈浅筋膜和颈阔肌切开,直至颈前肌。用小拉钩将切口向两侧对称拉开,一一结扎,切断皮下组织内的较大浅静脉。在呼吸困难的患者,这些小静脉怒张变粗,必须结扎,以免术中出血,影响手术,显露颈前肌后,纵行切开颈白线。

4. 拉开甲状腺峡部　用手指探摸气管并向下分离,向上可见淡红色、质软的甲状腺峡部,用弯止血钳在峡部和气管间进行分离后,用小钩将峡部向上拉开。峡部较大者,可用两把弯止血钳钳夹后切断,即可看到气管环。气管前筋膜、胸骨上窝及气管旁组织不须过多分离,以免发生纵隔气肿或气胸。如气管前有小血管妨碍气管切开时,可用止血钳夹小纱布球轻轻将小血管推向一侧,使其离开气管前方;如有出血点,应予结扎止血。

5. 切开气管环　用尖刀在气管前正中线切开气管的第3~4(或4~5)软骨环,切开时刀刃应朝上,自下向上挑开,刀尖不可刺入太深,以2~3 mm为宜。当咳嗽时,食管前壁连气血管推向一侧,使其离开气管前方;如有出血点,应予结扎止血。

6. 插入气管套管　切开气管前壁软骨环后,即用弯止血钳或气管插管扩张器扩开气管切口,随即插入带芯气管套管,如患者有强烈咳嗽,应立即拔出管芯,并用吸引器吸尽气管内分泌物及血性液体,再放入内套管。证实套管已插入气管内后,方可将两侧拉钩取出;如无气体进出,应拔出气管套管。重新放置。

7. 处理切口　切口多不须缝合。如切口过长,可在上、下两端各缝合1~2针,但不能太紧,以免发生皮下或纵隔气肿。切口周围用油纱带覆盖,在切口与套管间垫一剪了小口的小纱布(3~4层即可),最后将固定带绕过颈后,在颈部侧面打结,带结要打得松紧适宜,太松时套管容易滑脱,造成窒息;太紧时如果术后局部肿胀,可影响头部静脉回流。如应用带气囊的套管时,则从注气管注入 3 ml 左右空气,再将注气管折叠后用线结扎,以保证人工呼吸。见图 8-4 气管切开术。

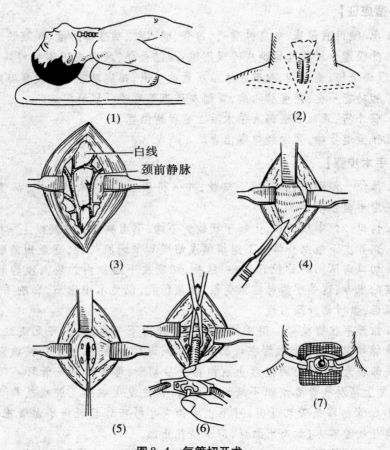

图 8-4　气管切开术
(1)体位　(2)皮肤切开　(3)颈前静脉　(4)显露气管口
(5)切开气管　(6)插入气管导管　(7)固定导管

**【术后处理】**

1. 室内保持清洁,空气新鲜,温度在 22 ℃ 左右,相对湿度 50% 左右。每日更换两层湿盐水纱布遮盖套管口,防止灰尘及异物吸入,防止干痂形成。

2. 根据需要向气管内滴入抗生素、α 糜蛋白酶和蒸汽吸入 15 min,每日 3 ～ 4 次。体位不宜变动过度,翻身时,头、颈、躯干保持在同一轴线转动,避免套管活动或脱出造成的刺激或呼吸困难。小儿或神志不清患者有可能自行拔除套管者,要固定其手臂。

3. 密切注意有无呼吸困难,呼吸次数增多和阻力增大,套管内有无出血等,并及时寻找原因,予以处理。

4.呼吸和气体交换量得到解决后应及早拔管。拔管前注意:

(1)先用软木塞或胶布堵塞管口1/2,如无呼吸困难,可进一步堵塞2/3,直至全部堵塞1～2 d而无呼吸困难,即可拔管。软木塞或胶布必须用线固定在气管套管的固定带上,以防被吸入气管。

(2)如用带气囊的气管套管,应先排空气囊,再堵塞套管。

(3)拔管前准备一套气管切开器械,以备万一拔管后出现呼吸困难时重新插管。

拔管前先吸尽气管内分泌物,然后松开固定带,顺套管弯度慢慢拔出。如出现呼吸困难,应立即用另一消毒套管由原切口插入。拔管后不须缝合伤口,可用油纱布包扎,或用蝶形胶布拉拢伤口。

(二)出血

颌面部血液供应丰富,损伤后出血多,伤及大动脉还可能危及生命,临床上应根据受伤的部位、出血的性质、出血量采取必要的措施。

常用的止血方法有:

1.指压止血　紧急情况下,可使用示指或拇指压迫出血部位供应动脉的近心端于附近骨骼上,以达到暂时止血的目的。如在下颌骨下缘、咬肌前缘处压迫面动脉(颌外动脉),可止颜面软组织出血;在耳屏前压迫颞浅动脉,达到头顶及颞部、额部区域止血的目的;在头部、颌面部严重出血时,可直接压迫患侧下颌角下方、胸锁乳突肌前缘的颈总动脉于其后的第六颈椎横突上,以帮助止血(图8-5),但此举有时可引起心动过缓、心律失常甚至心搏骤停,因而非紧急时一般不采用。压迫颈总动脉时间每次不能超过3～5 min。

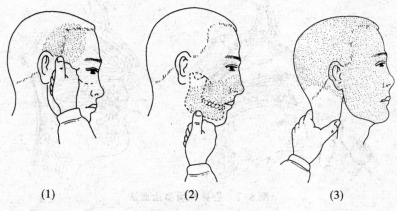

图8-5　指压止血法

(1)压迫颞浅动脉　(2)压迫面动脉　(3)压迫颈总动脉

2.包扎止血　适用于毛细血管、小静脉及小动脉的出血。可先将软组织复位后,在损伤部位覆盖多层消毒敷料,再用绷带加压包扎。注意包扎的压力要合适,注意防止骨折块移位和影响呼吸道通畅(图8-6)。

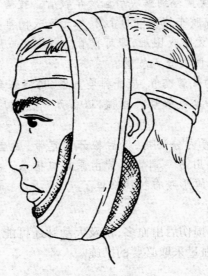

图8-6　包扎止血法

3. 填塞止血　适用于窄而深伤口内的出血和窦腔内的出血。开放性及洞穿性创口,可用消毒纱布填塞在创口内,外面再用绷带加压包扎。但在颈部及喉部创口内,应注意保持呼吸道通畅,不要压迫气管,以免引起窒息。如上颌骨 Le Fort Ⅱ、Ⅲ 型骨折时,鼻道出血较多,只要没有脑脊液鼻漏,可用鼻道填塞止血。严重出血如一般填塞效果不好时,可用后鼻孔填塞法(图8-7)。

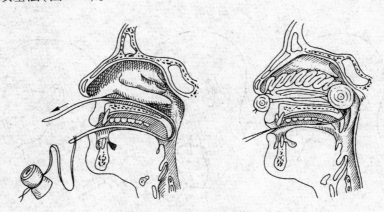

图8-7　后鼻孔填塞止血法

4. 结扎止血　适用于开放性伤口有血管破裂的活动性出血。对于创口内出血的血管断端,可使用血管钳直接钳夹结扎。口腔颌面部较严重的出血,如局部不能妥善止血时,可结扎颈外动脉。

5. 药物止血　适用于毛细血管渗血和小静脉或小动脉出血。使用时,局部应用止血粉、止血药棉或止血海绵等敷于纱布上,直接与创面接触,后加压包扎,一般 5~10 min 可止血。酚磺乙胺、6-氨基乙酸、氨甲苯酸等全身使用的止血药物可作为辅助用药使用。

（三）休克

休克是由多种原因引起的一种综合病征。口腔颌面部损伤患者发生休克者不多,主要为创伤性休克和失血性休克两种。

出血性休克的早期表现为:轻度烦躁,口渴,呼吸浅快,心率加快,皮肤苍白;此时血容量一般丢失在 15% 以下,机体可以代偿。但随着休克的发展,患者常常出现意识淡漠,脉搏细速,脉压变小,四肢湿冷,尿少等症状,一旦出现收缩压下降,表明血容量丢失达到20% 以上,是机体失代偿的表现。

临床判断休克的主要指征包括:血压、脉搏、皮肤色泽与温度、尿量等,休克早期心率的变化是重要的指征,正常成人的心率上限如达到 120 次/min,结合四肢皮肤的变化,是早期诊断休克较可靠的指征。

抗休克治疗的目的在于恢复组织灌流量。创伤性休克的处理原则为安静、镇痛、止血和补液,可用药物协助恢复和维持血压。对失血性休克则以补充有效血容量、彻底消除出血原因,制止血容量继续丢失为根本措施。

休克早期或代偿期,应迅速建立输液通道,快速补充血容量,可输入中分子右旋糖酐或乳酸钠等,0.5 h 内输入剂量一般为 1 000 ml。中度休克者,则以输全血为主,适当补充其他液体,第 1 小时可输血 1 000 ml 左右。收缩压低于 9.3 kPa(70 mmHg)的重度休克者,要在 10~30 min 内输全血 1 500 ml,以后再根据需要调整输血、补液的量和速度。对损伤性休克,除补充血容量、止血外,尚须镇静止痛,纠正酸碱平衡失调,应用大量抗生素预防感染和补充大量维生素 B 和维生素 C。

（四）颅脑损伤

由于口腔颌面部邻近颅脑,颌面伤常伴发颅脑损伤,约占 40%。颅脑损伤包括脑震荡、脑挫裂伤、颅内血肿、颅骨骨折和脑脊液漏等。正确处理的关键在于对伤情的全面判断,充分估计并判断颅脑损伤的可能性,而不是急于进行专科手术。

脑震荡的典型临床特点为:短暂的一过性的意识障碍,一般不超过 0.5 h,常伴有逆行性遗忘,清醒后可出现头痛、头晕、乏力、恶心和呕吐,通常短期内会自行好转。脑挫裂伤是脑组织的实质性损伤,意识障碍取决于脑损伤的程度,神经系统体征取决于损伤部位。如出现昏迷-清醒-再昏迷的情况,则提示有颅内血肿的可能性。如患者昏迷一段后清醒,随后头痛加剧、不安,进而嗜睡,再次进入昏迷状态,伤侧瞳孔散大,对光反射消失,呼吸、脉搏变慢,血压上升时,是硬脑膜外血肿的典型表现。

颌面部特别是面中部的患者,观察 24~72 h 对于避免颅脑并发症是必要的。严密观察其神志、脉搏、呼吸、血压及瞳孔的变化。瞳孔的变化常能反映颅内损伤的程度,如一侧瞳孔变大,并伴有意识障碍,常提示同侧颅内有血肿或水肿的可能。如出现典型的"两慢一高",即血压升高、脉搏徐缓有力、呼吸慢而深时,表明存在急性颅内血肿的可能。上述情况存在时或诊断困难时,应及时拍摄 CT 或 MRI 以了解颅脑损伤的情况。必要时会同神经外科医师共同诊治,待颅脑伤情平稳后再处理颌面伤。

如鼻孔或外耳道有脑脊液漏出,表明颅前窝底或颅中窝底有骨折。出血伴有脑脊液漏时,将流出的液体滴在吸水纸或纱布上,血迹周围出现一圈被水湿润的环形红晕,表明存在脑脊液漏。处理原则:禁止做耳道与鼻腔填塞与冲洗,以减少引起颅内感染的可能。

对于昏迷的患者,要特别注意呼吸道通畅,防止误吸和窒息的发生。必要时做气管切开术,随时清除呼吸道的血液或分泌物。对烦躁不安的患者,可给予适量镇静剂,但禁用吗啡,以免抑制呼吸,影响瞳孔变化的观察以及引起呕吐,增高颅内压。对于有脑水肿、颅内压增高的患者应予脱水治疗,常用 20% 甘露醇,快速静脉滴注,每次剂量 1 ~ 2 g/kg,每 6 ~ 12 h 1 次;也可用 25% 山梨醇或 50% 葡萄糖等。如长时间使用脱水剂和利尿剂,应同时补钾,并适当补钠,防止电解质紊乱。每日补液量应控制在 1 500 ~ 2 000 ml 以内,加用地塞米松 5 ~ 10 mg。如患者昏迷一段时间后清醒,随后头痛加剧、不安,进而嗜睡,再次进入昏迷状态,伤侧瞳孔散大,对光反射消失,呼吸、脉搏变慢,血压上升时,是硬脑膜外血肿的典型表现,应立即请神经外科医生会诊,或经 CT 检查确诊后开颅减压。

在抢救颅脑伤的同时,颌面部伤可行简单包扎,昏迷的患者严禁做颌间结扎固定。

（五）包扎

正确完好的包扎是颌面部损伤急救的重要措施之一,有压迫止血、保护创面、暂时性固定防止骨折片移位、减少污染或止痛等作用。

常用的包扎法有十字绷带包扎法和四尾带包扎法。

包扎时应注意尽可能使五官外露,不影响其正常功能,压力均匀,松紧适度,不影响呼吸和伤口的引流。特别是注意不能对下颌下区和颈部组织加过大的压力,以致阻塞呼吸道,甚至发生窒息。

（六）运送

运送途中,应密切观察病情变化,防止发生窒息和休克。运送昏迷患者时应注意保持呼吸道通畅,可采用俯卧位,以利于唾液和血液外流和防止舌后坠。一般伤员可采用头侧向位或侧卧位,避免血凝块及分泌物堆积在咽部。

损伤的患者运送时应有 2 ~ 4 人同时搬运,一人稳定头部并加以牵引,其他人则协调用力,将患者平直"滚"抬到担架上,头部左右两侧用小枕固定,防止头的摆动。

（七）防治感染

口腔颌面部损伤的创口和外界相通,常因被细菌和尘土等污染,而致感染、增加损伤的复杂性和严重性。因此,在有条件时,应尽早进行清创缝合术。无清创条件时,应尽早包扎伤口,以隔绝感染源,伤后应及早使用抗生素。为预防破伤风,伤后应及时注射破伤风抗毒素。

（八）护理

1. 体位　口腔颌面部患者宜采用半卧位,以减少出血,并可能增进肺部呼吸运动,利于咳嗽和吐出口腔内分泌物,避免并发肺部感染。

2. 口腔护理　所有卧床患者的口腔都须专门护理。贯通性损伤颌骨骨折的患者,因缺乏正确咬合功能,口腔自洁作用差,加上创口的分泌物和口腔、上皮坏死组织脱落、唾液蓄积、食物残渣滞留等均使患者的口腔不洁加重,不利于创口的愈合。

冲洗是护理口腔颌面部患者口腔的最有效方法,特别是创口尚未愈合时,冲洗口腔有利于促进伤口愈合。冲洗的器械通常采用大注射器或吊瓶,冲洗时患者多采用半卧位,头向前倾,下接接水弯盘。分泌物多时,可用过氧化氢棉球擦洗,再用生理盐水冲洗。

能自行含漱的患者,可用1%～2%的碳酸氢钠溶液含漱,再彻底清洁口腔黏膜,多用1%过氧化氢在早晨、睡前和饭后漱口。

(1)流涎的处理　存在口底软组织贯通伤,唇颊部等组织缺损时,常形成涎瘘,使皮肤形成皮疹或湿疹。

为预防面部发生皮肤感染,创口周围皮肤上可涂布氧化锌糊剂或做临时修复体置于贯通处,防止流涎,敷料湿透后应及时更换。

流涎明显时,可在进食前口服阿托品,减少唾液分泌。

(2)检查咬合关系及固定　对颌骨骨折患者应定时检查咬合关系及固定情况,注意结扎物有无松脱、折断、移位、有无刺激口腔黏膜、橡皮圈牵引方向和力量是否合适、有无松脱,以便及时发现和纠正。

(九)饮食

由于张口受限、局部疼痛及咬合错乱等原因,口腔颌面部损伤患者不能咀嚼食物,特别是颌间固定的患者,一般只能进流食,但患者的胃肠功能正常,食欲和消化能力良好,因此在食物调剂和喂养方面应供给患者营养丰富的饮食以促进伤口愈合。

口腔颌面部损伤患者的饮食应根据具体情况选用流质、半流质、普食等各种食谱。

患者的进食方式因病情不同而采用不同的方法。对伤情重、口腔内有创口、不宜经口腔进食者,可采用鼻饲或静脉补充营养;如患者不能吸吮时,可由他人喂食,用大注射器或吊瓶套管插入口内,缓慢注入流质。橡皮套管喂食时,通入口内的管子应置于舌背上或放在口腔前庭,让食物通过磨牙后间隙区进入。

喂食时,应注意饮食的冷热及喂食速度,以免患者呛咳。

# 第二节　口腔颌面部软组织损伤

## 一、损伤类型

1. 擦伤(abrasion wound)　擦伤仅为表皮破损,多发生在面部突出部位,创面渗血、疼痛,并常附着泥沙或其他异物。处理原则主要是清洗创面,防止感染,用无菌凡士林纱布覆盖或任其干燥结痂。

2. 挫伤(contused wound)　挫伤是皮下及深部组织遭受损伤而无开放创口,常为钝器打击造成。伤处轻者形成淤斑,重者甚至发生血肿。临床表现为局部疼痛、肿胀、淤斑、血肿及受伤组织器官的功能障碍。治疗原则主要是止血、镇痛、预防感染。早期可用冷敷和加压包扎止血;1～2 d止血后可用热敷或理疗;血肿如有感染,抗生素控制感染,切开建立引流。

挫裂伤多位较大的钝器伤,在深部组织发生挫伤的同时,常伴有皮肤不整齐的裂伤裂口,可为锯齿状,外形不规则,深浅不一,有出血,深层也可伴有颌骨骨折。挫裂伤清创应充分清洗伤口,彻底止血,修整创缘,严密缝合伤口,同时放置引流;并发骨折者,应先将骨段复位、固定后,再缝合软组织伤。

3. 刺伤、切割伤(incised and puncture wound)　刺伤的创口小而深,多为非贯通伤,刺入物可将砂土和细菌带入创口深处。切割伤的创缘整齐,伤及血管及面神经时可致出血和面瘫。刺伤、切割伤的处理应早期行清创缝合术。

4. 撕裂或撕脱伤(lacerated wound)　由转动的机械力量将组织撕裂或撕脱,如长发卷入机器中,可将大块头皮撕裂或撕脱,或颜面部软组织被撕脱,且损伤程度严重,污染厉害、出血多,疼痛剧烈,易发生休克。

治疗时要防止休克,酌情给予消炎止痛、输液或输血。撕裂伤应及时清创复位缝合,有血管断裂可行血管吻合术,组织缺损可在伤后6 h内将撕裂皮肤在清创后切至全厚或中厚皮片行再植术。

5. 咬伤(bite wound)　动物或人牙齿咬伤,可以表现为切割伤、撕裂伤或撕脱伤,可以使面部口腔器官如鼻、耳、舌、唇断裂甚至离体造成缺损。

咬伤、撕脱伤伤情重,出血多,疼痛剧烈,创缘不整齐,常有骨面裸露。咬伤部可伴有组织的挫伤,且有功能障碍。犬、狼等动物咬伤可感染狂犬病。组织撕裂或撕脱应及时清创、复位缝合;如有血管撕脱者应即刻做血管吻合组织再植术;撕脱后如组织不够,控制感染后尽早消灭创面,进行皮肤移植。对狗咬伤的病例,应预防狂犬病。

## 二、口腔颌面部不同部位软组织损伤的处理

### (一)舌体损伤

舌的生理活动度大,缝合时应尽量保持舌的长度和活动度,将创口按前后纵行方向缝合,不要将舌尖向后折转缝合,以免舌体短缩,影响舌功能(图8-8)。舌组织较脆,缝合时应采用较粗的丝线,进针点距创缘5 mm以上,间以纵褥式缝合。有缺损的舌组织缝合创口时为防止影响舌功能,如舌的侧面与邻近牙龈或舌的腹面与口底黏膜都有创面时,应分别缝合各部的创口;若不能封闭所有的创面时,应先缝合舌的创口,以免日后粘连影响舌功能。

### (二)颊部损伤

颊部贯通伤,无组织缺损或缺损较少者,按一般清创缝合术要求将黏膜、肌肉和皮肤分层对位缝合。

颊部贯通伤,如组织缺损过大,勉强缝合可能造成张口受限,可根据具体情况做适当处理:当口内层缺损过多时,则只缝合口外层,口内层创面敷以碘仿纱布;当口外层皮肤缺损较多而口腔黏膜无缺损或缺损较少者,为减少感染机会,应严密缝合口腔黏膜,将口外层创缘拉拢;当口内外全层都缺损过多,分层缝合会影响张口时,则将口内黏膜层翻出和皮肤边缘缝合,由此遗留的洞形缺损,留待后期做整形治疗(图8-9),恢复患者面部形态和器官功能。

当颊部有大面积撕脱伤,不能用拉拢缝合法完全关闭时,如创面为软组织,伤后时间

短,创面比较清洁,则可在清创后立即用游离植皮消灭创面。如创面已有明显感染,则在清创后,用高渗盐水或 1 : 5 000 呋喃西林液湿敷,待感染控制,创面较清洁,或创面已有健康的肉芽组织后再植皮。

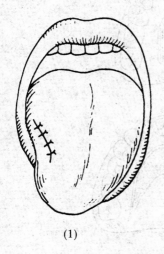 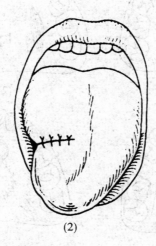 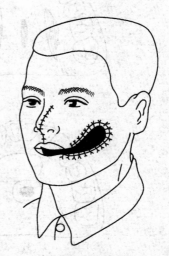

(1)      (2)

图 8-8 舌体损伤的缝合法      图 8-9 颊部洞穿性缺损的创口缝合法
(1)正确缝合 (2)错误缝合

(三)腭部损伤

腭部损伤的处理须根据情况而进行。硬腭软组织撕裂伤做黏骨膜缝合;软腭贯通伤,应分别缝合鼻侧黏膜、肌层及口侧黏膜;硬腭有组织缺损或与鼻腔、上颌窦相通时,可在附近转移黏骨膜瓣,封闭瘘口和缺损,或在硬腭两侧做松弛切口,从骨面分离黏骨膜瓣后,将贯通口处拉拢缝合(图 8-10)。如腭部缺损过大,不能立即修复者,可暂做腭护板,使腭与鼻腔隔离,以后再行手术治疗。

(四)唇部损伤

唇部全层撕裂时,清创后缝合时,要特别注意恢复口轮匝肌的完整性;唇部伤口缝合为恢复正常的解剖形态和美观,须注意准确对位缝合;缝合时要用小针细线,以免造成畸形和功能障碍。

(五)神经损伤

面神经干或主要分支,如在颌面部损伤时被切断,在早期清创时,应尽可能找出神经断端,做神经的外膜或束膜相对吻合术。吻合的方法,先将两断端对齐,避免扭曲,并略加修整外膜,使神经干的轴心部分比外膜短,然后用 11-0 的无创尼龙线缝合神经外膜。在有显微外科条件的情况下,尽可能做神经外膜-束膜联合缝合,使神经束或神经束组获得准确对位。神经吻合好后,将吻合处两侧的神经外膜缝合固定在周围组织上,以防操作时不慎将吻合处再次拉断。做神经吻合时,应使神经束或束组形成有错落的对位,避免吻合处位于同一断面,同时在吻合时,针不应穿入神经束轴心内,这样可以减少瘢痕增生和粘连,待生长愈合后可恢复面神经的连接和功能。如神经干有缺损,不能直接吻合,可在同侧取一段耳大神经移植连接于两断端之间吻合,以促进神经功能的恢复。

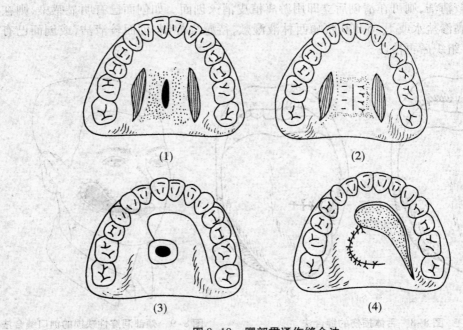

(1)　　　　　　　　　　　　(2)

(3)　　　　　　　　　　　　(4)

**图 8-10　腭部贯通伤缝合法**

（1）两侧松弛切口　（2）向中部推移缝合　（3）旋转黏骨膜瓣切口　（4）黏骨膜瓣旋转修复

### 三、清创缝合术

　　清创缝合术（debridement）是面部预防创口感染和促进愈合的基本方法，只要全身条件允许，应尽量对局部伤口进行早期外科处理即清创术。

　　1.彻底清洗伤口　冲洗伤口是清创处理的第一步。一般认为，细菌在创口 6～12 h以内，多停留在损伤组织表浅部位，且尚未大量繁殖，容易通过机械冲洗而被清除。处理时应先用消毒无菌纱布保护创口，用肥皂水冲洗伤口及周围，再在局麻下用 1%～3% 过氧化氢或生理盐水反复冲洗、擦拭伤口，尽可能清除伤口内细菌、泥沙、组织碎片或其他异物。在清创的同时，可以检查组织的损伤范围和程度。

　　2.清理伤口　冲洗伤口后，用 2% 碘酊再次消毒皮肤，铺巾。术中尽量保留可存活的组织，对破碎的创缘略加修整，大部游离组织亦尽量保留，争取原位缝合。对眼睑、眉际、耳、鼻、唇等部位的小撕裂伤，不必做创缘修整可缝合，但创缘必须对齐，防止错位愈合。

　　清除创口时进一步去除异物，如有金属异物，可借助磁铁吸出，如位于深部要通过 X射线或插针 X 射线定位后取出。

　　3.缝合　口腔颌面部软组织伤口的愈合，可不受伤后至清创时间的严格限制，只要伤口无明显化脓或组织坏死，在充分清创后仍可严密缝合。对估计可能发生感染者，可在创口内放置引流物。已发生明显感染的伤口不立即做初期缝合，可采用局部湿敷，待感染控制后再进行处理。如有组织缺损、移位或因感染、水肿、清创后不能严密缝合时，可先做定向拉拢缝合，使组织尽可能恢复或接近正常位置，等控制感染后再做进一步缝合，这种定向拉拢缝合常用纽扣褥式减张缝合或金属丝定向缝合法。总之，应根据各部位的解剖特点,注重体现尽量恢复患者面部形态和器官功能的原则。

　　缝合时用小针细线,要求对位精确平整,对眼、耳、唇、眉处更要仔细对齐解剖标志,以免造成畸形和功能障碍。缝合要求针距3.0~4.0 mm,距创口边缘2.0~3.0 mm。

# 第三节　口腔颌面部硬组织损伤

## 一、牙及牙槽骨损伤

　　由于碰撞、跌倒和其他的意外损伤所致,前牙部位的牙和牙槽骨损伤较常见。牙损伤分为牙挫伤、牙折断、牙脱位三种,通常合并有牙槽骨的损伤。

**【临床表现】**

　　1.牙挫伤　牙挫伤(contusion of teeth)为直接暴力引起的牙周膜或牙髓损伤。常见于牙齿受到碰撞、打击或咀嚼异物等所致。表现为牙齿疼痛、松动、伸长感、叩击痛,对咬合压力和冷热刺激敏感等创伤性牙周炎症状。严重者可引起根尖孔处血管破裂致牙髓坏死,使牙齿逐渐变成灰褐色。

　　2.牙脱位　牙脱位(luxation of teeth)根据损伤程度的不同有部分脱位和完全脱位,可发生在单个牙,也可涉及多个牙,或两种情况同时存在。牙齿受到外力撞击发生的牙齿完全脱离牙槽窝或仅有软组织相连,称之为完全脱位。而仅有牙移位、嵌入,牙未完全脱离牙槽窝,则称为部分牙脱位。

　　牙脱位时可见牙在牙槽中的位置有明显改变或脱落,局部牙龈可有撕裂和红肿。脱位的牙常有松动、伸长、移位和疼痛,并妨碍咬合;向深部嵌入者,牙冠外露变短。

　　3.牙折断　牙折断可分为冠折、根折和冠根联合折(图8-11)。

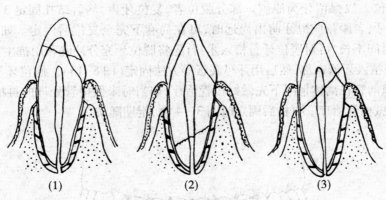

(1)　　　　　　(2)　　　　　　(3)

**图8-11　牙折类型**
(1)冠折　(2)根折　(3)冠根联合折

（1）冠折　根据折断的部位，可露髓或不露髓：前者有明显牙髓刺激症状；后者则无感觉异常或有不同程度的牙本质过敏反应。

（2）根折　根折一般折线在牙颈部以下，表现为牙松动和触压痛。折线越接近牙颈部，松动度越大；若折线近根尖部，牙也可无明显松动。

（3）冠根联合折　表现为伤牙触痛、压痛及咬合痛。

4. 牙槽骨骨折　牙槽骨骨折主要由外力直接打击发生，多见于牙前部，常伴有牙龈撕裂，亦可伴有牙折或牙脱位。如外力来自一侧面颊部，也可造成侧方后牙的牙槽骨骨折，如发生在上颌部，还可伴有腭部骨折和上颌窦损伤。

骨折片移位，引起咬合错乱；摇动损伤区某一牙时，可见邻近数牙及骨折片随之移动；X 射线检查可显示骨折的部位及牙错位的情况。

【治疗】

1. 牙挫伤　轻度挫伤可不做特殊治疗，暂不用患牙咀嚼食物、适当调磨对𬌗牙以减少其与患牙的接触，可望恢复；如牙周膜损伤较重，牙明显松动者，可对患牙行单颌结扎固定（图 8-12），同时适当调改对𬌗牙以减少其与患牙的接触。如发生牙髓坏死，应做牙髓治疗。

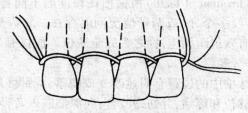

图 8-12　"∞"形结扎固定

2. 牙脱位　以保留牙为原则。部分脱位者，复位牙齿，然后结扎固定 3 周左右。对半脱位的乳牙，若距相应恒牙萌出尚远时，可在局麻下完全复位后固定。如牙已完全脱位，但离体时间不长，可对脱位牙行再植入术：首先将脱位牙充分冲洗和用抗生素浸泡20～30 min，重新植入牙槽窝部，然后用牙弓夹板等方法固定（图 8-13）。脱位牙污染较重，时间较久，再植前宜在离体情况下先做好根管治疗，如当时未做根管处理的再植牙，在牙生长牢固后补做根管治疗。再植后固定时间 3～4 周，定期随访。

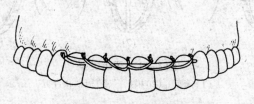

图 8-13　牙弓夹板固定

3.冠折　轻微冠折磨圆钝折缘锐利处即可;冠折影响形态和功能且有明显的刺激症状者,应做冠修复;如冠折已穿髓,应尽早行根管治疗,然后桩冠修复、恢复外形美观。

4.根折　近牙颈部的根折,应尽早行根管治疗,然后做桩冠修复;根中部的牙折,应拔除伤牙;根尖1/3折断、牙松动,应及时结扎固定,并做根管治疗。

5.冠根联合折　冠根联合斜折牙,一般需拔除。

6.牙槽骨骨折　局麻下行牙槽骨复位,然后用金属丝牙弓夹板(图8-14)进行单颌或颌间牙弓夹板固定,将骨折片上的牙结扎固定2~3周或采用正畸科用的托槽法固定(图8-15)。牙弓夹板和正畸托槽的放置均应跨过骨折线至少3个牙位,才能牢固。

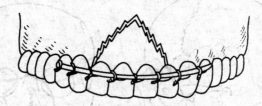

图8-14　牙弓夹板固定牙槽骨骨折

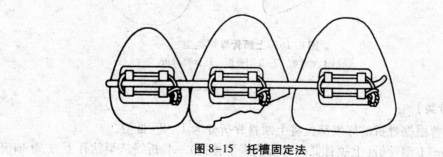

图8-15　托槽固定法

## 二、颌骨骨折

颌骨骨折(fracture of jaws)有一般骨折的共性,如疼痛、麻木、血肿、出血、移位及功能障碍,但由于颌骨解剖结构和生理功能的特点,其临床和诊断方法与其他部位骨折有不同:可引起咬合错乱,出现张口受限、咀嚼功能障碍,一般伴有软组织损伤,损伤颅骨时可伴脑脊液耳或鼻漏,甚至颅脑损伤。

(一)上颌骨骨折

上颌骨是面中部的重要骨骼、最大骨骼,内有上颌窦,结构较薄弱,受损伤后容易骨折,但因位置居中,四周有其他颅面骨,对上颌骨有一定的保护作用。因此,上颌骨骨折发生率比下颌骨少得多。

上颌骨解剖形态不规则,骨缝连接多,其两侧上颌骨在中线连接处构成鼻腔基部的梨状孔。上颌骨上接颅底,与颅骨中的额骨、颞骨、筛骨及蝶骨相连,在面部与颧骨、鼻骨、泪骨和腭骨相连,所以骨折时常并发颅脑损伤和邻近颅面骨骨折。

　　上颌骨的骨质密度和硬度较下颌骨差,骨质薄而松。生理状态下,它通过咬合面承受下颌骨的咀嚼压力,并将其缓冲,传导到颅底,起到保护颅脑和颈椎的作用。上颌骨与周围骨构成拱形支柱结构,当上颌骨受轻度打击时,不易引起骨折。但若遇较大暴力时,上颌骨和邻近鼻骨、颧骨可同时骨折。上颌骨体内部是上颌窦腔,这些窦腔裂隙和骨缝是较薄弱部位,在外力作用下,易发生骨折。

　　因上颌骨存在解剖薄弱部位,临床上上颌骨骨折(fracture of maxilla)常见为三型(图8-16)。

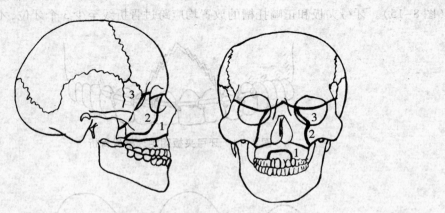

图 8-16　上颌骨骨折类型
1：Ⅰ型骨折　2：Ⅱ型骨折　3：Ⅲ型骨折

【临床分类】

Le Fort 曾根据骨折的好发部位将上颌骨骨折分为Ⅰ、Ⅱ、Ⅲ型。

1. Le Fort Ⅰ型骨折(上颌骨低位骨折或水平骨折)　骨折线从梨状孔下方、牙槽突上方经上颌结节上方,向两侧水平延伸至上颌翼突缝(图8-17)。

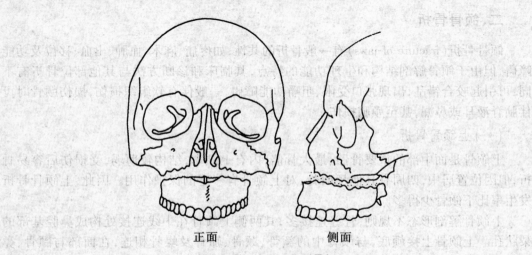

正面　　　　　　　　侧面

图 8-17　Le Fort Ⅰ型骨折

2. Le Fort Ⅱ型骨折(上颌骨中位骨折或锥形骨折)　骨折线自鼻额缝向两侧横过鼻梁、眶内侧壁、眶底、颧上颌缝,再沿上颌骨侧壁至翼突。此型有时可伴脑脊液耳漏或鼻漏(图8-18)。

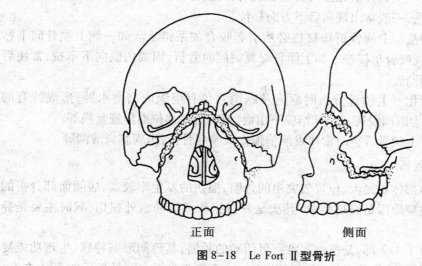

正面　　　　　　　　　侧面

图8-18　Le Fort Ⅱ型骨折

3. Le Fort Ⅲ型骨折(上颌骨高位骨折)　骨折线自鼻额缝向两侧横过鼻梁、眶部,经颧额缝向后达翼突,形成颅面分离,使面中部凹陷、变长。此型骨折多伴有颅底骨折、颅眶损伤和颅脑损伤,出现面中部凹陷并变长,眼球下移,结膜下出血,耳、鼻出血或脑脊液鼻漏、耳漏(图8-19)。

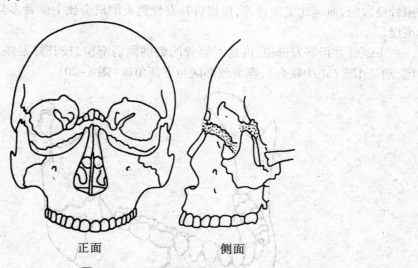

正面　　　　　　　　　侧面

图8-19　Le Fort Ⅲ型骨折

由于暴力的种类及方向不同,上颌骨骨折的骨折线不一定都是如上所述的两侧对称性同时骨折。可发生单侧上颌骨骨折或两侧骨折线不在同一平面。此外,还可发生上颌骨纵行骨折,如腭中缝矢状骨折。

**【临床表现】**

1. 骨折块移位　上颌骨上无强大的咀嚼肌附着,故骨折块多随外力的方向而发生移位,或因重力而下垂,一般常出现向后下方向移位。

2. 咬合关系错乱　上颌骨折块移位必然引起咬合关系错乱。如一侧上颌骨向下移位较多,该侧就出现咬合早接触。如上颌骨与翼突同时骨折,因翼内肌向下牵拉,常使后牙早接触,而前牙开𬌗。

3. 眶及眶周变化　上颌骨骨折时眶内及眶周常伴有组织内出血水肿,形成特有的"眼镜症状",表现为眶周淤斑,睑、球结膜下出血,或有眼球移位而出现复视等。

4. 颅脑损伤　上颌骨骨折时常伴发颅脑损伤或颅底骨折,出现脑脊液漏等。

（二）下颌骨骨折

下颌骨是颌面部体积最大、位置较突出的骨骼,损伤的发生率较高,居颌面部骨折的首位。其骨折的主要原因是交通事故,其次是跌打损伤或运动意外损伤;战时主要是弹片伤。

下颌骨占据面下 1/3 部,是颅面部唯一可活动的骨骼,其解剖形态特殊,生理功能复杂,又居于面下部的突出位置,结构上存在薄弱区。下颌骨骨折占颌骨骨折的 70% 左右。下颌骨上有升颌肌群及降颌肌群附着。骨折时由于附着在骨折块上的咀嚼肌牵引力方向不同,常使骨折块发生移位,导致咬合错乱。

下颌骨髁突是下颌骨主要的生长中心,如在儿童时期受到损伤或破坏,可导致下颌骨的发育障碍。下牙槽神经血管束经下颌孔进入下颌骨内,沿下颌管向下延伸。下颌骨因骨质致密,血运比上颌骨差,损伤后并发骨髓炎的机会比上颌骨多且严重,骨折的愈合也慢。

下颌骨骨折好发部位,也是下颌骨的解剖薄弱部位,按其好发顺序依次为下颌颏孔区、颏正中区(正中联合)、髁突颈部区与下颌角区(图 8-20)。

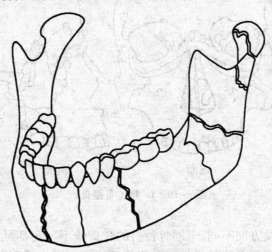

**图 8-20　下颌骨骨折的好发部位**

**【临床表现】**

1.骨折段移位　下颌骨骨折突出的表现是骨折段移位。

下颌骨上有强大的咀嚼肌群附着,如咬肌、翼内肌、翼外肌、颞肌、下颌舌骨肌、颏舌骨肌、二腹肌等。这些肌担负着上提和下降下颌的运动,即开闭口功能。下颌骨骨折后,肌的牵拉是骨折段移位的主要因素。

移位的程度受骨折线方向、骨折段上有无牙齿、软组织损伤范围、外力方向与强度及骨的重力作用等因素有关。

(1)颏部正中骨折　骨折线可为单一的,也可为多骨折线和粉碎性骨折。单发的正中骨折,由于骨折线两侧的牵引力量基本相等,常无明显错位;如为双骨折线,正中骨折段由于颏舌肌和颏舌骨肌的牵引,骨折片可向下后移位;如为粉碎性骨折,或有骨质缺损,两侧骨折段由于下颌舌骨肌的牵拉而向中线移位。注意后两种骨折都可使舌后坠而引起呼吸困难,甚至有窒息的危险(图8-21)。

(2)颏孔区骨折　单侧颏孔区骨折,骨折线多为垂直,将下颌骨分成长短不同的2个骨折段,短骨折片上附着有一侧的全部升颌肌(咬肌、翼内肌、颞肌),主要牵拉力使短骨折段向上、向内移位。长骨折段与健侧下颌骨保持连续,有双侧降颌肌群的牵拉,向下、向后移位并稍偏向患侧,同时又以健侧关节为支点,稍向内旋而使前牙出现开𬌗(图8-22)。

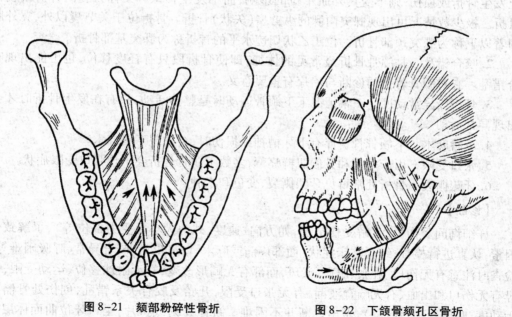

图8-21　颏部粉碎性骨折　　　　　图8-22　下颌骨颏孔区骨折

(3)下颌角部骨折　下颌角部骨折后也将下颌骨分为长骨折段和短骨折段。如骨折线位于咬肌和翼内肌附着之内,骨折片可不发生移位;若骨折线在这些肌附着之前,则短骨折段向上移位,长骨折段因降颌肌群的牵拉,向下、后移位,与颏孔区骨折的情况相似(图8-23)。

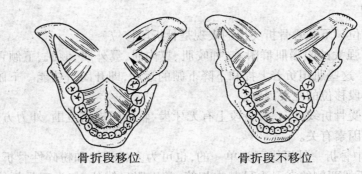

骨折段移位　　　　　骨折段不移位

**图 8-23　下颌角部骨折**

（4）髁突骨折　髁突骨折在下颌骨骨折中所占比例较高。一侧髁突骨折时，耳前区有明显的疼痛，局部肿胀、压痛。以手指伸入外耳道或在髁突部触诊，如张口时髁突运动消失，可能有骨折段移位。低位骨折时，由于翼外肌的牵拉，髁突向前内移位；严重者，髁突可从关节窝内脱位，向上进入颅中窝。双侧低位骨折时，2 个髁突均被翼外肌拉向前内方，双侧下颌支被拉向上方，可出现后牙早接触，前牙开𬌗。

髁突骨折的骨折线一般有三种：如髁突骨折发生在翼外肌附着的上方，仅在关节面上发生骨折或损伤，则不受翼外肌牵拉的影响，而不发生移位。又称为囊内骨折或脱帽骨折。极少数情况可出现髁突内髁的纵劈型（矢状）骨折。骨折位于关节囊以外，翼外肌附着以下称为髁突颈部骨折。位于乙状切迹水平的骨折称为髁突基部骨折。

2. 咬合错乱　是颌骨骨折最常见的体征，即使骨折段只有轻度移位，也可能出现咬合错乱。它对颌骨骨折的诊断与治疗有重要意义。

3. 骨折段异常动度　正常情况下下颌骨运动时是整体活动，只有在发生骨折时才会出现异常活动。

4. 下唇麻木　下颌骨骨折伴有下牙槽神经损伤时，会出现下唇麻木。

5. 张口受限　由于疼痛和升颌肌群痉挛，多数下颌骨骨折会出现张口受限症状。

6. 牙龈撕裂　骨折处常可见牙龈撕裂、变色和水肿。

【诊断】

详细询问受伤史（了解受伤情况，如方向、速度、外力大小及受力部位等），了解致伤因素，认真进行检查，结合临床症状（面部疼痛或麻木、口鼻出血、咬合异常、呼吸困难等；检查时注意有无伤口、肿胀、出血、淤斑，面部有无畸形改变，有无眼球移位、运动受限，口鼻有无伤口和出血、有无脑脊液漏，有无张口受限，开𬌗及咬合关系错乱，创伤处骨骼有无动度、摩擦音和台阶等），做出诊断并不困难。颌骨 X 射线摄片，全口牙位曲面体层 X 射线摄片，CT 和立体三维重建检查有助于诊断，而且对骨折的治疗有指导意义。

【颌骨骨折的治疗原则】

1. 治疗时机　颌骨骨折患者应及早进行治疗，但如合并颅脑、重要脏器或肢体严重损伤，全身情况不佳时，应首先抢救患者的生命，待全身情况稳定或好转后，再行颌骨骨折的处理。但应注意，在救治其他部位伤的同时，不能忽视与颌面外科的衔接，以免延误治疗,防止错位愈合,增加后期处理的复杂性。

2．骨折治疗原则　为了避免发生错位愈合,须尽早进行骨折段的精确复位。解剖复位兼顾形态和功能,既要恢复颌骨的解剖形态,恢复其特有的高度、突度和弧度,还要恢复伤前的咬合关系,重建患者原有的殆关系,恢复咀嚼功能。功能稳定性固定和早期功能运动,促进骨折愈合。骨折固定的方法可根据条件选用,目前以手术开放复位坚强内固定为治疗的主流技术。

3．骨折线上牙的处理　在颌骨骨折治疗中常利用牙行骨折段的固定,应尽量保存,即使是在骨折线上的牙也可考虑保留,但如骨折线上的牙已松动、折断、龋坏、牙根裸露过多或有炎症者,则应予拔除,以防骨创感染或并发颌骨骨髓炎。儿童期颌骨骨折后,如恒牙胚已暴露并有感染可能者,也应去除。

**【颌骨骨折的复位方法】**

颌骨骨折的复位标准是恢复患者原有的咬合关系。根据不同的骨折情况,可选用不同的复位方法。

1．手法复位　主要用于新鲜的并且移位不大的线形骨折,如牙槽突骨折、额部线形骨折的复位。复位后应做颌间固定,属于非手术治疗。

2．牵引复位　主要用于手法复位不满意或伤后2~3周已经纤维性愈合的患者。分为颌间牵引及口外牵引两种。

(1)口内颌间牵引　是在上、下颌牙列上分别安置有挂钩的牙弓夹板,然后根据骨折需要复位的方向,在上、下颌牙弓夹板的挂钩上套上橡皮圈做牵引,使其恢复到正常的咬合关系。它既有牵引作用,牵引到位后,也有固定作用。主要用于下颌骨骨折的牵引固定。应注意当上、下颌骨同时骨折时,用颌间固定恢复咬合关系后,须将上颌骨作坚强内固定或加用颅颌固定,否则,当下颌骨做开口运动时,有可能将上颌骨骨折块牵拉移位(图8-24)。

(2)口外颅颌固定牵引　主要用于上颌骨骨折后骨折片向后移位的牵引。颅颌牵引是在上颌牙列上安置带有口外须的牙弓夹板,在头部制作石膏帽,石膏帽内埋置向前伸出的金属支架,然后在口外须与金属支架之间用橡皮条牵引,可将向后移位的骨折段牵拉复位(图8-25)。

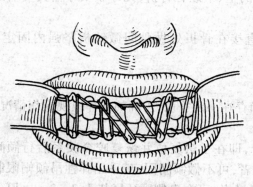

图8-24　颌间牵引复位法

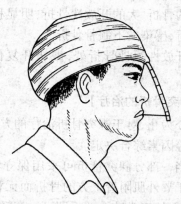

图8-25　颅颌固定牵引复位法

3. 手术切开复位 主要用于有软组织伤口的开放性骨折、闭合性颌骨复杂性骨折或已有错位愈合的陈旧性骨折。方法是手术显露骨折部位,新鲜骨折采用器械使之复位,陈旧性骨折则不按原来的骨折线打开骨折,而是采用骨锯截骨,然后根据恢复咬合关系与面形的要求移动截开的骨块,达到复位的目的。兼顾手术和美观要求的常用手术进路有:冠状切口入路、睑缘下切口、耳屏前切口、下颌下切口、局部小切口、口内前庭沟切口。

**【颌骨骨折的固定方法】**

为保证骨折块复位后在正常位置上愈合,防止发生再移位,必须采用稳定可靠的固定方法。

1. 单颌固定 是指在发生骨折的颌骨上进行固定,而不将上、下颌骨同时固定在一起的方法。常用的有单颌牙弓夹板固定:即将成品或弯制的牙弓夹板横跨骨折线安置到两侧健康牙上,用金属丝将夹板与牙体逐个结扎起来,利用健康牙固定骨折的方法。临床上常用于牙槽突骨折和移位不大的颏部线形骨折。

2. 颌间固定 指利用牙弓夹板将上、下颌固定在一起的方法,是颌面外科最常使用的固定方法。它的优点是能使移位的骨折段保持在正常咬合关系上愈合。常用的方法有:带钩牙弓夹板颌间固定、小环颌间结扎固定和正畸托槽颌间固定。

单纯采用该方法治疗骨折,下颌骨一般固定 4～6 周,上颌骨 3～4 周。缺点是由于上、下颌被固定在一起,常影响患者的进食和语言功能,难以保持口腔卫生,继发龋病等。

目前,随着坚固内固定技术的引入,颌间牵引与固定的作用和角色发生变化,单纯使用颌间牵引固定治疗颌骨骨折的模式已被逐渐放弃,它主要被用作坚强内固定的辅助手段,在做内固定之前做咬合关系的维持与确认,内固定后做短暂抵抗肌源性不良应力。同时固定的时间也大大缩短。

3. 坚强内固定(RIF) 是近 20 年来发展起来的颌骨骨折内固定新技术。坚强内固定没有颌间牵引固定带来的诸多弊病,诸如口腔卫生不良,继发龋病、进食及语言障碍、影响社交活动等。实践证明,坚强内固定技术比以往许多固定方法效果好,使用方便,术后大大减少了颌间固定的时间,甚至可不用颌间固定。因而,目前在多数情况下已成为颌骨骨折的首选方法。

开放复位坚强内固定的适应证为,多发性或粉碎性上、下颌骨骨折;全面部骨折,有骨缺损的骨折,大的开放性骨折,明显移位的上、下颌骨骨折,无牙颌及牙槽突萎缩的下颌骨骨折,感染的下颌骨骨折。

在开放性颌骨骨折处,做切开复位,直接在骨折处做骨间微钛板坚强内固定(图8-26)。

**【髁突骨折的治疗】**

迄今为止,对于髁突骨折治疗的方式尚存在一定争议,正确的选择应视损伤情况、患者年龄等因素综合决定。

相当一部分髁突骨折可采用保守治疗,即在手法复位并恢复咬合关系后行颌间固定。对于翼外肌附着上方的骨折而无移位者,可不做颌间固定,采用弹性吊颌帽限制下颌运动,保持正常咬合关系即可。有轻度开𬌗者,可在患侧磨牙区垫上 2～3 mm 厚的橡

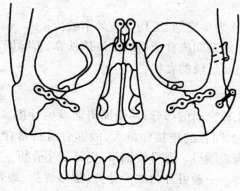

图 8-26 钛板内固定

皮垫,用颌间弹性牵引复位固定,使下颌支下降,髁突复位,恢复咬合关系;然后撤除橡皮垫,继续颌间固定3~4周。这样即使移位的髁突未能完全复位,在愈合过程中可发生吸收与改建,随着功能的需要,髁突出现适应性变化而并不影响功能。儿童髁突骨折、囊内骨折及移位不大的髁突骨折常使用此法。保守治疗应重视早期开口训练,以防止关节内、外纤维增生,导致颞下颌关节强直。

对髁突明显移位,闭合复位不能获得良好咬合关系、成角畸形大于30°角、髁突骨折片向颅中窝移位、髁突外侧移位并突破关节囊者应视为手术适应证。髁突骨折复位坚强内固定后,一般不须辅助颌间牵引固定或仅固定1~3 d。对于髁突粉碎性骨折而不能固定者,可手术摘除碎骨。

**【无牙颌及儿童颌骨骨折的治疗】**

无牙颌骨折多见于老年人,经常见于下颌骨,因牙缺失以及牙槽突的吸收,下颌骨往往变得纤细;加之老年骨质硬化且经常伴有骨质疏松,更易发生骨折。对于闭合性及移位不大的骨折,可利用原有修复的义齿,恢复咬合关系,外加颅颌绷带固定;也可以采用颌周金属丝结扎将义齿固定在下颌骨并恢复与上颌骨的咬合关系。

对于移位较大的骨折,也可以考虑切开行复位后坚强内固定。因无法做颌间固定,故接骨板的强度应更大,跨度应更长。最好使用重建板以便承载不良应力。无牙颌骨折要求恢复颌位即可,骨折愈合后用义齿修复。

儿童颌骨骨折较少见。儿童处于生长发育期,骨质柔而富于弹性,即使骨折,移位一般也不大。由于儿童期正值乳恒牙交替期,恒牙萌出后,其咬合关系还可以自行调整,因此,对复位和咬合关系恢复的要求不如成人高。但儿童乳牙列的牙冠较短,牙根吸收而致乳牙不稳固,难于做牙间或颌间结扎固定;颌骨内有众多恒牙胚,而且骨皮质较薄,采用内固定时容易损伤牙胚,也不易固定牢靠,因此,儿童期颌骨骨折多采用保守治疗,如颅颌绷带、自凝塑胶夹板及牙面正畸带钩托槽黏结弹性牵引固定等。对于严重开放性创伤,骨折移位大或不合作的患儿,也可选择手术复位固定;固定可采用金属丝、钛板,固定时应远离牙胚;最好选用单皮质钉,防止损伤牙胚。

**【预防】**

1. 加强安全教育,防止发生交通、工伤等意外事故。

2. 保持口腔卫生。固定期间进食流质或半流质饮食,拆除固定后改软食。

3. 伤后 2 个月内勿咀嚼过硬的食物。

(三)颧骨及颧弓骨折

颧骨和颧弓是面部比较突出的部分,易受撞击而发生骨折。颧骨与上颌骨、额骨、蝶骨和颞骨相连接,其中与上颌骨的连接面最大,故颧骨骨折常伴发上颌骨骨折。颧骨的颞突与颞骨的颧突连接构成颧弓。颧弓较细窄,更易发生骨折。

1. 颧骨颧弓骨折分类　一般可分为颧骨骨折、颧弓骨折、颧骨颧弓联合骨折及额、上颌骨复杂骨折等,而颧弓骨折又可分为双线形及三线形(M 型)骨折。

Knight 和 North 根据解剖移位的角度提出六型分类法:

Ⅰ型:颧骨无移位骨折;

Ⅱ型:单纯颧弓骨折;

Ⅲ型:颧骨体骨折向后内下移位,不伴转位;

Ⅳ型:向内转位颧骨体骨折;

Ⅴ型:向外转位颧骨体骨折;

Ⅵ型:颧骨体粉碎性骨折。

Ⅱ、Ⅴ型骨折复位后稳定,不需固定;Ⅲ、Ⅳ、Ⅵ型骨折复位后不稳定,须固定。

2. 临床表现

(1)颧面部塌陷　颧骨、颧弓骨折后骨折块移位方向主要取决于外力作用的方向,多发生内陷移位。在伤后早期,可见颧面部塌陷;随后,由于局部肿胀,塌陷畸形并不明显,易被误认为单纯软组织损伤;数日后肿胀消退,又出现局部塌陷。

(2)张口受限　由于骨折块发生内陷移位,压迫颞肌和咬肌,阻碍喙突运动,导致张口疼痛和张口受限(图 8-27)。

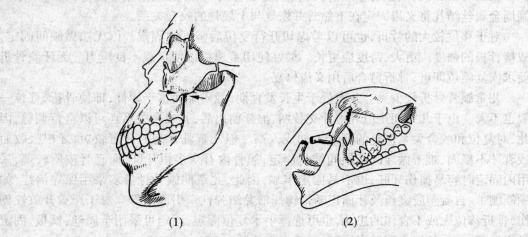

(1)　　　　　　　　　　(2)

**图 8-27　颧骨、颧弓骨折后内陷移位,限制张口**

(1)颧骨移位压迫喙突　(2)颧弓内陷阻挡喙突活动

(3) 复视　颧骨构成眶外侧壁和眶下缘的大部分。颧骨骨折移位后,可因眼球移位、外展肌渗血和局部水肿以及撕裂的眼下斜肌嵌入骨折线中,限制眼球运动等原因而发生复视。

(4) 淤斑　颧骨眶壁有闭合性骨折时,眶周皮下、眼睑和结膜下可有出血性淤斑。

(5) 神经症状　颧骨上颌突部骨折移位可造成眶下神经损伤,致使该神经支配区有麻木感。骨折时如同时损伤面神经颧支,则发生眼睑闭合不全。

3. 诊断　颧骨颧弓骨折可根据病史、临床特点和 X 射线片检查而明确诊断。

视诊应注意两侧瞳孔是否在同一水平线上,是否有眼球运动受限,观察两侧颧骨是否对称,应自患者的头顶位或由颏部向上观察进行对比。触诊骨折局部可有压痛、塌陷移位,颧额缝、颧上颌缝及眶下缘可触及有台阶感。如自口内沿前庭沟向后上方触诊,可检查颧骨与上颌骨、冠突之间的间隙是否变小,这些均有助于颧骨骨折的诊断。X 射线片检查常用鼻颏位(华氏位)和颧弓切线位。可见到颧骨和颧弓的骨折线及移位情况,还可观察到眼眶、上颌窦及眶下孔等结构有无异常,颧弓骨折 X 射线特征性表现呈 M 或 V 形。必要时可行 CT 检查进一步明确诊断。近年来三维 CT 重建更有利于诊断。

4. 治疗　颧骨、颧弓骨折后,如仅有轻度移位,畸形不明显,无张口受限、复视及神经受压等功能障碍者,可做保守治疗。凡有塌陷畸形、张口受限、复视者均为手术适应证。虽无功能障碍但有明显畸形者也可考虑手术复位内固定。

颧骨和颧弓骨折的治疗主要是手术复位。常用的方法有四种:

(1) 口外牵拉复位法　利用消毒巾钳的锐利钳尖,在骨折部位刺入组织内,夹住塌陷的颧弓骨折段,向外牵拉复位(图 8-28)。此法适用于单纯性颧弓骨折。

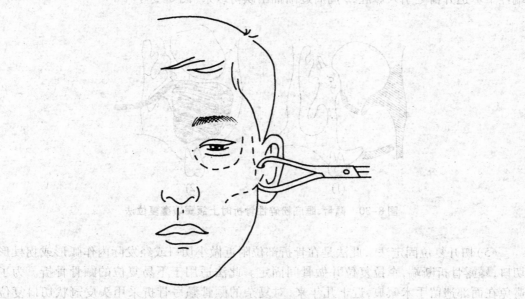

图 8-28　颧骨骨折巾钳牵拉复位法

(2) 口内切开复位法　严密消毒和局部麻醉下,在患侧上颌磨牙区前庭沟做一小切口,用扁平骨膜剥离器从切口伸向折断的颧骨或颧弓深面,根据移位情况,撬动复位。另一只手放在面部,通过手指的感觉控制复位程度。

（3）颞部切开复位法　在患侧颞部发际做 2 cm 长的切口,用骨膜剥离器沿颞筋膜与颞肌之间伸向颧骨和颧弓下方,用力将骨折片推动复位（图 8-29）,另一只手在面部协助。最后缝合切口。

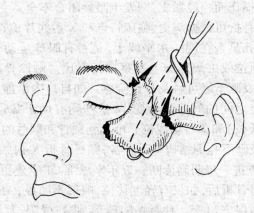

图 8-29　颧骨骨折颞部切开复位法

（4）上颌窦填塞复位法　对于粉碎性颧骨骨折及上颌窦顶的骨折,可在上颌口腔前庭尖牙凹处做切口,显露上颌窦,把骨折复位后,窦内填塞碘仿纱条顶住颧骨和眶底,一端经下鼻道开窗处引入鼻腔,2 周后逐渐抽出碘仿纱条（图 8-30）。

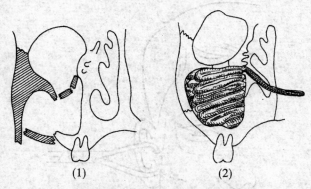

(1)　　　　　(2)

图 8-30　颧骨、眶底粉碎性骨折时上颌窦填塞复位法

（5）切开复位固定法　此法是在骨折部位附近做小切口或经发际内作弧形或拐杖形切口,暴露骨折断端,牵拉复位并做骨间固定。此法适用于不易复位的颧骨骨折。为了避免在面部遗留手术瘢痕,近十几年来,对复杂的颧骨颧弓骨折采用头皮冠状切口复位固定法:做头皮冠状切口,可暴露眶缘、眶壁、颧骨、颧弓、额骨、鼻骨及上颌窦前壁,骨折复位后可采用小型钢板做坚固内固定。这种切口尤其适用于额、鼻、眶、颧区的多发性、陈旧性骨折,避免了面部多处切口和术后瘢痕（图 8-31）。

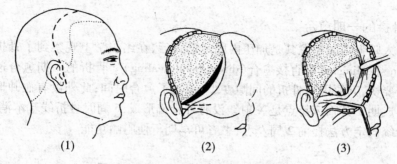

(1)　　　　　　　　(2)　　　　　　　　(3)

**图 8-31　头皮冠状切口显露颧骨骨折部**

### 三、骨折愈合过程

骨折愈合不同于其他组织的修复,最终不是形成瘢痕,而是十分类似于原有骨结构。

#### (一) 二期愈合

二期愈合(secondary bone healing)即传统的骨折愈合方式,它通常出现在骨折采用非稳定固定时如金属丝骨间固定和颌间固定。其愈合模式大致可经历四个阶段:

1. **血肿形成**　骨折时,由于骨折部骨髓、骨膜及周围软组织中的血管断裂出血,形成血凝块。通常在伤后 4～5 h 即可在两断端间形成血肿。

2. **血肿机化**　骨折后的 24～48 h 内,骨折周围软组织的急性炎性反应不断加重,血管扩张,血浆渗出,炎细胞浸润,出现中性粒细胞、组织细胞和肥大细胞,开始吞噬和清除坏死组织;同时,骨折断端的骨外膜出现增生、肥厚,成纤维细胞增殖,骨外膜内层即生发层,增殖成骨细胞,与毛细血管一起向血肿内生长,使血肿逐渐机化。

3. **骨痂形成**　骨折后 1～2 周,机化的血块被纤维血管组织所替代,再沉积胶原纤维和钙盐,通过成骨细胞和多种内源性生长因子的作用,逐渐产生骨样组织和新骨,形成骨痂。

4. **骨痂改建**　骨折 2 周后,骨样组织内不断有钙盐沉积,并逐渐钙化为坚实的骨组织,与骨折断端的骨组织连接、融合在一起。新形成的骨小梁排列很不规则,以后通过较长时间对应力作用的功能适应和骨质的吸收与重建,逐渐调整、改建,恢复到和原来骨组织一样的结构。

在骨内、外骨痂和桥梁骨痂完全骨化、愈合后,其强度已能承受因肌收缩或外力引起的应变力量时,即达到骨折的临床愈合,下颌骨骨折的临床愈合所需时间通常为 6～8周。这时由于骨痂的密度较密质骨低,骨折断端坏死骨被吸收,故在 X 射线片上仍可见到清晰的骨折线。一般须 5～6 个月后,在 X 射线片上骨痂与密质骨的界限消失,看不到骨折线,此时已达到组织学上的骨性愈合。

在骨折愈合过程中,骨膜中成骨细胞增殖起着重要的作用,因此在处理骨折时应注意保护骨膜,不使其再受损伤,以利骨折愈合。

骨折愈合还与患者的年龄、损伤程度、是否及时准确复位、牢靠固定及是否合并感染等因素有关。

（二）骨折的一期愈合

随着引入坚强内固定尤其是加压内固定形式后,在组织学上观察到了骨折一期愈合（primary bone healing）或称直接愈合（direct bone healing）。骨折的一期愈合速度比传统的骨折愈合要快,其原因是骨折的间隙变小,缩短了愈合时间;此外没有血肿形成和机化以及骨痂形成期。其临床特点是 X 射线没有外骨痂形成,6 周时骨折线基本消失;临床愈合时间比传统固定方法提前 2 周左右,患者可早期行使咀嚼功能。

# 第四节　口腔颌面部火器伤

火器伤（firearm wound）是指由火药作动力发射或引爆的投射物（如弹丸、弹片等）所致的损伤,在战伤中最多见。

【发病机制】

投射物穿入组织时,产生的前冲力形成的瞬时空腔造成伤口及周围组织受到损伤。

【临床表现】

1. 伤情较重　造成枪弹伤或爆炸伤的弹头或弹片,尤其是高速投射物,有较大的冲击力量,其前冲力形成的原发伤道和侧冲力形成的瞬时空腔,使伤道及其周围组织产生严重损伤。再者,高速投射物在击中颌面骨骼后即行爆炸,被炸碎的骨片或牙片又相当于继发弹片,进一步损伤周围组织,常造成严重的多发性软组织和骨组织的破坏和缺损。

2. 贯通伤较多　多数情况下,贯通伤的入口较小,出口较大。如颌骨火器性贯通伤时,入口处多为小的洞穿性缺损骨折,而出口处常为粉碎性骨折,伴有骨折片移位和广泛的软组织破坏。如为只穿过软组织的贯通伤,出、入口的大小差别不明显。近距离火器伤时则呈现入口大,出口小。

3. 组织内多有异物存留　尤其是非贯通伤如上颌骨火器伤时,子弹或弹片常因骨的阻挡,速度减慢,或改变方向,可滞留于上颌窦、颞下窝或颅底等部位。下颌骨火器伤时金属异物可嵌入骨内或颌周及颈部软组织中。如为火药枪的散弹伤,异物可广泛分散于颌面部组织中。火器伤组织内的异物除金属异物外,还可有碎石块、碎骨片、碎牙片及其他由外界带入的异物。

4. 创口内都有细菌污染　污染的细菌可由致伤物带入,尤其是在地面爆炸的弹片,可将泥土内的细菌带进伤口;当伤道穿通鼻腔、口腔或上颌窦时,可由腔窦内的细菌污染伤口;如有牙碎片进入组织内,也可将细菌带入。瞬时空腔产生的负压,可将出、入口处的污物吸入伤道内。

【治疗】

1. 急救和全面检查　首先应注意保持呼吸道通畅,止血和抗休克等。如出现呼吸道梗阻时应做气管切开术。全面检查时主要通过视诊和触诊,查清损伤的部位、范围和特点,注意有无其他部位的损伤。为查明骨折和异物的情况,应摄正、侧位 X 射线片,必要时摄定位片。清创术是颌面部火器伤治疗的重要措施。清创术的早晚和质量,对治疗效果和并发症的预防都至关重要。

2. 火器性软组织伤处理特点 按一般清创原则处理。应先处理口腔内侧深面的创口,后处理口腔外侧表浅的创口。尤其要注意清除异物。创缘的修整比一般清创术要彻底些,对失去活力的组织应切除。对深部非贯通伤,均应放置引流。如为爆炸伤,由于软组织创缘常有烧灼及震荡伤,应做定向缝合,局部用高渗盐水或呋喃西林液湿敷引流,待组织分解脱落后,再做二次拉拢和延期缝合。过早做初期严密缝合,反而容易促使感染扩展,创口裂开。清创术后用广谱抗生素以防治感染。要加强护理,注意营养,促使创口顺利愈合。预防并发症的发生。为了预防破伤风,对颌面部火器伤伤员,都应常规注射破伤风抗毒素 1 500 U。

3. 火器性颌骨骨折的处理特点

(1)碎骨片的去除问题 近年来由于抗生素的应用和植骨术的进展,在伤后 24 h 内,将碎骨片取出,冲洗干净,浸泡于抗生素溶液中,在清创后将碎骨片放回原处,伤口内应用抗生素,有可能植骨成功。根据以往的经验,骨质缺损不超过 1.5 cm,多可自行愈合而不须植骨。如缺损超过 1.5 cm,估计必须植骨时,则应将碎骨片及早除去,即使与软组织粘连的碎骨片也应及早去除,骨断端用软组织覆盖缝合,促使伤口及早愈合。在伤口愈合 2 周后即可考虑植骨。也可在合适的病例,在清创时立即采用带血管蒂的髂骨游离移植,由于血管吻合后血运畅通,有可能移植成功。

(2)骨折线上牙的处理 火器性粉碎性骨折骨折线上的牙常为感染灶,使伤口久不愈合,故应拔除。但如为线形骨折,牙不甚松动,又无明显感染者,可不拔除。

(3)伤口的关闭 应尽早将口内伤口严密缝合,如伤口边缘黏膜缺损,缝合有张力,则须从邻近部位转移黏膜瓣修复缺损;然后处理口外伤口,所有骨创面都不应暴露在外,而应覆盖软组织,伤口一般不做严密缝合,而只作部分缝合,用凡士林纱布疏松填塞。少数线型伤口,如初期处理比较彻底,口内伤口已完全关闭,则口外伤口也可做严密缝合,不过要放低位引流。

(4)复位与固定 由于火器性颌骨骨折多为粉碎性,甚至有骨质缺损,多不适于做单颌固定。最常用的方法是带钩牙弓夹板颌间固定。借以恢复和保持良好的咬合关系。对于非粉碎性颌骨骨折的伤员,也可做骨间结扎固定。但对骨断端的骨膜不可分离过多,以免破坏碎骨段的血运。如颏部骨质缺损,下颌体向中线移位,可用腭托式带翼夹板,以其垂直翼防止下颌体向中线移位。颏部及体部大块骨缺损时,可用克氏针保持断端的连续,并将其弯曲成相应的弧度,将后缩的颏舌肌、颏舌骨肌等用粗丝线缝合固定在克氏针上,使这些肌肉在新的位置上愈合,以防舌后坠。如下颌体后部骨折,后骨段无牙,骨缺损超过 1.5 cm 以上,须做二期植骨时,可只固定前骨段,后骨段待植骨时再使之复位。对于有骨质缺损的伤员,如局部污染不严重,清创在 6~8 h 内进行者,可将医用网状支架固定于两断端之间,保持各骨段的位置。伤口愈合而无感染者,即可将自体髂骨碎松质骨植入于网状支架内。由于此种植骨材料生骨能力及抗感染力强,有望植骨成功,而不必等待后期修复。

(5)伤口的中期处理 经过初期处理的伤口,可能出现下述情况:

伤后 5～10 d 内伤口已同口腔隔绝,软组织无化脓、坏死,外观清洁,肉芽组织鲜红,骨组织也无感染时,可做缝合,但缝合不可太密,同时放低位引流。

伤口虽已化脓,但渐趋好转,伤口内又无死骨者,则经多次换药,伤口可渐愈合。

伤口化脓,有死骨,无好转现象者,则须再次手术清创,去除死骨、坏死组织和感染的肉芽组织。手术时机最好在伤后 25 d 以后,因此时无活力的碎骨片已与软组织分离。有明显化脓的骨伤时,必须做固定,同时应保持通畅的引流。为促进伤口愈合,还可向伤口内滴注抗生素溶液。

(6)伤口的晚期处理　大多数火器性颌骨损伤都要发生不同程度的化脓过程。经正确处理,伤口可较快愈合,但如处理不及时或不彻底时,则可向坏的方向发展,骨质本身感染,引起长期化脓,即成为火器性骨髓炎。火器性骨髓炎的主要病变是在异物和死骨周围形成化脓灶。有活力的大骨段一般不形成死骨,但发生骨质疏松。因为有引流口,故无急性期,常形成久不愈合的瘘管,可长达半年到 1 年以上。一旦发生了火器性骨髓炎,则在伤后 6 周以后即可手术清除化脓病灶。

**【颌面部火器伤的并发症及其防治】**

1.吸入性肺炎　严重颌面部火器伤伴有昏迷的伤员,可能将口腔内的分泌物、血块及细菌吸入肺内,在短期内发生吸入性肺炎,甚至发生肺脓肿或肺坏疽。预防吸入性肺炎的主要原则是防止口腔内的感染物吸入肺内。在运送伤员时,应采取俯卧位或侧卧位;在病房内如伤员清醒,可取半坐位。应及早进行清创及骨折片固定。定时清洗口腔。喂食时防止呛咳。卧床伤员应经常左右翻身,并鼓励咳痰及呼吸运动,促进肺部循环。伤后应及时应用抗生素,预防感染。如已发生肺炎,应按内科原则进行治疗。

2.继发性出血　在颌面部火器伤中,继发性出血是比较常见的并发症。按其发生的原因可分为机械性与感染性两种。机械性出血多发生于伤后头几天,多因暂时覆盖血管破口的血凝块或异物发生移位或脱落;或因血压升高,血栓被血流冲脱而发生出血。在伤后搬动或伤员活动时,金属异物或碎骨片损伤血管壁,也可引起继发性出血。感染性出血是由于创口内感染、化脓,引流不好,血管壁被腐蚀穿破,发生出血。感染性出血的时间较机械性出血稍晚,一般多在 5～10 d 内发生。继发性出血虽常突然发生,但有时有先驱征兆。如创口内流出浆液血性分泌物、创口附近有血凝块、口内有小量出血或咯血等。尤其在全身情况衰弱的伤员,口内小量出血常被咽下而不能及时发现,故应严密观察,以便早期发现和处理。

预防继发性出血的具体措施包括:及时正确地处理创口,清除异物,充分止血,控制感染;对于伤道在下颌角、下颌支内侧、翼腭窝及舌根部者,更应充分引流;狭窄的伤道,应切开扩大,以利引流;颈部已缝合的伤口,如有感染、化脓迹象时,应及时拆除缝线,敞开伤口,湿敷引流,避免感染向深部颈动脉区扩展,并应严密观察。

3.火器伤性骨髓炎　颌骨火器伤后,如处理不及时,由于感染及游离碎骨片的破坏分解,使创口化脓,经久不愈,导致火器伤性骨髓炎。在临床上,它与牙源性骨髓炎截然不同。因为火器性骨髓炎多有开放创口,分泌物能得到引流,故临床症状较轻,多为慢性过程,其病变一般只局限于骨折端的边缘部。但如瘘口堵塞,引流不畅时,也可有急性发作。

火器伤性骨髓炎的预防主要是及时、正确的初期清创及骨折固定。其治疗原则早期是清创引流,去除感染灶;后期可根据 X 射线检查,待死骨分离后,做手术去除死骨及感染灶。

4.张口受限　颌面部火器伤后,常因骨折片移位、颌间软组织伤引起的瘢痕挛缩、升颌肌群的肌内外异物遗留造成的纤维组织增生以及颞下颌关节受伤导致关节强直等,使张口受限。

预防张口受限的主要措施是:在伤后将移位的骨折片及早复位、固定;口腔内因组织缺损过多不能关闭缝合的软组织创面,应做游离植皮修复,防止瘢痕挛缩。

【预后】

颌面部火器伤后,常因骨折片移位、颌间软组织伤引起的瘢痕挛缩、升颌肌群的肌内外异物遗留造成的纤维组织增生以及颞下颌关节受伤导致关节强直等,使张口受限。颌骨骨折未正确复位可发生错位愈合而影响功能。

## 病例分析

1.患者,男,23 岁。主诉:患者 5 h 前,左面部被人用木棒打伤。现病史:当时有昏迷史,无恶心、呕吐,无暂时性遗忘。耳鼻无清亮液体及血液流出,无胸闷、咯血,无心悸等不适。急诊于当地医院。摄片检查,未做处理。检查:颜面不对称,左面颊部较右侧丰满并左耳屏前至口角处淤青,压痛,未闻及明显弹响和见下中切牙见有一牙龈撕裂,撕裂两端下颌骨可随牙齿整体移动,并扪及不连续感。张口轻微受限,开口度两横指,咬合关系可,‾12 松动,其余未及异常。X 射线示:下颌骨两中切牙之间见一骨折线。

据此,请你:①做出诊断;②拟订治疗计划。

2.患者,男,23 岁。主诉:3 h 前,患者因与人口角后,被他人用刀砍伤左侧外耳及左侧颞面部,遂急诊于收入医院。摄片检查,未见异常。检查:颜面部欠对称,左面部稍丰满,左侧外耳有一长约 10 cm 裂口,左侧颞面部有一长约 10 cm 裂口,深约 3 cm,深及肌层,有活动性出血。颧骨未见明显移位,累及腮腺筋膜,张口度可。未扪及淋巴结肿大。

据此,请你:①做出诊断;②拟订治疗计划。

（王　军）

# 第九章　口腔颌面部肿瘤

## 学习要点

1. 良恶性肿瘤的鉴别要点。
2. 颌面部肿瘤外科的手术原则。
3. 常见颌面部良性肿瘤的临床表现及治疗原则。
4. 常见颌面部恶性肿瘤的临床表现及治疗原则。

# 第一节　概　　论

肿瘤(tumor)是人体组织细胞由于内在和外界致病因素长时间的作用,使细胞的遗传物质——脱氧核糖核酸(DNA)产生突变,对细胞的生长和分裂失去控制而发生异常增生和功能失调所造成的一种疾病。

口腔颌面部肿瘤是头颈部肿瘤的重要组成部分。颌面部肿瘤包括良性肿瘤和恶性肿瘤。囊肿和瘤样病变虽不是真正肿瘤,由于具有肿瘤的某些生物学特性和临床表现,本章也一并进行讨论。

## 一、临床流行病学

### (一)发病率和患病率

不同的国家、不同的肿瘤,发病率有很大差别。据文献报道,我国口腔及咽部恶性肿瘤的估计标化发病率为 8.7/10 万(男)及 6.0/10 万(女)。在患病率方面,上海市女性口腔颌面部癌瘤为(2.5~3.4)/10 万,男性为(3.2~3.6)/10 万之间。新疆地区口腔颌面部肿瘤的患病率为 8.1/10 万,广州市的调查表明口腔癌的患病率为(1.06~1.09)/10 万。

### (二)构成比

口腔颌面部肿瘤与全身肿瘤的构成比,其排序在全身各部位中居第 10 位以后。根据地区不同也有差异。据临床统计,口腔癌在我国长江以北,占全身恶性肿瘤的1.45%~5.6%,长江以南为 1.75%~5.18%。

在全身肿瘤中,良性与恶性的比例约为 1:1。口腔颌面部肿瘤,由于包括囊肿和瘤样病变在内,一般良性比恶性为多。据 1991 年上海第二医科大学附属第九人民医院对15 983 例口腔颌面部肿瘤、囊肿及瘤样病变的统计分析,良性肿瘤占 42.95%,囊肿占20.25%,瘤样病变占 4.7%,而恶性肿瘤仅占 32.08%。

### (三)性别和年龄

口腔颌面部恶性肿瘤多发生于男性,国内统计男女构成比约为 2:1,且高峰年龄为40~60 岁。口腔颌面部良性肿瘤的发病年龄较年轻,如血管瘤、脉管畸形、甲状舌骨囊肿等多见于儿童,成釉细胞瘤多见于青壮年。

应当注意的是,近年来口腔癌的发病在女性有明显增多的趋势。这种女性患者的迅速增长被认为有以下两种可能因素：一是女性抽烟和饮酒习惯有所增长，二是与更多地参加原本为男性所从事的职业有关。

（四）组织来源

口腔颌面部良性肿瘤以牙源性及上皮源性肿瘤为多见，如成釉细胞瘤、多形性腺瘤等；其次为间叶组织肿瘤如管型瘤、纤维瘤等。

口腔颌面部恶性肿瘤以上皮组织来源最多，尤其是鳞状上皮细胞癌最常见，占口腔颌面部恶性肿瘤的 80% 以上，其次是腺源性上皮癌及未分化癌；肉瘤发生于口腔颌面部者较少，主要为纤维肉瘤、骨肉瘤等。淋巴和造血组织来源的恶性肿瘤，如恶性淋巴瘤、白血病等也可首发于口腔颌面部。

（五）好发部位

口腔颌面部良性肿瘤多见于牙龈、口腔黏膜、颌骨与颜面部。恶性肿瘤在我国以舌癌、颊黏膜癌、牙龈癌、腭癌、上颌窦癌等为常见。需要指出的是，口腔颌面部肿瘤的好发部位与人种、地区以及各种环境因素包括生活习惯、嗜好等均有一定的关系。

## 二、病因与发病条件

口腔颌面部肿瘤和全身肿瘤一样，其致病因素和发病条件至今被认为是一个较复杂的问题。目前认为是多种因素综合作用的结果。这些作用中，既有内因也有外因，既有全身因素又有局部因素，同时也存在着个体间的差异。因此，目前对口腔颌面部肿瘤病因的认识，大多仍接受"癌瘤病因综合作用"的概念。根据大量的临床观察和试验研究，认为肿瘤的发生可能与下述致病因素有关。

（一）外来因素

1. 物理性因素 如热、损伤、紫外线、X 射线及其他放射性物质，以及长期慢性刺激等都可以成为致癌因素。如舌及颊黏膜癌，可发生于残根、锐利的牙尖、不良修复体等长期、经常刺激的相应部位。唇癌多发生于长期吸雪茄烟和烟斗的人。X 射线及放射性物质可诱发皮肤癌及骨肉瘤。放疗后引起唾液腺肿瘤亦屡有报道。

2. 化学因素 这是肿瘤病因最早受到重视并被证实的因素。有致癌作用的化学物质达千余种。煤焦油等可以引起皮肤癌。口腔癌与吸烟有关，研究证实，烟油中含有苯（并）芘、N-亚硝基呱啶等致癌物质，其含量与烟草的种类有一定的关系。咀嚼烟草比吸烟导致口腔癌的危害更大。乙醇也是致癌因素之一，且与烟草致癌有协同作用。

3. 生物学因素 许多研究证明某些病毒可以引起恶性肿瘤，如鼻咽癌、恶性淋巴瘤与 EB 病毒，鳞癌与人类乳头瘤病毒（HPV）有关。近年来倾向于病毒也是肿瘤的发病原因，并不只是诱发因素。但感染病毒的人并不一定都发病，说明病毒致癌也绝非单一因素或作用。

4. 营养因素 营养与肿瘤的关系是近年来肿瘤学研究领域里的一个热门话题。研究证明，营养不良或营养过度，某些维生素及微量元素的变化均与癌瘤有关。与口腔癌发生有关的维生素主要是维生素 A 和维生素 B 类缺乏；在微量元素方面发现人体内硒（Se）、锗（Ge）、铜（Cu）、锌（Zn）等的含量与比值均与癌瘤的发生、发展有一定关系。

（二）内在因素

1. 精神神经因素　临床上观察到一些肿瘤患者在起病之前有严重的精神病史，或发病后仍保持不正常的精神状态。这些事实说明，精神过度紧张，心理平衡遭到破坏，造成人体功能失调，也可能是肿瘤发生的有利因素。

2. 内分泌因素　内分泌失调，能使某些激素增多，持续作用于某些敏感的组织，这种异常的慢性刺激可导致细胞的增生和癌变。例如，患乳腺癌及宫颈癌后，发生口腔及口咽癌的机会大大增加；也有报道女性唾液腺癌患者再发生乳腺癌的危险为正常人的8倍。说明内分泌失调对肿瘤的发生和发展也有一定的关系。

3. 机体免疫状态　在人体及动物实验性癌瘤中均已证实存在着肿瘤抗原与免疫反应。机体的免疫功能对肿瘤的发生与发展有一定程度的影响。机体的免疫监视功能低下时，癌变细胞可以逃脱免疫监视系统，形成肿瘤。一方面，患有免疫缺陷病的患者容易发生癌肿；另一方面，口腔颌面部恶性肿瘤的患者无论是在早期还是在晚期，其免疫功能低下，而以晚期患者最为显著。同时，机体的免疫状态与预后也有关系，在肿瘤的治疗过程中，提高患者的免疫能力，可以改善患者的预后。

4. 遗传因素　癌症患者可有家族史。某些肿瘤的发生具有明显的家族性特征，绝大多数癌症的遗传规律是以"易感性"的方式表达出来。新代遗传下来的并不是癌症本身，而是容易患癌的个体素质，还需要一定的环境因素才能作为其发病条件。

5. 基因突变　20世纪80年代中期以来，随着肿瘤分子生物学研究的进展，已经证实了人类染色体中肿瘤基因或癌基因（oncogene）和抗癌基因（anti-oncogene）的存在。正常情况下，癌基因与抗癌基因是一对互相依存、互相制约的因子，人体也不会发生肿瘤；只有在各种外来因素的作用下，癌基因被激活，或抗癌基因被抑制（失活）的情况下才会出现肿瘤。预计在不久的将来，癌基因和抗癌基因的修复、调节、位点重组，以及引入外源基因等技术将被应用于恶性肿瘤的防治中。

此外，年龄、地区、民族、环境、生活习惯等内外因素与肿瘤的发生也有密切的关系。

## 三、口腔颌面部肿瘤的分类、临床表现

口腔颌面部肿瘤按其生物学特性和对人体的危害可分为良性和恶性两大类。良性肿瘤和恶性肿瘤的区别是相对的，有的肿瘤病程虽较长，但有局部浸润，其生物学行为介于良性肿瘤和恶性肿瘤之间，称为"临界瘤"。

（一）良性肿瘤

良性肿瘤一般生长缓慢，能够存在几十年，重量可达数千克，如腮腺多形性腺瘤。有的可呈间断性生长，偶尔会停止生长或发生退化，如血管瘤、脂肪瘤等。良性肿瘤的生长方式多为膨胀性生长，体积不断增大，挤开和压迫邻近组织。外表形态多为球形、椭圆形，有些可呈结节状或呈分叶状（图9-1）。良性肿瘤表面有包膜，与周围组织分界清楚，一般多能移动。除骨肿瘤质地较硬外，一般质地中等。如有坏死、液化则质地较软。

良性肿瘤一般无自觉症状，如压迫神经、发生继发感染或恶变时，则发生疼痛。不发生淋巴转移，对人危害较小。但是，如果肿瘤生长在一些重要的部位，如舌根、软腭等，应

当及早治疗,否则会影响呼吸、吞咽,甚至危及生命。

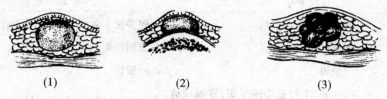

**图9-1　良性肿瘤的临床病理表现**
（1）球形　（2）椭圆形　（3）分叶状

（二）恶性肿瘤

恶性肿瘤一般生长较快,癌初起局限于黏膜内或皮肤表层之中,称原位癌（carcinoma in situ）；继之肿瘤穿过基底膜侵入周围组织,成一小硬块。恶性肿瘤一般无包膜,因此边界不清,肿块固定,与周围组织粘连而不能移动。临床上可表现为三种类型:溃疡型、外生型和浸润型（图9-2）。

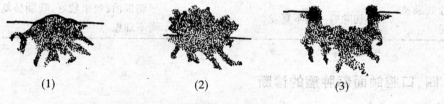

**图9-2　恶性肿瘤的临床病理表现**
（1）浸润型　（2）外生型　（3）溃疡型

肉瘤多起于深部组织。早期为边界不清、质地较硬、不能移动的肿块。黏膜或皮肤完整,可伴有皮下或黏膜下血管扩张；皮肤或黏膜充血,生长迅速。长大后因局部营养缺乏或继发感染而发生溃破。

恶性肿瘤生长较快,带有较大的破坏性,常发生表面坏死、溃疡出血、恶臭、疼痛等。由于可呈浸润性生长,可以破坏邻近的组织器官而发生功能障碍。如张口困难、面瘫、牙齿松动、病理性骨折、感觉异常等,常发生淋巴结转移,侵入血管或由淋巴道汇入血液后发生远处转移。

由于肿瘤生长迅速破坏而产生的毒性物质,可引起代谢紊乱,加之出血、感染、疼痛、饥饿等使机体不断消耗,因此,恶性肿瘤发展到晚期,患者多出现消瘦、贫血、机体衰竭等症状,称为"恶病质"。

临床上,良性肿瘤与恶性肿瘤在治疗原则及预后等方面有很大差别,因此,对良恶性肿瘤的鉴别极为重要（表9-1）。

表 9-1　良性肿瘤与恶性肿瘤的鉴别

| | 良性肿瘤 | 恶性肿瘤 |
| --- | --- | --- |
| 发病年龄 | 可发生于任何年龄 | 癌多见于老年;肉瘤多见于青壮年 |
| 生长方式 | 膨胀性生长 | 浸润性生长 |
| 生长速度 | 一般慢 | 一般快 |
| 与周围组织关系 | 有包膜,不侵犯周围组织,界限较清,可移动 | 侵犯、破坏周围组织,界限不清,活动受限 |
| 症状 | 一般无症状 | 常有局部疼痛、麻木、头痛、张口受限面瘫、出血等症状 |
| 转移 | 无 | 常发生转移 |
| 对机体的影响 | 一般对机体无影响,如生长在要害部位或发生并发症时,也可危及生命 | 对机体影响大,常因迅速发展,转移和侵及重要脏器及发生恶病质而死亡 |
| 组织学结构 | 细胞分化良好,细胞形态和结构与正常组织相似 | 细胞分化差,细胞形态和结构呈异型性,有异常核分裂 |
| 治疗效果及预后 | 切除后一般不复发 | 早期根治,效果较好,晚期易复发,治愈率尚不理想 |

## 四、口腔颌面部肿瘤的诊断

早期发现,正确诊断是根治恶性肿瘤的关键。口腔颌面部肿瘤一般发生于表面,只要正确掌握要点,诊断并不困难。然而,对于发生于深部的早期肿瘤,如上颌窦、翼腭窝、颌骨内等部位的肿瘤,早期诊断有一定的困难;常常要配合一些特殊的检查手段,再进行综合分析。在肿瘤的诊断方面,首先要区别肿瘤或非肿瘤疾病(如炎症、寄生虫、畸形或组织增生所引起的肿块);然后要鉴别良性或恶性,因两者在治疗方法上是不同的。把恶性肿瘤当成良性肿瘤治疗,就会贻误病情;反之,把良性肿瘤当恶性肿瘤治疗,将给患者带来不应有的损失,包括后遗畸形和丧失语言、咀嚼等功能,甚至造成精神上的负担;后果严重。

(一)病史采集

详细询问病史,可为诊断提供重要参考依据,重点询问以下内容:

1.最初出现的症状和发现肿瘤的时间,生长的部位,肿瘤的形态和大小。

2.生长速度,近来是否生长突然加速。

3.有无疼痛、溃疡、出血及功能障碍,有无消瘦、乏力、发热、食欲减退、贫血及全身不适。

4.发病后曾否就医,做何诊断,接受过何种治疗,效果如何。

5.患者的精神心理状态等。

(二)临床检查

应详细检查患者的全身及口腔颌面部的情况,不要忽略任何一个体征。一般可以通过望诊、触诊来进行检查。望诊可以了解肿瘤的形态、生长部位、体积大小以及有无功能障碍,如开口度、舌及眼球的活动度等。触诊可以了解到肿瘤的边界、质地、活动度以及与邻近组织的关系。对淋巴结的触诊尤为重要,以便了解淋巴结有无转移。在颊部、口底、舌部等的深部肿瘤可以采用双手触诊,通过双手互相配合,更为清晰地感知肿瘤的大小、形状及与周围组织的关系。听诊对血管源性肿瘤的诊断有一定的帮助。

全身检查包括患者的精神和营养状态,有无远处转移、恶病质及其他器官性疾病,特别是心、肺、脑、肝及肾等脏器的功能情况,对患者的处理有重要的参考价值。

（三）影像学检查

1. X射线检查　X射线摄片主要用于对骨源性肿瘤的诊断。了解其性质和侵犯范围,是原发灶还是继发灶;是良性还是恶性。有些肿瘤在X射线上有其特征,可以协助诊断,例如成釉细胞瘤多表现为大小不等的多房性病损;颌骨囊肿表现为圆形或椭圆形透明阴影,周边有白色骨质反应线等。对腮腺肿瘤和血管瘤,还可以行造影检查协助诊断,显示常规X射线不能显示的病变影像。

口腔颌面部恶性肿瘤患者常规行胸部摄片,了解肺部有无肿瘤转移。

计算机体层扫描摄片(computed tomography,CT)对肿瘤的定位、定性诊断都具有重要意义。目前螺旋CT发展很快,具有更高的分辨率和更精细的层次。除了图像清晰、层次连续外,还可以进行立体重建;并且可以借助注射对比剂,拍摄增强片以显示某些软组织结构(肌、血管等)所出现的不同密度的变化,以判断病变累及范围、大小和性质,对临床诊断和治疗有重要参考价值。

2. 超声体层(ultrasonic tomography,UT)检查　通常采用B型超声探测仪。主要用于对颌面部囊性肿瘤和软组织肿瘤的检查。对肿瘤的部位、大小、密度有一定的诊断价值,对肿瘤性质的诊断不如CT和磁共振成像(MRI)。但其操作简单,对患者无损伤也无痛苦,易于为任何年龄的患者接受。

3. 其他影像学诊断　磁共振成像(MRI)、放射性核素检查等对颌面部肿瘤的早期诊断,有无转移,及治疗效果判定都有重要价值。目前,正电子发射计算机断层扫描(PET-CT)已经开始应用于临床,是目前唯一的用解剖形态方式进行功能、代谢和受体显像的技术,具有无创伤性的特点;尤其对肿瘤的早期诊断,治疗效果的预期和评判都具有重要价值。

（四）穿刺及细胞学检查

对触诊时有波动感或非实质性含有液体的肿瘤,可行穿刺检查,根据液体的颜色、性质判断病变类型。如为囊肿,穿刺可抽出液体,涂片检查有时有胆固醇结晶;蛋清样拉丝状液体是舌下腺囊肿的特征;深部血管瘤可抽出血液;囊性淋巴管瘤可抽出淋巴液,涂片可见丰富的淋巴组织。

对颜面皮肤癌或口腔黏膜癌,可采取涂片或刮片细胞学检查,对唾液腺或某些深在的肿瘤可用6号针头行穿刺细胞学检查。

（五）活组织检查

活组织检查是确定病变性质、肿瘤的类型及分化程度的重要依据,也是目前比较准确可靠的结论性诊断方法,但有时需要结合临床和其他检查方法综合分析,才能更准确地做出诊断。

可以对病变组织切取小块,在显微镜下确定病变的性质、肿瘤的类型及分化程度,其准确率要高于术中冰冻切片。值得注意的是活组织检查必须正确掌握,因为不恰当的活组织检查不但增加患者的痛苦,而且可以促使肿瘤转移,影响治疗效果。从原则上讲,活检时间与治疗时间越近越好。

(六)肿瘤标志物检查

肿瘤标志物(tumor marker)是指一些主要由肿瘤细胞产生、分泌和释放,通常以抗原、受体、酶蛋白以及各种癌基因等形式出现在恶性肿瘤患者的血液、尿液或其他体液中的特殊化学物质。如患恶性肿瘤的患者常有血沉加速,黏蛋白增高;晚期骨肉瘤患者的血清碱性磷酸酶可增高;多发性浆细胞肉瘤血浆球蛋白增高;恶性黑色素瘤全身转移时,尿中黑色素试验可呈阳性等。

## 五、口腔颌面部肿瘤的治疗

对于肿瘤的治疗,要树立两个基本观点:一是综合治疗的观点,即对于肿瘤的治疗不要单纯依赖单一的治疗模式。二是首次为重的原则,即颌面部肿瘤的首次治疗方案正确与否,直接影响到肿瘤的后续治疗。对于比较疑难的病例,要由多学科共同制订一个比较合理的治疗方案。因为第一次治疗,往往是治愈的关键。

(一)治疗原则

1.良性肿瘤　以外科治疗为主。一般应在肿瘤包膜外完整切除。如为临界瘤,应切除肿瘤周围部分正常组织,将切除组织做冰冻切片病理检查;如有恶变时,则还应扩大切除范围。良性肿瘤术后病检如有恶变,应按恶性肿瘤进一步处理。

2.恶性肿瘤　应根据肿瘤的组织来源、生长部位、分化程度、发展速度、临床分期、患者的机体状况等全面研究后再选择适当的治疗方法。目前比较一致的观点是:对口腔颌面部恶性肿瘤,除早期及未分化癌外,均应以外科手术治疗为主,或采取以外科手术治疗为主的综合治疗。

对口腔颌面部肿瘤以手术为主的综合治疗方法,即三联疗法:以手术治疗为主,辅以放疗和化疗的综合序列治疗。综合治疗方法不可生拼硬凑,其目的是为了提高治疗效果。综合治疗要对每一种治疗方法取长补短,互相补充,以获取最佳的治疗效果。尤其应当注意的是,颌面外科医生绝不可只注重手术治疗方法,而忽视其他治疗方法的运用。因为手术治疗有一定的局限性,甚至会带来严重的后遗症。

肿瘤的临床分期常作为临床治疗计划的参考。一般早期患者不论应用何种疗法均可获效,而晚期患者则以综合治疗的效果为好。临床分期也可作为预后估计的参考。临床分期过分注重肿瘤的本身而不能反映整个机体的功能状态,所以在临床实际中要灵活应用。

国际抗癌协会(UICC)的 TNM 分期列于本章后。其中 T 是指原发肿瘤,N 是指区域性淋巴结,M 是指有无远处转移。根据原发肿瘤的大小和波及范围可将 T 分为若干等级;根据淋巴结的大小、质地、是否粘连等也可将 N 分为若干等级;远处转移则是利用临床各种检查结果,将 M 划分为若干等级。以上成为 TNM 临床分类。将不同的 TNM 分类再进行排列组合,可得出临床分期。一般临床划分为四期。

（二）治疗方法

1. 手术治疗　目前仍是最重要而有效的治疗措施。适用于良性肿瘤或用放射线及化疗不能治愈的恶性肿瘤。对恶性肿瘤必须完整、彻底切除,对可能有淋巴结转移的恶性肿瘤,还应施行颈淋巴清扫术以将其所属区域的淋巴组织彻底清除,对此临床上称为"根治术"。因为第一次的手术常是治愈的关键,如切除不彻底,容易复发,再次手术则常不能获得满意的疗效。手术时必须遵循肿瘤外科手术原则,即:①安全边界切除原则,包括肿瘤周围一定范围的正常组织一并切除。切除安全边界应根据肿瘤细胞的分化程度、肿瘤的病理分类及所在部位来确定切除范围。如高分化的唇部鳞状细胞癌可距病变边缘 5 mm 以上切除,而恶性黑色素瘤必须做广泛彻底切除。②无瘤操作原则,保证切除手术在正常组织内进行;避免切破肿瘤,污染手术野;防止挤压瘤体,以免播散;应行整体切除不宜分块挖出;对肿瘤外露部分应以纱布覆盖、缝包;表面溃疡者,可采用电灼或化学药物处理,避免手术中污染种植;缝合前应用大量低渗盐水及化疗药物（如用浓度 1 mg/ml 的氮芥）做冲洗湿敷,更换手套及器械;对可疑肿瘤残存组织或未能切除的肿瘤,可辅以电灼、冷冻、激光、局部注射抗癌药物或放疗等措施。

对全身情况较差或其他原因不宜做根治性手术者,可采用姑息性手术,以减轻症状或为化学药物治疗等创造条件。如由于肿瘤压迫或阻塞呼吸时,应行气管切开术,以保证呼吸道通畅;如肿瘤有严重出血,须行颈外动脉结扎或栓塞术。凡肿瘤过于广泛或已有远处器官转移者一般不宜行手术治疗;对年老体弱或伴有严重全身器质性疾病的患者,手术治疗也应持慎重态度。

2. 放射治疗　射线照射组织,可引起一系列的细胞电离,使病理组织受到破坏,特别是分化较差的细胞,更容易受到放射线的影响。正常组织虽然也可受到一定程度的损害,但仍有恢复其生长和繁殖的能力;而肿瘤细胞则被放射线所破坏,不能复生,达到治疗目的。良性肿瘤由于和正常细胞比较接近,一般都不适用于放射治疗。

临床上,对放射线敏感的肿瘤有恶性淋巴瘤、浆细胞肉瘤、未分化癌、淋巴上皮癌、尤文肉瘤等;对放射线中度敏感的肿瘤主要是鳞状细胞癌及基底细胞癌;对放射线不敏感的肿瘤有骨肉瘤、纤维肉瘤（胚胎性横纹肌肉瘤除外）、腺癌、脂肪肉瘤、恶性黑色素瘤等。

临床上用于肿瘤治疗的放射源主要有放射性核素,如 $^{60}$Co、$^{137}$Cs、$^{32}$P 等,电磁辐射的 X 射线,如深层 X 射线、高能射线的电子感应加速器、电子直线加速器等。

治疗的方式主要有外照射和腔内照射两类。

放射治疗前,应拔除口腔内病灶牙,拆除金属冠套及牙桥。这样,既可以减少感染及颌骨坏死的可能性,又可使肿瘤受到放射线的直接照射。此外,要注意口腔卫生,预防放射性颌骨骨髓炎的发生。

放射治疗的主要不良反应有局部皮炎、黏膜溃疡、口腔干燥,以及全身反应如食欲减退、恶心、呕吐、头昏、乏力、白细胞及血小板减少等,在放射治疗的过程中要加以注意。

3. 化学药物治疗　大多数抗癌药物均能直接损伤癌细胞,阻止其分裂繁殖。细胞增殖之前,必须使染色体中携带有遗传信息的脱氧核糖核酸(DNA)进行复制;以DNA为模板,合成核糖核酸(RNA)(即转录过程);由RNA指导合成各种蛋白质(即翻译过程)。大多数抗癌药物能作用于这个过程中的某些环节,诸如:破坏已合成的DNA。阻止干扰DNA的合成(通过阻止辅酶、嘧啶类以及嘌呤类核苷酸的合成)。阻止有丝分裂。阻止干扰转录及翻译过程,以及阻止蛋白质合成等。从而抑制肿瘤的发展,直至肿瘤细胞死亡,达到治疗的目的。

根据细胞动力学规律,按药物对细胞周期的作用,抗癌药物分为细胞周期非特异性药物和细胞周期特异性药物两大类。细胞周期特异性药物又分为时相特异性药物和周期特异性药物。根据化学性质和作用原理,临床常用的化学抗癌药物有细胞毒素类(烷化剂)、抗代谢类、抗生素类、植物类、激素类和其他类。

细胞增殖周期可以分为有丝分裂期(M期)和间期。间期又可分$G_1$期(脱氧核糖核酸合成前期)、S期(脱氧核糖核酸合成期)和$G_2$期(脱氧核糖核酸合成后期)。有丝分裂结束以后的细胞可以继续进行增殖(增殖细胞);亦可以暂时或一时不进行增殖,处于静止状态(非增殖细胞或$G_0$期细胞);有些细胞不再进行增殖,通过分化而死亡(图9-3)。

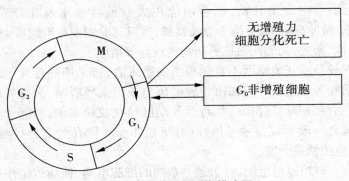

图9-3    细胞增殖周期模式图

临床上常用的抗癌药物:①细胞毒素类(烷化剂)主要有氮芥和环磷酰胺等,是细胞周期非特异性药物,可作用于细胞周期的任何阶段,但只有进入S期细胞毒性才表现出来,阻止细胞从S期进入$G_2$期;②抗代谢类药物主要有氨甲蝶呤和氟尿嘧啶等,是细胞周期特异性药物,作用于细胞增殖周期中,特异性地干扰核酸、蛋白质等生物分子的合成和利用,阻止细胞的分裂、繁殖,最终导致肿瘤细胞的死亡;③抗生素类常用的有博来霉素和平阳霉素等,属细胞周期非特异性药物,通过与DNA结合,干扰mRNA形成,从而抑制RNA的合成,也可以引起DNA单链和双链断裂,杀伤肿瘤细胞;④激素类常用的为肾上腺皮质激素类,为细胞周期非特异性药物,通过抑制核酸代谢、增加蛋白质分解、抑制细胞对糖的摄取和利用来抵抗肿瘤;⑤植物类常用的有长春新碱和羟喜树碱等,为细胞周期特异性药物,主要作用于M期和S期,通过阻止增殖细胞的有丝分裂杀灭肿瘤细胞;⑥其他类抗癌药主要有顺铂,属细胞周期非特异性药物,但在$G_1$期最敏感,通过与DNA链交联,显示细胞毒性作用,影响DNA合成。

对于化疗药物的应用,应当根据肿瘤细胞动力学理论、药物的性质以及肿瘤的病理特点来制订不同的治疗方案给药,可以发挥最大的疗效和减低毒性。为能产生协同作用而提高疗效,主张联合使用化疗药物。给药方法有序贯疗法、冲击疗法、中剂量脉冲疗法、小剂量每天给药和分次给药等。给药途径有口服、肌内注射、静脉注射、动脉灌注以及外用涂敷等。

晚期口腔颌面部恶性肿瘤,先用化学药物治疗,使肿瘤缩小后再手术,可增加治愈的机会。称之为新辅助化疗或诱导化疗(induction chemotherapy)。术中应用化疗药物还能够控制及防止手术中沿淋巴和血流播散的癌细胞形成转移灶。用抗癌药物冲洗手术创面,可防止癌细胞的种植。术后化疗可能提高治愈率。化疗与放疗结合可能提高治疗效果,因为某些药物能提高肿瘤的放射敏感性,如羟基脲、氟尿嘧啶等。

化疗的主要不良反应是骨髓抑制,在治疗过程中,当白细胞降到 $3.0 \times 10^9/L$ 时,血小板降到 $80 \times 10^9/L$ 时,应予停药。防止白细胞下降或提高白细胞可利用利血生、维生素 $B_4$、维生素 $B_6$、鲨肝醇、泼尼松等药物。提高血小板的药物有酚磺乙胺等。白细胞严重减少,可给予抗生素或丙种球蛋白以预防感染。必要时可以输鲜血或成分血。化疗的其他不良反应有食欲减退、恶心、呕吐、腹泻、腹痛等消化道反应,严重时可有血性腹泻、口腔炎或肝损害,有时可引起血尿及神经毒性反应如麻木、疼痛等。

目前,化学药物治疗已不再仅仅是姑息治疗的概念,已发展到与多种疗法综合应用的阶段。化疗除配合手术与放疗还可与热疗(热化疗)、免疫治疗(免疫化疗)以及中医中药等相结合,并明显地提高了恶性肿瘤治疗的远期效果。

4.免疫治疗　免疫治疗是通过调节人体的防御功能,提高对肿瘤的免疫能力,达到治疗目的。随着细胞生物学、分子生物学以及生物工程技术的迅速发展,恶性肿瘤的免疫治疗方法和内容获得明显改进和提高,已逐渐成为恶性肿瘤综合治疗的一个重要组成部分。肿瘤的免疫治疗可以归纳为以下几类:

(1)非特异性免疫治疗　包括应用细菌菌苗、胸腺素、多糖类以及合成佐剂等。其中以卡介苗(BCG)在临床上应用最多。卡介苗制剂可用皮肤划痕或瘤内注射。

(2)特异性免疫治疗　亦称主动免疫治疗。其方法是用自体肿瘤、异体肿瘤组织经放射线或化学抗癌药物处理后加入佐剂,给患者做免疫注射,使体内产生特异性免疫,抑制肿瘤生长。

(3)过继免疫治疗　是近年来发展较快的一种免疫疗法,它包括单克隆抗体(monoclonal antibody)、致敏淋巴细胞、淋巴因子、转移因子及免疫核糖核酸等的应用。

在应用免疫治疗恶性肿瘤时,必须注意患者的免疫功能状态,调节好免疫功能将有助于肿瘤的治疗。配合免疫治疗不但对晚期病例有一定疗效,更主要的是有可能提高治愈率和生存率。

5.低温治疗　低温治疗亦称冷冻治疗(cryotherapy)或冷冻外科(cryosurgery)。通过深低温使肿瘤细胞变性、坏死而死亡。口腔颌面部肿瘤的冷冻治疗,常采用接触法和喷射法,其次是浸泡法。液氮为常用的制冷剂。临床经验证明对浅表肿瘤的近期疗效较好,如血管瘤、乳头状瘤、早期牙龈癌、息肉、白斑、扁平苔藓等。对年老、体弱、有严重器质性疾病的患者尤为适宜。

6.激光治疗　激光亦称莱塞(laser)。多数学者认为激光对生物组织能起到凝结、气化和切割的作用。主要原理是热效应、压力效应、光效应和电磁效应。通过这些效应大功率激光可破坏生物组织。激光治疗口腔颌面部肿瘤,主要适应浅表病变,如乳头状瘤、血管瘤、白斑、色素痣、基底细胞癌等。

光动力疗法(photodynamic therapy,PDT)或光化学疗法(photo-chemotherapy)是把光敏药物血卟啉衍生物注射入患者的静脉,经 24~48 h,药物浓缩在肿瘤细胞内,但它不能久留在正常组织中,此时采用低功率激光对肿瘤照射,光敏剂经激光激活后产生一系列化学反应,使细胞内产生一种细胞毒的单态氧,可有选择地破坏癌细胞而不损失周围正常组织,从而达到治疗的目的。由于激光的穿透能力有限,本方法尚不能用于深部和晚期恶性肿瘤。

7. 其他治疗　包括营养治疗、中药治疗可以作为辅助疗法,有利于延长肿瘤患者的生存期。近年来应用的高温治疗(hyperthermia therapy,热疗),可以合并放疗和化疗,临床证实可以提高恶性肿瘤的治疗效果。基因疗法目前尚处于研究之中,也是未来肿瘤治疗的一个方向。

### 六、口腔颌面部肿瘤的预防

目前,口腔颌面部癌瘤患者的 5 年生存率在 50%~60%,效果尚不能令人满意。其原因为现在的癌症治疗都是一种"癌后治疗",即在癌症已经形成之后。倘若能在癌症形成之前,发现细胞形态的某些前驱性变化或癌症生化标志物,进行积极治疗,把癌变过程阻断在癌前阶段,定能收到良好的疗效,因此,肿瘤工作必须贯彻"预防为主"的原则。

癌症的预防可分为三级:一级预防为病因学预防,是降低发病率的最根本措施;二级预防主要是贯彻三早,即"早发现、早诊断、早治疗",以提高治愈率;三级预防是指以处理和治疗患者为主,其目标是根治肿瘤,延长寿命,减轻病痛以及防止复发等。根据三级预防的观念,对口腔颌面部癌瘤的预防工作包括以下几个方面:

1. 消除或减少致癌因素　除去病因是最好的预防方法。如及时处理残根、残冠、错位牙、锐利的牙尖,去除不良修复体,避免对口腔黏膜的刺激和损伤。注意口腔卫生,不食过烫和刺激性强的食物,如戒烟、酒,对在户外曝晒下或接触有害物质的工作人员,应加强劳动保护措施,讲究卫生,增强体质,避免精神过度紧张和抑郁,保持身心健康,对肿瘤的发生均具有一定的意义。

2. 及时处理癌前病变　按照 WHO 建议(1972),关于癌前病损的定义是:"一种已有形态学上改变的组织,它较其外观相应正常的组织具有更大的发癌可能。"口腔颌面部常见的癌前病变有白斑、红斑、乳头状瘤、色素痣、慢性溃疡等。癌前病损本身不是癌,但经长期刺激,有可能发生癌变。因此发现并及时处理癌前病损,这是预防口腔颌面部癌瘤的重要措施。

3. 建立肿瘤防治机构,加强防癌宣传　各级防治机构要加强预防口腔癌瘤的宣传和普及防癌知识,定期进行口腔颌面部肿瘤的普查,对有明显家族史或遗传因素的患者的直系亲属,要进行检测性随访等,这些对预防和治疗口腔颌面部肿瘤具有十分重要的意义。

# 第二节　口腔颌面部囊肿

口腔颌面部囊肿较多见,根据发生的部位分为软组织囊肿和硬组织囊肿(颌骨囊肿)。

## 一、软组织囊肿

口腔颌面部常见的软组织囊肿有唾液腺囊肿、皮脂腺囊肿、甲状舌管囊肿及鳃裂囊肿等,其中以黏液腺囊肿、舌下腺囊肿尤为多见。唾液腺囊肿请参见第十章。

### (一)皮脂腺囊肿

【病因】

皮脂腺囊肿(sebaceous cyst)中医称粉瘤。主要为由皮脂腺排泄管阻塞,皮脂腺囊状上皮被逐渐增多的内容物膨胀而形成的潴留性囊肿。囊内为白色凝乳样皮脂腺分泌物。

【临床表现】

皮脂腺囊肿好发于面颊部及额部。生长缓慢,周界清楚。小的如豆,大则可至柑橘样。囊肿位于皮内,并向皮肤表面突出。囊壁与皮肤紧密粘连,中央可有一小色素点。临床上可以根据这个特征与表皮样囊肿做鉴别。

囊肿质地柔软而有弹性,基底部可活动。囊肿内含白色凝乳状皮脂腺分泌物。一般无自觉症状,继发感染时,可出现皮肤红肿和化脓症状。少数可有恶变趋势,发展为皮脂腺癌。

【诊断】

根据临床主要特征,诊断不困难。

【治疗】

局麻下手术完整切除。沿颜面部皮纹方向做梭形切口,切除应包括与囊壁粘连的皮肤。切开皮肤后分离囊壁,在包膜外将囊肿全部摘除。止血、冲洗、以6-0至3-0无创伤缝合线缝合皮肤(图9-4)。术后6~7 d拆线。

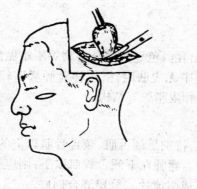
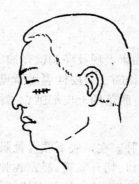

图9-4　皮脂腺囊肿摘除术

（二）皮样或表皮样囊肿

【病因】

皮样囊肿（dermoid cyst）或表皮样囊肿（epidermoid cyst）是胚胎发育时期遗留在组织中的上皮细胞未经退化，上皮继续分泌形成囊肿；后者亦可见于损伤后，手术使上皮植入而形成。皮样囊肿囊壁较厚，由皮肤和皮肤附件构成。囊肿内有脱落的上皮细胞、皮脂腺、汗腺和毛发等结构。

【临床表现】

儿童和青少年多见。皮样囊肿常位于口底、颏下；表皮样囊肿还可发生于眶周、鼻周、鼻背、额、枕、耳下等。囊肿生长缓慢，呈圆形，边界清，位于黏膜或皮下较深部位或口底肌肉之间。囊肿表面光滑，与周围组织皮肤或黏膜多无粘连。触诊时质地柔软，有面团样感。

皮样或表皮囊肿一般无自觉症状，如果位于口底部、下颌舌骨肌、颏舌肌、颏舌骨肌之上的囊肿，多向口内突出。囊肿增大时可将舌向后上方推起，使舌体抬高，咽腔缩小而影响语言、吞咽，甚至导致呼吸困难。位于皮下与肌肉之间的囊肿，膨胀性突出，容易诊断（图9-5）。

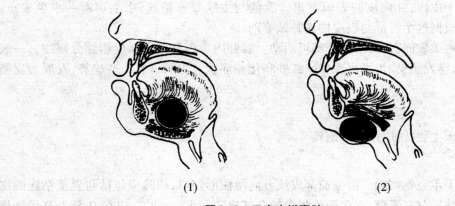

(1)　　　　　　　　　　　　(2)

图9-5　口底皮样囊肿

(1)口底肌之上　(2)口底肌之下

【诊断】

根据病史、临床表现及穿刺检查抽出乳白色豆渣样分泌物等不难做出诊断。两者的鉴别诊断须病理诊断。表皮样囊肿囊壁中无皮肤附件；皮样囊肿囊壁较厚，大体标本可见毛发，镜下可有脱落的上皮细胞、毛囊和皮脂腺等结构。

【治疗】

手术摘除囊肿。在口底下颌舌骨肌，特别是颏舌肌、颏舌骨肌以上的囊肿，应在口底黏膜上做弧形切口，切开黏膜，显露囊肿。囊肿在下颌舌骨肌以下，则应当在颏下皮肤上做切口。囊肿摘除后，注意放置引流管（或引流片），分层缝合创口。

颜面部表皮样囊肿,在囊肿皮肤上沿皮纹方向做切口,切开皮肤及皮下组织,显露囊肿,将囊肿与周围组织分离,完整摘除,分层缝合。

（三）甲状舌管囊肿

【病因】

由于胚胎时期甲状舌管退化不全,上皮残留而形成囊肿。在胚胎第 4 周时,甲状腺始基借甲状舌管和咽相连,甲状舌管在胚胎第 5~6 周时自行退化,仅在起始点处留下一浅窝,即舌盲孔。如甲状舌管退化不全时,残存的上皮分泌物积聚,即可形成囊肿,在颈前正中舌根至甲状腺的行程内均可形成囊肿（图 9-6）。

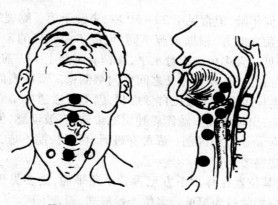

图 9-6 甲状舌管囊肿的好发部位

【临床表现】

儿童多见,也可见于成人。囊肿发生在颈正中线,自舌盲孔至胸骨切迹间的任何部位,但在舌骨上下部位最常见。囊肿生长缓慢,呈圆形,临床上常见者多如核桃大小,位于颈正中,有时微偏一侧。质软,周界清楚,与表面皮肤及周围组织无粘连。位于舌骨以下的囊肿与舌骨体之间,可以扣得坚韧的索条与舌骨体粘连,故可随吞咽及伸舌等动作而移动。患者多无自觉症状。若囊肿发生在舌盲孔下面或前后部,可使舌根部肿胀,发生吞咽、语言及呼吸功能障碍。囊肿可经舌盲孔与口腔相通而继发感染,出现疼痛,囊肿感染自行破溃或切开后则形成甲状舌管瘘,亦可见出生后即存在的原发瘘。甲状舌管瘘如长期不愈,还可以发生癌变。

【诊断】

根据临床表现、发生部位以及随吞咽、伸舌上下移动等做出诊断。穿刺检查可抽出透明、微混浊的黄色稀薄或黏稠性液体。甲状舌管瘘还可以行碘油造影以明确瘘管行径。注意舌根部的甲状舌管囊肿要与异位甲状腺进行鉴别,[131]I 核素扫描有助于鉴别诊断。

【治疗】

应手术切除囊肿或瘘管,而且应当彻底,否则容易复发。手术的关键是,除囊肿或瘘管外一般应将舌骨中份一并切除。若仅切除囊肿或瘘管,由于舌骨中可能存在微细的副管,从而导致复发。应当注意的是,甲状舌管可能在舌骨以上通向舌盲孔,要一并切除,避免遗留复发。

### (四)鳃裂囊肿

**【病因】**

属于鳃裂畸形之一种。鳃裂囊肿(branchial cleft cyst)的起源尚有不同观点,多数认为系由胚胎鳃裂残余上皮组织所形成,这些残余的上皮残留可以形成囊肿和瘘。

**【临床表现】**

囊肿可发生于任何年龄,但常见于 20 ~ 50 岁;来源于第一鳃裂的,年龄则更小些。

鳃裂囊肿位于面颈部侧方,根据来源不同,可位于面颈部的不同部位。临床上以来自第二鳃裂的囊肿多见。大多位于舌骨水平,胸锁乳突肌上 1/3 前缘附近。有时附着于颈动脉鞘的后部,或自颈内、外动脉分叉之间突向咽侧壁。囊肿表面光滑,但有时呈分叶状。肿块大小不定,生长缓慢。一般无自觉症状,因上呼吸道感染后可以骤然增大,则感觉不适,并可继发感染,出现疼痛。触诊囊肿质地柔软,有波动感,但无搏动,此可以与颈动脉体瘤(carotid body tumor)相区别。囊肿穿破后,可以长期不愈,形成鳃裂瘘。先天未闭合者,称为原发性鳃裂瘘。

第一鳃裂来源者其位置在耳垂下方至舌骨小角平面,更多见于腮腺区、耳后下方和颌下部。第三、四鳃裂囊肿较为罕见。多位于颈根部、锁骨上区。

鳃裂囊肿可以恶变,或在囊壁上查到原位癌。原发性鳃裂癌极为罕见。

**【诊断】**

鳃裂囊肿可以根据病史、特定部位、临床表现和穿刺检查做出诊断。穿刺可抽出黄色或棕色、清亮的、含或不含胆固醇的液体。行造影检查可以明确鳃裂瘘的走向,协助诊断。

**【治疗】**

鳃裂囊肿主要采用手术治疗,手术完整摘除囊肿以防复发。

## 二、颌骨囊肿

颌骨囊肿按组织来源和发病部位分为三大类:牙源性、非牙源性和血外渗性。

### (一)牙源性颌骨囊肿

牙源性颌骨囊肿(odontogenic cyst)发生于颌骨而与成牙组织或牙有关。根据其来源不同分为以下几种:

1. 根端囊肿(radicula cyst) 是由于根尖肉芽肿,慢性炎症刺激,引起牙周膜内的上皮增生。增生的上皮团中央发生变性与液化,周围组织液不断渗出,逐渐形成囊肿(图9-7)。如果根尖肉芽肿在拔牙后未做适当处理仍残留在颌骨内而发生的囊肿,称为残余囊肿。

2. 始基囊肿(primordial cyst) 始基囊肿发生于成釉器发育的早期阶段,牙釉质和牙本质形成之前,在炎症和损伤刺激后,成釉器的星形网状层发生变性,并有液体渗出,积蓄其中而形成囊肿(图9-8)。

3. 含牙囊肿(dentigerous cyst)　含牙囊肿又称滤泡囊肿。发生于牙冠或牙根形成之后,在缩余釉上皮与牙冠面之间出现液体渗出而形成含牙囊肿(图9-9)。可来源于一个牙胚(含一个牙),也可以来源于多个牙胚(含多个牙)。

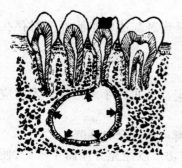 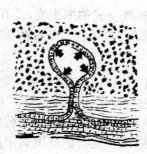 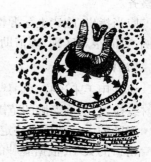

图9-7　根端囊肿　　　　图9-8　始基囊肿　　　　图9-9　含牙囊肿

4. 角化囊肿(keratocyst)　现世界卫生组织命名为牙源性角化囊性瘤(keratocystic odontogenic tumor)系来源于原始的牙胚或牙板残余,也有人认为来自于口腔黏膜基底细胞的错构。

**【临床表现】**

牙源性颌骨囊肿多发生于青壮年。可发生于颌骨任何部位。根端囊肿多发生于前牙;始基囊肿则好发于下颌第三磨牙区及下颌支部;含牙囊肿除下颌第三磨牙区外,上颌尖牙区也是好发部位。

颌骨囊肿生长缓慢,初期无自觉症状。膨胀性生长致骨质被压迫吸收变为极薄的骨板,触诊时有乒乓球样感觉。若此层骨质被完全吸收,可有波动感。囊肿多向唇侧膨隆,造成颜面畸形,但牙源性角化囊肿可有1/3病例向舌侧膨胀,并穿破舌侧骨壁。当下颌囊肿发展过大,骨质损坏过多时,可引起病理性骨折。囊肿发展很大,邻牙受压,根周围骨质吸收,可使牙发生移位、松动与倾斜。上颌骨囊肿可突入鼻腔及上颌窦,将眶下缘上推,使眼球受压迫,影响视力,甚至产生复视。如果囊肿继发感染,可出现肿胀、疼痛、发热和全身不适。

根端囊肿可在口腔内发现深龋、残根或死髓牙。始基囊肿、含牙囊肿及角化囊肿则可伴先天缺牙或有多余牙。如因拔牙或损伤使囊肿破裂,可见到囊内有草黄色或草绿色液体流出;如为角化囊肿,则可见似皮脂样物质。

除根端囊肿外,始基囊肿、含牙囊肿均可转变或同时伴有成釉细胞瘤存在,牙源性角化囊性瘤还有显著的复发性和癌变能力。

临床上牙源性颌骨囊肿可为单发,亦可为多发性。一般以单发性为多见。

**【诊断】**

可根据病史、临床表现和X射线检查进行诊断。穿刺是一种比较可靠的诊断方法。

穿刺可抽出草黄色囊液,在显微镜下可见到胆固醇结晶。角化囊肿大多可见黄、白色角蛋白样(皮脂样)物质混杂其中。将抽取物做角蛋白染色检查均有助于对角化囊肿的诊断。

X射线检查对囊肿诊断有很大帮助。囊肿在X射线上显示为一清晰圆形或卵圆形的透明阴影,边缘整齐,周围常呈现一明显的白色骨质反应线,但角化囊肿中有时边缘可不整齐。

应当指出:临床上牙源性囊肿与成釉细胞瘤,尤其是囊肿与成釉细胞瘤同时存在的病例,有时很难区别,须借助病理诊断才能最后诊断。

**【治疗】**

应采用手术治疗。如伴有感染须先用抗生素控制炎症后再行手术治疗。术前应做X射线检查,明确囊肿的范围和与周围组织的关系。

囊肿的大小和位置决定手术难度,故麻醉可选择局部麻醉或全身麻醉。

切口的大小,根据囊肿的部位和波及的范围而定。切口以能充分显露手术野,便于彻底清除囊壁为原则。一般囊肿,可做弧形切口。黏骨膜瓣底部应较宽些,以保证充分的血液供应,并注意缝合处有骨壁支持。口内切口在口腔前庭处切开黏膜及骨膜,翻转组织瓣,用骨凿在骨壁最薄处开一小洞,然后用骨钳去除囊肿表面的骨质。如骨壁已破坏,囊膜与骨膜粘连时,应仔细分离或将粘连的骨膜一并切除,以免残留复发。用骨膜剥离器或刮匙将囊膜自骨壁表面完整刮除。冲洗创腔,止血缝合。如囊腔内有牙根尖暴露,但该牙仍能够保留,则应行根管治疗及根尖切除(图9-10),以尽量保存患牙。

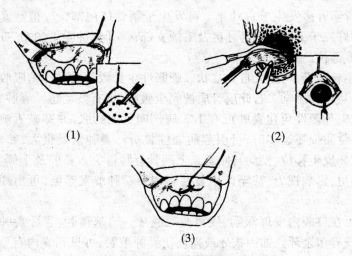

(1)    (2)

(3)

**图9-10  上颌骨囊肿摘除术**
(1)切口、翻瓣及凿骨  (2)摘除囊肿、根尖切除  (3)缝合

如果囊肿位于下颌角、下颌体或下颌支,应从口外做切口。切开皮肤、皮下组织、肌组织,结扎面动脉、面前静脉、翻起骨膜;将波及的牙拔除,去骨后将囊肿摘除;然后分层缝合,放置引流,加压包扎(图9-11)。手术时慎勿损伤面神经下颌缘支及下牙槽神经血

管。囊肿范围过大,骨质缺损过多,可能发生病理性骨折者,可以下颌骨重建钛板加以固定加强,预防骨折的发生。

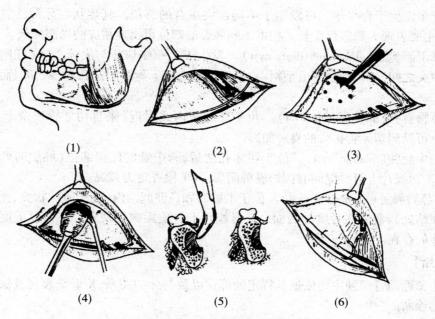

(1)　　　　　　　　(2)　　　　　　　　(3)

(4)　　　　　　　　(5)　　　　　　　　(6)

**图9-11 下颌囊肿摘除术**

(1)皮肤切口 (2)显露面动脉、面前静脉和面神经下颌缘支 (3)切断血管,翻起骨膜,凿骨 (4)摘除囊肿 (5)咬平骨缘 (6)分层缝合

上颌骨囊肿如范围较广,手术时与上颌窦穿通,或上颌窦有炎症,可行上颌窦根治术,将囊壁与上颌窦黏膜完整刮除,严密缝合口内切口,同时在下鼻道开窗,并以碘仿纱条填塞窦腔,自下鼻道引出(图9-12),术后3~5 d逐步由此抽出纱条。

角化囊肿容易复发,也可能会发生恶变,因此手术刮除要求更彻底;在刮除囊壁后用苯酚或硝酸银等腐蚀剂涂抹骨创,或加用冷冻疗法,以消灭子囊,防止复发。必要时,还可以考虑切除囊肿外部分骨质。

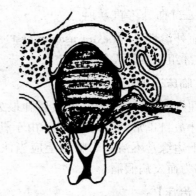

**图9-12 上颌窦根治术后窦内填塞**

（二）非牙源性颌骨囊肿

非牙源性颌骨囊肿(non-odontogenic cyst)既是面裂囊肿(cyst of facial fissure),包括球上颌囊肿、鼻腭囊肿、正中囊肿和鼻唇囊肿。

【病因】

胚胎发育过程中,只要上皮残存没有正常退化,均可形成囊肿。而面裂囊肿是由胚胎发育过程中残存于面突连接处的上皮发展而来的。此亦称非牙源性外胚叶上皮囊肿。

【临床表现】

囊肿多发生于青少年。可发生于不同面突融合的部位。其症状与牙源性囊肿大致相似,即主要表现为膨胀性生长。根据不同胚裂的部位可出现相应的局部症状。

1. 球上颌囊肿(globulomaxillary cyst)　发生于上颌侧切牙与尖牙之间(胚胎时球状突与上颌突之间),牙常被挤压而移位。X 射线片上显示囊肿阴影在牙根之间,而不在根尖部位。

2. 鼻腭囊肿(nasopalatine cyst)　位于切牙管内或附近(来自切牙管残余上皮)。X 射线片上可见到切牙管扩大的囊肿阴影。

3. 正中囊肿(median cyst)　位于切牙孔之后,腭中缝的任何部位(胚胎时两侧腭突之间)。X 射线片上可见缝间有圆形囊肿阴影。CT 检查更为直观。

(4) 鼻唇囊肿(nasolabial cyst)　位于上唇底和鼻前庭沟内(胚胎时球状突、侧鼻突及上颌突联结处),囊肿在骨质的表面。X 射线片上骨质无破坏现象。在口腔前庭外侧可扪出囊肿的存在。

【诊断】

非牙源性颌骨囊肿主要依据其特定的部位以及与牙的关系,X 射线表现及颌骨内容物而做出诊断。

【治疗】

一旦确诊,应及时早期进行手术治疗,否则会引起邻近牙的继续移位和造成咬合紊乱。手术方法与牙源性颌骨囊肿相同,一般口内切口进行手术,完整刮除囊肿。

(三) 血外渗性囊肿

血外渗性囊肿(extravasation cyst)主要为损伤后引起骨髓内出血、机化、渗出后而形成,与牙组织本身无关。

【临床表现】

在颌骨囊肿中,血外渗性囊肿最为少见。多发生于青壮年。患者可有明显的外伤史。牙数目正常,无移位现象。由于囊肿无明显的上皮衬里,仅为一层纤维组织,故 X 射线片上边缘常不清楚。临床上应当注意的是,血友病也可以引起颌面骨的血外渗性囊肿,称为血友病假瘤。

【治疗】

血外渗性囊肿现主张手术治疗,以免日久波及有关牙根。其手术方法与牙源性颌骨囊肿相同。对血友病囊肿治疗应按血友病患者手术原则进行处理。

# 第三节　良性肿瘤和瘤样病变

## 一、色素痣

### 【病因】

色素痣(pigmented nevus)来源于表皮基底层产生黑色素的色素细胞。有人认为是发育上的畸形,但多数是在后天才出现。色素痣多发生于面颈部皮肤,偶尔亦见于口腔黏膜。

根据组织病理学特点,色素痣可分为皮内痣、交界痣和复合痣三种。

1. 皮内痣(intradermal nevus)　为大痣细胞分化而来,是更成熟的小痣细胞,并进入真皮及其周围结缔组织中;原在交界处的痣细胞,由于发展为小痣细胞进入真皮而消失。在表皮基底膜和真皮内小痣细胞之间有一浅层狭长的结缔组织区,把痣和表皮层分开。

2. 交界痣(junctional nevus)　痣细胞在表皮和真皮交界处,呈多个巢团状,边界清楚,分布距离均匀;每一巢团的上一半在表皮的底层内,下一半则在真皮浅层内。这些痣细胞为大痣细胞,色素较深。因痣细胞集中分布在表皮和真皮的交界位置,故名交界痣。交界痣的痣细胞具有增大活跃的特性,有恶变为恶性黑色素瘤的可能。

3. 复合痣(或称混合痣 compound nevus)　在痣细胞进入真皮的过程中,常同时有皮内痣和残留的交界痣,为上述两型痣的混合形式。

### 【临床表现】

交界痣是光滑平坦或稍隆起的淡棕色或深棕色斑疹、丘疹或结节,一般较小无毛。边缘境界不甚清楚,一般不出现自觉症状。高于皮肤表面的交界痣易受到洗脸、刮须、摩擦与损伤的刺激,可出现恶性变,其症状有:迅速增大,色素加深,局部微痒或灼疼,表面出现感染、破溃、出血,或痣周围皮肤出现卫星小点,放射黑线,黑色素环,以及痣所在部位的区域淋巴结肿大等。恶性黑色素瘤多数是由交界痣恶变而成的。

皮内痣平坦或高出皮面,也可呈疣状或有蒂息肉状。颜色有棕褐色以至漆黑,界限清楚,生长缓慢,多数有毛,常见于成人。

一般认为,毛痣、雀斑样色素痣均为皮内痣或复合痣。这类痣极少恶变,如有恶变也是来源于交界痣部分。

口腔黏膜内痣很少见,而以黑色素斑为多。如果发生黑色素痣,则以交界痣及复合痣为多见。

### 【治疗】

面部较大的痣无恶变证据者,可考虑分次部分切除,容貌、功能保存均较好,也可以考虑全部切除,邻近皮瓣修复或游离皮肤移植。如怀疑有恶变的痣,应采用外科手术一次全部切除活检;手术应在痣的边界以外,正常皮肤上做切口。比较小的痣切除后,可以潜行剥离松解局部皮肤拉拢缝合。

## 二、牙　龈　瘤

牙龈瘤(epulis)是来源于牙周膜及颌骨牙槽突的结缔组织的增生物。其有肿瘤的特点而无肿瘤结构,故非真性肿瘤。但是,牙龈瘤有肿瘤的外形及生物学特点,如切除后易复发等。因此牙龈瘤是一个形态和部位命名的诊断学名词。

【病因病理】

牙结石的机械刺激及慢性炎症刺激是引起牙龈增生的直接原因。此外,牙龈瘤与内分泌有关,妇女怀孕期间可以发生牙龈瘤,分娩后则缩小或消失。

根据病理组织结构的不同,牙龈瘤通常分为肉芽肿型、纤维型及血管型三类。

肉芽肿型牙龈瘤主要是肉芽组织所构成,其中含有较多的炎性细胞及毛细血管,纤维组织较少。肿块表面呈红色或粉红色,易出血。

纤维型牙龈瘤含有较多的纤维组织和成纤维细胞。肿块颜色较淡,与正常牙龈颜色无大差别,表面光滑,不易出血。

血管型牙龈瘤血管丰富,颇似血管瘤,血管间纤维组织可有水肿及黏液样变。损伤后极易出血。妊娠性牙龈瘤多属此类。

【临床表现】

牙龈瘤女性较多,以青年及中年女性为常见。多发生于牙龈乳头部。位于唇、颊侧者较舌、腭侧者多。好发于前磨牙的牙龈乳头部。肿块较局限,呈圆形或椭圆形,有时呈分叶状,大小不一。肿块有的有蒂如息肉状;有的无蒂,基底宽广。一般生长缓慢,但在妊娠期可能迅速增大,较大者可遮盖一部分牙及牙槽突,易被咬伤而发生溃疡、伴发感染。随着肿块的增大,可以破坏牙槽骨壁。

X射线片显示骨质吸收,牙周膜增宽的阴影。牙齿可能松动、移位。

【诊断】

根据病史、临床表现、特定部位容易做出诊断。但应与牙龈癌进行鉴别。

【治疗】

局部麻醉下手术切除。切除必须彻底,否则容易复发。一般应将病变所波及的牙齿同时拔除。手术切口应在围绕肿瘤蒂周的正常组织上,将病变的牙、牙周膜、骨膜及邻近骨组织一并切除,将创面缝合。如果创面较大不能缝合时,可用碘仿纱条覆盖,或在创面上用牙周塞治剂保护。

## 三、纤　维　瘤

【病因】

纤维瘤(fibroma)起源于面部皮下、口腔黏膜下或骨膜的纤维结缔组织。纤维瘤的构成主要是由纤维组织构成,有少量的结缔组织细胞及血管。

【临床表现】

纤维瘤一般生长缓慢。发生在面部皮下的纤维瘤为无痛肿块、质地较硬、大小不等、表面光滑、边缘清楚,与周围组织无粘连,一般可推动。发生在口腔的纤维瘤均较小,呈圆形或结节状,可能有蒂或无蒂,肿瘤边界清楚,表面覆盖有正常黏膜。发生于牙槽突的纤维瘤可能使牙齿松动。若受到咀嚼及被牙咬伤,表面可破溃、糜烂、继发感染,可引起疼痛或功能障碍。

口腔颌面部纤维瘤如处理不当,极易复发,多次复发后容易恶变。

【诊断】

根据其病史、临床表现等做出诊断。注意鉴别是否恶变。可采用穿刺病检和术中冰冻等方法协助鉴别。

【治疗】

纤维瘤主要采用手术完整切除。牙槽突的纤维瘤,需要拔除有关牙齿,并将肿瘤所侵犯的骨膜一并切除。术中冰冻证实有恶变的,应按恶性肿瘤治疗原则处理。

## 四、牙源性肿瘤

牙源性肿瘤(odontogenic tumor)是由成牙组织,即牙源性上皮及牙源性间叶组织发生而来的一类肿瘤。

(一)牙瘤

【病因】

牙瘤由一个或多个牙胚组织异常发育增生而形成。其中含有不同发育阶段的牙胚组织,甚至成形牙,外形近似牙,也可能只是一团紊乱的硬组织,其周围被以纤维膜。

【临床表现】

牙瘤多见于青年人。生长缓慢,早期无自觉症状。局部牙瘤膨胀性生长,压迫神经产生疼痛,肿瘤穿破黏骨膜继发感染时,或诊治其他牙齿时,或是摄片时才被发现。患者口腔内常有缺牙现象。

【诊断】

根据临床表现膨胀性生长,X 射线片数目不等的牙齿样影像可做出诊断。

【治疗】

手术摘除。一般将口内牙槽骨开窗,将肿瘤及其牙齿样硬组织取出,刮除被膜,缝合创口。

(二)牙骨质瘤

牙骨质瘤(cementoma)来源于牙胚的牙囊或牙周膜,是牙骨质母细胞组成的牙源性良性肿瘤。

【临床表现】

多见于年轻人,女性多见。下颌骨前磨牙或磨牙区为好发部位。肿瘤生长缓慢,一般无自觉症状,如肿瘤增大时,可发生牙槽骨膨胀,或发生神经症状、继发感染、拔牙时始被发现。临床上多为不同程度的牙痛、松动、移位、脱落。X 射线片显示根尖周围有不透光的阴影。

### 【诊断】

根据临床表现及 X 射线片可做出诊断。牙髓活力测试为阳性,可与根尖周囊肿和根尖肉芽肿相鉴别。

### 【治疗】

手术摘除。如肿瘤较小,可无须治疗。

#### (三)成釉细胞瘤

成釉细胞瘤(ameloblastoma)为颌骨中心性上皮肿瘤,在牙源性肿瘤中较为常见。多发生于成年人,男女无明显差别,下颌骨比上颌骨多见。

### 【病因】

关于成釉细胞瘤的组织来源,尚有不同的看法。大多数认为釉质器或牙板上皮发生而来;但也有认为系由牙周膜上皮残余或由口腔黏膜基底细胞发生而来;也有人认为由始基或含牙囊肿等转变而来。发生于颌骨以外的成釉细胞瘤可能由口腔黏膜基底细胞或上皮异位发展而成。

### 【临床表现】

成釉细胞瘤多发生于下颌骨体部及下颌角部,生长缓慢,病程可达数年。初期无自觉症状,逐渐发展可使颌骨膨大,造成面部畸形,如肿瘤侵犯牙槽突时,可使牙松动、移位或脱落;肿瘤继续增大时,使颌骨外板变薄,甚至吸收,这时肿瘤可侵入软组织内。由于肿瘤的侵犯,可以影响下颌骨的运动度,甚至发生吞咽、咀嚼和呼吸障碍。肿瘤表面常见有牙齿咬痕,表面破溃可造成继发性感染而化脓、溃烂、疼痛。肿瘤压迫下牙槽神经,患侧下唇麻木;骨质破坏吸收较多时,可发生病理性骨折。

上颌骨的成釉细胞瘤可波及鼻腔、上颌窦、眼眶及鼻泪管,眼球移位、复视、溢泪等相应症状。

### 【诊断】

根据病史、临床表现及 X 射线特点,可做出初步诊断。典型的成釉细胞瘤 X 射线表现:早期呈蜂房状,以后形成多房样囊性阴影,单房比较少见。成釉细胞瘤因为多房性及有一定程度的局部浸润性,囊壁边缘不整齐、呈半月形切迹。囊内牙根尖有不规则吸收现象。需要注意的是,有些良性肿瘤特别是部分颌骨囊肿有类似的临床表现,X 射线上很难鉴别,最后确诊仍须依靠病理检查。

### 【治疗】

主要为外科手术治疗。传统观念认为该肿瘤有局部浸润性,故手术时一般不采用刮治术,需要将肿瘤周围的骨质至少在 0.5 cm 处切除。否则,容易复发,多次复发后可能引起恶变。应用刮除术虽保持外形和功能较好,但复发率高,应慎用。对较小的肿瘤可行下颌骨方块切除,对肿瘤较大者将病变的颌骨整块切除,以保证术后不再复发。术前不能确诊的,可采用快速冰冻切片检查,以明确诊断。

（四）牙源性黏液瘤

【病因】

其来源可能为牙胚中的牙乳头、牙囊或牙周膜，亦有人认为是颌骨内牙源性纤维瘤的黏液变。

【临床表现】

牙源性黏液瘤（odontogenic myxoma）多发生于颌骨，软组织极为少见。磨牙及前磨牙区为好发部位，下颌较上颌多见。常发生于年轻人。肿瘤生长缓慢，呈浸润性生长。早期无症状，直到肿瘤逐渐增大，颌骨出现畸形时，始被发现。常有未萌出或缺失的牙齿。肿瘤侵犯牙槽突时可有牙松动、移位或脱落。X射线摄片显示骨质膨胀，骨质破坏呈蜂房状透光阴影，房隔较细，边缘不整齐。

【诊断】

根据病史、临床表现和X射线特点做出初步诊断。牙源性黏液瘤有时不易与成釉细胞瘤、颌骨中心性巨细胞瘤等相鉴别，最终须借助于病理诊断。

【治疗】

黏液瘤要采取手术完整切除。由于肿瘤无包膜，呈浸润性生长，手术不彻底，容易复发。因此，临床上将其归为低度恶性肿瘤，应施行方块切除。如肿瘤较大时，须行半侧下颌骨或上颌骨切除以防止复发。

## 五、脉管性疾病

脉管组织包括血管和淋巴管组织，脉管性疾病（vascular anomalies）包括血管瘤和脉管畸形。脉管畸形包括微静脉畸形、静脉畸形、动静脉畸形、淋巴管畸形、混合型畸形；淋巴管畸形又分为微囊型和大囊型，混合型畸形分为静脉-淋巴管畸形和静脉-微静脉畸形。

（一）血管瘤

【病因】

血管瘤（hemangioma）是婴幼儿最常见的良性肿瘤，是一种胚胎性良性肿瘤。由中胚叶的正常血管组织过度增殖所致，血管内皮细胞增殖为其特征。

【临床表现】

血管瘤好发部位为面颈部皮肤，皮下组织、口腔黏膜、唇、颊、舌、腭、口底等部位，极少数发生于颌骨内。女婴多于男婴，比率为3∶1。部分血管瘤在新生儿出生时即可见到，2~3个月后进入增生期，瘤体迅速增大；8个月至1岁停止生长并逐渐退化，退化率可达98%，半数在5岁内完全消退。根据病变发展的过程分为增生期、消退期、消退完成期，这一典型特点是区分脉管畸形的重要依据。

有明显特征的是出生后1个月内和4~6个月的两个快速生长期。血管瘤最初表现为苍白色斑，随后出现毛细血管扩张，四周围绕以晕状白色区域。较表浅的增生期血管瘤可突出于皮肤,高低不平,结节状,似杨梅样;较深在的病变表面为青紫色或无颜色变化。进入消退期后,瘤体色泽由鲜红色向暗灰色转变,瘤体逐渐消退缩小。

【诊断】

根据病史、年龄、性别和病变形态进行诊断。临床上需要询问两个问题:最初发现病变的时间以及病变的生长速度如何,有无快速生长和消退,其快速生长期是一个非常重要的鉴别特征。对深部血管瘤诊断有一定困难,可以采用体位移动试验、动脉造影以及瘤腔造影或磁共振血管成像(MRI)等协助诊断。

【治疗】

血管瘤有半数以上都能够在5~10岁间自然消退,故一般采取等待和观察的保守态度。只有当血管瘤累及重要组织危及生命、有活动性出血及5年随访无消退迹象者可采用激素治疗、激光治疗、硬化剂注射、外科手术切除等治疗方法,一般采用综合治疗。

血管瘤的激素治疗仅适用于婴幼儿增殖早期血管瘤,此时血管壁内皮细胞层仍处于胚胎状态,对激素治疗较敏感。国内也有采用平阳霉素加泼尼松联合治疗婴幼儿血管瘤,血管瘤消退时间明显提前,但具体治疗时应注意药物的使用剂量与时间,避免不良反应和并发症的发生。

(二)脉管畸形

【病因】

脉管畸形是胚胎血管发生过程中结构异常。血管内皮细胞无异常增殖,随着年龄的增大,不会自然消退。脉管畸形渐进性增大是因为原有病变内的血管或淋巴管管腔进行性扩张所致。

【临床表现】

1. 微静脉畸形    过去称为毛细血管瘤或鲜红斑痣。在临床上和病理上都属于真性畸形,由乳头丛内毛细血管后微静脉组成。主要发生在颜面部皮肤,口腔黏膜少见。其病变与皮肤表面平,周界清楚,呈鲜红色或紫红色。外形不规则,大小不一,从小的斑点到数厘米,大的可以扩展到一侧面部或越过中线到对侧。手指压迫肿瘤表面颜色可褪去,而去除压迫后,血液立即充盈,即可恢复原来的大小和色泽。

2. 静脉畸形    过去称为海绵状血管瘤。是由衬有内皮细胞的大小不等的血窦所组成。血窦的大小形态不一,如海绵结构。好发于颌面部颊、颈、眼睑、唇、舌及口底。位置深浅不一,一般在皮下或黏膜下,呈淡蓝色或紫色。深部的静脉畸形,皮肤黏膜的色泽正常,肿瘤界限不清,扪之柔软,可以被压缩,但压力解除后可恢复正常。有时可扪到静脉石。当头低位时,肿瘤则充血膨大,恢复正常位置以后,肿块随之缩小,恢复原状,此为体位试验阳性。穿刺可抽出血液且可凝固。

静脉畸形一般无自觉症状,继续增大可引起颜面、唇、舌等畸形和功能障碍。如果继发感染,可引起疼痛、肿胀,表面皮肤或黏膜溃疡,并有出血的危险。

静脉畸形有时可以和血管瘤同时存在,临床上应引起注意。

3. 动静脉畸形    过去成为蔓状血管瘤或葡萄状血管瘤。是一种迂回弯曲、极不规则而有搏动性的血管畸形。主要是由血管壁显著扩张的动脉与静脉直接吻合而成。常见于成年人,好发于颞浅动脉所在的颞部或头皮下组织中。肿瘤高起呈念珠状,表面温度高于正常皮肤。患者可能自己感觉到搏动,扪诊有震颤感,听诊有吹风样杂音。若将供血的动脉全部压闭,则肿瘤的搏动和杂音消失。

动静脉畸形可与微静脉畸形或静脉畸形同时并存。

4.淋巴管畸形 过去成为淋巴管瘤,是由淋巴管先天性发育畸形扩张所形成的。常见于儿童及青年。好发于头颈部;舌、唇、颊黏膜也是好发部位。根据临床特征和组织学再分为微囊型和大囊型。

(1)微囊型淋巴管畸形 即过去的毛细管型淋巴管瘤和海绵型淋巴管瘤。由淋巴管扩张而形成。淋巴管极度扩张弯曲构成多房性囊腔,颇似海绵状。在皮肤或黏膜上呈现孤立或多发、散在的小囊性结节状或点片状病损,无色、柔软,一般无压缩性,边界不清楚。口腔黏膜的淋巴管畸形有时与微血管畸形同时存在,出现黄、红色小疱状突起,称为淋巴管-微静脉畸形;发生于唇、下颌下及颊部,可使患处显著肥大畸形。发生于舌部者常合并毛细管型,并呈巨舌症,引起颌骨畸形、咬合紊乱、牙移位等。舌黏膜表面粗糙,呈结节状或叶脉状,有黄色小疱突起。肿瘤生长缓慢,无明显症状,如长期发生慢性炎症时,舌体可变硬。

(2)大囊型淋巴管畸形 即囊性水瘤。主要发生于颈部锁骨上,亦可发生于下颌下区及颈上区。一般为多房性囊肿,彼此间隔,内有透明、淡黄色水样液体。肿瘤大小不一,表面皮肤色泽正常,呈充盈状态,扪诊柔软,有波动感。体位移动试验阴性。

【诊断】

根据病史、各类型临床表现,浅表脉管畸形不难做出诊断。位置较深的脉管畸形可借助体位移动试验、穿刺检查、囊腔造影、B超或磁共振成像等做出诊断。

【治疗】

脉管畸形的治疗,由于其类型、年龄、部位的不同,治疗上有一定的差异。目前的治疗方法包括手术治疗、激素治疗、放射治疗、低温治疗、激光治疗、硬化剂治疗等,一般采用综合疗法。

1.微静脉畸形 主要采用激光治疗和光化学治疗效果较好。

2.静脉畸形 口腔黏膜及浅表部位的畸形,可选用YAG激光、低温、硬化剂注射等治疗方法。深部局限的静脉畸形可采用硬化剂治疗。硬化剂包括:无水乙醇、鱼肝油酸钠、平阳霉素等。大型静脉畸形治疗前可以行病变腔内造影,了解畸形静脉的回流状态。如为低回流静脉畸形,可注射5%鱼肝油酸钠或平阳霉素治疗,如为高回流静脉畸形,则需要选择无水乙醇注射治疗。

3.动静脉畸形 一经确诊,应立即行动脉造影和栓塞治疗。栓塞的目的是控制病变的发展和出血。由于先天性动静脉畸形具有极为丰富的血供,术中常会发生难以控制,甚至危及生命的大出血。故术前必须对病变行血管造影,了解血管情况。目前,可以采用介入的方法,血管造影和血管栓塞同时进行。血管栓塞后再行手术大大提高了手术的安全性。

4.淋巴管畸形　治疗方法主要为手术、注射硬化剂、激光治疗三种。手术是过去最主要,甚至是唯一的治疗手段,但随着激光和硬化剂治疗的开展和经验的积累,目前不主张毫无选择地对任何类型的淋巴管畸形采取手术,而是根据发病部位和分型选择治疗方法:①口腔黏膜表面的微囊型淋巴管畸形,可采用平阳霉素注射或激光治疗,如有局部肥大畸形,可配合手术,残存部分可配合药物注射或激光治疗。②组织深部的微囊型淋巴管畸形治疗困难,可先行平阳霉素注射治疗,控制病变范围,再实施手术治疗。③大囊型淋巴管畸形以硬化剂治疗为主,手术治疗为辅。平阳霉素注射治疗为首选。先抽净囊液,再注入硬化剂,加压包扎。颈部、口底巨大的大囊型淋巴管畸形影响呼吸、进食者,须行急症手术,尽量在一个解剖区域内最大限度地切除病变组织。

目前,治疗脉管畸形方法很多,但对于大的脉管畸形的治疗问题还未完全解决,难以达到根治目的。

## 六、神经源性肿瘤

来源于神经组织的良性肿瘤以神经鞘瘤和神经纤维瘤最为常见。

(一)神经鞘瘤

【病因】

神经鞘瘤(neurolemmoma)来源于神经鞘膜,由于源于施万细胞,又称施万瘤。

【临床表现】

神经鞘瘤多见于中年人,以头颈部多见。肿瘤生长缓慢,质地坚韧,周界清楚。来自感觉神经者常有压痛,亦可有放射样痛。肿瘤圆形或卵圆形,长大后可呈分叶状,肿瘤愈大愈容易发生黏液变,发生黏液变后质软如囊性。穿刺可抽出血样液体,但不凝固是其特点。

来自迷走神经、交感神经的神经鞘瘤以颈动脉三角区最多见,亦可向咽侧突出。肿瘤可将颈动脉向外推移,触诊有搏动,须与颈动脉体瘤相鉴别。

来自于面神经的神经鞘瘤可表现为腮腺肿块,易被诊断为腮腺多形性腺瘤。手术时如发现肿块与面神经不能分离时,应警惕有面神经鞘瘤的可能,切勿轻易切断。

【诊断】

根据病史、临床表现、穿刺抽出不凝固的血性液体等做出诊断。有时确诊尚须配合CT、MRI 及血管造影等。

【治疗】

手术摘除。方式应根据肿瘤的大小和位置而定。若为周围神经鞘瘤,可用手术完整摘除;若肿瘤位于重要神经干,则不可贸然为切除肿瘤而将神经干切断,致影响功能。手术时可将肿瘤上神经干外膜沿纵轴切开,小心剥开神经纤维,然后将肿瘤摘除。

(二)神经纤维瘤

【病因】

由神经鞘细胞和成纤维细胞两种主要成分组成的良性肿瘤。

【临床表现】

多见于青年人,生长缓慢。口腔内少见。好发于面、额、颞,也可见于颈部和腮腺区。其特征性表现主要是皮肤呈大小不一的棕色斑,或呈灰黑色小点状或片状病损。扪诊时,皮肤内有多发性瘤结节,质较硬。肿瘤呈多发性的结节或丛状生长。皮肤松弛下垂,造成面部畸形,质软,不能压缩,可造成局部骨质压迫性吸收。来自感觉神经,可有明显触痛。多发者全身皮肤均有色素斑点或皮下结节状病损,称神经纤维瘤病。

【治疗】

手术切除。对小而局限的神经纤维瘤可以一次完全切除。但对巨大肿瘤只能做分次切除,以纠正畸形及改善功能障碍。注意神经纤维瘤手术出血较多,不易用一般方法止血,故应做好充分的备血及选择低温麻醉。

## 七、嗜酸性粒细胞增生性淋巴肉芽肿

目前,本病亦称"嗜酸性淋巴肉芽肿"或"嗜伊红淋巴肉芽肿"。1973年首先由我国金显宅报道。

【病因】

病因不清。主要为淋巴结肿大、淋巴细胞增生及嗜酸性粒细胞浸润,并可侵犯淋巴结外的软组织,呈肉芽肿病变。

【临床表现】

常发生于20~40岁的成年人,绝大多数为男性患者。好发于腮腺区、颊部、下颌下区及肘部。偶尔可自行消退,但又复发;并有时大时小症状。肿块无疼痛及压痛,周界不清楚。肿块大多可以推动,与皮肤粘连,表面皮肤粗糙、增厚、色素沉着。有区域性及广泛性浅表淋巴结肿大,呈分散性,中度硬韧,无压痛,亦不化脓。

【诊断】

根据病史、临床表现及化验,血液中白细胞轻度增多,特别是嗜酸性粒细胞明显增多,可高达60%~70%,绝对计数常超过$300×10^6$/L以上,常可做出诊断。

【治疗】

本病对放射治疗敏感,故首选放射治疗。多发者应以化疗及肾上腺皮质激素治疗为主。也可以考虑部分手术切除。

## 八、骨源性肿瘤

(一)骨化性纤维瘤

【病因】

骨化性纤维瘤(ossifying fibroma)为颌面骨比较常见的良性肿瘤,临床上骨化性纤维瘤与骨纤维异常增殖症很难鉴别,后者一般认为不是真性肿瘤。骨化性纤维瘤来源于颌骨内成骨性结缔组织。

### 【临床表现】

常见于年轻人,多为单发性,可发生于上、下颌骨,但以下颌为多。女性多于男性。肿瘤生长缓慢,早期无症状,逐渐增大后,可造成颌骨膨胀性肿大,引起面部畸形及牙移位。发生于上颌骨者,常波及颧骨,并可波及上颌窦及腭部,引起眼眶畸形、眼球突出或移位,甚至产生复视。肿瘤除引起面部畸形外,还可导致咬合紊乱,因继发感染出现类似骨髓炎的症状。

### 【诊断】

须结合临床、病理及 X 射线表现综合分析,进行确诊。骨化性纤维瘤和骨纤维异常增殖症很难鉴别,最终须靠病理诊断。

### 【治疗】

原则上应行手术治疗。小的或局限性骨化性纤维瘤更应早期手术彻底切除。大的弥散性的或多发性的骨纤维异常增殖症,一般在青春期后实施手术。手术方法主要是将病变部分切除,以改善功能障碍及面部畸形;有时也可全部切除。下颌骨切除后骨质缺损过多时可以立即行自体骨移植。如将上颌骨切除可以用修复体恢复其缺损及其功能。

（二）骨巨细胞瘤

### 【病因】

骨巨细胞瘤（giant cell tumor of bone）又名破骨细胞瘤,主要由多核巨细胞和较小的梭形或圆形的间质细胞所组成。虽属良性,但具有侵袭性,也有明确的恶性骨巨细胞瘤。

### 【临床表现】

多发生于 20～40 岁的成年人,男女无明显差别。常发生于颌骨的中央部,故又称中央性巨细胞瘤。一般生长缓慢,如生长较快,则可能恶性变。早期一般无自觉症状,但有时可能引起间歇性隐痛。发生于下颌骨者,先使前庭沟变浅,逐渐膨胀而致下颌变形;晚期可能发生病理性骨折。发生在上颌骨者可以波及尖牙窝或全部上颌骨,牙槽突扩张,腭部突出,牙移位或松动,若拔出牙齿可见创口有易出血的肉芽组织。

### 【诊断】

根据病史、临床表现与病理间质细胞分化程度来判定恶性程度。X 射线摄片可见骨质膨胀,周界清楚,典型的巨细胞瘤呈肥皂泡沫样或蜂房状囊型阴影,伴骨质膨胀。

### 【治疗】

主要是手术切除。术中须行冰冻切片病理检查,排除恶性。病理 I 级者,可采用彻底刮除并在基底部烧灼,或在健康颌骨组织内切除肿瘤;属 II 级或 III 级者,视骨质破坏大小做颌骨方块切除或部分切除,根据情况决定是否植骨。

# 第四节　恶　性　肿　瘤

在我国,口腔颌面部的恶性肿瘤以来源于上皮的癌（carcinoma）为最常见,肉瘤较少。

在癌瘤中又以鳞状细胞癌(简称鳞癌)为最多见。一般占80%以上;其次为来源于腺上皮的腺性上皮癌及未分化癌;来源于间叶组织的肉瘤(sarcoma)较少见。本节主要介绍口腔颌面部鳞癌,腺性细胞癌。

## 一、癌

口腔颌面部鳞状细胞癌多发生于40～60岁成人,男性多于女性。部位以舌、颊、牙龈、腭、上颌窦为常见。鳞癌常向区域淋巴结转移,晚期可发生远处转移。早期可表现为黏膜白斑,表面粗糙;以后发展为乳头状或溃疡型,或二者混合出现,其中又以溃疡型为最常见;有时呈菜花状,边缘外翻。

口腔黏膜的原位癌比较少见,多发生在癌变的早期,但有转变为浸润性癌的危险。

按照病理分化程度,鳞癌一般分为三级:Ⅰ级分化较好,Ⅲ级分化最差;未分化癌恶性程度最高。临床上应根据鳞癌发生的部位、组织结构、恶性程度、转移部位等选择合适的治疗方法。

### (一)舌癌

舌癌(carcinoma of tongue)为最常见的口腔癌,男性多于女性。舌前2/3多为鳞癌,舌后1/3腺癌或未分化癌居多。舌后1/3(舌根)属口咽癌的范畴。

舌癌多发生于舌缘,其次为舌尖、舌背及舌根等处,常为溃疡型或浸润型。一般恶性程度较高,生长快,浸润性强,常波及舌肌,致舌运动受限。出现疼痛、口臭,进一步导致语言、进食及吞咽困难。

由于舌的血液循环及淋巴管丰富,舌的机械运动频繁,导致舌癌在早期可发生转移。舌癌的淋巴结转移常在一侧,如发生于舌背或越过舌体中线的舌癌可以向对侧颈淋巴结转移;位于舌前部的癌多向下颌下及颈深淋巴结上、中群转移;舌尖部癌可以转移至颏下或直接至颈深中群淋巴结;舌根部癌多转移至下颌下或颈深淋巴结。远处转移多见于肺部。

舌癌应以综合疗法为主。对舌尖、舌背及舌前2/3边缘部分的小而分化良好的肿瘤,可采取包括部分正常组织在内的局部手术切除;为了保存舌的功能,有时对早期病例可选用间质内放射治疗,待原发灶控制后,再行手术;放射治疗不敏感者和晚期舌癌应首选手术治疗,以免发生转移。由于舌癌的颈淋巴结转移率较高,除早期N₀期病例外,一般主张做选择性、功能性颈淋巴清扫术。但一般不做双侧同期选择性根治性颈淋巴清扫术。为恢复舌的功能,1/2以上舌缺损均应行一期舌再造术。

### (二)牙龈癌

牙龈癌(carcinoma of gingiva)在口腔鳞癌构成比中居第二或第三位。下牙龈较上牙龈为多。男性多于女性。多为高分化的鳞状细胞癌。

牙龈癌以溃疡型为最多见,生长缓慢,早期向牙槽突及颌骨浸润,使骨质破坏,引起牙松动和疼痛。上牙龈癌可侵入上颌窦及腭部;下牙龈癌可侵及口底及颊部,肿瘤增大破坏下颌神经管可出现下唇麻木。向后发展到磨牙区及咽部时,可引起张口困难。X射线摄片有骨质破坏和牙根破坏的影像。牙龈癌可循淋巴转移至下颌下及颈部淋巴结,很少远处转移。

以外科手术治疗为主。早期下牙龈癌仅波及牙槽突时,应将原发灶及下颌骨做方块切除,如癌瘤范围较广侵入颌骨时,则应将原发灶及下颌骨部分或一侧切除;必要时行选择性或根治性淋巴清扫术。只有少数低分化癌采用放疗或化疗。

**(三)颊黏膜癌**

颊黏膜癌(carcinoma of buccal mucosa)是常见的口腔癌之一。多为分化中等的鳞状细胞癌,少数为腺癌及恶性多形性腺瘤。

颊黏膜癌多发生于磨牙区附近,呈溃疡型或外生型,生长较快,向深层浸润。穿过颊肌及皮肤,可发生溃破,亦可蔓延至上、下牙龈及颌骨。向后发展可波及软腭及翼下颌韧带,引起张口困难。颊黏膜癌向下转移至下颌下及颈深上淋巴结,少向远处转移。

小的颊黏膜癌可采用放射治疗。如对放射线不敏感以及较大的肿瘤,应行外科手术,疑有淋巴结转移时应行淋巴清扫术,如切除范围过大,应予组织瓣修复。

**(四)腭癌**

腭癌(carcinoma of palate)按 UICC 分类仅限于硬腭的原发性癌,软腭癌应列入口咽癌范围。硬腭癌以来自唾液腺者为多;鳞癌多发生于软腭,呈溃疡型。

原发于硬腭的癌多为鳞癌,细胞多高分化,生长缓慢,侵犯腭部骨组织,并可向牙槽突、上颌窦等蔓延,导致腭部穿孔、牙松动等;软腭鳞癌较硬腭鳞癌恶性程度高,易侵及咽部和翼腭窝,引起张口困难及吞咽疼痛。软腭癌的淋巴结转移早并较多,主要是向颈深上淋巴结转移,有时双侧淋巴结均可累及。

硬腭癌的细胞分化较好,适宜于手术切除或低温治疗。晚期软腭鳞癌可先采用化学药物治疗,再施行手术切除,并立即行软腭再造术。颈淋巴结有转移时应同时行颈淋巴清扫术。

**(五)口底癌**

口底癌(carcinoma of floor mouth)在我国少见。口底癌系指原发于口底黏膜的癌,多为中度分化的鳞癌。

口底癌常为溃疡型,向深层组织浸润,发生疼痛、唾液增多、舌运动受限,并有吞咽困难及语言障碍。口底癌早期可向双侧淋巴结转移,一般转移至颏下、下颌下及颈深淋巴结。

早期浅表的口底鳞癌可行放射治疗。晚期应行肿瘤切除及淋巴清扫术,侵及下颌骨的应同时切除下颌骨;如肿瘤波及范围广泛,可采用放疗或化疗。

**(六)唇癌**

唇癌(carcinoma of lip)指原发于唇红黏膜的癌,唇癌主要为鳞癌,腺癌很少见。

唇癌多发生于下唇,并以下唇中外 1/3 间的唇红黏膜最为常见。早期为疱疹状结痂的肿块,或局部黏膜增厚,随后出现火山口状溃疡或菜花状肿块。唇癌生长缓慢,一般无自觉症状,发生转移较其他口腔癌少见。晚期向周围组织扩散,并可向颏下、下颌下、颈部淋巴结转移。

唇癌恶性程度较低,转移较晚,故早期发现无论采用手术治疗,还是放疗、激光治疗或低温治疗,疗效均较好。晚期除肿瘤切除及邻近组织瓣修复外,应根据情况进行治疗性或选择性淋巴清扫术。

（七）面部皮肤癌

面部皮肤癌(carcinoma of facial skin)多发生于鼻部、鼻唇皱褶、眼睑、上下唇皮肤、颊、耳及额部。颜面部皮肤癌主要有鳞状细胞癌及基底细胞癌,后者居多。

鳞状细胞癌初起时为一疣状浸润区域,表面有完整的正常上皮覆盖,生长速度较基底细胞癌快,常向深层及邻近组织浸润。如表面皮肤破溃,则形成火山口样的溃疡,溃疡的基底常覆盖有坏死组织,恶臭且经久不愈,表面呈菜花样。常流出有特殊臭味的液体或出血。转移率较低,一般转移至耳前、下颌下或颈部淋巴结。

基底细胞癌较鳞状细胞癌生长缓慢,长时期内无自觉症状。早期病变可表现为皮肤呈灰黑色或棕黄色斑,生长缓慢而无自觉症状,逐渐发展致病变区皮肤糜烂、表面结痂或出血,进一步形成溃疡,边缘高起外翻、不规则。表面凸凹不平,略呈念珠状。有的边缘呈匍行状,向周围皮肤呈浅表性扩散,常侵犯并破坏深部的软骨和骨质。一般不发生区域性淋巴结转移。

皮肤癌早期,手术、放疗、药物、低温或激光治疗效果均好,多数患者能够治愈。药物治疗主要用平阳霉素。放射治疗常用于鳞状细胞癌,基底细胞癌对放射线敏感度差。鳞状细胞癌手术治疗需做广泛切除,切除边缘距肿瘤边缘应在 1 cm 以上,基底细胞癌可稍保守。发生淋巴转移的,应行淋巴清扫术。

（八）上颌窦癌

上颌窦癌(carcinoma of maxillary sinus)以鳞状细胞癌为常见。位于上颌窦内,早期无症状,不易被发现,当肿瘤发展到一定程度,出现较明显的症状时才被发现。根据肿瘤发生的部位,临床上可出现不同的症状,发生于上颌窦内侧壁时,可出现鼻出血、鼻塞、患侧鼻腔分泌物增多,由于鼻泪管阻塞有溢泪现象;肿瘤发生自上颌窦上壁时,常先使眼球突出、向上移位,可能引起复视;当肿瘤发生自外侧壁时,则表现为面部及颊沟肿胀,以后皮肤破溃、肿瘤外露,眶下神经受累可发生面颊部感觉迟钝或麻木;肿瘤发生自上颌窦后壁时,可侵入翼腭窝而引起张口困难;当肿瘤发生自上颌窦下壁时,则先引起牙松动、疼痛、颊沟肿胀,晚期上颌窦癌可发展到上颌窦任何部位以及筛窦、蝶窦、颧骨、翼板及颅底部,而引起相应的临床症状。上颌窦癌常发生下颌下淋巴结及颈部淋巴结转移,远处转移较少见。

上颌窦癌如能早期诊断,可以大大提高治愈率。临床医师要有高度的警惕性,可以借助 X 射线体层摄影、CT 检查等方法明确诊断。必要时可行上颌窦探查术。对上颌窦癌,最好采取综合疗法,而以外科手术为主。早期肿瘤局限于上颌窦内无骨质破坏者,可施行上颌骨全切术。如肿瘤波及眶板,须全部切除并包括眼内容物。视肿瘤侵犯的范围,可以相应采取周围组织扩大切除、颅颌面联合切除术等,有淋巴结转移者须行淋巴清扫术。手术前后根据情况选择适当的放疗、化疗和低温治疗。

（九）中央性颌骨癌

中央性颌骨癌(central carcinoma of jaws)主要发生自牙胚成釉上皮的剩余细胞。多为鳞状细胞癌和腺上皮癌。

肿瘤好发于下颌骨,尤其是磨牙区。患者早期无自觉症状,以后可以出现牙痛、局部疼痛,并相继出现下唇麻木。肿瘤穿破骨密质后,在相应的颊舌侧出现肿块,或侵犯牙槽突以后出现多数牙松动、脱落,肿瘤自牙槽突穿出。肿瘤还可沿下牙槽神经管传播,甚至越过中线至对侧;或自下牙槽神经孔穿出而侵犯翼下颌间隙。晚期可浸润皮肤,影响咀嚼肌而致张口受限。X 射线摄片可见骨破坏和牙根破坏征象,是鉴别诊断的重要依据。肿瘤可向下颌下、颈部淋巴结转移。

中央性颌骨癌主要和慢性骨髓炎相鉴别。后则多有炎症史,X 射线除骨质破坏外,尚有增生修复的表现,如骨膜增生等。如临床、X 射线不能完全鉴别时,术中可以行冰冻活检,以排除中央性颌骨癌。

本病主要采取手术治疗。根据中央性颌骨癌的病变扩散特点,下颌骨的切除应更加广泛。一般行患侧下颌骨半侧切除,邻近中线或超越中线者,应根据解剖特点于对侧下颌骨颏孔或下颌孔处截骨,或甚至行下颌骨全切。中央性颌骨癌转移较多,应行选择性颈淋巴清扫术。为了防止远处转移,尚应配合化疗。

## 二、肉　瘤

肉瘤主要分软组织肉瘤和硬组织肉瘤。软组织肉瘤好发于年轻人或儿童,壮年次之,老年少见。骨源性肉瘤多见于年轻人,男性多于女性。有关肉瘤的病因还知之甚少,应当注意的是良性病损因放射治疗而引起肉瘤,有些具有外伤病史。肉瘤恶性程度较高,发展快,可以血循转移至远位,预后差,应当引起重视。

（一）软组织肉瘤

软组织肉瘤(soft tissue sarcomas)是一组起源于间叶组织的恶性肿瘤。病理性分类多为纤维肉瘤,其次为横纹肌肉瘤,其他如脂肪肉瘤、血管肉瘤、滑膜肉瘤等均较少见。近年来,由于艾滋病的发病率不断上升,与其相关的卡波肉瘤越来越受到关注。

【临床表现】

临床上,肉瘤的共同表现为:发病年龄较轻;病程发展较快;多呈现为实质性(或有分叶)肿块,表皮或黏膜血管充血,晚期始出现溃疡或有溢液、出血;肿瘤浸润正常组织后可引起相应的一系列功能障碍症状,诸如呼吸不畅、张口受限及牙关紧闭等;口腔卡波肉瘤常见于硬腭、舌及牙龈,早期为平板状,外周增生呈紫红色,类似血管瘤。软组织肉瘤较少发生淋巴结转移,常发生血循转移。

【诊断】

根据病史及临床表现,软组织肉瘤不难做出诊断。借助于病理检查可以明确组织类型;在困难的情况下,免疫组化、特殊染色可有较大帮助协助确诊组织类型。来自深部的软组织肉瘤,如颞下窝、咽旁、舌根应行 CT 检查或 MRI 检查,并可采用吸取活检以明确诊断。

【治疗】

软组织肉瘤基本治疗方法为局部根治性广泛性切除,即以手术治疗为主。肉瘤的淋巴结转移较低,血循转移的概率较高,一般不选用选择性颈淋巴清扫术,只选用治疗性颈淋巴清扫术。对远处转移的病例,根据原发灶和转移灶的具体情况,酌情选择手术、化疗和姑息治疗。

（二）骨源性肉瘤

骨源性肉瘤系起源于骨间质的恶性肿瘤。颌面部最常见的是骨肉瘤,其次是为软骨肉瘤及恶性纤维组织细胞瘤。

**【临床表现】**

共同的临床表现是:发病年龄轻,多见于青年及儿童;病程较快,呈进行性的颌面骨膨胀性生长,皮肤表面常有血管扩张及充血;颌面骨在影像学检查中均有不同程度、不同性质的骨质破坏,且呈中央（心）性,由内向外发展;后期肿块破溃,可伴发溢液或出血;颌骨破坏可导致牙松动甚至自行脱落,巨型肿块可导致患者咀嚼、呼吸障碍。骨肉瘤血循转移至肺、脑等;软骨肉瘤较少转移;骨恶性纤维组织细胞瘤常向区域淋巴结转移。

**【诊断】**

骨源性肉瘤主要依据 X 射线和 CT 检查进行诊断。其基本特征为:软组织阴影伴骨破坏,呈不规则透射阴影;有时有骨质反应性增生及钙化斑、块出现;牙在肿瘤中多呈漂浮状。成骨性骨肉瘤的骨质增生,密度较高,外围呈典型的日光放射状排列;溶骨性骨肉瘤的骨质由内向外呈不规则破坏或呈囊样,可合并病理性骨折。软骨肉瘤早期可呈现为牙出现对称性牙周膜间隙增宽的征象。其他类型的肉瘤较少见,也有类似骨肉瘤的 X 射线表现,最终诊断依据还是病理活组织检查。

**【治疗】**

骨源性肉瘤的基本治疗是以手术为主的综合治疗。手术须行大块根治性切除,特别是器官切除的概念,以避免因管腔或腔隙传播导致局部复发。骨源性肉瘤对放射治疗不敏感,术后辅以化疗,对远处转移的防治有一定的意义;有淋巴转移者可做根治性淋巴清扫术。

## 三、其他恶性肿瘤

其他类型的口腔颌面部恶性肿瘤主要包括恶性淋巴瘤、浆细胞肉瘤、中线致死性肉芽肿和恶性黑色素瘤。

（一）恶性淋巴瘤

恶性淋巴瘤（malignant lymphoma）在病理上分为霍奇金淋巴瘤（Hodgkin lymphoma,HL）与非霍奇金淋巴瘤（non-Hodgkin lymphoma,NHL）两大类。

**【临床表现】**

恶性淋巴瘤可发生于任何年龄,但以青壮年较多。肿瘤可发生于任何淋巴组织,但以颈部淋巴结最好发生。发生于淋巴结者称结内型,发生于淋巴结外者称结外型。我国的 NHL 中大多属结外型。

结内型恶性淋巴瘤常为多发性。主要表现为早期淋巴结肿大。初起多为颈部、腋下、腹股沟等处的淋巴结肿大,可以移动,表面皮肤正常,质地坚实而具有弹性,比较饱满,无压痛,大小不等,以后互相融合成团,失去移动性。

结外型恶性淋巴瘤早期常常是单发灶。以牙龈、腭、舌根、颊及颌骨等部位常见,发病部位出现炎症、坏死和肿块等。肿瘤生长迅速可出现相应的症状,如牙龈出血、疼痛、鼻阻塞,咀嚼、吞咽困难,口腔恶臭等。

恶性淋巴瘤常沿淋巴管扩散,如进入血液,则成为淋巴性白血病。取肿大的淋巴结组织活检可确诊。

【治疗】

恶性淋巴瘤对放疗和化疗都较敏感。早期单发灶可采用放射治疗,晚期或病变广泛的可采用化学药物治疗。

(二)浆细胞肉瘤

浆细胞肉瘤(plasma cell sarcoma)又称骨髓瘤(myeloma),来源于骨髓内浆细胞,一般分单发性和多发性两种,但以多发性为多见。

【临床表现】

浆细胞肉瘤多见于中老年人,青少年少见;男女比例约为 3∶1。好发于胸骨、椎骨、肋骨、盆骨及颅骨,亦可单发于颌骨或口腔、口咽部等软组织。单发性浆细胞肉瘤可能是本病的早期表现,晚期方出现多发病变;局部剧烈疼痛为本病的主要症状,初为间歇性,继为持续性,休息时可以缓解,劳动后往往加剧。位于骨表面的可使骨质膨隆、质硬并有压痛,骨破坏严重时可有病理性骨折。晚期患者体重减轻,出现进行性贫血、低热或恶病质。

X 射线检查可见受累骨中多个大小不等的圆形溶骨性凿孔状缺损,边缘清晰,周围无骨膜反应。尿液化验检查可发现凝溶蛋白,骨髓穿刺涂片发现肿瘤性浆细胞可确诊。

【治疗】

单发性浆细胞肉瘤可放射治疗或手术切除后辅以放疗或化疗。多发性浆细胞肉瘤一般采用以化疗为主的综合治疗。

(三)中线致死性肉芽肿

中线致死性肉芽肿(midline lethal granuloma)又称恶性肉芽肿(malignant granu-loma)或称坏死性肉芽肿(necrotic granuloma),是以临床症状命名的疾病。

【临床表现】

中线致死性肉芽肿多见于男性青壮年,主要的临床表现为炎性溃疡及坏死,并破坏骨质造成口腔、鼻腔穿孔。常伴有发热及特殊臭味。显微镜下并无特定形态。患者经多次活检,结果多为慢性炎症、肉芽组织、坏死组织、网织细胞增生等。血常规提示贫血及嗜酸性粒细胞增多。血沉块。可有蛋白尿、血尿。临床上发热(甚至高热)、局部炎症表现而血象正常时,应引起足够重视,可以试用激素诊断性治疗。

【治疗】

恶性肉芽肿对放射线较敏感,单发者应为首选,并同时配合激素治疗;多发性病变应予化学药物及激素治疗。近年来,环己亚硝脲(CCNU)治疗该病疗效高而迅速,可考虑与放射治疗综合应用。

（四）恶性黑色素瘤

恶性黑色素瘤(malignant melanoma)来源于成黑色素细胞,好发于皮肤和黏膜,并可由色素痣或黏膜黑斑恶变而来。

**【临床表现】**

发病年龄多在40岁左右,青春期发生者极少见。男女无大差别,女性预后稍好。早期表现绝大多数为皮肤痣或黏膜黑斑;发生恶变时,则迅速长大,为黑色或深褐色,呈放射状扩展;周围基底浸润伴色素沉着增多,病变内或周围出现结节(卫星结节),表面发生溃疡,易出血和疼痛,并有所属区域淋巴结突然增大。发生在黏膜者呈黑蓝色,为扁平状或乳头状,增长迅速,侵及黏膜下和骨组织并向四周扩散,牙槽突破坏可致牙齿松动;如肿瘤向后发展,可造成吞咽困难及张口受限。恶性黑色素瘤恶性程度极高,早期即可发生区域性淋巴结转移和远处转移,尽量不做活检。如不能区别是否恶性黑色素瘤时,可行病灶冷冻活检,并争取一期完成治疗。

**【治疗】**

恶性黑色素瘤的局部治疗为广泛性彻底切除,切除的范围较其他恶性肿瘤更广、更深,同时实施选择性颈淋巴清扫术。术后可以选择免疫治疗等措施。恶性黑色素瘤的放疗和化疗均不理想。

# 附:有关口腔颌面部恶性肿瘤的 TNM 分类分期

T 原发肿瘤

N 区域性淋巴结

M 远处转移

## 一、唇和口腔癌的 TNM 分类分期

此分类适用唇红部的鳞癌和口腔鳞癌,小唾液腺癌,须组织病理证实。

（一）解剖分区

唇

1. 上唇、唇红表面

2. 下唇、唇红表面

3. 口角

口腔

1. 颊黏膜

（1）上下唇内侧黏膜表面

（2）颊黏膜表面

（3）磨牙后区

（4）上下龈颊沟

2.上牙槽牙龈

3.下牙槽牙龈

4.硬腭

5.舌

（1）轮廓状乳头前的舌背部和舌侧缘（舌前2/3）

（2）舌腹部

6.口底

（二）T:原发肿瘤

$T_x$——原发肿瘤不能评估

$T_0$——原发灶隐匿

Tis——原位癌

$T_1$——肿瘤最大直径≤2 cm

$T_2$——肿瘤最大直径>2 cm,≤4 cm

$T_3$——肿瘤最直径>4 cm

$T_4$——唇:肿瘤侵犯邻近区域(穿破骨皮质,侵犯舌、颈部皮肤;口腔:肿瘤侵犯邻近组织穿破骨皮质,侵犯舌深部肌层、上颌窦、皮肤等)

（三）N:区域性淋巴结

$N_x$——不能评估有无区域性淋巴结转移

$N_0$——无区域性淋巴结转移

$N_1$——同侧单个淋巴转移,直径≤3 cm

$N_2$——同侧单个淋巴转移,直径>3 cm 但≤6 cm;或同侧多个淋巴结转移,但其中最大直径≤6 cm,或双侧或对侧淋巴结转移,其中最大直径≤6 cm

$N_{2a}$——同侧单个淋巴结转移,直径>3 cm,但≤6 cm

$N_{2b}$——同侧多个淋巴结转移,其中最大直径≤6 cm

$N_{2c}$——双侧或对侧淋巴结转移,其中最大直径≤6 cm

$N_3$——转移淋巴结最大直径>6 cm

（四）M:远处转移

$M_x$——不能评估有无远处转移

$M_0$——无远处转移

$M_1$——有远处转移

$M_1$可进一步标明以下各部位:

肺 PUL　　淋巴结 LYM　　皮肤 SKI　　　骨 OSS　　　　骨髓 MAR

肝 HEP　　胸膜 PLE　　　脑 BRA　　　腹膜 PER　　　其他部位 OTH

（五）临床分期

0 期　　　　$T_{is}$　　　　　$N_0$　　　　　$M_0$

| Ⅰ期 | $T_1$ | $N_0$ | $M_0$ |
| Ⅱ期 | $T_2$ | $N_0$ | $M_0$ |
| Ⅲ期 | $T_3$ | $N_0$ | $M_0$ |
| | $T_1$ | $N_1$ | $M_0$ |
| | $T_2$ | $N_1$ | $M_0$ |
| | $T_3$ | $N_1$ | $M_0$ |
| Ⅳ期 | $T_4$ | $N_0 N_1$ | $M_0$ |
| | 任何 T | $N_2 N_3$ | $M_0$ |
| | 任何 T | 任何 N | $M_1$ |

## 二、口咽癌的 TNM 分类分期

(一) 解剖分区

1. 前壁(舌会厌区)

(1)舌后缘至轮廓状乳头部(舌根部或舌后 1/3)

(2)会厌溪

2. 侧壁

(1)扁桃体

(2)扁桃体窝和咽(前、后)柱

(3)舌扁桃体沟

3. 后壁　咽后壁(腭水平面至会厌底以上区域)

4. 上壁

(1)软腭的口腔面

(2)腭垂(悬雍垂)

(二) TNM 临床分类

$T_x$—原发肿瘤不能评估

$T_0$—原发灶隐匿

$T_{is}$—原位癌

$T_1$—肿瘤最大直径≤2 cm

$T_2$—肿瘤最大直径>2 cm,≤4 cm

$T_3$—肿瘤最大直径>4 cm

$T_4$—肿瘤侵犯邻近结构:骨密质、颈部软组织、舌深层或舌外肌肉

N 分类　同唇和口腔癌

M 分类　同唇和口腔癌

(三)临床分期

| 0 期 | $T_{is}$ | $N_0$ | $M_0$ |
| Ⅰ期 | $T_1$ | $N_0$ | $M_0$ |
| Ⅱ期 | $T_2$ | $N_0$ | $M_0$ |

| Ⅲ期 | $T_3$ | $N_0$ | $M_0$ |
|---|---|---|---|
| | $T_1$ | $N_1$ | $M_0$ |
| | $T_2$ | $N_1$ | $M_0$ |
| | $T_3$ | $N_1$ | $M_0$ |
| Ⅳ期 | $T_4$ | $N_0 N_1$ | $M_0$ |
| | 任何 T | $N_2 N_3$ | $M_0$ |
| | 任何 T | 任何 N | $M_1$ |

## 病例分析

### 病例一

患者,男,9 岁。主诉:发现颏下正中包块半年。半年前,患儿被其母无意中发现颏部正中有一包块,圆形,核桃样大小,无疼痛,生长缓慢。检查:全身情况良好。开口度正常,口腔内无异常。颏部下方正中有一包块,圆形,直径约 3 cm,质软,无压痛,有囊性感,活动度好,吞咽、伸舌时可上下移动。穿刺抽出淡黄色透明液体。

据此:1. 做出初步诊断。同时应当与哪些疾病进行鉴别诊断?

2. 治疗方法。术中应当注意哪些问题?

### 病例二

患者,男,59 岁。主诉:发现左舌缘溃疡两年,加重 20 d。两年前,患者发现其左舌缘有一溃疡,轻度疼痛。在当地医院按"口腔溃疡"、"口疮"等诊断,给予口服抗生素、维生素、激素等治疗,效果不佳。溃疡时大时小,经久难愈。近 20 d 来,溃疡加重,溃疡面逐渐扩大,表面出血、出现疼痛,伸舌、进食时加重。检查:全身情况尚可。开口、伸舌正常,左下第二磨牙残冠,有锐利牙尖。左舌缘后份有一溃疡,椭圆形,长径约 2.5 cm,边缘稍隆起,中央糜烂、易出血。口底黏膜尚正常。左颌下可触及两个花生米大小的淋巴结,质中等,轻度压痛,活动度尚可,余(-)。

问题:1. 患者的初步诊断。

2. 患者还应当做哪些检查?

3. 简述治疗方法。

(陈峻岭)

# 第十章　唾液腺疾病

### 学习要点

1. 急性化脓性腮腺炎诊断、鉴别诊断、治疗方法。

2. 慢性复发性腮腺炎病因、临床特点、诊断、治疗原则。

3. 涎石病与颌下腺炎临床表现、诊断与鉴别诊断、治疗方法。

4. Sjögren 综合征临床表现和诊断方法。

5. 舌下腺囊肿临床表现和分型、鉴别诊断和治疗原则。

6. 唾液腺肿瘤：多形性腺瘤组织学特点、术后易复发的因素、发病特点、临床表现和治疗原则，Warthin 瘤命名、组织发生、临床特点，黏液表皮样癌命名、病理分类、发病特点、临床特点与治疗原则，腺样囊性癌命名、病理分类、发病特点、生物学行为、临床特点与治疗原则。

7. 涎腺肥大临床特点和治疗原则。

8. 唾液腺损伤和涎瘘。

唾液腺又称涎腺，包括腮腺、下颌下腺、舌下腺三对大唾液腺，以及位于口腔、咽部、鼻腔及上颌窦黏膜下层的小唾液腺。口腔的小唾液腺按其所在解剖部位，分别称为腭腺、唇腺、颊腺、舌腺及磨牙后腺等。所有腺体均能分泌唾液，后者对于吞咽、消化、味觉、言语、口腔黏膜防护以及龋病的预防有着密切关系。

# 第一节　唾液腺炎症

根据感染性质，唾液腺炎症(sialadenitis)分为化脓性、病毒性和特异性三类。腮腺最常见，其次为下颌下腺，而舌下腺和小唾液腺极少见。

## 一、急性化脓性腮腺炎

急性化脓性腮腺炎(acute pyogenic parotitis)以前常见于腹部大手术之后，称之为手术后腮腺炎(postoperative parotitis)。由于加强了手术前后处理，体液平衡和口腔清洁，以及有效的抗菌药物的应用，手术后并发的腮腺炎已很少见。所见的大多是慢性腮腺炎基础上的急性发作或系邻近组织急性炎症的扩散。

【病因病理】

急性化脓性腮腺炎主要是由逆行感染引起，常见的病原菌主要是金黄色葡萄球菌，其次是溶血性链球菌，也可见肺炎双球菌、奋森螺旋体。这些细菌存在于口腔内，当严重的全身性疾病，如患败血症、急性传染病或慢性消耗性疾病，机体抵抗力下降，细菌可侵犯腮腺组织而发病。加之高热、失水后食欲减弱、饮食减少、咀嚼功能减退、唾液分泌量减少、自洁作用降低，易使口腔内细菌逆行感染。腹部大手术后，由于禁食，可能反射性地引起唾液腺分泌减少或停止，也易发生逆行感染。

导管内的异物、涎石，反复炎症导致的瘢痕挛缩，使导管狭窄或阻塞，涎液排出障碍，也增加了逆行感染的机会。

邻近组织的急性炎症偶尔可扩散至腮腺组织引起感染,如腮腺内淋巴结的急性化脓性炎症。

此外,重金属如汞、铅等的中毒,引起的中毒性腮腺炎,以及流行性腮腺炎继发细菌感染,都可引起化脓性腮腺炎。

【临床表现】

急性化脓性腮腺炎多见于单侧腮腺,双侧同时发生较少见。早期症状轻微或不明显,特别是并发于全身疾病或腹部大型手术后,常被全身的严重病情所掩盖而被忽视。随病情发展,腮腺区肿痛明显时方引起患者的注意。表现为以耳垂为中心的肿胀、疼痛和压痛。导管口充血、红肿,此时扪及炎性浸润块,但无波动感,挤压腮腺可见黏稠性分泌物自导管口溢出。如处理及时,炎症可消退。若早期炎症得不到控制,继续发展可使腺体组织坏死、化脓,腮腺区肿胀更加明显,范围扩大,疼痛加剧,呈持续性跳痛。炎症波及咬肌,出现张口受限。腮腺导管口此时红肿明显,轻轻按压腺体可见导管口有脓性分泌物溢出。由于腮腺被致密的筋膜所包绕,虽化脓形成脓肿,但在表面并不易扪及明显的波动,只有脓肿穿破包膜后向周围组织蔓延时,才可扪到波动感。

全身症状:炎症早期全身症状并不明显,随病情发展,发生化脓时则患者全身中毒症状明显,有发热、畏寒、脉速、呼吸增快、体温达 40 ℃,伴有食欲减退,白细胞总数增加,中性粒细胞比例明显升高、出现核左移及中毒性颗粒。

炎症穿破腮腺包膜后,脓液进入邻近组织或间隙,引起其他间隙的蜂窝织炎或脓肿。脓肿经外耳道的软骨与骨的交界处,即 Santorini 裂,进入外耳道。炎症向上可达翼腭窝,并可通过颅底扩散至颅内;向内可达咽旁或咽后间隙,甚至沿颈部间隙向下扩散至纵隔而危及生命。面神经对炎症过程有较强的抵抗力,一般不会发生面瘫。但有时由于肿胀压迫的结果,可能发生暂时性面瘫,炎症消退后可复原。

【诊断及鉴别诊断】

急性化脓性腮腺炎,根据病史及临床检查,诊断并不困难,特别是全身情况衰弱或腹部外科手术后发生者。

急性化脓性腮腺炎不宜做腮腺造影,因对比剂可通过薄弱的导管壁,进入导管周围组织,使炎症扩散。

一般情况下发生的急性化脓性腮腺炎须与以下疾病鉴别:

1.流行性腮腺炎   是一种非化脓性的腮腺肿大,伴发热、疼痛。有季节流行特点及有传染病接触史。多发生于 5～15 岁儿童,常为双侧发病,由病毒感染引起。腮腺虽肿大,但扪之较软,且导管口无红肿,亦无脓性分泌物溢出导管口。化验检查,白细胞正常或偏高,分类计数中,淋巴细胞增多,血清及尿淀粉酶可能升高。一般罹患后可获终身免疫。

2.咬肌间隙感染   常有明显的牙源性感染病史,如下颌第三磨牙萌出困难导致的冠周炎。有严重的张口受限症状,下颌角前上部有明显的压痛及肿胀,腮腺导管口正常,挤压腺体无脓性分泌物自导管口溢出。

3. 假性腮腺炎　是腮腺区的化脓性淋巴结炎。一般发病较慢、症状轻、肿胀局限，导管口无红肿，挤压腮腺无脓性分泌物自导管口溢出。

**【预防】**

本病主要系脱水及逆行感染所致。故对接受腹部大手术及患严重全身性疾病的患者，应加强护理，保持体液平衡，加强营养及抗感染，同时应加强口腔卫生，食后漱口、刷牙，并可用过氧化氢溶液或氯己定溶液清洗口腔。

**【治疗】**

急性化脓性腮腺炎的治疗应全身抗感染，支持治疗和局部治疗相结合，且诊断一经确定，就应当尽快采取有效的治疗措施。

1. 全身治疗　要积极治疗原发疾病，改善全身情况，特别是继发于全身严重疾病者，要纠正机体的脱水及电解质紊乱，补充营养，提高机体的抗病能力。选用有效抗生素，如大剂量青霉素或其他广谱抗生素。有条件者，可从腮腺导管口取其溢出的脓性分泌物做细菌培养及药物敏感试验，选用敏感的抗生素治疗。疼痛明显者，可给适量镇痛药物。

2. 局部治疗　脓肿形成之前，可配合热敷、理疗，外敷清热解毒中草药，以促进炎症的吸收或加速炎症局限；饮用酸性饮料或口服 1% 毛果云香碱及维生素 C 等药物，促进唾液的分泌与排除；注意保持口腔清洁，使用温热消毒漱口液，利于控制感染。

3. 腮腺脓肿切开引流　急性化脓性腮腺炎已发展至化脓时，应做脓肿切开引流。切开引流的指征：①病程 1 周以上，抗感染治疗无效或疗效不明显，全身中毒症状加重，高热持续不退；②局部出现跳痛和局限性压痛点或凹陷性水肿明显；③腮腺导管口有脓液排出；④穿刺抽出脓液。

切开引流的方法：切开应在局部浸润麻醉下进行。在耳前及下颌支后缘，从耳屏往下至下颌角，切开皮肤、皮下组织及腮腺咬肌筋膜，用弯血管钳钝性分离进入脓腔，建立引流。由于腮腺被纤维组织分隔成许多小叶，形成的脓肿散在于各小叶内，因此切开引流应注意向不同方向分离，分开各腺小叶的脓腔（图 10-1），达到彻底引流。冲洗脓腔，放置引流条。若脓肿已扩散至其他间隙，应做附加切开引流。

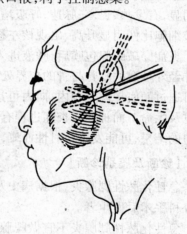

图 10-1　化脓性腮腺炎脓肿切开示意图

## 二、慢性复发性腮腺炎

慢性复发性腮腺炎（chronic recurrent parotitis）以前称慢性化脓性腮腺炎（包括慢性阻塞性腮腺炎），临床上较常见。成年人及儿童均可发生，二者的转归不相同。

**【病因病理】**

儿童复发性腮腺炎是次于流行性腮腺炎的常见疾病。本病的病因较为复杂，一般认为是先天性发育异常、末梢导管扩张、遗传及儿童免疫功能不全、细菌感染等。

1. **先天性发育异常** 主要是末梢导管扩张,成年后再检查,扩张的导管已消失。

2. **遗传性因素** 患者有阳性家族史,可能是腺体的先天性结构异常或免疫缺陷,成为潜在的发病因素。

3. **免疫功能异常** 儿童期免疫系统发育不完善,免疫功能低下,容易发生逆行性感染。随着年龄增长,免疫系统逐渐发育成熟,青春期后发作次数减少或不再复发。

4. **细菌逆行感染** 儿童发病常继发于口腔内炎性病灶及上呼吸道的感染,致病菌通过腮腺导管逆行感染。

成人的复发性腮腺炎为儿童复发性腮腺炎延期治愈而来。

组织病理主要表现为小叶间导管扩张及周围淋巴细胞浸润,扩张的导管内含有浓缩的黏液分泌物及脱落的导管上皮,炎症细胞少见。病变晚期,结缔组织纤维化,替代腺小叶结构。

【临床表现】

儿童复发性腮腺炎,发病年龄从婴幼儿到15岁均可发生,以5岁左右的男童最为常见。间隔数周或数月发作一次不等,年龄越小,间隔时间较短;随着年龄增长,间隔时间愈长,甚或1~2年肿胀一次。常为单侧肿胀。双侧发病时,症状也以一侧为重。一般无全身症状。腮腺区反复肿胀,伴有不适,肿胀不如流行性腮腺炎明显,仅有轻度水肿,皮肤潮红。挤压腺体可见导管口有胶冻状液体溢出,少数有脓肿形成。

青春期后逐渐痊愈,极少病例再发作。

【诊断及鉴别诊断】

慢性复发性腮腺炎的诊断主要根据多次反复发病及导管溢出胶冻状液体,随年龄增大,发病次数减少,症状减轻等临床表现和腮腺造影。腮腺造影观察,显示腮腺末梢导管呈斑点状、球状扩张,排空延迟,主导管及腺内导管无明显异常(图10-2)。造影之前摄普通X射线平片是必要的,可以排除结石的存在。

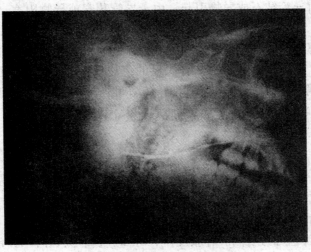

图10-2 儿童复发性腮腺炎造影表现

1. 流行性腮腺炎　儿童复发性腮腺炎必须和流行性腮腺炎区别。流行性腮腺炎有接触史,常双侧同时发生,伴发热、肿胀明显,腮腺导管分泌正常,血清和尿淀粉酶升高。罹患后多终身免疫,无反复肿胀史。

2. 舍格伦综合征　成人复发性腮腺炎须与舍格伦综合征鉴别。后者多见于中年女性,常有口干、眼干、结缔组织疾病。一般认为属自身免疫性疾病。腮腺造影显示主导管扩张不整,边缘毛糙,呈葱皮样或花边样改变。排空功能迟缓,如为碘化油对比剂可较长时间滞留于腺组织内。

【治疗】

慢性复发性腮腺炎儿童和成人的治疗有所不同。

1. 儿童复发性腮腺炎　多有自愈性,大多在青春期后痊愈,一般主张保守治疗,增强抵抗力、防止继发感染、减少发作为原则。

要多饮水、进酸性食物,每天按摩腺体帮助排唾液。用淡盐水漱口,保持口腔卫生等。若有急性炎症表现则可用抗生素。

2. 成年人慢性复发性腮腺炎　治疗基本原则同上,但治疗效果并不理想。如能发现发病因素如结石、导管口狭窄,可先去除结石或扩张导管口(用钝头探针仔细插入导管内,先用较细的,再用较粗的逐渐扩大)。也可向导管注入药物,如碘化油、各类抗生素等。经上述治疗仍无效,可考虑手术。

## 三、慢性阻塞性腮腺炎

慢性阻塞性腮腺炎(chronic obstructive parotitis)又称腮腺管炎。过去曾与复发性腮腺炎一起,统称为慢性化脓性腮腺炎。

【病因病理】

多数患者由于局部原因引起。各种因素,如导管口黏膜被咬伤,瘢痕愈合后引起导管口狭窄。少数由导管结石或异物引起。由于导管狭窄或异物阻塞,使阻塞部位远端导管扩张,唾液淤滞。腮腺导管系统较长、较窄,唾液易于淤滞,也是不可忽视的因素。

慢性阻塞性腮腺炎的病理改变早期主要在导管系统。导管扩张,内有浓缩的分泌物潴留及脱落上皮。扩张的导管周围常有明显的炎症反应,主要是淋巴细胞浸润,并有淋巴滤泡形成,伴有絮状分泌物及微小结石。结缔组织纤维化,导管上皮变性。晚期腺小叶结构破坏,腺泡消失,被结缔组织、脂肪组织及慢性炎症细胞所置换,偶尔可见肌上皮岛。

【临床表现】

主要见于青壮年,男性发病略多于女性。多因一侧或双侧反复发作腮腺肿胀而就诊,导管口流脓和口腔有异味感,晨起感腮腺腺体部肿胀感,自己稍加按摩后即有“咸味”液体自导管溢出,局部随之松快。

常为单侧受累,也可为双侧。肿胀发作有时和进食有关,并伴有轻微疼痛,这是因为进食时唾液分泌增加且黏稠,排出受阻所致。也有不少病例的腮腺肿胀和进食并无明确关系。

临床检查腮腺轻微肿胀,质地中等硬度并有压痛感。导管口可有轻微发红,压迫腺体可从导管口流出混浊的"雪花样(snow flake-like)"唾液,或为黏稠蛋清样唾液。病程较久者扪诊腺体硬韧感,腮腺导管呈粗硬索条状。

【诊断及鉴别诊断】

诊断主要根据临床表现和腮腺造影。进食肿胀、压迫腮腺导管口流出"雪花样"或"蛋清样"液体,有时在颊部扪及黏膜条索状地腮腺导管。腮腺造影表现为主导管、叶间、小叶间导管系统部分狭窄,部分扩张似腊肠样改变。严重者导管明显增粗,主导管直径可达 1 cm 左右,腺体区呈分布不均、大小不等的对比剂潴留。甚至只有主导管及较大的分支导管显影。部分病例有"点状扩张"表现(图 10-3)。

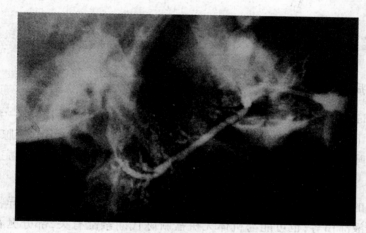

图 10-3　慢性阻塞性腮腺炎 X 射线造影表现

1. 成人复发性腮腺炎　有幼儿发病史,造影片上两者明显不同。成人复发性腮腺炎除非有逆行性感染而使主导管略扩张不规整外,叶间、小叶间导管均无变化,只是末梢导管呈散在斑点、球状扩张。而阻塞性腮腺炎以导管系统,即主导管、叶间、小叶间导管扩张不规整为特征。

2. 舍格伦综合征继发感染　舍格伦综合征如继发感染也可有反复肿胀流脓史,其不同点在于舍格伦综合征多见于中年女性,常有口干、眼干、结缔组织疾病。腮腺造影显示主导管扩张不整,边缘毛糙,呈葱皮样或花边样改变,排空迟缓。免疫学检查异常。

【治疗】

慢性阻塞性腮腺炎多是由局部原因引起,故以祛除病因,消除阻塞、消除感染为原则。有涎石者,先去除涎石。导管口狭窄,可以用钝头探针扩张导管口。也可向管内注入药物,如碘化油、抗生素等,具有一定的抑菌和抗菌作用。其他保守方法包括咀嚼无糖口香糖,刺激唾液分泌;温热盐水漱口,有抑菌作用,减少腺体逆行性感染;自后向前按摩腮腺,促进分泌物排出。

经上述治疗无效者,可考虑手术治疗。在配合使用抗生素的情况下,结扎导管(图

10-4),压迫腺体,使用抑制唾液分泌的药物,使腺体萎缩;如导管结扎术失败,患者有手术要求,可行保留面神经的腮腺腺叶切除术。

近年来,一些学者采用涎腺镜,经腮腺导管冲洗,灌注药物,效果良好。

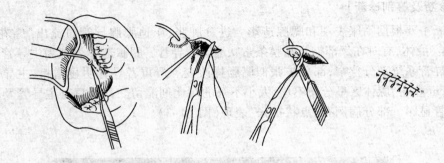

图10-4　腮腺导管结扎术

## 四、涎石病和下颌下腺炎

涎石病(sialolithiasis)是在腺体或导管内发生钙化性团块而引起的一系列病变。涎石病多发生于下颌下腺,其次是腮腺,偶尔见于上唇及唇颊部的小唾液腺,舌下腺很少见。涎石常使唾液排出受阻,并继发感染,造成腺体急性或反复发作的炎症。

【病因】

涎石形成的原因还不十分清楚,一般认为与某些局部因素有关,如异物、炎症、各种原因造成的唾液滞留等;也可能与机体无机盐新陈代谢紊乱有关,部分涎石病患者可合并全身其他部位结石。

涎石病好发于下颌下腺,与下列因素有关:①下颌下腺为混合性腺体,分泌的唾液富含黏蛋白,较腮腺分泌液黏滞,钙的含量也高出2倍,钙盐容易沉积;②下颌下腺导管长而弯曲,自后下向前上走行,腺体分泌液逆重力方向流动,这些解剖结构均使唾液易于淤滞,导致涎石形成;③下颌下腺导管口位于口底,异物易进入而形成核心,一方面刺激导管,发生炎症,另一方面易使钙盐沉积。

【临床表现】

可见于任何年龄,以20～40岁的中青年为多见。病期短者数天,长者数年甚至数十年。

小的涎石一般不造成唾液腺导管阻塞,无任何症状。导管阻塞时则可出现排唾障碍及继发感染的一系列症状及体征:①进食时,腺体肿大,患者自觉胀感及疼痛,有时疼痛较剧烈,呈针刺样,称为"涎绞痛",停止进食后不久腺体自行复原,疼痛亦随之消失,但有些阻塞严重的病例,腺体肿胀可持续数小时、数天,甚至不能完全消退;②导管口黏膜红肿,挤压腺体可见少量脓性分泌物自导管口溢出;③导管内的结石,双手触诊常可触及硬块,并有压痛;④涎石阻塞引起腺体继发感染,并反复发作,因下颌下腺包膜不完整,周围组织较疏松,炎症易扩散到邻近组织,可引起下颌下间隙感染。

慢性下颌下腺炎患者的临床症状较轻,常以下颌下包块为主诉就诊。主要表现为进食时反复肿胀,检查腺体呈硬结性肿块,导管口有脓性或黏液脓性唾液流出。

【诊断及鉴别诊断】

根据进食时下颌下腺肿胀及伴发疼痛的特点,导管口溢脓以及双手触诊可扪及导管内结石等,临床可诊断为下颌下腺涎石并发下颌下腺炎。确诊应做 X 射线检查,下颌下腺涎石应选下颌横断殆片及下颌下腺侧位片,前者适用于下颌下腺导管较前部的涎石(图 10-5),后者使用于下颌下腺导管后部及腺体内的涎石。钙化程度低的涎石,即所谓的阴性涎石,在 X 射线平片上难以显示。在急性炎症消退后,可做唾液腺造影检查,涎石所在处表现为圆形、卵圆形或梭形充盈缺损。对于已确诊为涎石病者,不做唾液腺造影,以免将涎石推向导管后部或腺体内。

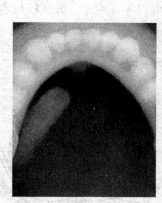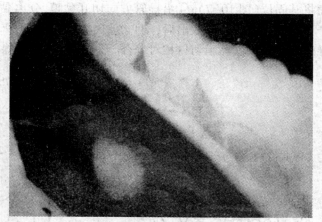

图 10-5　颌横断殆片下颌下腺导管前段结石

典型的涎石病诊断不难,有时须与下列疾病鉴别:

1. 舌下腺肿瘤　应与下颌下腺导管涎石鉴别,绝大多数舌下腺肿瘤无导管阻塞症状,但亦有极少数患者因肿瘤压迫下颌下腺导管出现不全阻塞症状,X 射线检查无阳性结石。

2. 下颌下腺肿瘤　肿瘤性肿块呈进行性肿大,患者无进食肿胀或下颌下腺炎症发作史。而慢性硬化性下颌下腺炎患者可有进食肿胀或排出涎石的病史,其肿块虽硬但一般不大,无进行性增大的表现。

3. 下颌下淋巴结炎　反复肿大,但与进食无关。多发生于儿童,常有上感病史,导管口无红肿,下颌下腺分泌正常。下颌下淋巴结位置较表浅,很容易扪及并常有触痛。

4. 下颌下间隙感染　患者有牙痛史并可查及病源牙,下颌下区肿胀呈硬性浸润,皮肤潮红并可出现可凹陷性水肿。下颌下腺导管分泌可能减少但唾液正常,无涎石阻塞症状。

【治疗】

下颌下腺涎石病的治疗目的是去除结石,消除阻塞因素,尽最大可能地保留下颌下腺这一功能器官。但当腺体功能丧失或腺体功能不可能逆转时,则应将病灶清除。

1.保守治疗　很小的涎石可用保守治疗,嘱患者口含蘸有柠檬酸的棉签或维生素 C 片,也可进食酸性水果或其他食物,促使唾液分泌,有望自行排出。

2.切开取石术　适用于相当于下颌第二磨牙以前部位的能扪及的导管涎石,无下颌下腺反复感染史,腺体尚未纤维化,$^{99m}$Tc 功能测定腺体功能存在者。对于体积较大的下颌下腺导管结石,宜行下颌下腺导管取石术。

(1)适应证　①导管内涎石;②腺体尚未纤维化者。

(2)禁忌证　①急性炎症期;②腺内结石;③全身严重系统性疾病。

(3)方法　①体位选择坐位或平卧位;②一般选择局部麻醉,即舌神经阻滞加局部浸润麻醉;③确定涎石部位后,在涎石后方用缝线从导管深面穿过,提起导管,防止术中涎石向后滑动(图 10-6),也可以用棉花镊或弯血管钳,其长轴与导管方向一致,在涎石的深面将其固位(图 10-7);④沿导管方向切开黏膜,分离黏膜下组织,显露导管;⑤沿长轴切开导管,取出涎石;⑥取出后,切口短小者,黏膜和导管可以不予缝合,切口较长者,可将导管切口与口底黏膜切口相对缝合,形成新的下颌下腺导管开口。

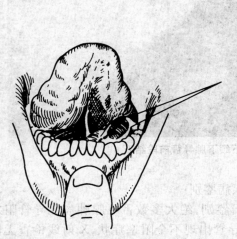 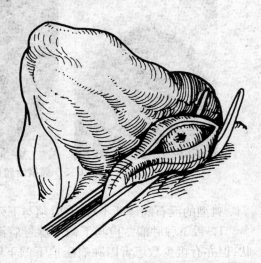

图 10-6　缝线牵引固定下颌下腺导管结石　　　　图 10-7　棉花镊固定涎石

(4)注意事项　①术前应再次确认结石存在与否和部位;②术中取出结石后,应挤压腺体,以排出可能存在的深部小结石和脓性分泌物;③术后保持口腔卫生,酌情使用抗生素;④缝合者 5~7 d 拆线;⑤适当应用酸性食物刺激唾液分泌。

3.腺体切除术

(1)适应证　适用于位于导管与腺体交界处的涎石、腺体内涎石,慢性下颌下腺炎,腺体纤维化及下颌下腺肿瘤。

(2)方法

1)患者取仰卧位,肩部垫高,头偏向健侧,充分暴露下颌下区,常规术区消毒,铺无菌巾。

2）在下颌骨下缘下1.5~2 cm处，平行于下颌下缘做长约6 cm切口（图10-8），切开皮肤、皮下组织及颈阔肌。

3）在颈阔肌深方颈筋膜上形成皮瓣并上下分离，上方皮瓣分离不应越过下颌下缘平面。在咬肌附着的前下方可见到下颌下淋巴结、面动脉及面前静脉即位于其前后缘之间。面神经下颌缘支自主干发出绕向前下方，约在面动脉及面前静脉的深面或浅面越过下颌下缘绕向前上方。分离面动脉和面前静脉，钳夹、切断、双重结扎。此时应注意勿伤及面神经下颌缘支。

4）在下颌下腺的表面提起颈深筋膜的浅层并剪开，暴露下颌下腺浅面，将腺体上提，用钝、锐交替剥离方法，分离腺体前下周围组织，在腺体后缘深部，显露出面动脉的近心端，确认无误后，钳夹、切断、双重结扎（图10-9）。此时应注意勿损伤舌下神经。

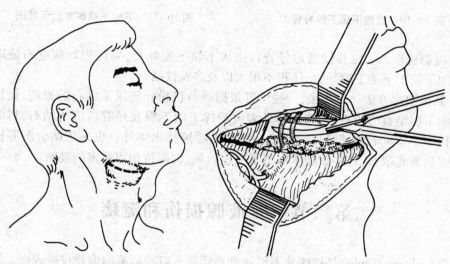

图10-8 下颌下腺切除术切口          图10-9 显露面动脉及面前静脉

5）提起腺体，继续由后向前分离，在腺体前叶处寻找到下颌下腺主导管（图10-10）。因舌神经与之相邻，并平行走行一小段，因此应注意与舌神经的鉴别和保护。舌神经与一扁平、白色、质韧的颌下神经节相连，并有小分支进入腺体，将进入腺体的小分支剪断，舌神经即与腺体分离。下颌下腺导管与舌神经鉴别无误后可钳夹、切断、结扎，腺体完全游离，完整摘除（10-11）。

6）腺体取出后，用温生理盐水冲洗创面，查有无活动性出血点，有时则做相应处理。皮瓣复位，分层缝合颈阔肌、皮下组织、皮肤，放置引流，加压包扎。

7）术后1~2 d撤除引流条，5~7 d拆除缝线。术后可能出现吞咽疼痛，一般2~3 d可好转；由于术中对面神经下颌缘支的牵拉作用，有时可出现患侧下唇的暂时性歪斜，一般可很快恢复；如症状较重，可配合维生素 $B_1$ 及维生素 $B_{12}$ 等药物，辅以理疗、面肌功能训练，促进恢复。

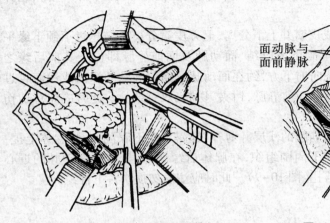
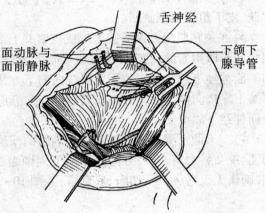

图 10-10　显露下颌下腺导管　　　　　图 10-11　下颌下腺摘除后示意图

4. 涎腺镜取石　涎腺镜通过导管口进入下颌下腺导管,采用钳取或套石篮取出结石。适用于位于下颌下腺导管、体积不很大以及多发性结石。

5. 其他治疗方法　近年来,一些学者根据碎石机粉碎泌尿系结石的原理,设计了适用于下颌下腺结石的碎石机,利用体外震波粉碎下颌下腺及导管后部的结石,将涎石裂解成直径小于 2 mm,使其能自行或经刺激后随唾液排出体外。也采用结合涎腺镜进入下颌下腺后激光取石,这些新技术取得了一定效果,但尚待积累更多的经验。

# 第二节　唾液腺损伤和涎瘘

涎瘘(salivary fistula)是指唾液不经导管系统排入口腔而流向面颊皮肤表面。腮腺是最常见的部位,创伤是主要的原因。手术损伤腮腺或其导管,也可导致涎瘘的发生。化脓性感染或其他疾病也可能破坏腺体或导管而产生涎瘘,但少见。唾液由创口外流影响其愈合,上皮细胞沿瘘管生长,覆盖整个创面形成永久性瘘管。

【临床表现】

根据涎瘘发生的部位,可分为腺体瘘(glandular fistula)及导管瘘(ductal fistula)。

1. 腺体瘘　腺体区皮肤有小的点状瘘孔,其周围有瘢痕,瘘管的腺端通向一个或多个腺小叶的分泌管。从瘘口经常有少量的清亮唾液流出,很少是混浊的。进食、咀嚼、嗅到或想到美味食品时,唾液的流出量显著增加。口腔内由导管口流出的唾液尚正常。

2. 导管瘘　发生于腮腺导管段的涎瘘。根据导管断裂的情况,可分为完全瘘(complete fistula)及不完全瘘(incomplete fistula)。前者指唾液经瘘口全部流向面部,口腔内导管口无唾液分泌;后者指导管虽破裂,但未完全断离,仍有部分唾液流入口腔内。由瘘口流出的唾液清亮,并发感染者为混浊液体。完全性瘘流出的唾液量可多达 2 000 ml 以上,瘘口周围皮肤被唾液激惹而表现为潮红、糜烂或伴发湿疹。

【诊断】

根据病史和临床表现,涎瘘的诊断不困难,特别是饮食、咀嚼时流出量增多是其典型表现。流出的液体做生化定性分析,其中含有淀粉酶(amylase)。

面颊部损伤,特别是纵裂伤患者,要注意检查有无腮腺腺体,特别是腮腺导管的损伤。检查的方法是:①从口腔内腮腺导管口插入细塑料管,如导管完全断裂,可见塑料管从损伤部位穿出。挤压腺体使唾液外排,则可发现腺体侧的断端。②对不完全导管断裂,用上述方法可能漏诊,可从腮腺导管口缓慢注入1%亚甲蓝(methylene blue),仔细观察损伤部位,如有导管损伤,则立即停止注射,以免蓝染区域过大,影响瘘口的确定。

腮腺造影有助于涎瘘的诊断,对比剂选择碘化油。如腮腺导管口未萎缩,可从导管口注入对比剂。涎瘘形成较久者,腮腺导管口常萎缩,则可从瘘口注入对比剂。腮腺腺体瘘者可见腺体某处有对比剂外溢(extravasation),而导管系统显示良好。导管瘘则可见主导管上瘘口处有对比剂外溢,在其后方可见导管扩张,系瘘口处狭窄或继发感染所致。

【治疗】

腺体瘘唾液分泌量少者,新鲜创口直接加压包扎。陈旧者用电凝固器烧灼瘘管及瘘口,破坏上皮,加压包扎,同时用副交感神经抑制剂阿托品,限制唾液分泌,避免进食酸性或刺激性食物,大多可以愈合。如果失败,则须行瘘管封闭术(图10-12)。

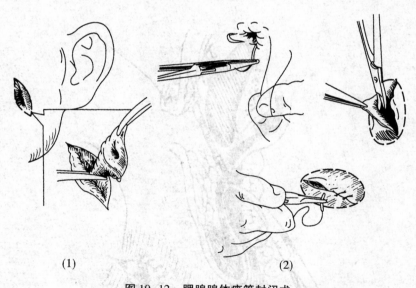

(1)        (2)

**图10-12 腮腺腺体瘘管封闭术**

(1)瘘管切除、结扎 (2)荷包缝合,潜行分离及缝合皮肤

新鲜的腮腺导管断裂伤可做导管端-端吻合术(图10-13)。如断裂处接近口腔,则可行导管改道术(图10-14),即游离导管后将其开口移置于口腔内,变外瘘(external fistula)为内瘘(internal fistula)。陈旧性导管损伤已形成导管瘘者,由于纤维性瘢痕粘连,很难做导管吻合术。如瘘口接近口腔,可行导管改道术。如瘘口靠近腺门且为不完全瘘者,可做瘘管封闭术。腮腺导管完全瘘且缺损较多,残留导管较短,既不能做导管吻合,

又不能做导管改道者,可利用口腔黏膜或静脉移植做导管再造术(reconstruction of duct)。如同时伴有局部广泛而深的瘢痕组织,可在控制炎症后做腮腺导管结扎(ligation of duct),令腺体自行萎缩。若腺体有慢性炎症,其他手术方法失败,则可考虑做腮腺切除术(parotidectomy)。

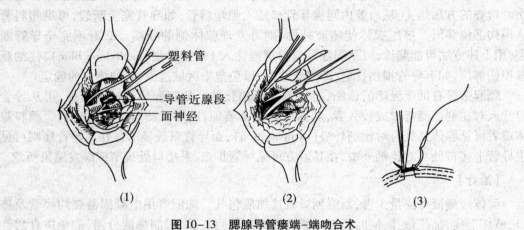

塑料管
导管近腺段
面神经

(1)                    (2)                    (3)

图 10-13  腮腺导管瘘端-端吻合术
(1)游离导管近腺段  (2)游离导管近口腔段  (3)端-端吻合

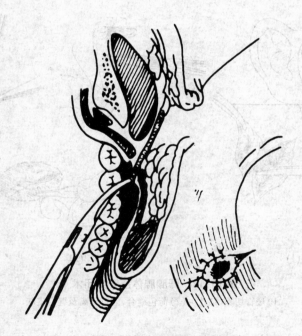

图 10-14  腮腺导管改道术将导管引入口腔

# 第三节　舍格伦综合征

舍格伦综合征(Sjögren syndrome)是一种自身免疫性疾病(autoimmune disease),其特征表现为外分泌腺的进行性破坏,导致黏膜及结膜干燥,并伴有各种自身免疫性病症。病变限于外分泌腺本身者,称为原发性舍格伦综合征(primary Sjögren syndrome);伴发于其他自身免疫性疾病,如类风湿性关节炎等,则称为继发性舍格伦综合征(secondary Sjögren syndrome)。

【病因病理】

舍格伦综合征的确切病因及发病机制尚不十分明确,根据一些研究结果表明,以下三种情况可能与发病有关:

1. 免疫调节缺陷　一种是细胞免疫系统异常活跃,表现为以激活的 T 细胞为主的单核细胞浸润。另一种是多源性的 B 细胞激活,引起 γ-球蛋白血症,循环免疫复合物升高和产生自身抗体。

2. 病毒性疾病　改变细胞表面的抗原性,成为获得性抗原刺激,刺激 B 细胞活化,产生抗体,引起炎症反应。

3. 前两种情况共同作用的结果　既有获得性外源刺激的外因,又有易于感染的特异性遗传因子的内在因素。

组织病理学表现有三个特点:腺实质萎缩,间质淋巴细胞浸润,肌上皮岛形成。除大唾液腺以外,小唾液腺也出现类似的组织学改变:导管扩张、淋巴细胞浸润、腺泡萎缩、腺小叶破坏及腺体明显硬化,但肌上皮岛的形成罕见。

【临床表现】

舍格伦综合征多见于中年以上女性,出现症状至就诊时间长短不一。患者的主要症状有:眼干、口干、唾液腺及泪腺肿大、类风湿性关节炎等结缔组织疾病。

1. 眼部表现　由于泪腺受侵,泪液分泌停止或减少,角膜及球结膜上皮破坏,引起干燥性角膜炎或结膜炎。患者眼有异物感、摩擦感或烧灼感,畏光、疼痛、视物疲劳。情绪激动或受到刺激时少泪或无泪。在下穹隆部结膜常存在稠厚的黏液状胶样分泌物,可用细小的镊子夹持而拉成细条。泪腺肿大可致睁眼困难,睑裂缩小,特别是外侧部分肿大明显,因而呈三角眼。肿大严重时,可阻挡视线。

2. 口腔表现　由于唾液腺腺泡细胞萎缩,唾液分泌减少,出现口干。轻者无明显自觉症状,较重者感舌、颊及咽喉部灼热,口腔发黏,味觉异常。严重者言语、咀嚼及吞咽均困难。干性食物不易咽下,进食时须饮水。说话久时,舌运动不灵活。如患者戴有全口义齿时,常影响其就位。

口腔检查可见口腔黏膜干燥,口镜与口腔黏膜黏着而不能滑动。口底唾液池消失。唇舌黏膜发红,舌表面干燥并出现裂纹,舌背丝状乳头萎缩,舌表面光滑潮红呈"镜面舌"。部分患者出现口腔黏膜病,口腔白色念珠菌感染率明显增加。由于失去唾液的清洁、稀释及缓冲作用,龋病的发生率明显增加,且常为猖獗龋。

3. 唾液腺肿大　以腮腺为最常见,也可伴下颌下腺、舌下腺及小唾液腺肿大。多为双侧,也可单侧发生。腮腺呈弥漫性肿大,边界不明显,表面光滑,与周围组织无粘连。无继发感染时,触诊韧实感而无压痛,挤压腺体,导管口唾液分泌很少或无分泌。由于唾液减少,可引起继发性逆行感染,腮腺反复肿胀,微有压痛。挤压腺体,有混浊的雪花样唾液或脓液流出。少数病例在腺体内可触及结节状肿块,一个或多个,或呈单个较大肿块,质地中等偏软,界限常不甚清楚,无压痛,此类为结节型舍格伦综合征。

4. 其他外分泌腺受累的表现　除唾液腺和泪腺外,尚可有上、下呼吸道分泌腺及皮肤外分泌腺受累。鼻腔黏膜干燥、结痂,甚至出现鼻中隔穿孔。喉及支气管干燥,出现声音嘶哑及慢性干咳。汗腺及皮脂腺受累则出现皮肤干燥或萎缩。

5. 结缔组织疾病　约占50%的患者伴有类风湿性关节炎,约占10%的患者伴系统性红斑狼疮。此外,尚可有硬皮病、多发性肌炎等。

6. 其他并发症　肾间质淋巴细胞浸润可致肾小管功能不全,尿浓缩能力降低,产生低渗尿。肌酐清除率降低,发生肾小管酸中毒,但极少出现慢性肾功能衰竭。耳咽管阻塞可引起中耳炎,病变也可累及神经、肌肉、血管,出现感觉神经的末梢神经炎,表现为麻木、针刺感或感觉过敏,肌肉病变表现为多发性肌炎或重症肌无力。血管病变有小动脉炎、手足发绀、雷诺现象等。

【诊断】

除询问病史及一般体检外,可做下列检查以帮助诊断。

1. 施墨试验(Schirmer test)　用于检测泪腺分泌功能。用5 mm×35 mm 的滤纸两条,置于睑裂内 1/3 和中 1/3 交界处,闭眼夹将 5 min 后检查滤纸湿润长度,低于 5 mm 则表明泪液分泌减少。

2. 四碘四氮荧光素染色　又称玫瑰红染色。用一滴 1% 四碘四氮荧光素滴入眼结膜囊内,随即以生理盐水冲洗,可在暴露的睑裂角膜部位发现鲜红的染色,是角膜上皮干燥状态的典型表现。

3. 唾液流量测定　唾液分泌受诸多因素的影响,方法及标准不一样。可用收集器专门收集腮腺唾液或简单地收集全唾液。最简单的方法为,取 5 g 白蜡请患者咀嚼 3 min,全唾液量低于 3 ml 为分泌减少。

4. 涎腺造影　为舍格伦综合征主要诊断方法之一。常规拍摄充盈期侧位片及 5 min 功能片。主要表现为唾液腺末梢导管扩张,排空功能减退。

5. 核素功能测定　病变较轻时,核素摄取功能无明显改变,只有分泌功能迟缓;病变较重时,摄取和分泌功能均低下。

6. 实验室检查　可有血沉加快,血浆球蛋白主要是 γ 球蛋白增高,血清 IgG 明显增高,IgM 和 IgA 可能增高。自身抗体,如类风湿因子、抗核抗体、抗 SS-A 抗体、抗 SS-B 抗体等可能阳性。

7. 唇腺活检　主要表现为腺小叶内淋巴、浆细胞浸润,腺实质萎缩,导管扩张,导管细胞化生。与大唾液腺不同的是,肌上皮岛少见。需要注意的是,唇腺也是除舍格伦综合征以外免疫性疾病的靶组织之一,故在类风湿性关节炎、系统性红斑狼疮时,亦可出现类似表现,诊断时应紧密结合临床。

**【治疗】**

舍格伦综合征的治疗目前尚无最佳的治疗方法,一般应全身疾病和局部对症处理。

全身治疗主要是处理结缔组织疾患及其他并发症,可在内科医师指导下进行。免疫抑制剂应慎用。

局部对症治疗主要是处理外分泌腺功能障碍所致症状。眼干可用0.5%甲基纤维素滴眼,每日4~6次以缓解眼干症状。口干可用人工唾液湿润口腔,缓解不适感。亦可用舒雅乐等催唾剂。注意口腔卫生,减少逆行性感染的机会。伴发急性炎症时可用抗生素治疗。对于结节型舍格伦综合征,可采用手术治疗,切除受累腺体,以防止恶性变。

中药治疗亦可缓解症状,阻止病变进展,治则为"养阴生津,清热润燥"。

# 第四节　唾液腺瘤样病变

## 一、唾液腺黏液囊肿

广义的唾液腺黏液囊肿(mucocele)包括小唾液腺黏液囊肿及舌下腺囊肿,是较为常见的唾液腺瘤样病变。

**【病因病理】**

唾液腺黏液囊肿根据其病因及病理表现的不同,可分为外渗性黏液囊肿(extravasation mucocele)及潴留性黏液囊肿(retention mucocele)。

1. 外渗性黏液囊肿　占黏液囊肿的80%以上,组织学表现为黏液性肉芽肿或充满黏液的假囊,无上皮衬里。许多研究表明,外渗性黏液囊肿的发生系导管破裂、黏液外漏入组织间隙所致。病理表现为充满黏液的假囊样或黏液性肉芽肿,并无上皮衬里。

2. 潴留性黏液囊肿　远不如外渗性黏液囊肿常见。组织学表现有三个特点:有上皮衬里、潴留的黏液团块及结缔组织被膜。潴留性黏液囊肿的发病原因主要是导管系统的部分阻塞,可由微小涎石、分泌物浓缩或导管系统弯曲等原因所致。

**【临床表现】**

1. 黏液囊肿　黏液囊肿是最常见的小唾液腺瘤样病变,好发于下唇及舌尖腹侧,这是因为舌体运动常受下前牙摩擦以及自觉或不自觉地咬下唇动作使黏膜下腺体受伤。囊肿位于黏膜下,表面仅覆盖一薄层黏膜,故呈半透明、浅蓝色的小疱,状似水疱。大多为黄豆至樱桃大小、质地软而有弹性。囊肿很容易被咬伤而破裂,流出蛋清样透明黏稠液体,囊肿消失。破裂处愈合后,又被黏液充满,再次形成囊肿。反复破损后不再有囊肿的临床特点,而表现为较厚的白色瘢痕状突起,囊肿透明度减低。

2. 舌下腺囊肿　舌下腺囊肿(ranula)最常见于青少年。囊肿生长缓慢,一般无自觉症状。临床上可分为三种类型:

(1)单纯型(simple type)　为典型的舌下腺囊肿表现,占舌下腺囊肿的大多数。囊肿位于下颌舌骨肌以上的舌下区,由于囊壁菲薄并紧贴口底黏膜,囊肿呈浅紫蓝色,扪之柔软有波动感。囊肿常位于口底的一侧,有时可扩展至对侧,较大的囊肿可将舌抬起,状似"重舌"。囊肿因创伤而破裂后,流出黏稠而略带黄色或蛋清样液体,囊肿暂时消失。数日后创口愈合,囊肿又长大如前。囊肿发展很大时,可引起吞咽、语言及呼吸困难。

(2)口外型(extraoral type)　又称潜突型(plunging type)。囊肿主要表现为下颌下区肿物,而口底囊肿表现不明显。触诊柔软,与皮肤无粘连,不可压缩,低头时因重力关系,肿物稍有增大。穿刺可抽出蛋清样黏稠液体。

(3)哑铃型(dumb-bell type)　为上述两种类型的混合,即在口内舌下区及口外下颌下区均可见囊性肿物。

**【诊断及鉴别诊断】**

根据临床表现,囊肿发生的位置,基本可以做出诊断。舌下腺囊肿须与口底皮样囊肿及下颌下区囊性水瘤相鉴别。

1. 口底皮样囊肿　位于口底正中,呈圆形或卵圆形,边界清楚,表面黏膜及囊壁厚,囊腔内含半固体状皮脂性分泌物,因此扪诊有面团样柔韧感,无波动感,可有压迫性凹陷。肿物表面颜色与口底黏膜相似而非浅紫蓝色。

2. 下颌下区囊性水瘤　常见于婴幼儿,穿刺检查见囊腔内容物稀薄,无黏液,淡黄清亮,涂片镜检可见淋巴细胞。

**【治疗】**

1. 小唾液腺黏液囊肿　可在抽尽囊液后,向囊腔内注入2%碘酊或20%氯化钠0.2～0.5 ml,停留2～3 min,再将碘酊抽出。目的是破坏腺上皮细胞,使其失去分泌功能而不再形成囊肿。注射过程中应严防外漏,以免因药物腐蚀性较强而造成周围组织的坏死。

但最常用的治疗方法仍为手术切除。手术方法为:局部浸润麻醉下,纵向切开黏膜(图10-15)。在黏膜下,囊壁外面钝、锐性分离囊壁,取出囊肿。周围腺组织应尽量减少损伤,和囊肿相连的腺体应与囊肿一并切除,以防复发。反复损伤的黏液囊肿可形成瘢痕并与囊壁粘连,不易分离。此类病例可在囊肿两侧做梭形切口,将瘢痕、囊肿及其邻近组织一并切除,直接缝合创口。

对于切除术后多次复发者,可在切除囊肿后,将手术创面用 $CO_2$ 激光处理,创面不缝合,令其上皮化后自然愈合。

2. 舌下腺囊肿　根治舌下腺囊肿的方法是完整切除囊肿和舌下腺。

## 二、腮腺囊肿

**【病因】**

腮腺囊肿(parotid cyst)可能是由于腮腺分支导管阻塞引起。

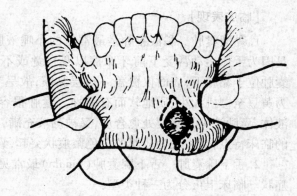

图10-15　下唇黏液腺囊肿切除

【临床表现】

腮腺囊肿较少见,男性患者多见。临床上为腮腺区无痛性肿大,生长缓慢,不引起功能障碍。当面部发生变形时引起患者注意而就诊。扪之肿块柔软,有波动感,与周围组织无粘连。因囊肿多发生在腺体内,故界限欠清楚,基底较固定。

穿刺抽出无色透明稀薄液体,含有淀粉酶。

超声检查有助诊断,表现为形态规则、圆形、轮廓完整、界限清楚、边缘整齐、表面平滑的影像;表面界限清晰,甚至可见轮廓线,囊内为均匀无回声区、透声性良好,囊后方回声增强。

【诊断】

根据囊肿部位、临床表现及穿刺抽出液体的性状,可以做出诊断。

【治疗】

手术摘除囊肿。如已发生粘连,则应在保护面神经的前提下将部分腮腺组织一并切除。

## 三、唾液腺良性肥大

唾液腺良性肥大又称唾液腺肿大症(sialadenosis)或唾液腺退行性肿大,是一种非肿瘤、非炎症性、慢性、再发性、无痛性肿大的唾液腺疾病。

【病因病理】

唾液腺良性肥大的确切病因尚不清楚,其可能的病因有:①内分泌紊乱,最多见于糖尿病、肥胖症等,也可见于甲状腺疾病、性腺功能障碍,激素改变阶段如青春期和月经期;②营养不良,维生素及蛋白质缺乏、酒精中毒或肝硬化等;③自主神经功能失调:是较常见的原因,其中部分系中枢性功能失调,如心理因素及某些精神病药物所致者,另一部分系外周性功能失调,如某些抗高血压药物可破坏外周交感神经纤维,影响腺泡细胞蛋白质的合成与分泌。

组织病理学表现为腺泡增大,其直径为正常腺泡的 2~3 倍,胞核被推挤至细胞的基底侧,细胞明显肿胀,胞浆内可见 PAS 阳性的酶原颗粒。

【临床表现】

绝大多数罹患腮腺,少数罹患下颌下腺。多为双侧肿大,偶尔见单侧。多见于中老年。腮腺逐渐肿大,可持续多年,肿胀反复发作而无痛,有时大时小的病史,但不会完全消除。腺体呈弥漫性肿大,触诊柔软并均匀一致。无压痛,导管口无红肿,挤压被罹患腺体有清亮液体分泌。患者无明显口干表现。

【诊断及鉴别诊断】

唾液腺造影显示形态多正常,但体积明显增大,排空功能稍迟缓。B 超检查腺体弥漫性增大,无局限性回声异常。

唾液腺良性肥大有时须与唾液腺肿瘤及舍格伦综合征相鉴别。单侧唾液腺肥大者,有时临床触诊不确切,感到下颌后区丰满。此类患者可首选 B 超检查,如显示为回声均匀的增大腺体而无占位性病变,当可确诊。

舍格伦综合征也可有唾液腺肿大,但唾液腺造影片上,末梢导管扩张,排空功能迟缓远较唾液腺良性肥大明显,免疫学检查多有异常。

**【治疗】**

目前尚无特殊治疗。有全身性疾病者,经过系统治疗后,部分患者的腺体可能恢复正常。有肿胀症状者,可请患者自行按摩腺体,促使腺体排空唾液。咀嚼无糖口香糖,或用毛果芸香碱等催唾剂,刺激唾液分泌。

# 第五节　唾液腺肿瘤

唾液腺肿瘤在口腔颌面部的肿瘤中发病率较高,绝大多数为上皮性肿瘤,少数是间叶组织来源的肿瘤。不同解剖位置的唾液腺,其肿瘤的发生率是不同的。其中腮腺肿瘤的发病率最高,约占80%。下颌下腺肿瘤占10%,舌下腺肿瘤占1%,小唾液腺肿瘤占9%。小唾液腺肿瘤以腭腺多见。同样不同位置的腺体,发生良、恶性肿瘤的比例也不相同。腮腺肿瘤中良性肿瘤约占80%,恶性肿瘤占20%;下颌下腺肿瘤中良性肿瘤占55%,恶性肿瘤占45%;而舌下腺肿瘤中,良性肿瘤占10%,恶性肿瘤占90%;小唾液腺肿瘤中,良性肿瘤占40%,恶性肿瘤占60%。

## 一、多形性腺瘤

多形性腺瘤(pleomorphic adenoma)又名混合瘤(mixed tumor),是唾液腺肿瘤中最常见者。

多形性腺瘤由肿瘤性上皮组织和黏液样或软骨样间质所组成,根据其成分比例,可分为细胞丰富型和间质丰富型。一般认为,细胞丰富型较易恶变,间质丰富型相对较易复发。多形性腺瘤处理不当,很易复发,造成复发的原因与肿瘤的病理性质有关:①包膜不完整,或在包膜中有瘤细胞,甚至在包膜以外的腺体腺体组织中也可有瘤细胞存在;②肿瘤的包膜与瘤体之间黏着性较差,容易与瘤体相分离,如采用剜除术,则包膜很容易残留。手术中肿瘤破裂,往往造成种植性复发,种植性复发的肿瘤常为多发性结节。

在大唾液腺中,多形性腺瘤最常见于腮腺,其次为下颌下腺,舌下腺极少见。发生于小唾液腺者,以腭部为最常见。任何年龄均可发生,但以30~50岁为多见,女性多于男性。

多形性腺瘤生长缓慢,常无自觉症状,病史较长。肿瘤界限清楚,质地中等,扪诊呈结节状,高起处常较软,可有囊性变,低凹处较硬,多为实质性组织。一般可活动,但位于硬腭部或下颌后区者可固定不动。肿瘤长大后除表现畸形以外,一般不引起功能障碍(图10-16)。

当肿瘤在缓慢生长一段时期以后,突然出现生长加速,并伴有疼痛、面神经麻痹等症状时,应考虑恶变。但有的肿瘤生长速度快慢不等,可突然生长加快。因此,不能单纯根据生长速度来判断有无恶变,应结合表现综合考虑。

多形性腺瘤的治疗为手术切除,不能做单纯肿瘤摘除,即剜除术,而应做肿瘤包膜外正常组织处切除。腮腺肿瘤应保留面神经,下颌下腺肿瘤应包括下颌下腺一并切除。

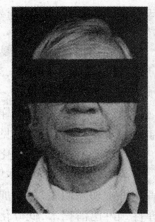

图 10-16　双侧腮腺多形性腺瘤

## 二、沃 辛 瘤

沃辛瘤(Warthin tumor)又名腺淋巴瘤(adenolymphoma)或淋巴瘤性乳突状囊腺瘤(papillary cystadenoma lymphomatosum)。

沃辛瘤的组织发生与淋巴结有关。常认为是腮腺内和腮腺周围的淋巴组织在发育过程中长入或迷走到腺体内而形成,是对上皮增殖的反映。

沃辛瘤具有下列临床特点:①多见于男性,男女比例约为 6∶1;②好发年龄在 40 ~ 70 岁的中老年;③患者常有吸烟史,其发病可能与吸烟有关;④可有消长史,这是因为沃辛瘤由肿瘤性上皮和大量淋巴样间质所组成,淋巴样间质很容易发生炎症反应;⑤绝大多数肿瘤位于腮腺后下极,可能系该部位分布的淋巴结较多所致;⑥扪诊肿瘤呈圆形或卵圆形,表面光滑,质地较软,有时有弹性感;⑦肿瘤呈多发性,约有 12% 患者为双侧腮腺肿瘤,也可以在一侧腮腺出现多个肿瘤,有些患者术后又出现肿瘤,不是复发而是多发;⑧术中可见肿瘤呈紫褐色,剖面可见囊腔形成,内含干酪样或黏稠液体,易被误诊为结核和囊肿;⑨$^{99m}$Tc 核素显像呈热结节,具有特征性。

沃辛瘤的治疗为手术切除。由于肿瘤常位于腮腺后下极,可考虑做连同肿瘤以及周围 0.5 cm 以上正常腮腺切除的部分腮腺切除术。这种手术方式不同于剜除术,不会造成复发,但可保留腮腺导管及大部分腮腺的功能。术中应切除腮腺后下部及其周围淋巴结,以免出现新的肿瘤。

## 三、黏液表皮样癌

黏液表皮样癌(mucoepidermoid carcinoma)在 1991 年修订后的组织学分类中,明确为恶性肿瘤,称为"黏液表皮样癌",是唾液腺恶性肿瘤中最常见者。

黏液表皮样癌根据黏液细胞的比例、细胞的分化、有丝分裂象的多少,以及肿瘤的生长方式,分为高分化或低分化两类。分化程度不同,肿瘤的生物学行为及预后大小不一样。

黏液表皮样癌患者,女性多于男性,发生于腮腺者居多,其次是下颌下腺和舌下腺,也可发生于其他的小唾液腺,特别是腭腺和磨牙后腺。

高分化黏液表皮样癌的临床表现有时与多形性腺瘤相似,呈无痛性肿块、生长缓慢。肿瘤体积大小不等,边界可清或不清,质地中等偏硬,表面可呈结节状。位于腭部及磨牙后区的高分化黏液表皮样癌,有时可呈囊性,表面黏膜呈浅蓝色,应与囊肿相鉴别。在手术中可以发现,肿瘤常无包膜或包膜不完整,与周围腺体组织无明显界限。有时可见面神经与肿瘤粘连,甚至被肿瘤包裹,但很少出现面瘫症状。黏液表皮样癌如手术切除不彻底,术后可以复发,但很少发生颈淋巴结转移,血行性转移更为少见。患者术后生存率较高,预后较好。

与高分化相反,低分化黏液表皮样癌生长较快,可有疼痛,边界不清,与周围组织粘连,腮腺肿瘤常累及面神经,淋巴结转移率较高,且可出现血行性转移,术后易于复发,患者预后较差。

因此,高分化黏液表皮样癌属低度恶性肿瘤,而低分化黏液表皮样癌则属高度恶性肿瘤。前者较常见,后者少见。

治疗以手术为主,高分化者应尽量保留面神经,除非神经穿入肿瘤或与肿瘤紧密粘连。分离后的神经可加用术中液氮冷冻及术后放疗,以杀灭可能残留的肿瘤细胞。高分化者如手术切除彻底,可不加术后放疗,而低分化者宜加用术后放疗。高分化者不必做选择性颈淋巴清扫术,低分化者则可考虑选择性颈淋巴清扫术。因此,对于黏液表皮样癌,病理分级是指导治疗的重要指标。

### 四、腺样囊性癌

腺样囊性癌(adenoid cystic carcinoma)又称圆柱瘤(cylindroma),是最常见的唾液腺恶性肿瘤之一。

腺样囊性癌可发生于任何年龄,但中年以上多见。多于腭部小唾液腺及腮腺,其次为下颌下腺。发生舌下腺的肿瘤,多为腺样囊性癌。

腺样囊性癌应根据其临床病理特点做相应的处理:

1.肿瘤易沿神经扩散,因此常有神经症状,如疼痛、面瘫、舌麻木或舌下神经麻痹。腭部肿瘤可沿腭大神经扩散到颅底,因此,手术时应把翼腭管连同肿瘤一并切除。下颌下腺肿瘤可沿舌神经扩散,手术中也应追踪性切除舌神经。上颌肿瘤切除术后,如出现颌面部明显疼痛,常提示肿瘤复发。

2.肿瘤浸润性极强,与周围组织无界限,肉眼看来正常的组织,在显微镜下常见瘤细胞浸润,有时甚至可以是跳跃性的。手术中很难确定正常界限,除手术设计时应常规扩大手术正常周界外,术中宜做冰冻切片检查,以确定周界是否正常。

3.肿瘤易侵入血管,造成血行性转移,转移率高达40%,为口腔颌面部恶性肿瘤中血循环转移率较高的肿瘤之一。转移部位以肺部为最多见。可在患者就诊时即有转移,但多数在原发灶手术切除以后。可在原发灶有复发的情况下出现转移,也可在原发灶无复发的情况下出现转移。出现转移时间可早可晚,最晚者可在原发灶治疗后3～5年,甚至更长时间。出现肺转移者,除非侵犯胸膜,出现胸水,一般无明显自觉症状。因此,应常规定期做胸片检查,以确定有无肺转移。术后可采用化疗,以预防血行性转移。

4.颈淋巴结转移率很低,或者为肿瘤直接侵犯周围淋巴结而非瘤栓进入淋巴管造成真正的转移。因此,一般不必做选择性颈淋巴清扫术。但位于舌根部的腺样囊性癌淋巴结转移率较高,可以考虑行选择性颈淋巴清扫术。

5.肿瘤细胞沿着骨髓腔浸润,常为散在的瘤细胞团,脱钙不明显时,在X射线片上常无明显骨质破坏。因此,不能依据有无骨质破坏来判断颌骨被肿瘤侵犯与否。

6.单纯放疗不能达到根治,但配合术后放疗可明显降低术后复发率,提高生存率。

腺样囊性癌常不易手术切净,致瘤细胞残存。因此,术后常须配合放疗。

7. 腺样囊性癌除实性型以外,一般生长缓慢,肺部转移灶也进展缓慢,患者可以长期带瘤生存。因此,即使出现肺部转移,如果原发灶可以得到根治,仍可考虑行原发灶的手术治疗。

## 病例分析

患者男性,63 岁,右耳垂前肿性长大 8 个月。近期肿物增长较快,痛向耳颞部放散。检查发现肿物约 3.5 cm×2.5 cm 大小,质地中等硬,有触痛,边界不清。活动度差,右眼睑闭合较对侧迟钝。

1. 该病最有可能的诊断是
   A. 腮腺多形性腺瘤　　　　　B. 腮腺腺样囊性癌
   C. 腮腺结核　　　　　　　　D. 慢性阻塞性腮腺炎
   E. 皮脂腺囊肿继发感染

2. 以下哪项辅助检查对患者来说是不恰当的
   A. CT 检查　　　　　　　　　B. 胸部 X 射线片
   C. 腮腺造影　　　　　　　　D. 细针吸取活检
   E. 切除活组织检查

3. 对于该病来说,以下哪一种情况发生率较低
   A. 区域淋巴结转移　　　　　B. 血行转移
   C. 直接侵犯邻近淋巴结　　　D. 沿神经血管束
   E. 侵犯面神经

4. 对于该病的治疗,宜采用
   A. 腮腺肿物剜除术
   B. 保留面神经,腮腺浅叶及肿物切除术
   C. 腮腺、肿物及受累面神经切除后放疗
   D. 腮腺、肿物及受累面神经切除+同侧根治性颈清
   E. 保留面神经、腮腺浅叶及肿物切除术+术后放疗

（黄元清）

# 第十一章　颞下颌关节疾病

**学习目标**

    1. 颞下颌关节紊乱病的病因、临床特点及防治方法。

    2. 颞下颌关节前脱位的复位方法。

    3. 颞下颌关节内、外强直的区别。

    颞下颌关节由颞骨的关节面、下颌骨的髁突、介于两者之间的关节盘以及包绕周围的关节囊和关节韧带所组成,是全身唯一的联动关节,也是颌面部唯一的关节。作为人体最复杂的关节之一,它既可做转动运动,又可做滑动运动;参与咀嚼、语言、吞咽和表情诸多精细功能;结构上有其独自的特点,如髁突远远小于关节窝,因而颞下颌关节既稳定又灵活。髁突是下颌骨的生长发育中心之一,儿童期髁突发生病变,下颌骨的发育将受到影响,易导致功能障碍和口腔颌面部畸形等。

    本章主要叙述颞下颌关节疾病中较为常见的疾病——颞下颌关节紊乱病、颞下颌关节脱位和颞下颌关节强直。颞下颌关节疾病中以颞下颌关节紊乱病最为多见。

# 第一节　颞下颌关节紊乱病

    颞下颌关节紊乱病(temporomandibular disorders,TMD)是颞下颌关节疾病中最为常见的疾病。好发于青壮年,以 20 ~ 30 岁患病率、就诊率最高,且女性多于男性。国外统计资料在28% ~88% 之间,国内统计资料在 18. 30% ~75. 78% 之间。近年来患病率、就诊率呈增高趋势。常以一侧开始发病,逐渐累及双侧。

    对本病的发病原因至今尚未完全清楚,因此本病的命名也较混乱。如科斯腾综合征、疼痛功能紊乱综合征、肌筋膜疼痛功能紊乱综合征、颞下颌关节应激综合征、颅下颌关节紊乱症、颞下颌关节紊乱综合征、颞下颌关节内紊乱或颞下颌关节内错乱等,随着对本病认识的不断深入,目前国内外广为接受和使用的名称为颞下颌关节紊乱病。

    颞下颌关节紊乱病并不是指单一的一个疾病,而是指与咀嚼肌和颞下颌关节有密切关系的具有共同发病因素及临床症状的一组疾病的总称。一般表现为颞下颌关节区及其周围软组织包括肌肉在内的疼痛、下颌运动功能障碍以及关节弹响等三类症状。本病可单独累及颞下颌关节,也可关节、咀嚼肌两者同时受累。颞下颌关节紊乱病不能用单一因素作为病因,这与类风湿性颞下颌关节炎、感染性颞下颌关节炎、颞下颌关节肿瘤等疾病不同。颞下颌关节紊乱病多数为功能紊乱性质,也可累及关节结构紊乱甚至器质性破坏,是一种慢性疾病,病程较长,几年或十几年。可经常反复发作,随着患者年龄增加,病情逐渐减轻。一般都有自限性,预后一般良好,不会发生关节强直。

**【病因】**

    颞下颌关节紊乱病的发病原因尚未完全阐明。病因学说很多,无论哪一种学说都不能单独圆满解释本病发病的过程以及临床的各种症状。且颞下颌关节紊乱病是一组疾病,类型复杂,因此,对每一位患者的病因都要做具体分析。多数学者认为本病是多因素致病。

1. 精神因素　颞下颌关节紊乱病的患者，常有焦虑、精神紧张、容易激动，易怒、失眠等精神症状。有的患者存在着明显的精神情绪因素与发病之间的因果关系；在慢性迁延性的患者中，也可以发现精神因素对症状反复发作的影响。

美国医师 Laskin 经过研究提出了本病的生理心理病因学说，认为殆的改变和关节的改变都是继发的，强调咀嚼肌的痉挛是与精神紧张、疲劳等神经因素有关。在检查中发现患者尿中儿茶酚胺的浓度比正常人高；夜磨牙与精神紧张有明显的关系。不少的调查研究也证明患者有个性和情绪方面的特点，如神经质、猜疑、情绪不稳定、激动易怒、焦虑等。高速、张震康等应用明尼苏达多项人格问卷调查（MMPI）和生活事件体验问卷（LEES）调查，结果说明颞下颌关节紊乱病患者 MMPI 异常者占 70%，其中以疑症、抑郁、癔症量表分值显著增高。通过逐步回归分析发现生活事件的有无与患者的就诊与否呈正相关系，说明颞下颌关节紊乱病的发病过程有心理社会因素参与。近年来，国内研究报道在情绪及精神紧张情况下，可使关节囊、肌肉内释放神经肽，如 P 物质等。这些物质可使血管扩张、炎症反应和释放自由基等，引起疼痛。

2. 殆因素　临床资料证明，颞下颌关节的运动和关节的负荷无不与殆和咬合密切相关。各种错殆在关节运动中使关节承受不同负荷。在长期的负荷作用下，致使关节骨发生骨结构的变化。正常情况下，关节负荷一方面使软骨表面组织不断磨损；另一方面又刺激关节软骨中心，不断增殖，使关节保持一定厚度，从而达到功能与形态的平衡统一，并持续于人的一生。这种持续终生的磨损与增殖变化，称为关节的改建。异常情况（异常殆关系）关节承受异常负荷，关节的磨损与增殖失去平衡，最后出现骨结构的改变。

颞下颌关节紊乱病的临床检查中，常常发现有明显的殆关系紊乱，一旦消除这些殆因素，症状就可缓解或消失。例如：由于第三磨牙错位萌出，可造成殆的创伤，引起颞下颌关节紊乱病，一旦拔除症状可消失。错位的第三磨牙可导致髁突移位，当一侧下颌第三磨牙反殆时，同侧髁突前移而对侧髁突后移导致关节结构紊乱。下（或者是上）颌第三磨牙缺失时，可造成对颌第三磨牙的伸长，在张闭口运动中，伸长的第三磨牙的近中面与对颌第二磨牙的远中面发生摩擦或撞击，长期这样的作用，就容易引起颞下颌关节疾病。肌电图也证明由于殆关系紊乱可引起关节周围肌群的痉挛；当殆关系紊乱消除后，肌痉挛亦可缓解。目前，许多学者认为殆因素能否导致颞下颌关节紊乱病可能取决于促发因素的存在，单纯的殆因素仅是颞下颌关节紊乱病的一种易感因素。

3. 免疫因素　正常关节软骨表面是致密的胶原纤维网状结构，具有阻止大分子物质进出软骨的功能，起到屏障保护作用。加之关节囊内衬以滑膜分泌滑液，有润滑和减少关节运动的摩擦作用，还有营养软骨和关节盘的作用。但软骨血液供应很差，软骨细胞埋藏于基质中，远离免疫系统的监视，成为封闭抗原，不能被自身免疫系统识别。当软骨表面由于某种原因（如外伤、感染等）发生破坏时，使这些封闭抗原暴露于免疫系统则可引起自身免疫反应。滑膜分泌滑液的保护作用也将减弱或消失。近年来，软骨细胞免疫学、胶原免疫学和蛋白多糖免疫学研究进一步证明了颞下颌关节紊乱病存在局部自身免疫反应。许多学者应用免疫荧光、免疫组化等技术发现颞下颌关节紊乱病患者的髁突软骨均有荧光着色，以 IgG 最深，越表层越深，骨关节病类比结构紊乱更深。在软骨细胞膜,胞浆和核膜上有金颗粒和金银颗粒沉积。应用人Ⅱ型胶原为抗原,对颞下颌关节紊乱病患者的关节液做间接血凝法滴定呈阳性反应。再通过对颞下颌关节紊乱患者关节液的肿瘤坏死因子(TNF),白细胞介素1,6(IL-1,IL-6)活性进行检测,结果发现这类细胞因子的活性水平明显升高。说明颞下颌关节紊乱病患者也有细胞免疫参与。IL-1动物试验可造成类似颞下颌关节紊乱病的改变。

4.关节负荷过重　颞下颌关节是一个负重关节,适度的负重对维持关节的正常结构、功能和生理改建是必要的。但超过生理的承受范围,可直接引起咀嚼肌的疼痛和疲劳;并可作用于颞下颌关节使之发生退行性改变甚至关节器质性的损害。造成关节负荷过重的因素,主要有创伤殆、偏侧咀嚼、夜磨牙、关节手术、髁突骨折、下颌发育不对称、喜吃硬性食物、长时间嗑瓜子和嚼口香糖均可使关节负荷增加,引起关节内微小的损伤,这种微小损伤的长期作用可引起关节的改变。

5.关节解剖因素　随着人类的进化、食物越来越精细、前额的突起,颏部的后退,使颞下颌关节和颌骨的解剖结构发生了明显的改变,以适应更为复杂的语言和表情等下颌运动的需要。其特点是:

(1)上下颌骨明显变小,使下颌骨更为轻便,利于运动。

(2)颞骨关节面的突起变低,使关节窝变浅,而前后径变长,使髁突能更多的向前滑动。

(3)髁突明显小于关节窝,相应地髁突颈部也明显变细,使髁突不仅可以向前自由滑动,也可做侧方后退运动。

但是,从解剖结构来看,现代人类颞下颌关节、肌肉韧带明显变弱,关节的承重能力也相应降低,以致颞下颌关节在没有外力作用下就可以发生完全性脱位,成为人类关节中发生半脱位和脱位概率最高的关节。颞下颌关节的过度活动,如张口过大和大开口时间过长等,也可诱发颞下颌关节紊乱病。

6.其他因素　职业性劳损及不良姿势,如下意识地紧咬、教师讲课说话过多、用手支撑下颌的不良习惯和长期低头驼背伏案工作,可造成头颈部肌肉的肌张力不平衡而诱发颞下颌关节紊乱病;另外,寒冷刺激可引起头面部血管肌肉收缩,产生肌痉挛和疼痛,因而,天气寒冷时常成为颞下颌关节紊乱病的发病诱因;正畸治疗过程中出现的殆干扰,拔牙时间过长,张口过大等医源性因素也可引发颞下颌关节紊乱病。

颞下颌关节紊乱病的发病机制目前尚未清楚,多数学者认为是多因素相互作用下而发生。多因素之间的重叠越多,引起本病发作的可能性就越大。

【临床表现】

颞下颌关节紊乱病的发展一般有三个阶段:功能紊乱阶段、结构紊乱阶段、关节器质性破坏阶段。它显示了疾病的早期、中期和后期。各期的症状可不尽相同,也可以见到两个阶段的症状同时或交替出现。但不同的个体,症状的轻重并不一致。早期的功能紊乱阶段可以自愈或经过治疗痊愈;有的已发展到结构紊乱阶段,经过治疗后,仍然可以恢复到病变的早期阶段;有的则逐步发展到关节器质性破坏。

颞下颌关节紊乱病虽然病期一般较长,几年或十几年,并经常反复发作,但本病有自限性,一般不发生关节强直,预后良好。本病多见于青壮年,20～30岁年龄组发病率最

高,女性多于男性。其临床表现有以下三个主要症状:

1. 下颌运动异常　成人正常的自然开口度平均约为3.7 cm,开口型不偏斜,呈"↓"。标志着双侧颞下颌关节和肌肉的平衡与协调。下颌运动异常,可以由咀嚼张力变化引起,也可因长期肌张力变化所致。下颌运动异常包括:

(1)开口度异常(过大或过小)　如两侧翼外肌功能亢进,在开口运动时,使开口度过大,髁突越过关节结节,而发生半脱位。慢性滑膜炎时则使开口度过小。

(2)开口型异常(偏斜或歪曲)　主要指下颌在张闭口中出现偏摆,主要是咀嚼肌张力不协调所致。如一侧翼外肌痉挛或不可复性关节盘前移位,可出现开口型偏向患侧。

(3)开闭运动出现关节绞锁　如关节盘移位、穿孔、断裂,使关节运动受到障碍,在开口运动时,必须用手指按压髁突或左右摆动下颌,绕过关节盘的障碍才能继续张口运动,称为关节绞锁。

2. 疼痛　主要表现在开口和咀嚼运动时关节区或关节周围肌群的疼痛。一般无自发痛。急性滑膜炎发作时,偶尔有自发痛。如关节的器质性破坏或肌痉挛时,其相应的部位有压痛。有的患者有肌和肌筋膜的疼痛扳机点,压迫扳机点可引起远处的牵涉区疼痛。此外,一些经久不愈,病程较长的患者,关节区常有发沉、酸胀、咀嚼肌容易疲劳,以及面颊、颞枕区等慢性疼痛和感觉异常。

3. 弹响和杂音　正常关节的运动是一个连续、润滑、无声的过程。本病常见异常声音有:

(1)弹响音　开口运动中有"咔、咔"的声音,多为单音,有时有双音,如可复性关节盘前移位时可出现这类弹响。

(2)破碎音　开口运动中有"咔吧、咔吧"的破碎声音,多为双声或多声,如关节盘穿孔、破裂或移位可出现这类破碎音。

(3)摩擦音　在开口运动中有连续的似揉玻璃纸样的摩擦音,如关节骨表面破坏、软骨面粗糙可出现摩擦音。

近年来,国外的许多学者发现咀嚼肌疼痛与头痛有明显关系,紧咬牙也与头痛有明显关系。因此,有的学者把头痛列为本病的第四主要症状。

此外,本病还常伴有各种耳症,各种眼症,以及吞咽困难、语言困难、慢性全身疲劳等症状,这也是不少患者以耳痛、眼痛、肩颈痛等就诊本病的原因。

【诊断及鉴别诊断】

根据病史和临床检查诊断颞下颌关节紊乱病并不困难。常用的辅助检查有:①X 射线平片(关节许勒位和髁突经咽侧位),可发现有关节间隙改变和骨质改变;②关节造影(上腔造影因操作容易而多用,下腔造影国内应用较少),可发现关节盘移位、穿孔、关节盘诸附着的改变以及软骨的变化;③关节内镜检查,可发现本病的早期表现。由于本病有很多类型,治疗方法各异,因此应做出具体类型的诊断。

由于很多其他疾病也常出现颞下颌关节紊乱病的主要症状,因此,必须加以鉴别:

1. 肿瘤　颞下窝、翼腭窝、上颌窦后壁癌、腮腺恶性肿瘤、鼻咽癌及颞下颌关节等部位的肿瘤可侵犯翼外肌等肌群,常常出现开口困难或牙关紧闭等类似颞下颌关节紊乱病的症状,而被误诊为颞下颌关节紊乱病,应加以鉴别。此外,还要注意与髁突良性肥大、髁突骨瘤、滑膜软骨瘤病、纤维骨瘤等疾病进行鉴别。

2.颞下颌关节炎　常见者有：

(1)急性化脓性颞下颌关节炎　关节区可见红肿,压痛明显,尤其后牙稍用力咬合时可引起关节区剧痛。极少见,常有感染及外伤病史。

(2)类风湿性颞下颌关节炎　常常伴有全身游走性、多发性关节炎,尤以四肢小关节最常受累,晚期可发生关节强直。

3.耳源性疾病　耳部疾病,如外耳道疖和中耳炎时,其疼痛常放射到关节区并引起开口和咀嚼困难。

4.颈椎病　该类患者常常出现颈、肩、背、耳后区以及面侧部疼痛。但疼痛与开口咀嚼无关,常与颈部活动和姿势有关,并可有手部感觉和运动异常。X射线摄片检查颈椎可协助鉴别诊断。

5.茎突过长症　患者除有吞咽时咽部疼痛和异常感觉外,常常在开口、咀嚼时引起髁突后区疼痛以及关节后区、耳后区和颈后区牵涉痛。X射线检查可观察到过长或钙化了的茎突。

6.癔症性牙关紧闭　此病多发于女青年,既往有癔症史,病前常有精神诱因,然后突然发生开口困难或牙关紧闭,常与全身其他肌痉挛或抽搐伴发。此病用语言暗示或间接暗示常能奏效。

7.破伤风牙关紧闭　破伤风牙关紧闭是由破伤风杆菌引起的一种以肌阵发性痉挛和紧张性收缩为特征的急性特异性感染,一般都有外伤史。痉挛通常从咀嚼肌开始,先是咀嚼肌少许紧张,即患者感到张口受限;继之出现强直性痉挛呈牙关紧闭状;同时还因表情肌的紧缩形成"苦笑"面容可伴有面肌抽搐。由于破伤风初期症状可表现为开口困难或牙关紧闭,常首先到口腔科就诊,应特别注意与颞下颌关节紊乱病鉴别,以免误诊而影响早期治疗。

**【防治原则】**

治疗方法很多,被广泛接受的防治原则是：

1.保守治疗为主,采取对症治疗和消除或减弱致病因素相结合的综合治疗。包括：减少和消除各种可能造成关节内微小创伤的因素;减弱和消除自身免疫反应。

2.关节局部症状的治疗和改进全身情况和患者的精神状态,包括积极的心理支持治疗。

3.进行科普教育,使患者能理解本病的性质、发病因素以及有关的下颌运动的常识,以便进行自我治疗,自我保护关节,改变不良生活习惯。

4.遵循合理的和合乎逻辑的治疗程序。

5.治疗程序先用可逆性保守治疗,如理疗、封闭等;然后用不可逆性保守治疗,如调𬌗等;最后选用关节镜外科和各种手术治疗。

**【临床分类、分型和治疗要点】**

颞下颌关节紊乱病是一组疾病的总称。国内外不少学者对其分类进行了研究,并提出很多分类。张震康教授将此病分为功能紊乱型、结构紊乱型和器质损害型。患者发病可以从功能紊乱发展成关节结构紊乱和器质性破坏。这里重点介绍 1997 年全国第二届颞下颌关节紊乱综合征专题研讨会参照国际通用的分类,并在以往的分类基础上做了补充和修改后提出的新的临床分类。

　　根据临床特点、病变的部位和病理改变,颞下颌关节紊乱病在临床上可以分为四类,每一类有若干型。

　　1.咀嚼肌紊乱疾病类　　以咀嚼肌的神经-肌肉调节紊乱为主要特点。为关节外疾患,关节的结构和组织正常,但咀嚼肌的功能不协调,可表现为功能亢进和痉挛以及肌筋膜痛。以开口度异常、开口型异常以及受累肌疼痛为主要临床表现。关节结构基本正常,但可有弹响发生;弹响多发生于开口末和闭口初。X 射线检查无骨质改变,可伴有或不伴有关节间隙异常。这类疾病经过适当治疗可以痊愈,不少患者短期可自愈;但也可进一步发展成结构紊乱或器质性病变。常见类型有:

　　(1)翼外肌功能亢进

　　临床特征:主要症状是弹响和开口过大呈半脱位。其主要机制是翼外肌功能亢进,下颌运动过度,以致在最大开口位时,翼外肌下头强力收缩,把髁突连同关节盘过度地牵拉过关节结节。弹响发生在开口末期,有时也可发生在开口末和闭口初期,侧方运动和前伸运动时不出现。在开口末发生弹响伴随的症状就是开口过大,呈半脱位状。弹响发生在一侧时,开口型在开口末偏向健侧;两侧均有弹响者,开口型不偏斜或偏向翼外肌收缩力较弱侧。患者不感到关节区疼痛,也无压痛。

　　治疗要点:调整翼外肌功能。可用 2% 利多卡因 2 ml 做翼外肌封闭,每日 1 次,5 ~ 7 次为一疗程。每次封闭的量和间隔时间可根据开口度、弹响消失情况和程度来调整。如应用不当可发展为翼外肌痉挛和持续性开口困难。为了巩固治疗效果,应配合肌训练,使最大开口位时,加强舌骨上诸肌的力量,而减弱翼外肌收缩力量。

　　(2)翼外肌痉挛

　　临床特征:主要症状是疼痛和开口受限。引起疼痛和开口受限的机制是翼外肌痉挛。在开口、咀嚼食物时,患者自觉关节区或关节周围区域疼痛,并可以指出疼痛处在关节区深部,但不能触及。一般无自发痛,不影响睡眠。疼痛性质为钝痛。检查开口度中度受限,2 ~ 2.5 cm,测被动开口度可大于自然开口度。在翼外肌相应面部,相当于下关穴处和上颌结节后上方有压痛,但不红肿;一般关节本身无压痛,无弹响。开口时下颌偏向患侧。翼外肌痉挛严重者,可出现急性骀紊乱。一旦肌痉挛解除,以上症状均可消失。

　　治疗要点:主要是解除肌痉挛,同时消除或尽可能减弱引起肌痉挛的因素。解除肌痉挛的方法有:

　　理疗:用 15% 氯化钙溶液做两侧关节区及咀嚼肌区钙离子导入,每日 1 次,7 ~ 10 次为一疗程。症状重者,可在患侧先用红外线照射 15 min 后再做钙离子导入。其他温热理疗如磁疗、超短波、红外线等。

　　封闭疗法:用 2% 利多卡因 2 ~ 3 ml 行翼外肌封闭,如封闭后疼痛减轻,开口度增大则可每日 1 次或隔日 1 次;5 次为一疗程。如封闭后疼痛无明显改善,则不应继续封闭,否则反而使痉挛加重。

　　中药局部热敷:把中药包好加工热敷于关节区,每日 1 ~ 2 次,每次 15 min。热敷同时行有节律的开闭颌运动。

处方:当归15 g、白芷9 g、薄荷6 g、乳香9 g、没药9 g、制川乌6 g、香附9 g、三七9 g、细辛3 g、丝瓜络15 g。

其他:也可以采用按摩、推拿、局部热敷等方法进行治疗。

(3)咀嚼肌群痉挛

临床特征:主要是闭颌肌痉挛,有时是单一闭颌肌痉挛,更为多见的是闭颌肌群的痉挛。主要症状是严重开口受限,开口度仅为0.5~1.5 cm,开口痛和咀嚼痛不明显,也无弹响和杂音,不少患者还伴有头痛。病期较长,症状可持续数周、数月甚至一年。如长期得不到适当的治疗,功能性肌痉挛可以发展成肌纤维变性挛缩,以致难以完全恢复正常。检查时可触到相应的肌痉挛处发硬有压痛;在静止期,用听诊器可听到有肌杂音。此型的诊断应注意与肿瘤、癔症、破伤风等疾病引起的张口受限加以鉴别。

治疗要点:治疗方法同翼外肌痉挛,但以温和的物理疗法为宜,精神要放松,注意休息。可服用镇静、肌松弛剂,如地西泮及肠溶阿司匹林等。

(4)肌筋膜痛　　肌筋膜痛(myofascial pain)又称肌筋膜疼痛功能紊乱综合征(myofascial pain dysfunction syndrome)。

临床特征:主要由秴因素、精神心理紧张、咀嚼肌承受负荷过大,外伤后以及寒冷刺激引起单个或多个咀嚼肌和肌筋膜疼痛。疼痛性质为局限性持久性钝痛,有明确的部位,并有扳机点,压迫扳机点可引起远处部位的牵涉痛和不适感。开口轻度受限,一般是晨起时比较明显,随一天的活动而减轻。可开口到正常范围,但可引起疼痛。

治疗要点:可服用镇静剂和镇痛剂,如地西泮和肠溶阿司匹林。对压痛点的肌肉和肌筋膜用2%的利多卡因封闭治疗,每日1次,每次注射1~2 ml,共5次为一疗程。

2. 关节结构紊乱疾病类　　又称关节内紊乱症(internal derangement),是关节紊乱病种患病率最高的一类。以髁突、关节盘和关节窝之间正常结构紊乱,特别是关节盘-髁突(盘、突关节)复合体出现结构关系异常改变。主要包括各种关节盘移位,关节盘各附着松弛或撕脱,关节囊扩张等。临床上常伴有关节半脱位、关节运动时弹响、破碎音、疼痛及开口度、开口型异常等症状。该类疾患常继发于咀嚼肌紊乱。有的可以治愈;有的则可发展成关节器质性改变,X射线检查可见关节间隙异常,但无骨质改变。X射线造影检查有助于诊断各类关节盘移位,关节盘各附着松弛或撕脱、关节囊扩张等。临床常见有以下三型:

(1)可复性关节盘前移位

临床特征:表现为在开口初期的弹响。主要是髁突-关节盘运动失调。正常的张口运动中,髁突、关节盘在翼外肌作用下,协调运动,使之保持稳定和同步运动。当运动失调时,髁突可能与关节盘的前带发生挤压使之变形,当关节盘恢复原来形状而伸直时发出声响。也可能是由于关节盘向前移位,髁突的横嵴撞击关节盘后带的后缘而发出声响。随着关节盘前移程度的加重,开口初期的弹响可发展为开口中期,以及开口末期的弹响。本病除弹响外,可伴有关节区的压痛,且疼痛随关节运动而加重;翼外肌的痉挛致开口型偏斜。X射线摄片(许勒位)可见关节后间隙变窄,前间隙变宽。造影片可证实关节盘移位。

治疗要点:弹响发生在开口初期的患者,可戴用复位𬌗板治疗,以矫正髁突-关节盘的关系。对关节盘前移明显而无法进行𬌗板治疗者,则可行关节镜外科复位治疗,必要时可行开放性关节盘复位术。如伴有翼外肌痉挛或关节滑膜炎或关节囊炎,则应兼用上述二型的治疗方法。

(2)不可复性关节盘前移位

临床特征:其机制同可复性关节盘前移位;不同的是在开口运动时,髁突挤压变形的关节盘,使之不能复位。不能恢复髁突-关节盘的正常结构关系。临床有典型的关节弹响病史,继之有间断性关节绞锁史,进而弹响消失,张口受限。张口时下颌偏向患侧。关节区疼痛,症状类似翼外肌痉挛,当测被动开口度时,开口度不能增大。X射线平片见关节前间隙增宽,造影片可证实存在不可复性关节盘前移位。

治疗要点:首先可使用手法复位,使不可复性关节盘前移位变成为可复性关节盘前移位,复位后按可复性关节盘前移位治疗。如手法不能复位,可戴用枢轴𬌗板(pivot splint),扩大关节间隙,使之复位。对仍不能复位的患者可行关节镜外科复位治疗或开放性关节盘复位术。采用1%透明质酸钠做关节腔内注射(称为黏弹补充疗法),可改变关节腔内流变学性能,减少关节内摩擦,对关节盘的复位和关节疼痛的治疗有一定疗效。

(3)关节囊扩张伴关节盘附着松弛

临床特征:此型可以由翼外肌功能亢进所致。也可由于开口运动过度,造成关节前脱位、关节韧带撕裂未经适当治疗使关节囊及关节盘诸附着松弛。主要症状是开口度过大,并且均有半脱位或复发性关节脱位。还常伴有慢性关节滑膜炎。X射线造影片可见到关节囊扩张和关节盘附着松脱的表现。

治疗要点:主要是采用硬化剂治疗,使之发生轻度粘连,从而缩小关节腔和关节活动度。可用5%鱼肝油酸钠0.25~0.5 ml做关节腔内注射。为减少硬化剂对组织刺激,在注射前应先用2%利多卡因1 ml行关节囊内注射。硬化剂注射后局部水肿反应在1周左右逐渐消退,开口度缩小,半脱位和弹响也消失。还应配合肌训练。如复发可再次注射硬化剂。应避免将硬化剂注射到关节囊外,以免伤及面神经。还可采用关节镜做关节上腔滑膜下硬化剂注射或电凝和牵引缝合等,也有一定的疗效。

3.炎性疾病类

临床特征:此类疾病可由各种原因造成的开口过大或外伤,引起滑膜或关节囊的急性炎症;也可由𬌗因素等引起滑膜或关节囊的慢性炎症。有时关节结构紊乱病、骨关节病可继发或并发滑膜炎。过去把它称为关节后区损伤。在急性炎症期得到及时治疗,发病因素消除后可以痊愈。慢性炎症则常常反复发作,病程较长。炎症疾病可伴随于关节结构紊乱类的症状。表现为关节局部疼痛,并随功能活动而加重,特别是髁突后方尤为明显,且有明显的压痛,一般不红肿。由于疼痛而造成的关节运动障碍;急性炎症时,关节区可出现红肿和明显的压痛,有时可出现自发痛。在有关节腔内积液时,患者同侧后牙咬合困难。单纯的滑膜炎或关节囊炎X射线检查应无骨关节病改变。

治疗要点:局部组织封闭,同时限制下颌运动,以利于炎症消退和组织的恢复。封闭方法是用泼尼松龙混悬液0.5 ml(12.5 mg)加入2%利多卡因0.5~1 ml,做髁突后区及关节上腔注射,每5~7 d 1次,共1~2次。关节区超声药物导入、红外线、超短波、磁疗、热敷等疗法有一定疗效。

4.骨关节病类　这类疾病以前称之为关节器质性改变类。通过 X 射线摄片、造影和关节镜等检查可以发现关节骨、软骨和关节盘有器质性改变。骨关节病患者的主要症状除了可同时出现关节区及关节周围咀嚼肌疼痛、关节运动障碍和关节内弹响外,关节运动时可闻连续的摩擦音或多声的破碎音。这类疾病在病情稳定期自觉症状不明显,也无明显功能障碍,有的经过治疗或经过几周到几个月,破坏的骨质可以修复。同时伴有滑膜炎或关节囊炎的患者,自觉症状明显且反复发作,这时可称骨关节炎。主要包括关节盘穿孔或破裂和髁突、关节结节的骨质改变。临床常见的类型有:

(1)关节盘穿孔,破裂

临床特征:本病常由关节盘移位发展而来。常见的关节盘穿孔,破裂部位为关节盘双板区。主要症状是关节各种方向运动的各个阶段都有多声破碎音;开口型歪斜,关节区疼痛和伴有翼外肌痉挛及关节滑膜炎的临床症状。

治疗要点:首先要遵循合乎程序的以保守治疗为主的综合治疗。经过综合治疗后症状仍反复发作并影响功能的患者,可采取手术治疗。对穿孔部位位于双板区的患者,可行关节盘修复术;对穿孔不能修复的患者,可采用关节盘摘除术。

(2)骨关节病

临床特征:主要表现为开、闭口运动中,关节有连续的摩擦音,如捻发音或揉玻璃纸音。常由关节结构紊乱病发展而来。患者可伴有其他相应的关节症状。不少患者的症状长期保持稳定,关节功能代偿良好。伴有滑膜炎的患者,常有反复发作的张口受限、张口痛、咀嚼痛等症状。X 射线可见关节骨硬化破坏、囊样变、骨质增生、骨赘等。

治疗要点:与关节盘穿孔、破裂型相同。经保守治疗后,仍反复发作,影响功能者,可采用关节镜外科治疗或髁突高位切除术。

(3)关节盘穿孔、破裂伴骨关节病　其临床表现和治疗方法为是前两型的综合,不再赘述。

上述各型颞下颌关节紊乱病的鉴别诊断要点如表 11-1 所示。

表 11-1　常见各型颞下颌关节紊乱病的鉴别诊断要点

| 分型 | 鉴别诊断要点 | | | | | | |
| --- | --- | --- | --- | --- | --- | --- | --- |
| | 主诉 | 杂音时间及性质 | 张口咀嚼痛 | 压痛点 | 张口度 | 张口型 | X 射线摄片 |
| 翼外肌功能亢进 | 弹响 | 张口末闭口初单声清脆音 | 无 | 无 | 过大 | 偏向健侧或不偏(双侧患病) | 髁突明显超过关节结节 |

续表 11-1

| 分型 | 鉴别诊断要点 | | | | | | |
|------|------|------|------|------|------|------|------|
| | 主诉 | 杂音时间及性质 | 张口咀嚼痛 | 压痛点 | 张口度 | 张口型 | X射线摄片 |
| 翼外肌群痉挛 | 疼痛 | 无 | 明显 | 下关穴部上颌结节后部 | 中度受限 | 偏向患侧 | 髁突滑动度减小 |
| 咀嚼肌群痉挛 | 张口受限 | 无 | 轻度 | 受累肌 | 明显受限 | | 髁突无明显动度 |
| 滑膜炎、关节囊 | 疼痛 | 无 | 明显 | 髁突后区 | 中度受限 | 偏向患侧 | 髁突滑动度减小 |
| 可复性关节前移位 | 弹响 | 张口初或中单声清脆音 | 无或轻度 | 关节结节处 | 基本正常 | 先偏向患侧，后复正常 | 关节间隙比例失调，造影见盘前移位 |
| 不可复性关节前移位 | 张口受限疼痛 | 无 | 明显 | 关节结节处 | 中度受限 | 偏向患侧 | 关节间隙比例失调，造影见不可复性盘前移位 |
| 关节囊扩张、关节盘附着松弛 | 弹响 | 张口末或闭口初单声清脆音 | 无 | 无 | 过大呈半脱位 | 偏向健侧或不偏（双侧患病） | 造影见关节囊扩张，关节盘附着松弛 |
| 关节盘穿孔破裂 | 疼痛弹响 | 多声破碎音 | 反复发作 | 关节结节处 | 正常或受限 | 偏向患侧或歪曲呈々 | 造影见上下腔相互交通 |
| 骨关节病 | 疼痛弹响 | 连续摩擦音 | 反复发作 | 关节结节处 | 正常或受限 | 偏向患侧 | 关节间隙比例失调，髁突骨质破坏，形态改变 |

# 第二节　颞下颌关节脱位

颞下颌关节脱位(dislocation of condyle)是指髁突超过正常运动范围滑出关节外,并且不能自行恢复原位者称颞下颌关节脱位。

关节脱位按部位可以分单侧脱位和双侧脱位;按性质可分急性脱位、复发性脱位和陈旧脱位;按髁突脱出的方向、位置又可分为前方脱位、后方脱位、上方脱位以及侧方脱位。临床上以急性和复发性前脱位最为常见。关节向上、后和侧方脱位见于外伤,并常伴有下颌骨骨折和颅脑损伤。

## 一、急性前脱位

急性前脱位(acute anterior dislocation)是临床最常见的颞下颌关节脱位。

### 【病因】

引起关节脱位的因素很多,因而明确诱因和诱发因素对临床诊断和治疗是非常重要的。常见的关节脱位原因有:

1. 外力　遭受外力打击、外伤时引起脱位。

2. 张口运动过大　如打哈欠、大笑、唱歌、咬大块食物、口腔检查及治疗、暴力开口等均可造成关节脱位。

3. 关节解剖弱点　当关节结节紊乱、关节囊松弛、关节窝过浅(发育不良),在张口运动中造成滑脱,引起脱位。

4. 咀嚼肌功能紊乱　翼外肌功能失调(上、下两头,左、右两侧),功能亢进,强力收缩,使下颌过度前伸,造成脱位。

### 【临床表现】

急性前脱位可发生在一侧,亦可两侧同时发生。

双侧脱位表现为:

1. 下颌向下前伸,使面下1/3变长,颏部前突,双侧颊部变平,鼻唇沟消失。

2. 下颌运动异常,出现殆关系紊乱或不能咬合、前牙呈开殆及反殆状,语音模糊,唾液外溢,不能闭口,咀嚼、吞咽困难等。

3. 耳屏前凹陷,颧弓下突起。

单侧脱位:患者颏部中线偏向健侧,健侧后牙反殆。

X射线检查:可见髁突脱位于关节结节前斜面上方。同时排除下颌骨骨折,特别是髁突颈部骨折。

### 【治疗】

颞下颌关节急性前脱位后,应及时复位,以免脱位致使周围纤维组织增生,发生粘连而难于复位。复位后应限制下颌运动。

1. 复位　复位前,应解除患者心理紧张状态,可行局部肌肉按摩,使肌肉放松,便于复位顺利进行。复位方法包括口内法、口外法及手术复位。

（1）口内法　最为常用。患者坐于手术椅上（普通椅子也可,但头须有支靠）,下颌牙
𬌗面的位置应低于术者两臂下垂时肘关节水平。术者站立于患者的前方,两拇指用纱布
缠紧,伸入患者口中,放在两侧下颌磨牙𬌗面上,其余手指握住下颌体部下缘。复位时,
两拇指施以使下颌骨向下的、逐渐增加的力量,而其余手指则将颏部缓慢上提,当髁突降
至关节结节水平以下时,此时应将下颌骨向后、上推动,使髁突滑入关节窝内而复位（图
11-1）。有时在关节复位时可听到弹响声。为防止复位时引起咀嚼肌反射性的收缩而咬
伤术者的手指,术者应在复位的瞬间将两拇指紧贴下颌磨牙咬合面迅速沿颊侧滑向口腔
前庭沟。

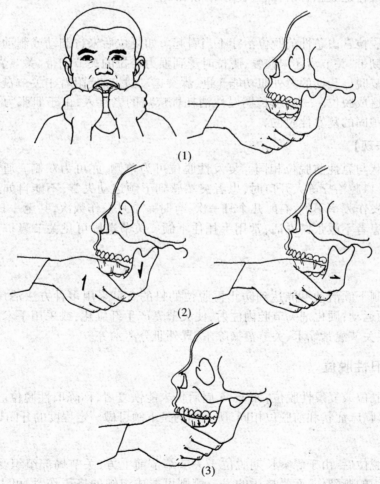

图11-1　颞下颌关节前脱位口内复位法
（1）术者手指位置　（2）用力方向　（3）复位

（2）口外法　复位时,术者的两拇指放在患者两侧突起的髁突前缘,用力将髁突向
下、向后推压,同时用两手的示、中指托住双侧的下颌角,无名指、小指托住下颌体下缘,

当髁突下降至关节结节下方时，各指协调配合，施以向后、向上的力，使髁突滑入关节窝内而复位。

因脱位时间较长，咀嚼肌存在痉挛，关节部水肿、疼痛，手法复位困难者，可行局部咀嚼肌封闭，解除痉挛，再行复位。

2. 限制下颌运动 复位后，为使脱位时受牵拉过度而损伤的韧带、关节盘诸附着和关节囊得到修复，应限制下颌运动2~3周，可采用颅颌弹性绷带固定。

## 二、复发性脱位

复发性脱位(recurrent dislocation)是指颞下颌关节前脱位反复发作，又称习惯性脱位。反复的发作造成患者语言、进食等功能障碍。

### 【病因】

复发性脱位常由急性前脱位治疗不当引起。如复位后未行制动或制动时间较短，被撕裂的关节韧带、关节囊还未修复，脱位时受到强力牵拉的关节韧带、关节囊还处于松弛状态而引起复脱。长期的翼外肌功能亢进，髁突运动过度，使附着于关节盘的韧带、关节囊松弛也可造成脱位。一些患长期慢性消耗性疾病的老年人，由于肌张力失常，韧带松弛也易发生顽固的复发性脱位。

### 【临床表现】

临床症状与急性前脱位相同。复发性脱位可为单侧，亦可为双侧。通常在进食、大笑、打哈欠及口腔治疗等大开口时，患者突然感到下颌运动失常，不能自如运动，前牙不能闭合。其发作频率不一，有时几个月一次，有时一个月发作数次，甚至一日几次。经常性的脱位使患者不敢张口说话，常用手托住下颌。关节造影可见关节囊扩大，关节盘诸附着松脱。

### 【治疗】

单纯限制下颌活动不能达到防止再脱位的目的。可采用多种方法治疗。如颌间固定，限制下颌运动；硬化剂关节腔内注射，使关节囊产生纤维化；或采用手术治疗，如关节结节增高术、关节囊紧缩术、关节盘摘除术、翼外肌分离术等。

## 三、陈旧性脱位

急性前脱位或复发性脱位，如3~4周后仍未能恢复者，称陈旧性脱位。陈旧性脱位比较少见，其临床症状和前脱位相同，所不同的是下颌可做一定程度的开闭口运动。

### 【病因】

急性前脱位后，由于髁突长期脱位于关节结节前上方，关节局部组织受到牵拉的一侧可造成组织的撕裂伤，而受挤压的另一侧则可造成组织的挤压伤，均可引起咀嚼肌群的痉挛及关节周围组织的纤维化、关节窝及髁突的改建。这些变化随脱位时间变长而加重，复位亦更加困难。

### 【治疗】

陈旧性脱位因已发生组织学的变化，复位比较困难。但一般还应以手术复位为主。

治疗时,可在全身麻醉下给肌肉松弛剂后,先行手法复位,如失败再进行手术复位。手术方法应根据临床特征选用直接暴露关节复位、髁突切除术、升支切除术等。术后配合颌间牵引,复位后下颌应制动2~3周。

# 第三节　颞下颌关节强直

因器质性病变导致张口长期困难或完全不能张口者,称为颞下颌关节强直(ankylosis of temporomandibular joint)。

临床上可根据病变部位分为:

1. 关节内强直　又称真性关节强直。

2. 关节外强直　又称假性关节强直,亦称为颌间挛缩。

3. 混合性强直　根据病理变化分为纤维性关节强直和骨性关节强直。

【病因】

真性颞下颌关节强直多发于儿童。常见的原因过去主要是炎症,多由于局部感染而来,最常见的是化脓性中耳炎。因儿童的中耳与颞下颌关节紧密相邻,岩鼓裂处只有很薄的软组织相隔,炎症可穿破岩鼓裂处薄层软组织直接扩散到关节。下颌骨骨髓炎、化脓性腮腺炎等也可扩散至关节。身体其他部位的感染引起的脓毒血症及败血症等随血液循环也可造成化脓性关节炎而继发关节强直。目前认为创伤是造成关节强直的最多见病因。婴儿产钳伤、颏部外伤及下颌骨髁突颈部骨折。外伤后关节内形成血肿,血肿较大时,不易被吸收而发生机化,导致纤维组织增生,最后形成关节强直。

类风湿性关节炎偶尔亦可形成关节强直。

关节外强直常见的病因,过去以坏疽性口炎(走马疳)多见,但现已极罕见。目前,颜面部各种软组织损伤,如物理或化学的烧伤,颧弓骨折等为常见病因。此外口腔内手术创面处理不当,鼻咽部、颞下窝肿瘤放射治疗等也可以造成颌间瘢痕挛缩。

【病理】

关节内强直的病理变化为颞下颌关节的纤维软骨及骨质逐渐破坏,被有血管的结缔组织所替代,最后形成纤维性愈合;并可见关节骨面有不同程度的骨质破坏,纤维组织长入骨髓腔。关节周围可有大量结缔组织增生。纤维性强直进一步骨化,使关节窝、关节结节、关节盘和髁突之间发生骨性愈合,关节形态逐渐消失,融合成一致密骨痂。骨痂不断扩大,波及下颌乙状切迹,甚至使整个下颌升支与颧弓完全融合。

关节外强直的病理变化是由于上下颌间软组织在损伤、愈合过程中,大量结缔组织增生而形成瘢痕挛缩,瘢痕可因颜面部软组织损伤的深度和广度的不同而不同,范围大小不一,形态可为条索状或片状,波及上颌结节和下颌支处,甚至整个颞下间隙和口咽部。瘢痕内还有不同程度骨化现象。

【临床表现和诊断】

1. 关节内强直

（1）开口困难　病史较长，呈渐进性发展过程，一般在几年以上，随着纤维性粘连的改变进行性加重，直至形成骨性强直而完全不能开口。单侧关节强直时，患者靠对侧髁突的代偿性活动仍有一定的开口度，开口时下颌偏向患侧。儿童患者靠下颌骨的弹性来克服双侧关节的骨性强直，可仍有几毫米的开口度。

（2）髁突活动度减弱或消失　用两手小指放在患者的双侧外耳道内，让患者做开闭口运动和侧方运动时，通过对外耳道前壁的感受，可以判定髁突有无动度和对比对侧髁突运动的差别。单侧骨性关节强直患者开闭口运动时，可清楚触及健侧髁突的活动度。

（3）面下部发育障碍畸形　一般随年龄的增长而日益明显。单侧关节强直患者表现为颜面两侧不对称，患侧下颌体及下颌支短小，颏部及整个下颌骨向患侧偏斜，患侧面部反而丰满；健侧下颌由于生长发育基本正常，相应面部反而扁平狭长。双侧关节强直者，由于髁突生发中心的破坏，使下颌骨发育障碍，下颌体内收、颏部明显后缩，严重者颏颈角几乎呈一直线。而正常上颌却显前突，形成特殊的小颌畸形面容（图11-2），又称鸟喙畸形。发病年龄愈小，颜面下部发育障碍畸形愈严重。

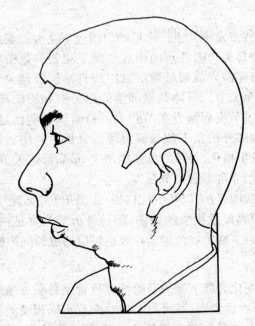

图11-2　双侧颞下颌关节强直的小颌畸形

（4）𬌗关系错乱　关节强直发病于成年人或青春发育期以后，无明显的𬌗关系紊乱，仅有开口受限。儿童期发病者下颌骨发育不足，可造成面下部垂直距离变短，牙弓变小而狭窄，牙列拥挤，磨牙舌向倾斜或萌出不全，下颌切牙唇向倾斜形成扇形分离。𬌗关系明显错乱。

（5）呼吸结构紊乱　儿童患者由于下颌发育障碍，下颌极度后缩，使舌骨位置下移，导致舌骨上、下肌群张力失调及固有口腔变小，舌及舌根后坠，与咽后壁距离变得窄小。一些患者软腭及悬雍垂长度增加，睡眠时肌肉松弛，上呼吸道更加狭窄，通气量不足，打鼾并有呼吸暂停,称为阻塞性睡眠呼吸暂停综合征(OSAS)。这种情况一般发生在双侧颞下颌关节强直患者。

(6)X 射线表现有三种类型 第一种类型正常关节解剖形态消失,关节间隙模糊,关节窝及髁突表面骨质有不规则破坏,多属纤维性强直;第二种类型关节间隙消失,髁突和关节窝融合成致密团块,形成骨球状;第三种类型致密的骨性团块可波及下颌乙状切迹,使正常喙突、颧弓、下颌乙状切迹影像消失,下颌支和颧弓融合呈 T 形。第二型和第三型为骨性强直。

2. 关节外强直

(1)开口困难 患者常有因坏疽性口炎引起的口腔溃烂史,或上、下颌骨损伤史,或放射治疗等病史。开口困难的程度取决于关节外瘢痕粘连的程度。由于下颌骨的生长发育中心未受侵犯,因此,患者的面下部发育障碍畸形和殆关系错乱,均较关节内强直患者为轻。

(2)口腔或颌面部瘢痕挛缩或缺损畸形 患者患侧口腔龈颊沟变浅或消失,并可触到范围不等的索条状瘢痕区。由坏疽性口炎引起者,常伴有软组织缺损畸形,牙排列错乱。由损伤或灼伤引起者,可有相应的瘢痕或缺损畸形。

(3)髁突活动减弱或消失 多数患者做下颌运动时,患侧可触及髁突轻微的动度,在侧方运动时动度更为明显;但如颌间瘢痕已发生骨化,则髁突动度可消失。

(4)X 射线检查 可以观察到清晰的髁突、关节窝和关节间隙。但是,有些病例可见到上颌与下颌之间的颌间间隙变窄,密度增高,有时可见大小不等的骨化灶。上、下颌骨之间或下颌与颧骨、颧弓之间形成骨性粘连时,可称为骨性颌间挛缩。

3. 混合性强直 同时存在关节内和关节外强直的病例,临床具有两者的综合表现,称为混合性强直。

4. 真性强直与假性强直的鉴别诊断 由于不同类型的颞下颌关节内强直手术治疗方法不同,所以必须对关节内、外强直加以鉴别(表 11-2)。

表 11-2 关节内和关节外强直的鉴别诊断

| 鉴别点 | 关节内强直 | 关节外强直 |
|---|---|---|
| 病史 | 化脓性炎症病史、损伤史等 | 口腔溃烂、上下颌骨骨折史、烧伤以及放射治疗史等 |
| 颌间瘢痕 | 无 | 有 |
| 面下部发育 | 严重畸形(成年后患病不明显) | 畸形较轻(成年后患病无影响) |
| 殆关系 | 严重错乱(成年后患病不明显) | 轻度错乱(成年后患病无影响) |
| X 射线表现 | 关节间隙消失,关节部融合成骨球状(纤维性强直的关节间隙存在但模糊) | 关节部正常,上颌与下颌支间间隙可以变窄,密度增高 |

【治疗】

颞下颌关节强直的治疗一般都须采用手术的方法。但手术前必须明确是关节内强直还是关节外强直或混合性强直;强直的性质是纤维性还是骨性;病变是单侧还是双侧以及病变的部位和范围,这样才能制订正确的手术计划。手术可在局部麻醉下进行,也可在全身麻醉下进行。全身麻醉手术时,为了防止患者麻醉后发生舌后坠引起窒息而危及生命,应采取气管内插管;术后在患者完全清醒后才可拔除气管插管。

1. 关节内强直　髁突切除适用于纤维性强直的病例。颞下颌关节成形术(arthroplasty of temporomandibular joint)又称假关节形成术,适用于骨性强直病例。

手术原则如下:

(1)截骨的部位:即形成假关节的位置,应尽可能在下颌支接近原来关节活动的部位。截骨的部位分:

1)高位　在髁突颈部、乙状切迹之上,形成假关节。

2)中位　在乙状切迹之下,下颌孔之上。

3)低位　下颌角上,下颌孔之下,因手术后功能恢复很差,已不采用低位切开。

(2)截开形成的骨断面,应做适当的修整,形成点与面的接触且表面光滑,减少再次骨性粘连的机会。

(3)保持截开的间隙在 0.5～1 cm 之间,在此间隙内插入各种组织或代用品,如采用自体骨(带软骨的肋骨、髂骨等)游离移植,行关节重建术。有预防骨断面重新粘连而复发的作用。或行人工关节置换术。

(4)双侧关节内强直最好一次手术;如必须分两次手术,相隔时间不应超过 2 周,以免第一次手术处发生瘢痕粘连,造成手术失败。

(5)手术年龄以 12～15 岁以后为宜,对伴有阻塞性睡眠呼吸暂停综合征的儿童则应及早手术。

(6)在行关节成形术的同时,应矫正小下颌畸形,不但有利于改善呼吸,而且可以矫正下颌后移的面容畸形,也有利于改善因长期慢性缺氧造成的心肺功能障碍和儿童全身发育不良。

2. 关节外强直　关节外强直手术方法有:切断和切除颌间挛缩的瘢痕,凿开颌间粘连的骨质。如颌间挛缩的瘢痕范围较小,可用游离皮片移植消灭瘢痕切除、松解后遗留的创面。如果挛缩的瘢痕范围较大或伴有唇颊组织缺损畸形,则应采用额瓣或游离皮瓣移植修复。

3. 混合性强直　混合性强直治疗要根据不同情况决定手术方案。多采取假关节成形术,凿开下颌与上颌间骨性粘连,并结合游离植皮或皮瓣移植术。

【预后】

颞下颌关节强直术后的复发在 10%～55% 之间。预防术后复发的主要措施有:

1. 儿童期比成人期手术复发率高,故手术年龄在 15 岁以后为佳。

2. 切骨的范围应在 0.5～1 cm,过多会造成开𬌗,过少易复发;两个断端应修整成点面接触且表面光滑。

3. 插入物的放置可以降低复发率。

4. 手术中选用电刀热凝,既可破坏骨膜,又可热凝止血阻止了骨膜对复发的作用。

5. 术后 7～10 d 可开口练习(同时行植骨或下颌前移术者应推迟至 2 周以后)。根据开口度的不同,采用适当厚度的楔形硬橡皮块或阶梯形木块做开口器。

6. 手术中尽量减少创伤,止血完善,消灭无效腔,术后良好的包扎,预防感染,对减少复发是很重要的。

## 病例分析

**病例一**

女孩,18 岁,3 年前因牙齿错位,在一口腔门诊进行矫治,因种种原因,造成现在面部不对称,咬合错乱,张口说话吃饭困难,下颌面部肌肉疼痛,关节有响声。

请问:该患者的诊断是什么?应和哪些疾病鉴别?

**病例二**

患者李某,14 岁,进行性开口困难 7 年,面部明显不对称。右侧面部饱满,颏点偏向右面,左侧面部狭长,重度张口受限,5 岁时患者曾发生颏部对冲性损伤。

请问:该患者的诊断是什么?应和哪些疾病鉴别?

**病例三**

患者 45 岁,因右下智齿阻生,反复发生炎症要求拔除,查:右下智齿低位水平阻生,拟行翻瓣去骨法拔除患牙,术中发生断根,手术约用时 2.5 h,手术完毕后,嘱其咬住止血棉卷,发现患者不予合作,问其话语,不予回答,患者始终呈开口状,血液滴出口外。

请问:该患者的诊断是什么?诊断依据及治疗方法是什么?

(张文峰)

# 第十二章  口腔颌面部神经疾病

**学习要点**

1. 三叉神经痛的疼痛特点、诊断、治疗方法。
2. 面神经麻痹的分类、贝尔麻痹的临床表现、诊断、治疗原则。
3. 面肌痉挛的临床表现、诊断。

口腔颌面部有两对较大的神经——三叉神经和面神经。三叉神经主要司面部的感觉并支配咀嚼肌运动。面神经主要支配面部表情肌运动。口腔颌面部常见的神经疾病主要是三叉神经痛和面神经麻痹。

# 第一节 三叉神经痛

三叉神经痛(trigeminal neuralgia)为三叉神经分布区域内一种原因不明的,反复突然发作的阵发性、剧痛性,并无其他感觉障碍及器质性改变的疾病。

【病因】

目前三叉神经痛的病因及发病机制尚未完全明了,有待于进一步探索和研究。关于三叉神经痛病因,目前有以下的假说。

1. 中枢性病变学说 该学说认为三叉神经痛为中枢性病变引起。理由是在此病患者的三叉神经周围支没有发现特有的病理形态学改变。从临床症状看,三叉神经痛发病情况类似癫痫:来去突然、时间短暂、用抗癫痫药物有效等。因此推测三叉神经痛是由于三叉神经的传出机制失控,导致感觉神经中枢的癫痫样放电的结果。中枢病变学说并不能解释临床上的某些现象,如三叉神经痛的表现往往仅限于某一分支,而其他分支所分布的区域并不受累等。

2. 周围性病变学说 目前多数学者偏重于这一学说。此学说认为三叉神经痛与某些周围性病变相关。常被疑为引起三叉神经痛的周围性疾病有:

(1)机械压迫 有专家推断硬脑膜增厚、岩骨嵴过高、颅底骨孔相对狭小等压迫三叉神经半月节或感觉根,可能是三叉神经痛的病因。临床上根据这种推论,应用各种减压手术治疗三叉神经痛,收到了较好的疗效。

电镜观察发现,三叉神经感觉根有明显髓鞘脱失的病理改变。此改变可能成为三叉神经痛的病理基础,并进一步推测颅内脱髓鞘后的三叉神经触觉纤维和痛觉纤维之间发生"短路",致使轻微的触摸"扳机点"(trigger zone)便可引起剧烈的疼痛。各种形式的机械压迫,都有可能导致三叉神经的损害而发生脱髓鞘性变。

(2)炎症 炎症感染灶与三叉神经痛有关的观点提出已久。早期研究认为牙痛可能是三叉神经痛的病因,但拔除病牙并不能治愈三叉神经痛的结果不支持此说法。临床观察,三叉神经痛患者发病之后,常在相应的三叉神经分支区域内出现疱疹,因此,认为三叉神经痛可能是由于病毒感染引起,但这种说法却无法解释反复出现口周单纯疱疹的患者多不出现三叉神经痛的临床表现;近年研究发现"扳机点"处的颌骨内存在着区域性的炎性病变,手术清除病变的骨腔可使疼痛消失,故推论局部性的颌骨病变可能为三叉神经痛的病因。

（3）三叉神经中枢及周围的动脉硬化狭窄 本病多见于老年人,且患者常伴有高血压,临床上使用降压或血管扩张药有一定的疗效。由此推测三叉神经中枢及周围的动脉可能有硬化狭窄,或者在老年病的基础上,神经节动脉发生痉挛,致使三叉神经中枢及周围的血供缺乏,进一步诱发三叉神经痛。

【临床表现】

三叉神经痛以中老年多见。三叉神经痛的临床表现以疼痛为主,疼痛剧烈,往往久治不愈,在极大程度上影响患者的生活与工作,甚至丧失劳动能力及生存的欲望。典型特点如下:

1.疼痛性质 三叉神经痛的疼痛为突发突停的阵发性剧烈疼痛。疼痛常被描述为刀割样、电击样或撕裂样痛。发作时,患者试图用各种动作来减轻疼痛,如咬牙、叩齿、摇头、咬舌、伸舌、咂嘴等。

2.疼痛持续时间 患者初期疼痛时间极短,约几秒钟或 $1 \sim 2$ min,反复发作后可延长,发作停止后无任何症状。每天发作次数不等。每两次发作之间称为间歇期。随着疾病的加重,发作持续时间越来越长,间歇期越来越短。有的患者疼痛发作呈周期性,即在一段时间内疼痛频繁发作,而之后有一段时间疼痛缓解或消失。

3.疼痛位置 单侧发病为三叉神经痛的特点,很少超过中线。疼痛区域与受累的三叉神经分布范围相同(图 12-1)。临床上以三叉神经第Ⅱ、第Ⅲ支单独受累最常见,也有上述两支同时发病。第Ⅰ支或Ⅰ、Ⅱ、Ⅲ支同时受累极为少见。患者感觉受累区的皮肤、黏膜及牙齿等剧烈疼痛。由于疼痛难忍,使得患者用力揉搓患区皮肤,久而久之,导致皮肤粗糙、增厚或色素沉着,也可造成皮肤损伤或感染。患者多有拔牙史并可查见多个牙缺失,或因牙痛强烈要求拔牙或被误诊为牙疾而将牙拔除,但拔牙后疼痛仍然不能缓解。患者还可因难以忍受疼痛或惧怕疼痛发作而产生轻生的想法。

4.诱因及扳机点 自发疼痛很少,故疼痛多在白天,晚上安静状态时极少发作。疼痛可由口、舌运动或外来的刺激诱发,如洗脸、刷牙、吃饭、说话、打哈欠、风吹、声音震动,甚至一个轻微的表情等。上述刺激可以激惹颌骨面部的某一点使疼痛发作,且疼痛由此点开始,立即扩散到整个病患区域,这个激发疼痛的敏感点称为"扳机点"。"扳机点"往往是固定的,可有一个或多个。患者由于惧怕诱发疼痛而不敢说话、洗脸、刷牙、吃饭等,因此,患者看上去表情呆滞、木僵,受累支面部皮肤污秽不洁及牙面满布牙石、牙垢,甚至因不敢进食而出现消瘦。就诊时往往害怕疼痛发作,在医生检查时出现不自觉地用手来保护面部的动作。

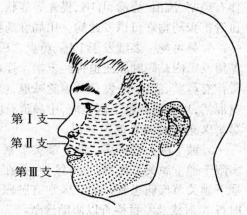

第Ⅰ支
第Ⅱ支
第Ⅲ支

图 12-1 三叉神经分布范围

5.其他 不少患者疼痛发作时伴有自主神经症状,如面部潮红、眼结膜出血、流泪、出汗、流涎等。少数患者出现面部表情肌的不自主痉挛,也称"痛性抽搐"。

**【诊断及鉴别诊断】**

根据病史、症状及体征,典型三叉神经痛的诊断不难做出,但应该进一步了解其发病原因。根据主诉的疼痛区域及查体发现的特征和扳机点所在位置,可初步了解三叉神经的哪一支受累,再用阻滞麻醉的方法进一步确定受累支。具体方法:由痛区三叉神经末梢开始,逐段向中枢注射,如果麻醉某支或某段后疼痛消失,所麻醉的区域即为病变所在。

须鉴别诊断的疾病主要是:

1. 牙源性疾病　包括急性牙髓炎、牙周膜炎、牙髓结石等。三叉神经痛初期与上述疾病症状相似,容易误诊而给予不当治疗甚至拔牙。有时甚至连拔数颗均无效才开始怀疑三叉神经痛。牙病引起的疼痛多为短期内的阵发性或持续性疼痛,可在冷热刺激或夜间躺卧后加重,而说话、洗脸等肌肉活动或触摸刺激并不引发或加重疼痛;在口内可查到病牙及相关体征,面部无"扳机点"存在。牙髓结石一般须通过 X 射线牙片进行鉴别;此外牙病引起的疼痛在开髓或相应的治疗后迅速缓解或消失。而三叉神经痛采取开髓或治疗牙病的方法无效。

2. 舌咽神经痛　也为突发和突然停止的发作性剧烈疼痛,性质与三叉神经痛极为相似,易与三叉神经痛第 Ⅲ 支的舌神经痛混淆。三叉神经痛引起的舌痛部位在舌尖和舌体;而舌咽神经痛引起的舌痛部位在舌根。舌咽神经分布区组织(如扁桃体、软腭、舌根部)的活动,比如说话、咳嗽吞咽等可诱发舌咽神经痛。鉴别方法为:用表面麻醉剂喷涂咽与舌根部,疼痛消失的为舌咽神经痛;而以局麻药物封闭下颌神经后疼痛消失者,则证实为三叉神经痛。同时患有两种病患者极为少见。

3. 蝶腭神经痛　是由蝶腭神经节受刺激而引起的一种阵发性、剧烈疼痛,多见于女性。常有周期性、每日定时发作的特点。疼痛的部位主要分布在鼻根、内眦、上颌,并向颞、枕及耳部放射,其位置比较深在。发作时病痛持续时间较长,可几分钟至几小时。多伴有鼻塞、流泪、流涕、耳鸣、畏光等症状。蝶腭神经痛无明显的"扳机点",但饮酒或服用血管扩张药物常可诱发此病。用局麻药物麻醉蝶腭神经节可使阵痛缓解。

4. 鼻窦炎　多继发于上感、鼻炎之后,常有流脓涕的病史,为常见病。原因是分泌物潴留及窦内黏膜肿胀压迫神经末梢。疼痛为持续性、局限性钝痛,体位改变时头痛加重,常伴有鼻塞、流脓涕、发热及嗅觉减退,鼻窦区可有压痛。第 Ⅱ 支三叉神经痛易于上颌窦炎混淆,后者可有眶下区压痛,中鼻道有脓性分泌物,久坐头痛加重等,抗感染治疗有效。鼻窦 X 射线检查有助于鉴别。

5. 颞下颌关节疾病　颞下颌关节紊乱病、颞下颌关节炎症等疾病引起的疼痛,部位多限于颞下颌关节区域,呈持续性,并在颞下颌关节活动时加重,但多数患者能够忍受。颞下颌关节疾病患者在关节区常有肿胀、压痛、关节弹响或杂音及下颌运动障碍。必要时行 X 射线及专科检查以协助诊断。

6. 肿瘤　肿瘤引起的疼痛是由于颅内肿瘤压迫三叉神经半月节或鼻咽癌、上颌窦癌等向颅内蔓延累及三叉神经所致。其疼痛机制与三叉神经痛有可能相同,但原因明确,治疗方法也较肯定。习惯上将其称为"继发性三叉神经痛",以此区别于三叉神经痛。由于肿瘤占位压迫引起的"继发性三叉神经痛",在早期可呈间歇性,在晚期则表现为持续性剧痛,并呈渐进性加重。特点是除三叉神经受累外,同时可累及其他脑神经,并伴有相应肿瘤的阳性体征,如颅压增高、面部痛觉减退、鼻塞、鼻出血、角膜反射消失、眼球突出及复视等。X 射线拍片可见占位改变和骨质破坏,CT 或磁共振检查对于早期病变的发现以及肿瘤部位的确定意义重大。

【治疗】

由于三叉神经痛的病因尚不清楚,此病目前还缺乏理想的治疗方法。临床上,对于初患或轻症患者,采用非手术治疗,治疗无效时再行手术治疗。

应根据患者病情、治疗效果及医疗技术和条件,来选择、调整和联合应用不同的治疗方法,以取得最佳疗效。

1. 药物治疗

(1)卡马西平　或称酰胺咪嗪、痛痉宁等,为一种抗癫痫药物。镇痛效果较好,是治疗三叉神经痛的首选药物。用法:轻症或早期患者,每次 100 mg,每日 1 ~ 3 次,无效可增至每次 200 mg,一般为 600 ~ 800 mg/d。不良反应可有眼震、眩晕、嗜睡、复视、共济失调或恶心、呕吐、粒细胞减少、心传导障碍等;严重反应有再生障碍性贫血和剥脱性皮炎及致畸作用。患者初次服药后,嘱减少活动以防摔倒或发生意外。治疗满意后 1 ~ 2 周,可试探减至维持量至停药。长期服药者,应定期检查血、尿常规及肝、肾功能。

(2)苯妥英钠　亦称大仑丁,为一种抗癫痫药物。用法:每次 100 mg,每日 3 次;疗效差者可增量为 200 mg,每日 3 次,极限量为 600 mg/d。该药的缺点是小剂量效果差,而大剂量应用不良反应明显,如眼震、眩晕、疲倦、共济失调以及牙龈增生、痤疮较为常见,偶尔见周围神经病、剥脱性皮炎、再生障碍性贫血等。此药对三叉神经痛的效果不如卡马西平,但当卡马西平疗效降低时与其合用,能提高疗效,出现明显的牙龈增生时改用其他药物治疗。

(3)镇静剂、草药等其他药物　可酌情使用。

2. 针刺治疗　按中医的穴位进行针刺,常用毫针或电针治疗。一般每天 1 次,每次选一组穴位,针刺后留针 20 ~ 30 min,可配合电针和穴位红外线照射,近来也有用激光照射穴位,亦可强刺激后不留针。可在"扳机点"进行阿是穴针疗,也可直接针刺神经干,如眶下神经、颏神经、上颌神经、下颌神经等。常用的针刺穴位见表 12-1。

表 12-1　三叉神经痛针刺治疗选用穴位

| 神经分支 | 主穴 | 配穴 |
| --- | --- | --- |
| 第Ⅰ支 | 下关、阳白、鱼腰 | 合谷、太阳、攒竹 |
| 第Ⅱ支 | 下关、四白、迎香 | 合谷、太阳、攒竹 |
| 第Ⅲ支 | 下关、承浆、颊车 | 合谷、地仓、翳风 |

3. 局部注射治疗

(1)麻药封闭　常用 1% ~ 2% 普鲁卡因或者 1% ~ 2% 利多卡因。方法与相应的阻滞麻醉相同。每次 2~4 ml,隔日一次。情况好转后改为 1~2 次/周。如加入维生素 $B_1$、维生素 $B_{12}$,可提高疗效。多用于疼痛重、药物疗效无效的初发患者的短期治疗。但应注意无菌操作,防止感染。

(2)乙醇注射　常用 95% 的乙醇或无水乙醇。方法同相应区域神经干的阻滞麻醉,将乙醇注射于受累支的神经干处,用量 0.5 ml 左右。因注入乙醇时疼痛较重,应先注射局麻药物。乙醇主要是破坏神经组织,阻断其传导作用而达到止痛目的。此法安全、方便,止疼效果好,疗效一般为 6~12 个月,复发后仍可再用。但缺点是:注射后,在神经分支相关区域痛感消失的同时,其感觉也消失且恢复较慢。故乙醇封闭适用于药物治疗效果不佳而又不愿手术治疗或年老体弱不宜手术者。对于第Ⅰ支三叉神经痛的患者,尽量不用,以免引起眼神经的损害导致失明。

4.射频温控热凝治疗　原理是通过高频电流有选择地使感觉神经组织产热,痛觉神经细胞的蛋白质凝固、变性,从而阻断神经传导而止痛。常用的方法为:在放射影像引导下,将尖端能导电的绝缘针经卵圆孔刺入半月节后通电热凝。此法较开颅手术简便、安全,但由于需要较昂贵的医疗设备和娴熟的操作技术,使其应用受到限制。也可进行周围支的治疗,相对比较安全,疗效也不错。

5.手术治疗　非手术治疗无效时,可考虑手术治疗。其方法有:

(1)颌骨病变骨腔清除术　根据"扳机点"的位置和经 X 射线检查发现的颌骨病变,确定手术的部位。手术的方法是:采用适当的切口,暴露骨腔所在的骨皮质;用骨凿去除骨皮质,找到病变骨腔;刮除病变骨质;冲洗止血,缝合创口。一周左右拆线。

(2)周围神经撕脱术　将三叉神经痛病变所在部位的三叉神经周围支离断并将远心段撕脱的手术方法称周围神经撕脱术。如第Ⅰ支(眶上神经)撕脱术、第Ⅱ支(眶下神经)撕脱术、第Ⅲ支(下颌神经、颏神经)撕脱术等。这些方法简单、安全、止疼效果可靠,但是术后复发率较高。其平均止疼时间为 1 年左右。

眶下神经撕脱术:首先行眶下神经阻滞麻醉及唇颊沟局部浸润麻醉;然后在术侧上中切牙至第二双尖牙唇颊沟黏膜移行皱襞处做弧形切口或眶下皮肤做弧形切口(图 12-2);继而分离黏骨膜及皮下组织,暴露眶下孔及眶下神经(图 12-3);仔细分离眶下神经及周围的血管,用止血钳在眶下孔处夹住眶下神经,轻轻旋转同时向外牵拉,尽量靠近心端切断眶下神经,以血管钳缠绕撕脱眶下神经远心端各分支尽量达皮下(图12-4);冲洗止血,眶下孔出血明显者可用骨蜡止血;缝合创口,面部加压包扎。术后 1 周左右拆线。

颏神经撕脱术(口内法):行下牙槽神经阻滞麻醉及唇颊沟局部浸润麻醉;在术侧下颌侧切牙至第二双尖牙唇颊沟黏膜移行皱襞处做弧形切口;分离黏骨膜,暴露颏孔及颏神经;分离、撕脱、止血及缝合等同眶下神经撕脱术。

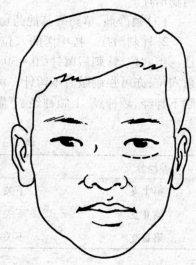

图 12-2　眶下神经撕脱术口外切口

（3）颅内手术 有三叉神经感觉根切除术、减压术等。其他治疗方法无效时可施行此类手术治疗三叉神经痛。

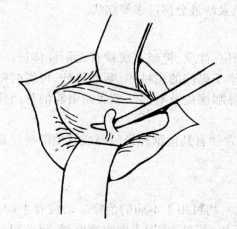
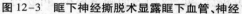
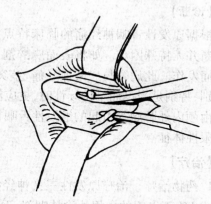

图 12-3 眶下神经撕脱术显露眶下血管、神经　图 12-4 眶下神经撕脱术切断神经并撕脱其远端

# 第二节　舌咽神经痛

舌咽神经痛（glossopharyngeal neuralgia）是指发生在舌咽神经分布区域的阵发性剧烈疼痛。疼痛性质与三叉神经痛相似，但患病率较低。

【病因】

原发性舌咽神经痛的病因目前尚不清楚，可能为舌咽神经及神经发生脱髓鞘性变，引起的舌咽神经的传入冲动与迷走神经之间发生"短路"的结果。在继发性病因中，包括脑桥小脑角的血管异常和肿瘤、蛛网膜炎、椎动脉病，以及发生于颈动脉、咽、喉和扁桃体等处的颅外肿瘤等；也有人认为为颅外血管疾患，如颈内动脉闭塞和颈外动脉狭窄等都可能成为本病的病因。

【临床表现】

本病好发于 35～50 岁之间，阵发性剧痛位于扁桃体区、咽部、舌根部、颈深部、耳道深部及颌后区等处。虽然每个患者的疼痛部位不尽相同，但一般不超出上述范围。疼痛呈间歇性发作，每昼夜的阵痛次数通常是早晨或上午频繁，下午或傍晚逐渐减少。但也可在睡眠时发作，此点与三叉神经痛不同。每次发作持续数秒钟至 1～2 min，性质为刺戳样、刀割样疼；也可表现为痛性抽搐。由于发作时患者咽喉部有梗塞感或异物感，故常出现频频咳嗽的现象。

舌咽神经痛也和三叉神经痛一样，有疼痛触发点存在"扳机点"，此点常位于扁桃体部、外耳道及舌根等处，触之即可引起疼痛发作。吞咽、咀嚼、打哈欠、咳嗽均可诱发疼痛。在两次发作之间并无疼痛但患者由于惧怕发作少进饮食，故有时表现为脱水或消瘦。

　　舌咽神经痛发作时,除神经痛外,有时可伴有神经心律不齐,甚或心脏停搏;并可引起昏厥、抽搐和癫痫发作;有时还出现喉部痉挛感及唾液分泌过多等症状。

【诊断】

　　根据原发性舌咽神经痛的临床特点、疼痛部位、性质、神经系统检查无阳性体征,一般诊断并无特殊困难。如将表面麻醉剂丁卡因涂于患侧的扁桃体、咽部等处,可暂时阻止疼痛发作。此病须与三叉神经痛、茎突过长、鼻咽癌侵及咽部及颅底而引起的神经痛相鉴别,特别是当疼痛呈持续性时,更应注意。

　　由颅内外肿瘤等引起的继发性舌咽神经痛,常伴有其他脑神经障碍或其他的神经系统局限性体征。

【治疗】

　　1. 药物治疗　治疗原发性三叉神经痛的药物,均可用于本病的治疗。以浸有 4% 可卡因或 1% 丁卡因的小棉片涂抹咽部、舌根部"扳机点"处,或用表面喷雾麻醉,可获得短时的止痛效果。发作时伴有心动过缓、心脏停搏、昏厥、抽搐者,可给予阿托品 0.5 ~ 1.0 mg 静脉注射,或以颠茄酊 0.5 ml 口服以预防之。

　　2. 封闭疗法　可用 1% ~2% 的普鲁卡因 5 ~ 10 ml(可加维生素 $B_{12}$、维生素 $B_1$ 或适量激素)注射于患侧舌根部、扁桃体窝或咽壁的"扳机点"周围或舌咽神经干,而通常不做舌咽神经干乙醇注射。

　　舌咽神经干封闭方法:患者取仰卧位,头偏向健侧。在相当于下颌角与乳突尖端连线的中点处,用眼科球后针头自该点垂直方向刺入,深度达 1.5 cm 左右时可触及茎突,然后使针尖沿茎突前滑过 0.5 cm,回抽无血即可注入 1% ~2% 普鲁卡因 5 ~ 10 ml(或加适量激素)。若交感神经、副神经及舌下神经被麻醉,可能会出现 Horner 综合征、斜方肌及舌肌麻痹。

　　3. 手术治疗　对保守治疗无效者可行手术治疗,包括颅外舌咽神经干切断术或颅内舌咽神经根切断术,但应严格掌握适应证。

　　当"扳机点"位于扁桃体窝者,可尝试施行患侧扁桃体切除术。

　　4. 病因治疗　如属继发性舌咽神经痛,应查明原因进行治疗。注意有无扁桃体、鼻咽及喉肿瘤、颅底肿瘤等,是否有茎突过长和茎突舌骨韧带骨化的存在。

# 第三节　面神经麻痹

　　面神经麻痹(facial paralysis)是指以面部表情肌运动障碍为主要特征的一种疾病,也称为面瘫。根据临床的病损部位,分为中枢型面神经麻痹和周围型面神经麻痹两类。

　　中枢型(即核上型)面神经麻痹:病变部位在面神经核以上至大脑皮质之间所造成的面瘫称中枢型面神经麻痹。由于面神经核上部的细胞接受两侧皮质脑干束的纤维,故当一侧的皮质脑干束受损时,仅表现为对侧面下 2/3(睑裂以下)的表情肌麻痹,如鼻唇沟消失,不能上提口角,食物易存留于口腔前庭等,而面上 1/3 的表情肌由于其同侧的皮质脑干束的传导仍可到达面神经核上的细胞,并不出现麻痹现象,即不影响闭眼、皱额(图 12-5)。中枢型面神经麻痹的临床表现还有与面瘫同侧的肢体瘫痪和舌肌麻痹,但不伴有味觉和涎腺分泌障碍,应注意与周围型神经麻痹相鉴别。

周围型(也称核型或核下型)面神经麻痹:病损在面神经核以下的部位所造成的面瘫称周围型面神经麻痹。面神经支配面部表情肌的运动,并在不同的部位与支配泪腺及唾液腺的分泌纤维及味觉纤维和听神经并行。所以周围型面神经麻痹表现为病变侧整个半侧面部全部表情肌的麻痹,伴有或不伴有味觉、听觉异常及涎腺、泪腺的分泌障碍。

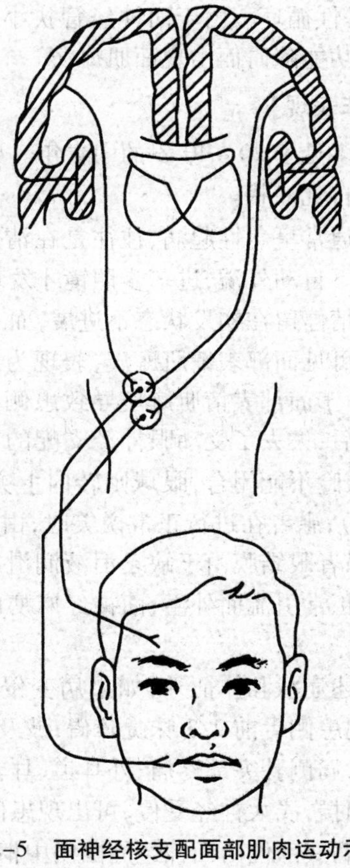

周围型面神经麻痹的病发原因多种多样,有化脓性感染(化脓性中耳炎、腮腺炎等)引起的面神经功能障碍;也有恶性肿瘤破坏面神经或外伤引起面神经断离导致面神经功能的丧失;还有在下牙槽神经阻滞麻醉时,麻药流注至面神经引起的暂时性面瘫等。然而在周围型面神经麻痹中,最多见的是由于周围面神经急性非化脓性炎症引起的面部表情肌面瘫——贝尔麻痹(Bell palsy)。

贝尔麻痹系指临床上不能肯定病因的不伴有其他体征或症状的单纯性周围面神经麻痹。

本章只讨论贝尔麻痹。

图 12-5 面神经核支配面部肌肉运动示意图

【病因】

确切的病因至今未明。中医学认为本病是因人体气血亏虚,面部、耳部遭受风寒侵袭,致使局部经络瘀滞,经脉失养所致。

与此病可能有关的疾病及原因有:

1.病毒感染 患者发病前往往有感冒史,少数患者同时伴有鼻塞、肌痛、咽痛等病毒感染症状。有的患者化验检查发现血清中含有单纯疱疹病毒抗体。当感染发生在面神经管内,会导致神经水肿、循环功能障碍。

2.风湿性疾病 风湿性疾病为一全身性疾病,可累及不同的组织系统。当疾病侵犯面神经或茎乳孔的骨膜时,便会产生炎性病变。

3.遗传因素 此病在临床上有家族聚集性,又难以发现其他诱因,故认为可能与遗传有关。

4.其他   一部分患者因局部受风吹或着凉而起病。也有的患者发病前有悲哀、忧伤等精神创伤的经历。

从发病机制来看,贝尔麻痹或是局部营养神经的血管先发生痉挛,导致该神经组织缺血、水肿;或是先有面神经肿胀、受压而导致其营养血管的血循环障碍。二者互为因果,形成恶性循环。由于面神经管狭小且又细长。使得面神经受压愈来愈重,最终局面是面神经功能障碍而出现面肌瘫痪。

【临床表现】

本病多见于 20 ~ 40 岁的中青年。男性多于女性。绝大多数为一侧性。患者发病前多无任何自觉症状。

该病通常呈急性起病,往往是在清晨洗漱时,感觉面颊部活动不灵活或口内液体在闭口状态下自动外溢,进一步照镜才发现口角歪斜。症状较轻者往往被他人先发现。有的患者病情停留在初发状态不进展,而有的患者面肌瘫痪可在数小时内达到高峰。

检查可见面部表情肌瘫痪,表现为患侧额纹消失、睑裂增大、鼻唇沟变浅、口角下垂等,以及由于面部表情肌瘫痪导致患侧不能做抬眉、龇牙、鼓腮和撅嘴等动作;由于眼轮匝肌瘫痪后,失去了受动眼神经支配的上睑提肌保持平衡协调的缘故,当患者用力闭目时,患侧眼睑不能闭合,眼球则转向上方而露出角膜下方的巩膜,此现象称为"贝尔征"(Bell sign);患者在进行正常说笑时,由于面肌运动不均衡使口角偏向健侧;如果病程较长,可见患者眼结膜由于缺乏泪液润滑而呈现无光泽、充血或因泪点随下睑外翻导致泪液不能按正常引流而外溢;面神经麻痹的患者有时可发生患侧面肌不自主的抽动即"面肌痉挛"。

除上述症状和体征外,如果病变侵犯面神经管,还可出现下列表现:影响鼓索神经时,可出现患侧舌前 2/3 味觉障碍;波及支配镫骨肌神经分支时出现听觉过敏;膝状神经节受累时,病侧乳突部疼痛、外耳道、耳郭部感觉迟钝,并可伴有外耳道疱疹;膝状神经节以上损害时岩浅大神经受侵,可出现患侧的泪腺分泌减少和面部的出汗障碍等。上述表现为随着病变部位由面神经周围向中枢方向推进而逐渐累加的。

【诊断及鉴别诊断】

根据有突然发病的病史及典型的周围型面神经麻痹的体征,诊断并不困难;依据味觉、听觉及泪腺检查结果,还可明确面神经损害部位,从而做出相应的损害定位诊断。

应与其他原因引起的面神经麻痹相鉴别:

1.中枢型面神经麻痹   即核上型面神经麻痹。病变部位在面神经核以上,此类疾病主要有脑出血、脑肿瘤、脑外伤等。鉴别要点为:中枢型面神经麻痹的患者其面部上 1/3正常,面肌麻痹仅限于面部下 2/3;伴有同侧肢体瘫痪及由舌肌麻痹所致的语言不清,伸舌时舌尖偏向健侧;重症者可出现昏迷等症。

2.肿瘤   多为面神经干周围的恶性肿瘤或面神经鞘瘤,表现为缓慢而逐渐进展的面肌瘫痪,常伴有相应的症状及体征,X 射线检查可见占位性改变或破坏征象。

3.损伤   包括各种能导致面神经断离的损伤。此类患者有外伤或手术史,如颞骨骨折或腮腺区、乳突、中耳、内耳手术等,特点是损伤时立即发生面肌瘫痪。

4.化脓性感染 常见为化脓性中耳炎、腮腺炎。临床上有中耳或腮腺区疼痛史。检查时化脓性中耳炎引起者可见中耳积脓、鼓膜充血或穿孔和外耳道溢脓等;腮腺炎引起者有腮腺区红肿、挤压腮腺可见导管溢脓。

【治疗】

贝尔麻痹起病较急,如治疗及时得当,多数患者的面神经功能可逐渐恢复,预后较好;但如果治疗不及时,面神经功能在近期内不能恢复,则日后治疗效果较差,甚至留下程度不等的后遗症。贝尔面瘫的治疗可分为急性期、恢复期、后遗症期三个阶段来考虑。

贝尔面瘫的治疗原则:根据病期选择合适的治疗方法。急性期以改善局部血液循环,消除炎性水肿,促进神经功能的恢复为主,同时要注意保护患侧角膜免受损伤并预防感染;恢复期应尽快促进神经功能恢复和表情肌收缩训练;2 年之后无恢复迹象,则应进行手术治疗。

1.药物治疗 可选用的药物有激素、血管扩张剂、抗风湿药、脱水剂、肌兴奋剂、维生素等。①急性期可静脉滴注地塞米松,5～10 mg/d,或口服泼尼松 30～60 mg/d,3 d 后减量,一般用 10 d 即应停药;②烟酸每次 50～100 mg,每日 3 次,服药后面颈部潮红似醉酒貌最好,水杨酸钠 0.3～0.6 g,每日 3 次;③可用适量高渗葡萄糖溶液静脉滴注,通过脱水作用减轻面神经的水肿和神经鞘的变性;④恢复期可用加兰他敏 2.5 mg 肌内注射,每日 1 次;⑤维生素 B$_1$ 100 mg、维生素 B$_{12}$ 500 mg,肌内注射或穴位封闭,每日 1 次。

2.针刺治疗 常用穴位有翳风、颊车、地仓、太阳、四白、耳门等。每日 1 次或隔日 1 次,交替取穴。

3.物理治疗 急性期要注意耳周围的保暖,并可热敷,每次 15 min 左右,或用红外线、超短波治疗,以改善血液循环,促进炎症吸收。恢复期,可给予音频治疗,以加快神经功能的恢复。

4.中药治疗 以活血、祛风、通络为主。基本方:赤芍 9 g、红花 9 g、桃仁 9 g、僵蚕 9 g、蜈蚣 6 g、全虫 9 g、川芎 6 g、钩藤 12 g、薄荷 6 g,根据辨证适当加减。

5.局部肌肉锻炼 发病初期,患者应常用手按摩瘫痪的面肌,并对镜练习各表情肌的运动,以促进面部血液循环,维持肌张力,并可减轻瘫痪的面肌受健侧表情肌活动的过度牵引。

6.手术治疗 上述各种方法治疗无效,病程超过 2 个月或发现面神经有开始变性迹象者,应进行手术治疗,而且手术施行愈早,效果愈好。常采用的手术有面神经减压术和面神经修补术,对病程长者应施行神经移植术。

此外,对患眼的保护常用佩戴眼罩的方法,嘱患者要经常滴眼药水、涂眼药膏,预防眼部感染。

【预防】

应避免面部及耳周长时间感受风寒,及时治疗风湿性疾病和病毒感染性疾病。平时坚持冷水洗脸,加强锻炼身体,可以增强面部的耐寒能力及对疾病的抵抗力。

# 第四节　面肌痉挛

面肌痉挛(facial spasm)又称面肌抽搐症,是指面部表情不由自主的阵发性、不规则抽搐或痉挛,通常发生于一侧面部,以口角处和眼角处多见。两侧同时发病的比较少。

## 【病因】

此病的原因目前尚不明了。在三叉神经痛的患者中,可出现表情肌的抽搐,有学者认为此类患者是由于面神经核或核上部分受刺激而引起的神经冲击下传引起表情肌抽搐;对面肌痉挛的患者做探查手术,发现有患者的面神经受压变形,推断可能是受压的神经髓鞘脱失,使传入和传出的神经发生短路,引起的面肌痉挛;也有的是面神经麻痹的后遗症。

## 【临床表现】

此病多见于中、老年女性。主要表现为面部表情肌的不自主的抽搐,常常先发生于眼角部位的表情肌,抽搐轻微,可为数秒钟或数分钟,无其他不适的感觉。随着病情的加重,抽搐的范围扩大,可累及口角或中下面部的表情肌,抽搐的幅度增大,发作的时间延长,且常见于精神紧张和劳累时发作,睡眠时发作停止。患者可常常伴有头痛、患侧耳鸣,随着病情的加重,可出现患侧面瘫和舌前 2/3 部位味觉降低。

## 【诊断及鉴别诊断】

根据阵发性面肌痉挛,临床检查无其他神经系统的阳性体征,脑电图正常,肌电图出现肌束震颤波时,此病即可诊断。

临床上应注意鉴别的疾病有:

1. 癔症性眼睑痉挛　常见于女性,可有癔症史及独特的精神、性格特征,只发生于眼睑且为双侧发病,此病与面肌痉挛多发于单侧不同。此病无任何阳性特征,脑电图和肌电图均正常,易受暗示。

2. 三叉神经痛　三叉神经痛的患者常常伴有面肌痉挛,但其主要症状为面部三叉神经分布区的剧烈疼痛,疼痛发作时可伴有面肌抽搐;面积痉挛的患者是先发生面肌抽搐,很少有疼痛,只是面肌抽搐严重时才可有轻微的疼痛,但都能忍受,查体也无"扳机点"。

3. 舞蹈病及手足徐动症　是一种主要表现为四肢、躯干不自主运动的疾病,可同时伴有面肌痉挛,但面肌痉挛是双侧性的,注意观察全身的表现,易于鉴别。

4. 其他　颅内某些病变可引起面部痉挛,但可有脑神经异常症状和体征,脑电图、颅脑影像学检查等可发现异常。

## 【治疗】

因面肌痉挛对人的社会交往及心理影响较大,患者治疗要求迫切。由于病因尚不清楚,目前还无理想的治疗方法,可选用对症治疗。因均为非根治的有效方法,经一定的时间后有再次复发的可能性。可重复进行治疗。

1. 药物治疗　应用的药物为抗癫痫类药物和镇静类药物,主要用于症状较轻的面肌痉挛。常用的有:苯妥英钠、卡马西平、地西泮等。

2.针灸治疗　目的:祛风活络、平肝解痉。常用穴位有:合谷、太冲、迎香、四白、百会、风池、风府等。

3.封闭治疗

(1)轻症患者可用局麻药物加维生素 $B_1$、维生素 $B_{12}$,于面神经总干或分支周围进行封闭,以阻断异常的刺激冲动,配合药物有时能收到疗效。

(2)肉毒杆菌素 A 注射于局部可以干扰神经末梢释放乙酰胆碱,使面肌痉挛缓解,且缓解时间较麻药长得多,可用于稍重的患者,复发者可反复使用。

(3)对于严重影响患者生活,治疗有无效的,可用无水乙醇注射于神经分支上。此法解痉效果好,因破坏神经功能,必然伴有面瘫,对面容和功能也有一定的影响。故治疗前,须将治疗后的情况向患者交代清楚。

4.射频温控热凝治疗　适用于痉挛较重者。可根据面肌痉挛的程度掌握热凝的温度和范围。射频温控热凝治疗较封闭治疗破坏面神经造成面瘫。应事前向患者交代面瘫的情况,以便患者权衡利弊,决定治疗。

5.手术治疗　实施显微外科面神经分束术,机制是通过将神经分束,破坏面神经的完整性,从而既保持神经的基本功能,又缓解面肌痉挛。

## 病例分析

**病例一**

患者,女,64 岁。右面部发作性疼痛半年,加重 1 周。半年前,患者不明原因的出现右面部剧烈性疼痛,呈刀割样或针刺样,每次发作持续 15~30 s,每日发作数次,间隔不等,说话、刷牙、进食等均可引起疼痛发作,间隙期和夜间睡眠时无任何症状,不伴有头昏、头痛。病后曾多次拔牙及自服"止痛药",效果不佳,但尚能忍受。近 1 周来,患者疼痛加重,每日发作次数增加,每次持续 1 min,疼痛不能忍受,患者害怕说话、洗漱。查体:痛苦面容,右手护面,右面部无感觉异常,轻触右鼻唇沟及右下第二磨牙可激发患者疼痛,右下第二前磨牙、第一磨牙缺失。

请问:该患者的诊断是什么?应和哪些疾病鉴别?应选择哪些治疗方案?

**病例二**

杨某,男,48 岁。因右侧口眼歪斜 3 个半月来诊,患者 3 个半月前疲劳后出现右侧口眼歪斜,伴耳后明显疼痛、舌麻,无耳鸣,无外耳道疱疹。有高血压病史 5 年。查体:右额纹消失,眼裂 1 cm,耸鼻不能,人中沟明显左歪,鼓腮严重漏气。面神经图和瞬目反射(BR)测定提示右侧面神经损伤严重,预后差,颅脑及面神经磁共振无异常发现。

请问:该患者的诊断是什么?应和哪些疾病鉴别?应选择哪些治疗方案?

(马　涛)

# 第十三章　唇裂和腭裂

**学习要点**

　　1. 颌面部的胚胎发育、唇腭裂的临床分类。
　　2. 唇裂整复术的术前、术后处理和单侧唇裂的手术设计、定点及基本操作原则。
　　3. 熟悉腭裂手术的基本方法及术后护理。

# 第一节　概　　论

　　唇裂和腭裂为最常见的先天性颌面畸形,多为胚胎发育异常所致,其发病率在不同的地域、不同时期、不同性别、不同部位中不尽相同。

## 一、胚胎发育

　　口腔颌面部的发育开始于胚胎发育的第 3 周,其头端的前脑膨大呈圆形,称为额鼻突;前脑以下的腹侧有五对鳃弓,第一对鳃弓为下颌突,第二对鳃弓为舌弓;在额鼻突形成的同时,两侧下颌突向前及中央生长,于中缝处相连接形成下颌弓,而下颌弓两侧的上缘,有两个突起向前生长,形成上颌突,上述五个突起围成的空间即为将来的口腔,也称口凹或原始口腔。

　　约第 5 周,两侧下颌突在中缝处完全融合形成下唇和下颌骨;额鼻突下端的两侧由外胚层增厚下陷形成嗅窝,也即原始的鼻腔;嗅窝将额鼻突分成三个突起:两个嗅窝之间的突起称为中鼻突;嗅窝两侧的两个突起称侧鼻突。中鼻突生长迅速,其末端出现两球形突起称球状突。

　　胚胎的第 6 周,两个球状突在中线处联合形成人中;球状突与同侧的上颌突联合形成上唇;侧鼻突与上颌突形成鼻梁的侧面、鼻翼和部分面颊;上颌突和下颌突联合形成面颊部;下颌突在中线联合形成下唇。

　　约第 8 周,两侧上颌突各向内长出一块腭板称为侧腭突。两侧侧腭突水平向内生长与前腭突由前向后融合,形成切牙孔和腭的大部分,前部分骨化成为硬腭,后部分不骨化,成为软腭,使鼻腔与口腔逐渐完全隔离分开,腭的发育也全部完成。

　　之后,各部分发育不断完善,胎儿的口腔、鼻腔及各部位基本具备了成人的形态结构,此时为胚胎发育的第 12 周左右(图 13-1)。

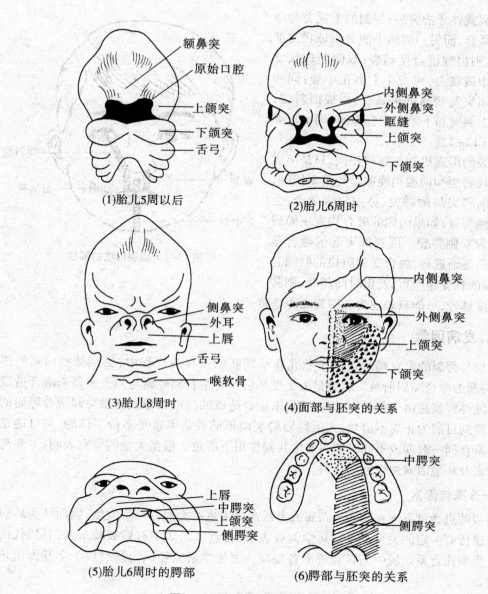

图 13-1 口腔颌面部胚胎发育过程

## 二、唇裂和腭裂的形成

胚胎在前面所述的发育期间即妊娠前 3 个月内,由于某些因素干扰了胚胎的正常发育过程,使各部位突起的连接融合出现障碍,便会出现颌面部的发育畸形。当两侧的下颌突不能在中线处正常相互融合时,则出现下颌裂或下唇正中裂。某一侧的上颌突与球状突未联合,会发生单侧完全性唇裂或伴牙槽突裂;上颌突与球状突只是部分联合,则出现不完全性单侧唇裂;如果双侧的上颌突与同侧的球状突均不能联合,则会成为双侧完全性唇裂或伴牙槽突裂;一侧的上颌突与球状突不联合,而另一侧的上颌突与球状突部分联合,则出现混合性唇裂;双侧的球状突未能在中线联合,可发生上唇正中裂;同一侧的上颌突与侧鼻突未联合,形成面斜裂;同侧的上颌突和下颌突联合障碍,则出现面横裂(图13-2)。

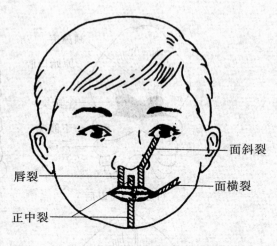

　　腭裂的形成机制与唇裂相同,只是形成的时期较唇裂和面裂稍晚些。约第8周时,一侧的前腭突与侧腭突、鼻中隔未融合,会出现单侧腭裂;如果两侧的融合均发生障碍会表现为双侧腭裂。因腭部突起的融合是由前向后逐渐进行,融合受到阻挠的时间越早,腭裂的程度越严重,发生时间越晚,则腭裂的程度越轻,可能只表现为软腭裂或腭垂裂。

图13-2　面裂形成的部位

## 三、发病因素

　　唇裂与腭裂的发育畸形是由于胎儿在早期胚胎发育的过程中,受到某些因素的影响,其突起的融合障碍所致。唇裂是由于受孕后6周左右额鼻翼与侧上额翼未融合造成的。单纯性腭裂是由于孕8~9周时腭翼未融合造成的。可以导致胚胎突起融合障碍的确切因素到目前为止尚不清楚,先天性唇腭裂畸形的致病因素是多种多样的,它可能是多种因素在同一时期或不同时期内发生共同作用下所致。根据大量的研究表明,主要与遗传因素及环境因素两个方面有关。

### (一)遗传因素

　　唇裂的患者可发现在其直系亲属或旁系亲属中也有类似的畸形发生,因而认为唇裂畸形与遗传有一定的关系。流行病学调查表明:在直系亲属中有唇裂畸形者,其后代的唇裂发生率比直系亲属中无唇裂畸形者要高。遗传学研究还认为唇裂属于多基因遗传性疾病。

### (二)环境因素

　　主要指胚胎生长发育的环境而言,母体的整个生理状态即构成了胚胎发育的环境条件。因此,在妊娠前3个月内,当母体的生理状态受到侵袭或干扰时,就可能影响胚胎颌面部的生长发育。

　　1.营养缺乏　在试验动物研究中发现孕鼠缺乏维生素A、维生素$B_2$及叶酸等食物成分时,可以产生唇裂等畸形,而人类是否也会因缺乏此类物质而导致先天性畸形的发生还不十分明确。所以在妊娠早期的营养缺乏可能是发病诱因之一。

　　2.感染和损伤　母体在妊娠初期如遭受某种损伤,特别是能够引起子宫及其邻近部位的损伤,如不正当的不全人工流产或不科学的药物堕胎等,都能影响胚胎的发育而招致畸形。母体罹患病毒感染性疾病如风疹等,也能影响胚胎的发育而成为唇裂发生的可能诱因。

3. 内分泌的影响　妊娠早期的妇女因患病使用激素治疗后出生的婴儿即有某种先天畸形的发生。此外,在唇裂患儿家族史的调查中,也发现有的母亲在怀孕早期曾有过各种明显的精神创伤因素,推论可能由此而出现应激反应,导致体内肾上腺皮质激素分泌增加,而诱发先天性畸形。

4. 药物因素　多数药物进入母体后都能通过胎盘进入胚胎。有些药物可能影响胚胎的发育而造成畸形,目前已知的抗肿瘤药物(如环磷酰胺、甲氨蝶呤等)、抗惊厥药物(苯妥英钠)、抗组胺药物及治疗妊娠性呕吐的敏克静和某些安眠药物(如沙利度胺)均可导致胎儿畸形。

5. 物理损伤　如在胎儿发育时期,孕妇频繁接触放射线或微波等均可能影响胎儿的生长发育而成为唇裂发生的可能诱因。

6. 烟酒因素　妊娠早期大量吸烟及酗酒,其子女唇裂的发生率比无烟酒嗜好的妇女要高,因而也是导致胎儿发生唇裂的可能因素之一。

### 四、预防与治疗

优生优育是提高全民健康水平的一项措施,应从孕前、怀孕开始做起。避免近亲结婚,婚前应进行健康查体,有病要在受孕前予以治疗,保证受孕及胎儿的发育环境健康正常。

唇裂和腭裂的病因虽未明了,但针对可能有关的因素采取积极的预防是十分有益的。如在妊娠早期应注意如下内容。

1. 营养平衡　妈妈是胎儿唯一的营养来源。在怀孕期,均衡而多元化的饮食是非常重要的。怀孕时吃和喝的一切都会对婴儿造成影响,要多吃蔬菜和新鲜的水果,少吃含糖分、盐分和经过加工的食物。

2. 情绪稳定　当孕妇出现忧虑、焦急、暴躁、恐惧等不良情绪时,肾上腺皮质激素可能阻碍胚胎某些组织的融汇作用,造成胎儿唇裂或腭裂。

3. 疾病早治　有糖尿病、贫血、妇科病及甲状腺功能减退疾病的孕妇,要尽早治疗。

4. 慎重用药　怀孕期间应用激素或抗肿瘤药物、抗组胺药物,均可能导致胎儿畸形。

5. 避免感冒　调查发现,很多唇腭裂儿母体在孕前期都感冒过,这也是导致唇腭裂的重要因素之一。

6. 防范病毒　孕期妇女应特别注意预防风疹等病毒感染。

7. 远离放射　青年夫妇在决定怀孕前 3 个月,要尽量避免接触放射用品,现在许多孕妇一直到生产都正常上班,许多办公室都是开放性场所,堆满电脑,几十台手机同时使用,对胎儿健康十分不利。

8. 戒除烟酒　墨西哥一项研究表明,"唇腭裂"是因为婴儿在胚胎时期上唇和上腭的发育受阻,孕妇长期吸烟和酗酒导致胚胎发育异常是其中一个原因。

唇裂和腭裂的患者均须进行以手术治疗为主的综合序列治疗。

# 第二节　先天性唇裂

## 一、唇裂的临床分类

临床上主要根据裂隙部位进行分类：

单侧唇裂：不完全、完全（图13-3）。

双侧唇裂：不完全、完全、混合（一侧为完全性唇裂，一侧为不完全性唇裂）（图13-4）。

根据裂隙程度可分为：

Ⅰ度唇裂：仅限于红唇部的裂开。

Ⅱ度：上唇部分裂开，但未至鼻底。

Ⅲ度：上唇至鼻底完全裂开。

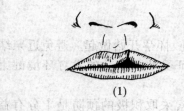 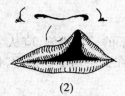 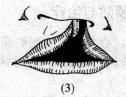

（1）　　　　　　　　（2）　　　　　　　　（3）

**图13-3　单侧唇裂类型**

（1）不完全性（Ⅰ度）　（2）不完全性（Ⅱ度）　（3）完全性（Ⅲ度）

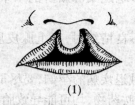 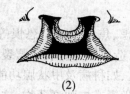 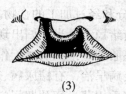

（1）　　　　　　　　（2）　　　　　　　　（3）

**图13-4　双侧唇裂类型**

（1）不完全性　（2）完全性　（3）混合性

## 二、唇裂修复术

正常的唇部解剖形态如图13-5。单侧上唇部解剖标志见图13-6。

唇裂的手术原则是：恢复上唇的解剖形态和生理功能。

正常情况下，上唇的口轮匝肌与邻近的面部表情肌有着固定的联系，借此行使唇、面部的各种

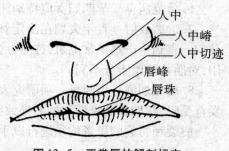

人中
人中嵴
人中切迹
唇峰
唇珠

**图13-5　正常唇的解剖标志**

精细的表情、语言等功能。不同程度的唇裂,也出现不一样的功能障碍。除个别的Ⅰ度唇裂外,患者单纯依靠手术是难以获得理想的治疗效果的。因此,对大多数的患者需要进行序列治疗(systematic or sequential trentment),包括早期的唇粘连、唇裂整复前的牙槽突矫治复位、唇裂整复术、腭裂整复术、牙槽突裂植骨术、鼻畸形矫正术、正颌外科术及相关的术前术后正畸治疗、语音治疗、心理治疗等,从而达到外形与功能的完美统一,身心健康的最佳治疗效果。

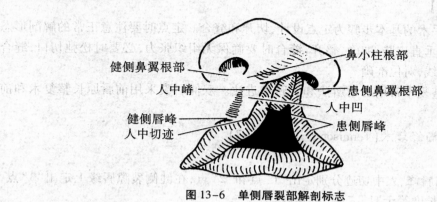

图 13-6　单侧唇裂部解剖标志

【手术时机】

一般认为单侧唇裂在 3~6 个月手术为宜,双侧唇裂则略推迟,为 6~12 个月最合适。患儿适应于手术的基本条件是:一般健康状况良好,无明显贫血,无上呼吸道感染,局部及周围组织无感染。此外还应考虑患儿的其他情况来综合评定。

【基本要求】

唇裂修复手术的基本要求是尽量恢复唇、鼻部的正常外形和功能。正常的唇、鼻部有如下特点:两侧鼻孔等圆等大,鼻尖及鼻小柱居中,鼻翼不塌陷,上唇两侧高度相等、对称,红唇丰满、唇珠微突、唇红缘呈弓背形。上述解剖特点可做唇裂修复手术设计的依据。

【术前准备】

术前应对患儿进行全面检查,以评估是否适合手术治疗。检查的重点内容有:患儿的体重、营养发育状况;手术区及周围皮肤有无感染、湿疹;有无上呼吸道感染及心肺情况;常规胸透或胸部摄片,特别注意有无先天性心脏病、胸腺肥大等;进行血、尿常规及相关的化验检查,以确定血液各种成分、凝血功能、肝肾功能等是否正常。如发现异常,应给予适当的治疗,待恢复正常后再行手术。

术前 3 d 起,停用母乳或奶瓶喂奶,改汤匙或滴管喂养,以免术后饮食方法的改变引起哭闹。术前 1 d 备皮,鼻腔滴用含抗感染药的滴鼻液。

全身麻醉的患儿,术前 6~8 h 禁食水,术前 30 min 肌内注射阿托品。

医师术前应对唇裂的具体情况进行详细观察,对重要数据进行测量,设计合适的手术方案,并拍正、侧位面像,以留记录。

**【麻醉选择】**

成人或年龄较大能配合手术的儿童,可在局部麻醉-眶下孔阻滞麻醉下进行。婴幼儿多采用全身麻醉,条件允许时,尽量采取更为安全的气管内插管全身麻醉。由于插管对小儿的声门损伤大、术后易并发喉水肿,及术中的麻醉插管技术和监护要求较高,单侧唇裂、年龄较小的患儿,可采用基础麻醉加眶下孔阻滞麻醉。

**【手术方法】**

唇裂修复手术的基本步骤为定点设计、切开和缝合。定点时要注意正常的解剖形态及功能,切开要垂直皮肤、准确、整齐,缝合时要确保无组织张力,必要时松弛切口,缝合应选用细针、细线,对位准确。

单侧唇裂整复术常用三角瓣法和旋转推进法。双侧唇裂采用前唇原长整复术和前唇加长整复术。

(一)三角瓣修复术(Tennison 法)(图 13-7)

1. 定点

(1)在健侧唇峰、人中切迹分别定出"1"点和"2"点,在健侧裂隙唇缘上定出"3"点,使"2"~"3"的长度等于"1"~"2"的长度。

(2)在健侧鼻底线中点定出"4"点,"4"~"1"的距离即健侧上唇的高度,也是修复后患侧的高度。

(3)以健侧鼻翼根部及鼻小柱根部为标志,测得健侧鼻底的宽度,再在患侧两旁鼻底线上定出"5"点和"6"点。"5"点至鼻小柱根部的距离与"6"点至鼻翼根部的距离相加应等于健侧鼻底的宽度,如此则手术后两侧鼻孔大小可以相等。

(4)平行下唇唇红缘,从"3"点做一水平线至"7"点,应使"3"~"7"的长度等于正常唇高(即"4"~"1"距离减去"5"~"3"的距离),"5"~"3"~"7"的连线通常构成约120°角。

(5)在患侧裂唇缘上红唇最厚处定"8"点,在裂隙外侧皮肤上定"9"点。要求"6"~"9"="5"~"3","8"~"9"="3"~"7",然后以"8"点和"9"点各为圆心,以"3~7"的距离为半径做弧,相交于"10"点。分别连线"5"~"3"~"7","6"~"9"~"10"~"8"。

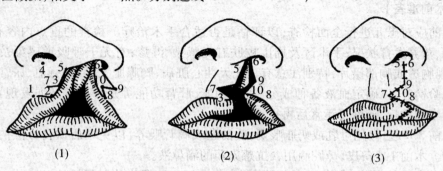

(1)　　　　　　　　(2)　　　　　　　　(3)

图 13-7　单侧唇裂三角瓣整复法
(1)定点　(2)切开　(3)缝合后

2. 切开

（1）切开：按定点连线切开全层组织，并在"3"点和"8"点将红唇切断。在"6"~"9"~"10"~"8"连线内侧遗留的一小块组织，可用其修复鼻底部，但如鼻底部并不需要时，可切除之。

（2）止血：切开时用手指捏紧上唇外侧，可以减少出血。术中一般行钳夹止血，如遇有明确的出血点，特别是上唇动脉，也可结扎止血，但原则上这样结扎越少越好。

（3）做松弛切口：一般在患侧做。如裂隙较大可在双侧做。即：在口腔黏膜移行皱褶处做一水平的切口，切口应透过黏膜和肌肉，直达骨膜上，然后用骨膜分离器将唇颊部软组织与上颌骨骨膜分离，分离的范围应视裂隙大小、患侧鼻翼移位程度而定。一般裂隙越宽，鼻翼愈平塌，分离范围就应越广泛。分离后，双侧组织就易拉拢缝合，张力大大减小。唇颊沟创面可缝合或压迫止血。

（4）缝合：经上述切开后，将三角组织瓣"8"~"9"~"10"准确插入横形切口"3"~"7"所形成的三角形空隙之内，然后，将上唇分层缝合。

（5）修整唇红部：两侧唇红部组织常常厚薄不等，应根据情况采用嵌入或Z形对偶三角黏膜瓣予以修整缝合，勿遗留缺口。

（6）手术完毕，包扎伤口，第二日去除包扎，暴露疗法。

3. 优点和缺点

（1）优点 ①恢复应有唇高，保持自然唇弓形状；②定点容易。

（2）缺点 ①患侧切除正常组织多；②有损人中下1/3形态；③不完全唇裂常可发生患侧唇高过长。

（二）旋转推进修复术（Millard法）（图13-8）

1. 定点

（1）在唇红缘定4个点 即在健侧唇峰定"1"点，人中切迹定"2"点，健侧裂隙唇缘上定"3"，使"2~3"="1~2"，在患侧裂隙唇缘上红唇最厚处定"4"点。

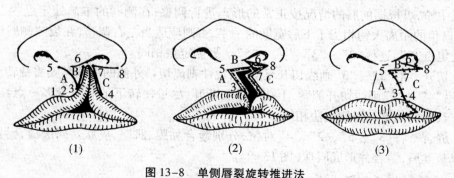

图13-8 单侧唇裂旋转推进法

（1）定点，连线 （2）切开 （3）缝合后

（2）在鼻底处也定4个点 即在健侧鼻小柱根部定"5"点，患侧裂隙鼻底上定"6"点和"7"点，"6"至鼻小柱根部的距离与7至患侧鼻翼根部的距离等于健侧鼻底的宽度。在患侧鼻翼根部相当于鼻底水平线之稍外下方定"8"点，此点位置高低关系到术后上唇的

长度,应根据裂隙大小灵活掌握,一般裂隙越大,此点宜高;裂隙较小,可以稍偏下。然后,从"5"点横过鼻小柱根部下方向"3"点画一弧线,此线的下段应与健侧人中嵴平行。再从"3"点皮肤黏膜交界线向上至"6"点连线,如此在切开后健侧唇部成"A"和"C"两个唇瓣。连线"8"～"7"～"4",切开后在患侧唇部形成一个单独的唇瓣"B"。

2. 切开　先将健侧"6"～"3"之裂隙边缘组织切开翻转或弃去,继之沿"5"～"3"弧线全层切开。此时健侧上唇"A"瓣即可下降至正常位置,下降如果不足时,可将鼻小柱基底"5"点的切口再向健侧延长,直至"A"瓣下放至正常位置为止。再在患侧沿"8"～"7"～"4"连线全层切开,并在"4"点处切断红唇,如此则"C"瓣亦可向下旋转。如为完全性唇裂,仍需按"Tennison 法"中所述进行松弛切口与剥离以减少缝合张力。

3. 缝合　将"C"瓣向上旋转并推进插入"7"～"8"切开后的三角间隙内,将"B"瓣向下旋转并推进至"5"～"3"切开后的三角间隙内,分层缝合。缝合时,如果"5"～"3"与"7"～"4"距离不等,缝合有困难时(常是"7"～"4"短于"5"～"3"),可沿切缘切除一小条月牙形皮肤组织,以增加点"7"～"4"的长度,使之便于缝合。

唇红部修整及缝合与"Tennison 法"中的方法相同。

4. 优点和缺点　Millard 法比较适合于单侧Ⅱ度唇裂和较轻的单侧Ⅲ度唇裂的修复,其优点是:切除组织少,鼻底封闭好,矫正鼻小柱歪斜,线瘢痕与人中嵴相似,修复后的上唇,其鼻孔底部和鼻翼基部无论在外形方面和质地方面都较好。缺点:定点灵活不易掌握,完全性唇裂唇高嫌不足。因此,它特别不适合于兼有牙槽突裂和全腭裂的严重的单侧Ⅲ度唇裂的修复。

(三)前唇原长整复术

此法基本保留了前唇的原有长度和组织,修整后短期内可能上唇稍短,但上唇的横向松弛度较加长法要好,随着上唇的发育,其长度会近于正常。

1. 定点画线　定点"1"为人中切迹,其余的定点两侧相同。仅以一侧为例:在前唇红的边缘点"2"为唇峰,鼻小柱根部稍外近裂隙处定点"3","2"～"3"的连线位置即为修复后的人中嵴,可根据前唇的情况按正常的形态进行调整;在侧唇的丰满处定点"4",使点"4"至口角的距离大约相当于下唇宽度的一半,否则应适当左右调整;在裂隙侧唇红缘平鼻底处定点"5",连接"2"～"3"、"4"～"5"。另侧定点相同。

2. 切开　沿"2"～"3"画线切开至皮下,锐性剥离切口外侧的皮肤黏膜瓣翻转至口腔侧;再沿"4"～"5"画线切开侧唇,上端与鼻底断开,尽量使转下的唇瓣带多一点红唇,以便用于红唇的修整。另侧切法相同。

3. 缝合　将"3"、"5","2"、"4"对位,分别缝合黏膜、肌层、皮肤。同法缝合另一侧。适当修整红唇,缝合并形成唇珠(图 13-9)。

(四)前唇加长整复术

此法是利用侧唇的皮肤来加长前唇的长度,故术后唇下部的组织横向较紧,远期可出现上唇过长,上颌发育受限等。所以,此法只适用于前唇过于短小,无法用原长法修复者。目前已较少采用。

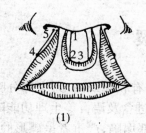 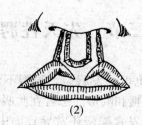 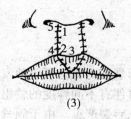

(1)　　　　　　　　(2)　　　　　　　　(3)

**图 13-9　双侧唇裂前唇原长整复术**

(1)定点,连线　(2)切开　(3)缝合后

1. 定点画线　点"1"、"2"、"3"、"5"同原长整复术,连接"1"~"2"~"3"。在侧唇的红缘定点"4",使其到口角的距离约为下唇的一半加上"1"~"2"的长度,也即修复后的人中迹。以"3~2"的长度从"5"点向下定点"6",使"5"~"6"等于"3"~"2",并连接"5"~"6"。再从点"6"向上定点"7",使"6"~"7"等于"1"~"2",连接"7"~"4",并使"6"至唇红缘的距离稍小于"7"~"4"的距离,以便唇峰的形成。另一侧定点相同。

2. 切开　按画线切开组织瓣,止血。

3. 缝合　对位、分层缝合黏膜、肌层、皮肤,红唇修整参见原长整复术(图13-10)。

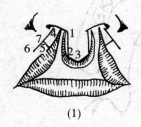 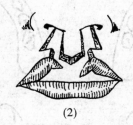 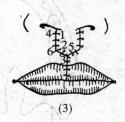

(1)　　　　　　　　(2)　　　　　　　　(3)

**图 13-10　双侧唇裂前唇加长整复术**

(1)定点,连线　(2)切开　(3)缝合后

**【术后注意事项】**

1. 全身麻醉未醒前,应取平卧、头侧位,以免误吸;清醒后4 h方可给予少量葡萄糖水,若无呕吐,可开始喂乳或流质饮食,示范并指导患儿家属用滴管或小汤匙喂饲,尽量不接触伤口,以免引起伤口感染。术后10 d方可吮吸母乳或奶瓶。

2. 手术创口暴露并保持清洁、干燥,可用3%的硼酸乙醇清洗创口,分泌物较多或有血痂者,可用3%的过氧化氢液、生理盐水清洗,防止感染。

3. 给予适当的抗生素,预防感染。

4. 张力较大时,使用唇弓固定,唇弓松紧要适度,术后10 d左右去除唇弓。

5. 术后5~7 d拆线,拆线后应叮嘱患儿家长注意护理,防止摔倒致伤口裂开。

# 第三节　先天性腭裂

腭裂较为常见可单独发生,也可并发唇裂。腭裂不仅有软组织畸形,大部分腭裂患者还可伴有不同程度的骨组织缺损和畸形。患者在吮吸、进食及语言等生理功能障碍方面远比唇裂严重。由于颌骨生长发育障碍还常导致面中部塌陷,严重者呈碟形脸,咬合错乱(常呈反𬌗或开𬌗)。因此,腭裂畸形造成的多种生理功能障碍,特别是语言功能障碍和牙错乱,对患者的日常生活、学习、工作均带来不利影响,也容易造成患者的心理障碍。

【病因】

腭裂发生的原因尚不完全清楚,但认为与妊娠期食物中营养缺乏、内分泌异常、病毒感染及遗传因素有关。

【临床分类】

根据硬腭和软腭部的骨质、黏膜、肌层的裂开程度和部位,多采用下列临床分类方法(图13-11):

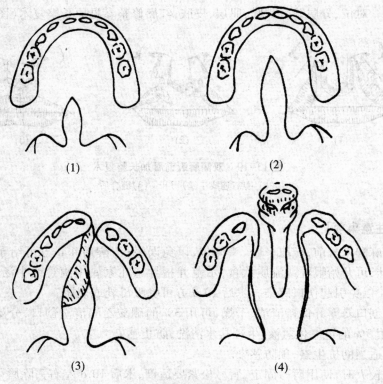

(1)　　　　　　　　　　(2)

(3)　　　　　　　　　　(4)

图13-11　腭裂的临床分类

(1)Ⅰ度腭裂　(2)Ⅱ度腭裂　(3)Ⅲ度腭裂　(4)双侧完全性腭裂

1.软腭裂(Ⅰ度腭裂)　仅软腭裂开,有时只限于腭垂。不分左右,一般不伴唇裂,临床上以女性比较多见。

2. 不完全性腭裂 （Ⅱ度腭裂） 亦称部分腭裂。软腭完全裂开伴有部分硬腭裂；有时伴发单侧不完全唇裂，但牙槽突常完整。本型也无左右之分。

3. 单侧完全性腭裂（Ⅲ度腭裂） 裂隙自腭垂至切牙孔完全裂开，并斜向外侧直抵牙槽突，与牙槽裂相连；健侧裂隙缘与鼻中隔相连；牙槽突裂有时裂隙消失仅存裂缝，有时裂隙很宽；常伴发同侧唇裂。

4. 双侧完全性腭裂 常与双侧唇裂同时发生，裂隙在前颌骨部分，各向两侧斜裂，直达牙槽突；鼻中隔、前颌突及前唇部分孤立于中央。

另外，临床上有的患者，软腭或硬腭的表面完整，但软腭口、鼻腔黏膜之间的肌层在中线处不连接或硬腭在中线处缺少骨组织而只有黏膜层，此种情况称之为隐裂。

【治疗】

腭裂的治疗原则是：应采取综合序列治疗来恢复腭部的形态和功能。伴有面部畸形、牙列不齐和咬合紊乱者应尽量予以纠正，以改善其面容和恢复正常的咀嚼功能，同时重视对有心理障碍患者的心理治疗，从而使腭裂患者达到身心健康。治疗方法除外科手术以外，还须配合其他治疗，如正畸治疗、修复治疗、语音训练等。

由于腭裂的手术复杂，出血较多，多须全身麻醉并行气管内插管。腭裂的手术年龄，由于患者的情况和各地的条件不同，尚无公认的统一标准，目前普遍认为 2～5 岁为宜。手术以恢复腭部的形态和功能为原则，常用的有腭成形术和咽成形术。无论采用哪一种术式，均应重视术前和术后的治疗和护理，防止术后感染和复裂的发生。由于习惯的影响，语音功能多须术后的肌功能训练和发音习惯的纠正，方能达到满意的效果。

# 附：腭裂的手术方法

【手术目的和要求】

腭裂整复手术的目的主要是：整复腭部的解剖形态；恢复腭部的生理功能，重建良好的"腭咽闭合"，为正常吞咽、语音创造条件。为了达到上述目的，对于所选用的手术要求应是：封闭裂隙；将移位的组织结构复位后准确对位缝合；减少手术创伤；要妥善保留与腭部的营养和运动有关的血管、神经和肌肉的附着点；术后的软腭要有适当长度、相当高度以及灵活的动度；手术方法简便；确保患儿的安全。

【术前准备】

腭裂整复术操作较难，创伤较大，失血较多；术后并发症也较严重，所以术前的周密准备是非常重要的。要对患儿进行全面的健康检查；手术应在其健康状况良好的情况下进行，否则应推迟手术。口腔颌面部也应进行细致的检查，如面部、口周及耳鼻咽喉部有疾患存在时，须先予以治疗，扁桃体过大可能影响术后呼吸者，应先摘除；要保持口腔和鼻腔清洁，术前先清除口腔病灶。

腭裂手术事先要做好输血准备和术后应用抗生素的药物过敏试验,如需要,预先还要制备腭护板。

**【麻醉选择】**

腭裂整复手术均采用全身麻醉,气管内插管,以避免血液和口内的分泌物流入气管,保持呼吸道通畅和氧气吸入。腭裂手术的气管内插管可以经鼻插管也可以经口腔插管。经鼻插管可借鼻孔固定,又可不干扰口内的手术操作。幼儿的喉头黏膜脆弱,气管内插管可能损伤喉头或气管而引起喉头水肿,故操作时应细致、轻柔、正确。

**【手术方法】**

腭裂整复手术已有一百多年历史,在长期的临床实践中,提出了很多手术方法并不断加以改进。在众多方法中归纳起来,大致可分为两大类手术:一大类手术方法是以封闭裂隙、延伸和保持软腭长度、恢复软腭生理功能为主的腭成形术,另一类手术方法是缩小咽腔、增进腭咽闭合为主的咽成形术。其基本原则是利用裂隙邻近的组织瓣封闭裂隙,延长软腭,将错位的组织结构复位,以恢复软腭的生理功能;利用咽后壁组织瓣增加软腭长度,利用咽侧组织瓣缩小咽腔宽度,以改善腭咽闭合。这两类手术有时须共同使用,才能达到恢复腭部的解剖形态和生理功能的目的。对于大年龄患儿或成年患者,如有必要可两类手术同时进行。幼儿患者一般只须行腭成形术,待以后有必要时再二期行咽成形术。

(一)腭成形术

1. 基本手术操作　不管何种手术方法,除切口不同外,其基本操作步骤大致相同(图 13-12)。

(1)切口　在做切口前先在腭部用加适量肾上腺素的 0.25% ~ 0.5% 普鲁卡因或利多卡因或生理盐水做局部浸润注射,以减少术中出血和剥离黏骨膜方便。切口做在腭部黏膜上距牙槽龈缘 1 ~ 2 mm 处。从侧切牙向后直到上颌结节部时弯向外后方,到达舌腭弓外侧部分为止。在硬腭,切口应深入腭骨骨面,注意不可损伤腭降血管神经束;也勿超越翼下颌韧带外侧,以免颊脂垫露出。

(2)剥离黏骨膜瓣　用剥离器将硬腭的黏骨膜瓣从骨面迅速准确掀起,直抵裂隙边缘。剥离时应及时吸去血液,使手术野清晰,并随时用盐水纱布压迫止血,以减少术中的出血量。

(3)剖开裂隙边缘　用 11 号尖刀片,将裂隙边缘组织自前方直抵悬雍垂末端小心剖开,因软腭边缘特别是悬雍垂部分组织十分脆弱,极易造成撕裂,剖开时要仔细。

(4)拔断翼钩　在侧切口的后端,上颌结节内上方,扪及翼钩位置,用剥离器拔断或用骨凿凿断翼钩,使腭帆张肌失去原有张力,两侧腭瓣组织即可松弛。

(5)剥离血管神经束　掀起黏骨膜瓣,显露两侧腭大孔,顺血管神经束走行方向,沿其两侧切开骨膜,小心游离血管神经束 1 ~ 2 cm,以消除其对软腭的牵制。

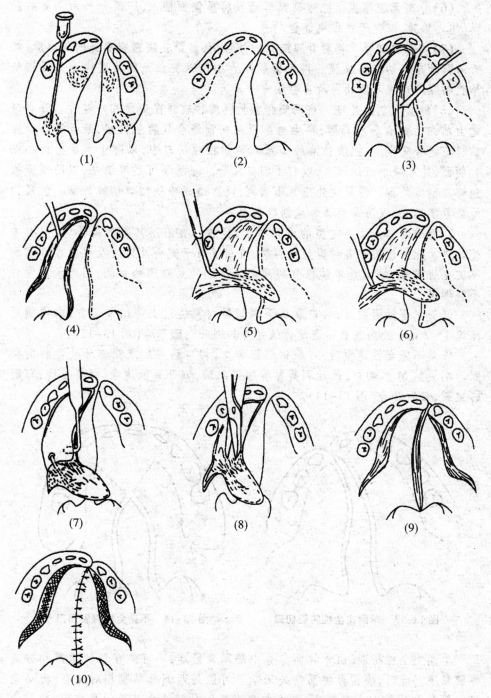

**图 13-12 腭成形术的基本操作步骤**

(1)局部浸润 (2)切口 (3)剖开裂隙边缘 (4)分离黏骨膜瓣 (5)剥离血管神经束 (6)拨 (凿)断翼钩 (7)分离鼻腔黏膜 (8)切断腭腱膜 (9)分层缝合 (10)松弛切口填塞

（6）分离鼻腔黏膜　把弯剥离器沿硬腭鼻侧面插入,广泛分离两侧鼻腔黏膜,使之松弛,以便于在中央缝合。

（7）切断腭腱膜　将黏骨膜瓣拉向外后侧,显露软硬腭交界处的腭腱膜,然后沿腭骨后缘切断腭腱膜。再根据裂隙大小及需要松弛的程度决定是否切断鼻腔黏膜。这样可使软腭及鼻黏膜充分游离。

（8）缝合及创口处理　将两侧腭黏骨膜瓣和软腭在中线相对缝合。缝合时先由前向后缝合鼻腔黏膜,再由悬雍垂起向前缝合软腭肌肉层,最后缝合口腔黏膜。缝合完毕后,把碘仿油纱布塞入两侧松弛切口中,以防止术后出血和保护创面,并可减小组织张力,以利于创口愈合。注意不可过度填塞,以防造成松弛切口创缘外翻。但翼钩处应紧密填塞,以防造成松弛切口创缘外翻。但翼钩处应紧密填塞,以防翼突移位或创口出血。

2. 两瓣术　此法为定型的成熟手术,目前一直沿用其基本操作法,但有多处改进。此法适用于各种类型的腭裂,特别适用于完全性腭裂及程度较严重的不完全性腭裂;缺点是单纯修复裂隙而达不到延长软腭的目的,因而术后发育不够理想。

修复完全性腭裂时,切口从翼下颌韧带内侧绕过上颌结节后方,向内侧牙龈缘 1～2 mm 处向前直达裂隙边缘并与其剖开创面相连(图 13-13)。

修复不完全性腭裂时,可根据组织多少,切口到尖牙或侧切牙处即斜向裂隙顶端使呈 M 形切口,然后剥离黏骨膜组织瓣,剖开裂隙边缘,凿断翼钩,剪断腭腱膜,最后缝合(图 13-14)。

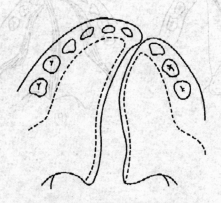
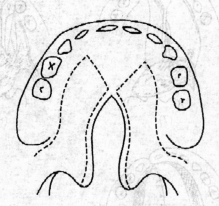

图 13-13　单侧完全性腭裂切口　　图 13-14　不完全性腭裂切口

单侧完全性腭裂,由于健侧与鼻中隔犁骨紧连,不可能在该侧显露和分离鼻腔黏膜。此时,硬腭鼻侧面的关闭就不可能是两侧鼻黏膜相对缝合,而必须将健侧犁骨膜瓣向上翻转,使创缘与患者鼻腔黏膜缝合以封闭鼻腔面,称犁骨黏膜瓣手术。

以前,犁骨黏膜瓣手术常与唇裂修补同时进行,以先修复硬腭的缺损;目前则常作为腭裂手术关闭鼻腔创面的组成部分,很少单独施行。犁骨黏膜瓣手术的方法是:在健侧腭瓣形成后,沿裂隙边缘的切口,用扁平剥离器直插入犁骨骨面,可容易地将犁骨黏膜瓣分开;再在犁骨后缘颅底方向做斜形切口,则犁骨黏膜瓣可翻转向对侧接近,与对侧鼻黏膜缝合,关闭鼻腔面(图13-15);修复双侧完全性腭裂时,在犁骨上做双 Y 形切口,剥离形成双侧犁骨黏膜瓣与两侧裂隙的鼻腔黏膜相对缝合,关闭鼻腔面(图13-16)。如为单独施行犁骨瓣手术,则需先在健侧腭部与犁骨交界处切开,以后步骤与上述相同;缝合时,患侧裂隙边缘亦须剖开并稍加分离,然后将犁骨黏膜瓣插入此间隙中与患侧腭瓣边缘相对缝合几针。

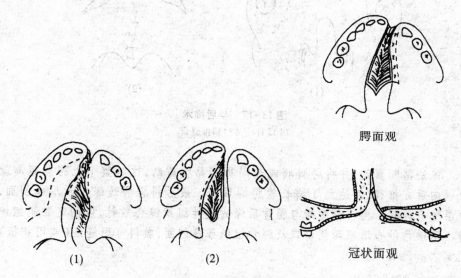

膼面观

冠状面观

(1)　　　　　　(2)

**图 13-15　单侧犁骨瓣手术**
(1)犁骨黏膜瓣切口　(2)剥离犁骨黏膜瓣

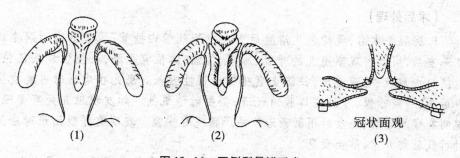

冠状面观

(1)　　　　　　(2)　　　　　　(3)

**图 13-16　双侧犁骨瓣手术**
(1)犁骨黏膜瓣切口　(2)剥离犁骨黏膜瓣　(3)犁骨黏膜瓣与鼻腔黏膜缝合

3.单瓣术　亦称后推或半后推术,适用于软腭裂。先在一侧翼下颌韧带稍内侧起,绕过上颌结节的内后方,距牙龈缘的2~5 mm处沿牙弓弧度做一弧形切口,至对侧翼下颌韧带稍内侧为止。然后剥离整个黏膜瓣。此种切口,腭前神经、腭降血管束不能切断,只宜游离之。如前端的弧形切口在乳牙尖牙部位(成人在前磨牙部位)即弯向对侧,称为半后推切口(图 13-17),此种切口,由于腭瓣较小,故将神经、血管束切断并结扎之。

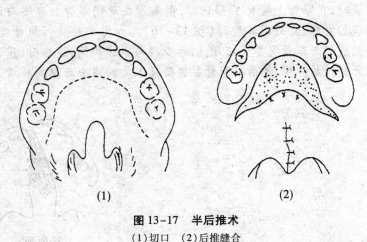

(1)　　　　　　　　　　　(2)

**图 13-17　半后推术**
(1)切口　(2)后推缝合

依法凿断翼钩,并将腭腱膜或连同鼻侧黏膜剪断,这时整个上腭黏膜瓣就可以向后方推移,而达到了增长软腭的目的。最后将腭裂边缘剖开形成创面,分层缝合软腭。再将黏膜瓣与腭骨后缘的膜性组织缝合数针,以固定黏膜组织瓣。用碘仿纱布填塞两侧切口及腭骨组织暴露创面,敷料可用缝线(或用护板)固定之。

(二)咽成形术

为缩小咽腔,增进腭咽闭合的目的,目前最常采用的有咽后壁组织瓣转移术和腭咽肌瓣转移术。

【术后处理】

1.腭裂手术后,须待患儿清醒后方可拔除气管内插管;拔管后回到病室或复苏室后,应严密观察患儿的呼吸、脉搏、体温;体位宜平卧,头侧位或头低位,以便口内血液、唾液流出,并防止呕吐物逆行性吸入。患儿在嗜睡时可能发生舌后坠,妨碍呼吸,可阻塞口腔通气道;必要时给氧气。如发现患儿哭声嘶哑,说明有喉头水肿,应及时用激素治疗并严密观察呼吸。发现有呼吸困难时应及时行气管切开术,防止窒息。

2.注意术后出血,手术当天唾液内带有血水而未见有明显渗血或出血点,局部无须特殊处理,全身可给予止血药。如口内有血块则应注意检查出血点。少量渗血无明显出血点者,局部用纱布压迫止血。如见有明显的出血点应缝扎止血;量多者应回手术室探查,彻底止血。

3.患儿完全清醒 4 h 后,可喂少量糖水,观察半小时,没有呕吐时可进流质饮食。患儿术后 2~3 周内应进流食,以后改为半流食,1 个月后可进普食。

4. 每日应清洗口腔,鼓励患儿饮食后多饮水,保持口腔卫生和创口清洁。严禁患儿大声哭叫和将手指、玩具等物纳入口中,以防创口裂开。术后 8～10 d 可抽除两侧松弛切口内所填塞的碘仿纱布;创面会很快为肉芽和上皮组织所覆盖。腭部创口缝线于术后 2 周切除;如线头感染,可提前拆除;如患儿不配合,缝线可不拆除任其自行脱落。

5. 口腔为污染环境,腭裂术后应常规应用抗生素 3～5 d 预防创口感染;如发热不退或已发现创口感染,抗生素的应用时间可适当延长。

**【术后并发症】**

1. 喉水肿和窒息　手术改变了先天的呼吸道状况,特别是在严重的畸形被矫正以后而发生呼吸道的阻塞,导致窒息甚至危及生命。喉头水肿偶尔可因气管插管时的损伤或使用开口器时长时间的过度压迫舌根部所致,虽极少发生但应提高警惕,注意预防。因这种并发症一旦发生未及时处理,可能危及生命。术后应密切观察呼吸道情况,可常规在术终时用适量激素预防喉头水肿,必要时须行气管切开。

2. 出血　一般发生在手术后的 1～2 d。术后早期出血主要是由于术中止血不完善所致。出血部位常见于腭裂切口前端的鼻腭血管或黏膜瓣边缘,唇裂切口的鼻底部,也可来自断裂的腭大血管、鼻腔创面或咽后壁瓣的蒂部。为防止术后这一并发症的发生,术中出血必须在完成手术进入复苏室前完全得到控制,否则术后随着血压回升,少量的渗血可能发展为活跃的出血。

唇腭裂术后出血常对患儿造成不良后果,因此术后应严密观察出血情况并及时止血。出血部位一般不难确诊,首先可用浸有肾上腺素的湿纱布覆盖或止血海绵填塞,并用手指加压。如有活泼出血应行缝扎或结扎止血。如患者不合作或有鼻腔、咽后部出血止血困难时,可在全身麻醉下检查出血部位并止血。必要时需输血,并注射止血剂。

3. 感染　少见,其发生率为 0～4%。感染部位多发生在鼻底、硬软腭交界处、鼻腔侧创面或黏膜瓣远端,其主要原因是局部张力过大或供血不足。预防方法除注意手术操作技术,保证组织瓣血供、减小局部张力及尽量消灭鼻腔创面外,还应注意口鼻腔的卫生,并在围术期应用抗生素。

4. 打鼾及暂时性呼吸困难　多见于咽成形术,可随组织肿胀消退而呼吸恢复正常。

5. 创口裂开、穿孔　常位于硬软腭交界处。原因:①两侧黏膜瓣松解不够,在有张力的情况下进行缝合;②局部原因,硬软腭局部组织薄;③术后感染;④术后营养不良和过早进食硬质食物等。减张的方法:血管神经束游离,剪断腭腱膜及翼钩、腭帆张肌处理。穿孔的处理:8～12 个月后二期处理。

## 病例分析

患儿,2个月,足月剖宫产,出生后发现左侧上唇及腭部均有一裂隙,出生后患儿喂养情况较差。临床检查见患者左侧上唇一裂隙,裂隙至左侧鼻底,腭部有一裂隙,裂隙向前至上颌牙槽突。请问:

1. 该患者的诊断是什么?
2. 该患者第一次手术的时间一般在出生后多久?
3. 按照序列治疗的概念,该患者的治疗应该按照一个怎样的程序进行?

## 思考题

1. 简述旋转推进修复术修复单侧完全性唇裂的优缺点。
2. 在腭成形术中,可通过哪些操作达到裂隙的关闭和软腭后退?

【知识链接】

## 微笑列车

"微笑列车"是美籍华人王嘉廉先生于1999年在美国发起并正式注册的非盈利性慈善组织。这个组织的宗旨是为贫困的唇腭裂患者实施矫治手术。具体工作有三个方面:①出资培训当地医生;②为患者提供手术费用;③为唇腭裂研究提供一定的资金。美国"微笑列车"组织的目标是最终消灭唇腭裂。

中华慈善总会与美国"微笑列车"的合作开始于1999年年初,当时,双方达成协议:由美国"微笑列车"出资,中华慈善总会负责组织实施,为我国贫困的儿童唇腭裂患者进行初期矫治手术。目前,此项工作已经发展成为一个集慈善、民政、医疗多部门大协作的全国性慈善项目。它的手术地区已经从最初的4个省的4家医院拓展到全国30个省、市、自治区的140多家医院,手术患者的年龄也从最初的贫困儿童扩大到40周岁的贫困成年患者。

救助范围:患者年龄为3个月至40周岁的贫困唇腭裂患者。

矫治范围:唇裂,腭裂,唇腭裂,包括唇、腭隐裂以及需要二次修复的唇腭裂患者。

(王　军)

# 第十四章　牙颌面畸形

**学习要点**

　　1. 牙颌面畸形的概念与正颌外科的定义。

　　2. 牙颌面畸形的治疗原则与矫治步骤。

　　牙颌面畸形(dental-maxillofacial deformities)是指因颌骨发育异常引起的颌骨体积、形态以及上下颌骨之间及其与颅颌面其他骨骼之间的关系异常和随之伴发的牙𬌗关系及口颌系统功能异常与颜面形态异常。流行病学调查显示,40%以上的人群存在错𬌗畸形,其中约有5%是由于颌骨发育异常引起的骨性错𬌗畸形,即牙颌面畸形。牙颌面畸形必须通过口腔颌面外科和口腔正畸联合治疗来矫正,以研究和诊治牙颌面畸形为主要内容的学科称为正颌外科(orthognathic surgery),它是一门综合了外科、正畸、美容和心理学等多学科的新兴学科,也是口腔颌面外科学的一个分支。它虽起步较晚,但随着正颌外科理论、技术和专用手术器械的发展,诊断方法、手术方式日趋完善,整复的效果更趋完美,真正进入了功能与形态相结合的新时期。

# 第一节　病因及临床分类

## 一、发病原因

### (一)先天性因素

1. **遗传因素**　人的颌骨发育受遗传的影响较大,不同的种族可具有典型的种族面型特征,而个体的面形则具有同一家族所共有的基本特征。临床上常见牙颌畸形的患者有明显的家族史,如下颌发育过度或不足均可由遗传因素引起。

2. **胚胎发育异常**　主要是胚胎在发育早期,由于各种因素的影响,如母体妊娠期营养不良、内分泌紊乱、损伤、感染及使用致畸药物等,使某些胚突的融合发生障碍,进而引起牙颌面系统的相应畸形,如常见的唇腭裂畸形,常常伴有上颌骨的发育障碍和牙𬌗畸形。

### (二)后天性因素

1. **损伤或感染**　在颌面部发育期,颌面部的损伤、感染和肿瘤均可导致颌面部的生长发育异常,引起牙颌面的畸形。如儿童时期下颌骨的髁突外伤可引起颞下颌关节的强直,影响下颌骨的发育,导致偏颌畸形或小颌畸形;颌骨骨髓炎或肿瘤术后的骨缺损,都可导致颌面部的生长发育异常,造成牙颌畸形。

2. **不良习惯**　儿童时期的不良习惯,如口呼吸、吐舌、吮指等会影响颌骨的正常发育,形成上颌牙前突、开颌等牙𬌗畸形。

3. **全身性疾病**　某些全身性疾病,可影响颌骨的发育,造成颌骨的畸形,如佝偻病、某些垂体肿瘤等,可造成下颌骨生长过快而发生畸形。

## 二、临床分类

牙颌面畸形主要是上下颌骨的体积大小、形态发育异常，由此进一步造成上颌骨和下颌骨的相对关系的不正常、牙排列的错乱、牙𬌗关系的异常以及面部外形的畸形等。牙正畸的分类侧重于牙与牙、牙与牙槽突关系来进行分类，而正颌外科面对的主要是骨性畸形，能够指导治疗的分类应该是基于颅、颌、𬌗三维空间的牙颌面畸形分类法。

（一）颌骨发育畸形

1. 前后方向的畸形　上颌前突、上颌后缩、下颌前突、下颌后缩、双颌前突、上颌前突伴下颌后缩、上颌后缩伴下颌前突、颏前突、颏后缩等。

2. 垂直方向的畸形　上颌骨向下发育不足呈面中 1/3 过短，下颌骨向下发育不足为小颌畸形；上颌骨向下发育过度则面中 1/3 过长。

（二）牙源性错颌畸形

错𬌗可表现为多种类型，常见的有反𬌗畸形、开𬌗畸形、上前牙前突、牙列拥挤、错位等。

（三）复合性牙颌面畸形

前面提及的各类畸形可以不同的组合方式出现，如上颌前突伴开𬌗或伴深覆𬌗、长面综合征、短面综合征等。

（四）不对称性牙颌面畸形

由单侧颌骨的发育异常所致，表现形式同上所述，只是表现在一侧，治疗起来难度较大。如偏面小颌畸形、偏面肥大等。

（五）继发性牙颌面畸形

在颌面部生长发育期，因各种疾病或治疗引起的牙颌面畸形。如颞下颌关系强直及颌骨外伤、感染、肿瘤等外科治疗引起的继发性牙颌面畸形。

# 第二节　检查与诊断

牙颌面畸形是颅、颌、𬌗之间的关系异常。表面看上去相似的畸形，其病因可能相同，也可能完全不同，不同的病因其治疗方法也就不同。如深覆盖的患者，可以是上颌前突引起，也可以是下颌后缩引起。如果因为误诊而实行了错误的治疗方案，不但不能改善牙颌面畸形，反而导致畸形愈加严重。所以，正确的诊断是畸形能够得到满意整复的保证，治疗前应仔细地询问病史，做好各种检查，并对所得资料进行科学分析，以确保所做的诊断能正确地指导正颌治疗。

## 一、病　史

除应了解患者的全身健康状况外，还要了解患者的牙颌面畸形有无家族遗传史、是否为颅面发育异常综合征、有无正畸和外科治疗史,了解患者的心理状况、求治目的、审美要求、年龄、职业、家庭及社会活动情况。

## 二、检　查

(一)临床检查

除常规体格检查外,应着重检查以下各项:

1.颌面部正侧位的检查　注意上颌骨与下颌骨、颌骨与颅基底的前后、左右、上下等大小比例及位置关系,对面部的外形做初步的评估。

2.牙与牙弓的检查　上、下颌第一磨牙的位置关系,牙弓形状,牙列是否有拥挤、排列不齐、个别牙缺失,中线是否对齐,前后向牙殆关系及殆曲线是否正常,牙与牙周有无病变等。

3.颞下颌关节检查　患者的开口度、开口型,开闭口过程中关节有无疼痛、弹响、杂音等。

(二)牙颌模型

检查时应取牙殆模型,包括记录模型、研究模型和工作模型,以便根据 X 射线头影测量的结果,在三维牙殆模型上设计手术方案、模拟手术过程、制备手术用殆板。

(三)X 射线摄片检查

1.包括全口牙位曲面体层 X 射线摄片、根尖片、头颅正侧位片等;偏颌畸形应拍颏顶位 X 射线摄片,必要时加拍颞下颌关节侧位片和手腕骨 X 射线摄片,有条件者可拍摄颅颌三维 CT 片。

2.X 射线头影测量:X 射线头影测量是指通过对头颅定位 X 射线摄片的描绘、测量后,将所得的数据进行比较、分析的过程。通过 X 射线头影测量,评估颌面部畸形的性质、类型及程度,为正颌外科的诊断及治疗设计提供可靠的依据。

X 射线头影测量的方法和步骤如下:

(1)头影图的描绘　将头影侧位的骨性和软组织影像准确描绘在一张描图纸或透明胶片上。

(2)在描绘图上标出与测量相关的标志点　包括骨标志点和软组织标志点(图 14-1)。

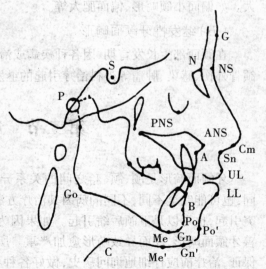

图 14-1　头影测量矢状面常用标志点

骨标志点:

蝶鞍点(S):蝶鞍中心点。

眶点(O):眶下缘最低点。

耳点(P):外耳道最上点。

鼻根点(N):鼻额缝最前点。

鼻前棘点(ANS):鼻前棘的最尖处。

上牙槽座点(A):鼻前棘点之下,上牙槽骨最凹点。

颏前点(Po):骨颏部最前点。

下牙槽座点(颏上点 B):下颌骨联合唇侧下牙槽突最凹点。颏下点(Me):颏部最低点。

颏顶点(Gn):颏前点与颏下点之间的中点。

后鼻棘点(PNS):硬腭后部骨棘之尖。

下颌角点(Go):下颌角后下点。

软组织标志点:

额前点(G):额部最前点。

软组织鼻根点(NS):与鼻根(N)相应的软组织点。

外眦点(Ex):眼裂最外点。

鼻小柱点(Gm):鼻小柱上端最前点。

鼻底点(Sn):鼻小柱与上唇底的交界点。

上唇最突点(UL):上唇的最突点。

下唇最突点(LL):下唇的最突点。

软组织颏前点(Po′):软组织颏部最前点。

软组织颏下点(Me′):软组织颏部最下点。

(3)头影测量分析 测量分析(图 14-2)中最常用的有:

1)SNA 角 为 SN 线与 NA 线之间的夹角,即蝶鞍中心、鼻根点及上牙槽座点所构成的角,代表上颌与前颅部的前后向位置关系。成人正常为 82°±1°,SNA 角增大为上颌前突,SNA 角变小则上颌后缩。

2)SNB 角 为 SN 线与 NB 线之间的夹角,即蝶鞍中心、鼻根点及下牙槽座点所构成的角,代表下颌与前颅部的前后向位置关系。成人正常为 79°±1°,SNA 角增大为下颌前突,SNB 角变小则下颌后缩。

3)ANB 角 为 AN 线与 NB 线之间的夹角,即上牙槽座点、鼻根点与下牙槽座点构成的角,是 SNA 角与 SNB 角之差,代表上颌与下颌的前后向位置关系。一般成人正常为 3°±1°,ANB 角增大为上颌前突或下颌后缩,ANB 角变小则上颌后缩或下颌前突。

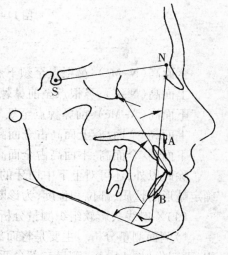

**图 14-2 头影测量常用的角与线距**
SNA 角,SNB 角,ANB 角及线距 NS,NA,NB

4)Po-NB 距离 为 Po 点至 NB 线的垂直距离,即颏前点至鼻根点和下牙槽座点连线的垂直距离,表明颏部的突度。一般成人正常值为 1 mm 左右,此值越大说明颏部前突越严重。

5）GoGn-SN角　为下颌下缘线与前颅底平面的交角,代表下颌平面的水平陡度及中下面部的高度。一般成人正常值为 32.5°左右,角度增大说明下颌平面陡度增加或面中下部高度增加。

　　面高的测量分析对诊断、治疗和疗效评估有重要意义。目前常用而简便的测量方法要点是分别以发际最低点(T)、鼻根点(N)、鼻棘下点(A)及颏下点(Me)做与耳平面平行的延长线,测量各平行线之间的距离,即可分析出面高的各部分比例。正常人的 T-Me线被均分为三等分(图 14-3)。

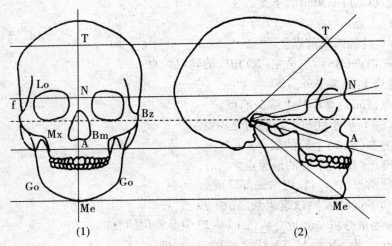

**图 14-3　测量面高的骨性标志**
(1)正面　(2)侧面

　　全面高(N-Me):鼻根点至颏下点的垂直距离。
　　上面高(N-A):鼻根点至前鼻棘点间的垂直距离。
　　下面高(A-Me):前鼻棘点至颏下点的垂直距离。
　　上面高/全面高:上面高占全面高的比例。
　　下面高/全面高:下面高占全面高的比例。

　　除此以外,还可对上下中切牙的倾斜角度和突距等进行测量,通过上述测量基本可确定畸形的性质、部位和程度,为诊断的正确性提供保证。

　　(4)X 射线头影软组织测量分析

　　1)侧面测量分析　主要是将面部从发际至颏下点以鼻根点和鼻底点为标志分为上、中、下三份(图 14-4),测量三部分垂直距离的比例关系。正常情况下三份应基本相等。以下唇下缘为界,又将面下 1/3 等分为两份;或以口裂和颏唇沟为界将面下 1/3 等分为三份。面下 1/3 的形态在不同的人表现各异,不同的人对面下 1/3 的美的要求也不尽相同。面下 1/3 的形态通过正颌外科进行矫正,与其他部位的比较相对容易,也是正颌外科涉及较多的部位。

　　2)正面测量分析　正常情况下,以面部中线为分割线,两侧的结构与形态应基本对称,包括两侧的眉、眼、鼻翼、鼻唇沟、口角、下颌角等(图14-5)。

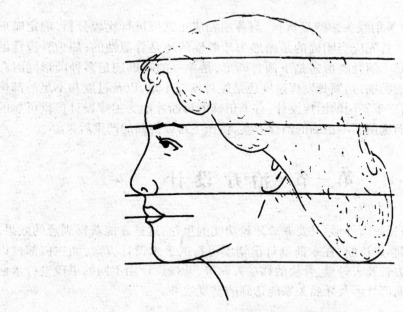

图14-4 头部侧面软组织分析测量

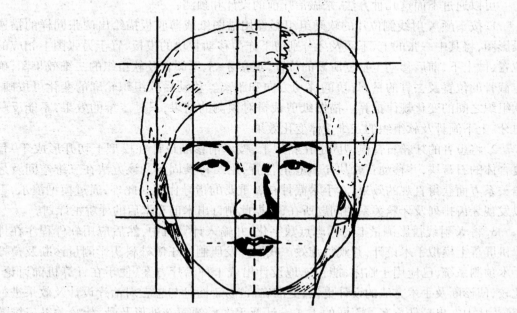

图14-5 头部正面软组织分析测量
X射线头颅后前位片测量(硬组织)标志点

### 三、诊　断

根据临床检查和 X 射线头影测量资料,与各项相应正常值进行比较分析,确定畸形的性质、部位与程度。首先应当明确的是畸形为牙源性的还是骨源性的;如为骨源性的要确定畸形的部位,是上颌骨畸形还是下颌骨畸形,是单一的畸形还是多种畸形同时存在;然后再明确畸形的类别,是颌骨发育过度还是颌骨发育不足,以及过度和不足的部位和程度。不同的诊断产生不同的治疗设计,有了正确的诊断才能为治疗设计提供可靠的依据,如果诊断错误而选用了不正确的治疗方案,将产生难以挽回的严重后果。

# 第三节　治疗设计

正颌外科既要整复颌面外形,又要兼顾牙𬌗功能的重建,这样才能获得满意的效果,故要求医师必须根据临床诊断,在术前制订出切实可行的手术设计方案,如在何部位以何种方式截骨,是否去骨及去骨量,骨块的移动方向等,并按设计用不同的手段进行术前模拟演示,预测术后面部外形及牙𬌗关系能达到的整复效果。

## 一、治疗设计与预测

可以通过下面这几种方法,来做治疗前的设计和预测:

1. 按头颅 X 射线侧位片的软硬组织影像用描图纸或薄胶板描绘出两张同样的描迹投影图,将其中一张的上、下颌及牙分别剪下作为移动骨块的模板,置于另张图上相应的位置,做上下、前后移动至整复所需的位置,观察牙、上下颌骨及软组织的二维效果图,确定截骨的位置及去骨的量,骨块的移动方向和距离。移动后软组织轮廓的变化可按硬、软组织之间的变化规律推算。描图纸剪裁拼对预测的结果,只是二维的效果,不能反映出牙、上下颌骨及软组织的三维立体变化效果。

2. 将患者的牙𬌗石膏模型固定在𬌗架上,按术前诊断设计在模型上切开形成牙-骨复合体的石膏块,并移动石膏块至满意的位置,用蜡将其固定。该方法在三维空间及牙𬌗关系方面获得直观的效果,对手术截骨有着重要的指导作用。此外,通过模型演示,可以发现牙齿排列及牙𬌗关系的问题所在,并据此制订出术前和术后的牙矫正计划。

3. 将 X 射线投影测量上的标志点数字化,并输入计算机中,然后应用软件程序在计算机屏幕上模拟手术设计,并观察疗效。我国开发研制的正颌外科头影测量诊断及模拟手术预测系统,已应用于临床,能快速地设计出若干种治疗方案,便于在计算机前讨论、比较,使诊断及手术方法的设计更快、更准确,也易于医师与患者对治疗设计及效果进行交流,从中选出最佳方案。不同的手术设计及手术后颌面部外形及骨、牙𬌗关系三维效果的演示,是其他方法无法比拟的。

## 二、治疗程序

正颌外科手术不仅是颌面外形的整复,而且包括牙𬌗功能的创建,这些仅靠外科手术不能完成,需要术前、术后给予序列治疗,方能达到满意的效果。所以在确定治疗方案后,要按照下述的程序进行。

（一）术前正畸治疗

术前正畸的目的是为正颌手术做好牙殆条件的准备,要根据制订的手术方案,排齐牙列、纠正错位牙、调整不协调的牙弓及咬殆关系,消除牙的代偿性倾斜,以便截骨后骨段能移动到设计的位置,建立良好的殆关系,达到预期的效果。某些在术中或术后很容易完成的牙齿的移动不作为术前正畸的目标。

（二）确定手术计划

手术前的正畸治疗完成后,还须最后进行一次原手术计划的评估和预测,并对手术计划进行必要的调整和补充,力求取得最佳治疗效果。

（三）正颌手术

术前正畸结束后,应对手术设计再次进行评估预测,适当的调整手术设计。除常规的全身麻醉和输血准备外,还应按手术设计制备好殆引导板和骨块固定装置,并向患者说明手术的有关事项,如术后能达到的效果、可能出现的问题等,以取得患者的配合和理解。手术应严格技术前设计进行,术中不得任意改动手术设计。术中避免损伤下牙槽神经血管,术后注意保持呼吸道的通畅,观察牙-骨组织块的血供及固定情况,避免骨坏死及错位愈合,预防感染的发生。

目前常用的正颌手术,上颌前份节段性骨切开术,下颌前部根尖下骨切除术,全上颌骨水平向骨切开术,下颌支矢状骨劈开术,颏成形术,牵张成骨术等。

（四）术后正畸与康复治疗

虽然术前进行了正畸治疗,且手术按术前的设计进行,术后还是会存在上下牙的尖窝关系不协调、咬合不平衡等问题。术后正畸的目的是进一步完成牙弓的平整工作,矫正术后出现的牙齿的轻度错位,精细的调整殆关系,使上下牙列建立完善的咬合关系,以达到美观和功能的完美结合。术后正畸可在正颌手术 3 个月后进行,同时行颌周肌及颞下颌关节功能康复治疗。

（五）随访观察

术后外科和正畸科应共同对患者进行随访观察,了解术后颌、殆关系可能出现的变化,评价效果。骨块在愈合过程中出现轻微的移位,可通过正畸矫正;如出现明显的移位,则须做相应的处理。一般术后需随访 6 个月以上。

# 第四节　术后并发症的防治与护理

随着麻醉学、抗感染、专用手术器械、监护设施的发展与更新,以及手术技术的进步和经验的积累,使具有一定的危险性、复杂性和容易出现严重并发症的正颌外科手术,目前已成为相对安全,并可进行效果预测,实现功能与形态俱佳的常规手术。但由于手术比较复杂,加之各种原因,特别是术前设计不当,麻醉处理与术中操作失误,以及术后护理疏忽,使正颌外科手术的并发症仍时有发生,且可造成十分严重的后果。

## 一、术后并发症及其防治

### (一)呼吸道梗阻

往往发生在术后早期,情况也特别紧急,须尽早发现及时处理。引起呼吸道梗阻的常见原因如各类上颌骨切开及骨块移位术,均将引起上颌窦及鼻腔的黏膜水肿、渗血,以及某些病例须将上颌骨段上移等原因而使鼻腔气道变小,形成通气不畅。而下颌支手术常可引起咽侧肿胀,致口咽部气道变窄,如骨创明显渗血,可形成咽旁、口底等部的血肿,造成上呼吸道通气障碍。气管内插管可引起声带黏膜的水肿或损伤,使喉通气道变窄。如在拔出气管内插管前未将口咽部的敷料等异物清除,亦可引起急性呼吸道梗阻。在患者的咳嗽及吞咽反射尚未完全恢复以前,渗血及分泌物未能吸出亦是常见的引起呼吸道梗阻的原因。术后呼吸道梗阻往往可能是多种因素合并引起。

为了预防可能出现的呼吸道梗阻,应尽量减少术中创伤,细心止血,按常规在拔出气管内插管前,仔细清除在口咽部可能遗留的纱布、血凝块及分泌物,拔管后应安置鼻咽通气道,以防舌根后坠阻塞气道。如术后发生呼吸道阻塞症状,应及时查明原因,争分夺秒地进行有针对性的处理。

### (二)出血

由于正颌手术的特点,术后早期创部轻度渗血较为常见。上颌手术后的鼻腔渗血可喷、滴血管收缩剂,必要时可填塞碘仿纱条或油纱条。其他部位的渗血可用加压敷料,一般均可奏效。术后明显的持续性出血亦并非罕见,如不进行及时有效的处理,后果严重。严重的出血,除凝血机制障碍外,一般上颌手术发生在 Le Fort Ⅰ型或Ⅱ型骨切开术断离或损伤腭降动脉及上颌动脉后,未能有效地夹结血管断端所致。下颌手术则多并发于下颌支矢状劈开,或下颌支斜行(垂直)骨切开术损伤下牙槽神经血管束所致。出血一般在术后立即出现,但下颌支部位出血因引流不畅而形成咽旁或口底部血肿,直至出现呼吸道压迫症状才引起注意。对术后出血病例应尽快找出原因,采取有针对性的止血措施。

### (三)感染

由于抗感染技术的进步,特别是抗生素的应用,使正颌手术的术后感染率显著降低。但由于现代正颌手术多经污染的口内途径施行,因此仍有发生感染的可能。而骨创感染一旦发生,常招致骨切开部位不愈合,错位愈合,甚至骨坏死,引起难以处理其至软硬组织缺损畸形的严重后果。正颌手术的创部感染一般都与下列因素有关:首先是骨切开线设计不妥或术中处理不当,特别是软组织蒂的撕裂甚至断离,骨瓣附着的软组织剥离过于广泛等原因,引起血供严重障碍,使局部抗感染力明显降低;此外,创部血肿,异物遗留等也是引起创部感染的因素。因此,避免上述问题的出现,是预防感染的有力措施。如已发生化脓性感染,则应积极引流并根据脓培养及细菌药物敏感试验加强抗生素的应用。

### (四)牙及骨坏死

随着正颌外科手术生物学基础研究的进展和以此为基础的手术设计科学化,以及手术技术的提高与器械的改进,使正颌外科手术的安全性和可靠性均有显著的提高,整个骨块的坏死已极为少见,但发生牙或骨坏死的可能性依然存在;骨坏死的病例仍有发生。由于软组织张力过大或覆盖不全引起的小区域骨质暴露,有可能出现局限性骨密质层坏死。单纯的牙髓坏死,主要发生于个别牙的牙槽突切开术或节段性骨切开时,损伤切开线两侧的牙周或牙根所致。大块的骨质坏死主要系牙-骨复合体软组织蒂设计不当或手术操作有误,引起蒂部撕伤或断裂以及移位骨块附着的软组织蒂分离过度,造成严重的血供障碍所致。如并发感染,将加重骨坏死的形成。因此,正确的手术(特别是软组织蒂)设计和操作,保证牙-骨复合体的血供,预防感染的发生,是避免发生骨坏死重要而有效的措施。

### (五)骨愈合不良及错位愈合

骨切开线设计及骨块复位不当,骨块断面接触不良,特别是骨块固定不牢是正颌手术后出现愈合不良或错位愈合的常见原因,而血供不良及局部感染也直接影响骨的愈合。目前采用小型钛夹板行骨坚固内固定,大大提高了骨块固定的可靠性,也缩短了颌间固定的时间。此外,在下颌支斜行(垂直)骨切开术时,如骨切开线偏高,且未止于下颌角,则将出现连接下颌髁突的近颅骨段向内前移位,影响愈合。另如,在下颌矢状骨劈开术中引起的近心骨段骨折,又未能在术中进行正确的处理和牢靠的固定,则术后出现的骨愈合不良及骨段移位,往往需要再次手术。

### (六)神经损伤

正颌手术可能涉及的神经损伤主要是下颌手术可能引起的下牙槽神经及面神经损伤。下牙槽神经损伤可能发生在下颌骨体部骨切开术、颏成形术或下颌支垂直(斜行)骨切开术时,但最易引起下牙槽神经损伤的是下颌支矢状骨劈开术。经口外途径的下颌骨切开术则有可能引起面神经下颌缘支的损伤。因此,正确的手术设计及操作,是防止正颌手术引起神经损伤的关键因素。

## 二、术后护理

正颌手术的术后护理与口腔颌面部其他手术基本相同,但应特别注意保持呼吸道通畅,在进行了暂时颌间固定的病例更应加强。及时吸出口咽及鼻腔分泌物,对保持呼吸道通畅有重要意义。除术中使用地塞米松外,术后地塞米松静脉滴注,对减轻喉头及术区水肿可能引起的呼吸道阻塞更有明显效果。如条件许可,将患者送入复苏室进行术后24 h观察监护更为安全。此外,术区局部冷敷,保持口腔卫生,注意体液及电解质平衡,加强营养等对伤口的愈合及康复均有重要意义。

## 病例分析

患者刘某,女,25 岁。因上前牙前突影响美观,来医院求诊。体查:上颌前突,上前牙更明显。后牙中性𬌗。

据此,请你:①做出诊断;②拟订治疗计划。

**【知识链接】**

## 临床上常用的正颌手术方法简介

### 一、上颌前份阶段性骨切开术

上颌前份阶段性骨切开术根据手术入路及软组织蒂的设计部位不同,分为唇侧及腭侧入路两类。该手术主要适用于 Angle Ⅰ 类𬌗的上颌前份牙及牙槽前突畸形,也可配合下颌前份根尖下骨切开术矫治双颌前突畸形。

为使前突的前颌能后退至正常位置,通常需要先拔除双侧上颌第一前磨牙,继续行正畸治疗,而后实施手术。

### 二、下颌前部根尖下骨切开术

下颌前部根尖下骨切开术是一种多用途的矫治下颌前部牙及牙槽突畸形的手术。在多数情况下,是一种与其他手术配合矫治某些牙颌畸形的辅助手术。主要用于矫治下颌前份的牙及牙槽突;矫治曲度过大的 Spee 曲线;关闭某些类型的前牙开𬌗;矫正下牙弓的不对称畸形,以及与其他手术配合矫治双颌前突。

用于矫治下颌牙及牙槽突的病例,一般先拔除双侧下颌第一前磨牙,完成术前正畸治疗后,再做下颌手术。

### 三、全上颌骨水平向骨切开术

全上颌骨水平向骨切开术又名 Le Fort Ⅰ 型骨切开术。该手术系按上颌骨 Le Fort Ⅰ 型骨折线方向,情况上颌骨各壁,仅保留以腭侧黏膜为主的软组织蒂。

该手术适用于矫治上颌骨前后向及上颌骨垂直向发育不足;矫治上颌骨垂直向发育过度;与其他手术配合,矫治复杂的、特别是累及下颌骨的牙𬌗面。

### 四、经口内下颌支斜行骨切开术

经口内下颌支斜行骨切开术是临床上矫治下颌前突畸形用得较多的手术之一。该手术适用于矫治 Angle Ⅲ 𬌗颌的下颌前突;配合其他手术矫治较为复杂的伴有下颌前突的牙颌面畸形病例。

### 五、下颌支矢状骨劈开术

下颌支矢状骨劈开术也是临床上矫治下颌骨畸形较常用的手术。该术主要用于前伸下颌,矫治下颌骨发育不足所致的小颌畸形;即可用于后退下颌,矫正真性下颌前突;也可与其他手术协同,矫治含有小下颌或下颌前突畸形的复杂病例。

### 六、颏成形术

颏成形术为矫正颏部畸形的主要手术。颏联合的形态无论在前后、左右及上下方位都易发生变化,且个体差异很大;即使在同一类的牙颌面畸形中,每个患者之间即可有明显的不同。因此,为获得最佳的美容和功能效果,颏部整形必须结合个体病例予以单独设计。

该手术临床上可用于矫正过大前突的颏部;矫正后缩过小的颏部;矫正垂直向颏部过长;矫正颏部左右径不足;矫正颏部偏斜;与其他手术配合,矫正同时存在的颏部异常。

### 七、同期双颌畸形矫治术

牙颌面畸形可同时累及上、下颌骨,由其引起的畸形和功能障碍均较严重而复杂,由于累及上、下颌骨的畸形类型和程度不一,使治疗设计也有所差异,但相应的基本原则一致。该手术可用于矫治下颌前突伴发上颌骨发育不足,矫治上颌垂直向发育过度伴下颌骨发育不足,矫治双颌前突。

### 八、不对称性牙颌面畸形矫治术

不对称性牙颌面畸形可表现为单颌性或上、下颌同时受累,并可影响颜面部软组织,临床上最常见的为偏颏畸形与下颌偏突颌畸形,其次为单侧小颌畸形,以及累及上下颌并包括软组织的偏面畸形。临床上最常见的偏突颌畸形可以为一侧髁突肥大增生,也可为半侧下颌骨过长,甚或半侧颜面以及肢体的过长。此外,由于损伤、肿瘤、颞下颌关节疾病等亦可引起不同类型的牙颌面畸形,往往须配合采用正颌外科的原则和方法进行治疗。无论何种类型的颌骨发育性不对称畸形,如发生在生长期,通常会引起相应的对颌及对侧包括咬合在内的继发性畸形,例如形成开𬌗或锁𬌗等。在拟订治疗计划时,都必须在考虑之列。由于上述原因,不对称性牙颌面畸形临床表现的个体差异极大,治疗也特别困难,在制订治疗计划时应特别予以注意。

### 九、牵张成骨术

牵张成骨术是指通过对骨切开后仍保留骨膜及软组织附着和血供的骨段,施加特定的牵张力,促使牵张间隙内新骨生成,以延长或扩宽骨骼畸形和缺损的外科技术。其应用原理为,当机体组织受到缓慢而稳定的牵引和张力时,细胞的合成与增殖功能即被活化,从而促使受力区的组织细胞增殖、再生。牵张成骨术即利用这一生物学原理,将切断后仍保留骨膜、软组织附着及血供的两骨段,通过安置其上的牵张器,施予特定强度与频率,以及方向恒定而缓慢的牵引和张力,使两骨段按预定计划分开;牵开间隙则有规律地由新生骨组织取代,从而达到使短缩的骨骼伸长,弯曲的骨骼变直,缩窄的骨骼变宽,以及使缺损的骨段为新生骨质修复。该手术临床上主要适用于颌骨发育不全畸形和骨缺损、骨缺失畸形。

### 十、正颌外科理论与技术的扩展和应用

随着正颌外科的发展成熟,其理论和技术已成功地用于以往较难治疗和效果欠佳的

相关领域,如:

1.复杂的颌面部骨折错位愈合所致牙颌面畸形的矫治　对于上、下颌的复合性及面中份骨折的错位陈旧性骨折,往往存在严重的咬合错乱及颌面部畸形,按传统的方法很难取得较好的疗效。对此类病例,如能按处理牙颌面畸形的原则和程序进行治疗,即可获得形态和功能均为满意的效果。

2.唇腭裂术后继发性畸形的治疗　传统的唇腭裂整复术后,往往出现不同程度的颌面部继发性畸形,其治疗困难,经探索、实践证明,采用正颌外科治疗的原则和技术,对改善唇腭裂术后继发性畸形患者的功能与形态有显著效果。由于继发性畸形的类型较多,情况复杂,因此采用正颌外科治疗的术式应有针对性地酌情选定。

3.阻塞性睡眠呼吸暂停综合征的治疗　对于各种原因导致的下颌发育不足,后缩及舌后退等引起的上气道缩窄伴发严重阻塞性睡眠呼吸暂停综合征症状的患者,采用以前突下颌和颏部骨段为主的正颌外科手术,并配合相关治疗,可有效地解除或缓解睡眠呼吸暂停综合征的症状,改善口颌系统的功能与容貌。由于引起睡眠呼吸暂停综合征的原因和临床类型较复杂,故必须查明原因和类型,采用有针对性的治疗,才能取得满意的效果。

4.其他　对某些颅颌面发育畸形,如下颌面部发育不全综合征,颅面骨发育不全综合征,以及偏面小颌畸形和进行性偏面萎缩畸形等疑难复杂病例,在正确诊断和设计的基础上,采用适宜的正颌外科技术或同时与其他必需的外科手术相结合,可以获得较为满意的形态与功能效果。

（刘宇飞）

# 第十五章 口腔颌面部影像技术及诊断

**学习要点**

1. X 射线检查工作中的防护。

2. 口腔颌面部 X 射线投照技术。

3. 口腔颌面部正常 X 射线影像。

4. 口腔颌面部常见典型病变的 X 射线影像。

医学影像诊断是现代医学的重要组成部分,包括常规 X 射线诊断,电子计算机体层摄影(computed tomograpby, CT),B 型超声扫描(B-modeultrasonic scanning),核素显像(radionuclide imaging, RI)和磁共振成像(magnetic resonance imaging, MRI)及介入放射(interventional radiology)等主要显像技术。X 射线的摄影技术是医学影像诊断的基础。

1895 年伦琴宣布发现 X 射线之后,两周后,Otto Walkhoff 等学者便将 X 射线用于拍摄牙科 X 射线片,至今已有百余年的历史。口腔医学利用 X 射线的穿透性,使口腔颌面颈部结构在 X 射线胶片上或电视荧光屏显示影像,根据人体结构和器官不同所显示的影像不同,来确定有无病变和病变的性质、程度与范围,从而协助诊断和制订治疗计划。

掌握口腔颌面 X 射线应用及投照技术,对口腔颌面疾病诊治,尤为重要。

# 第一节　口腔颌面部 X 射线影像技术的原理和应用

## 一、X 射线影像技术的基本原理

X 射线的特性,具有穿透性、荧光效应、感光效应和电离效应,能在胶片上或荧光屏上形成影像。X 射线穿透人体后,形成人体不同密度、不同厚度的内部组织物像。

X 射线的基本原理为:

1. 具有一定强度和一定硬度的 X 射线　在 X 射线照片过程中,必须根据投照部位的密度和厚度差异选择适当强度的 X 射线量,和一定硬度的 X 射线穿透力,才能获得具有黑白对比满意的 X 射线照片。

强度是指 X 射线的量,计算方法,是以电流和时间的乘积表示,即 X 射线输出的量以时间"秒"为单位,电流以"毫安培"为单位,每秒输出的毫安数,即毫安秒缩写为 mAs。

硬度是指 X 射线的质。即 X 射线穿透力,指 X 射线的波长,是由电压来决定的。电压愈高所产生的 X 射线波长愈短,其穿透力愈大。电压以千伏峰值来表示,缩写为 pvk,称 kV。

2. 检查部位要具有组织密度和厚度的差异　物体的密度高、厚度大,吸收的 X 射线就多,穿透物质的剩余射线也少。由于不同密度的组织吸收 X 射线程度不同,因而荧光屏上形成了有黑白对比或明亮与黑暗差异的图像。如果组织没有差异,就不能形成影像。

人体多数部位具有组织密度的差异,而能形成黑白反差,在 X 射线诊断学上称为"对比"。由人体本身密度的差异所形成的对比称为"自然对比"。如口腔颌面部、胸部、四肢等部位有较好的自然对比,一般平片即可形成影像。但人体有些部位和器官缺乏这种天然的对比,而需要人为地在该部位或器官内注入一种高密度或低密度的对比剂,使之产生密度差,从而使这些组织结构得以显示,这叫做"人工对比"(即造影检查)。

人体组织有四类不同密度的差异:

(1)骨骼和牙齿　钙化程度高,在 X 射线片上呈白色致密影,而在荧光屏上则呈黑暗昏影。

(2)各种软组织和液体　包括软骨、骨膜、神经、血管、淋巴、内脏、皮肤、黏膜、结缔组及体液等,在 X 射线片上呈软性灰色昏影。

(3)脂肪　如皮下脂肪、肌肉间隙中的脂肪、腹膜外脂肪等,仍为软组织密度,但比肌肉等的密度更低。二者差异并不十分明显,其对比反差也不大,要在质量高的 X 射线片上方能见到呈灰白色影。

(4)气体　存在于鼻窦、鼻腔、乳突气房、呼吸道及消化道等处,在 X 射线片上呈黑色透明影。在荧光屏上呈白色明亮影。

## 二、主要的成像物质

1.X 射线胶片　X 射线胶片的结构,主要是由醋酸纤维或聚酯,即塑料式尼龙做成很薄的透明片基。再在片基的两面均匀地涂上含溴化银(AgBr)照像乳剂(即双面有药膜),且要与增感屏所发荧光光谱相适应,通常是对紫蓝色光敏感。现代使用的稀土增感屏,有的对绿色光敏感。普通照像胶片为单面药膜而对全色敏感。

2.荧光屏　是透视检查用的,釉屏上涂有硫化锌镉的荧光物质制成,表面覆盖一层铅玻璃,铅玻璃起防护作用。由于 X 射线穿透过人体不同组织密度后所剩余的不均匀射线作用于荧光屏上,所以能产生明亮与昏暗的对比影像。

3.增感屏　增感屏是涂有钨酸钙的纸板。摄片时,将其放于暗盒两面,中间放 X 射线胶片,当 X 射线投照过程中,增感屏上钨酸钙产生波长较长的紫蓝色荧光,使胶片感光,这样效应更敏感,由此可以大幅度地减少 X 射线量,使患者和工作场所的辐射量降低,对其健康有利,也能延长 X 射线机寿命。

除了上述常用的成像物质外,还有现代的电视显像、电子计算机扫描成像等。

## 三、读片的基本知识

口腔颌面部各组织结构不同,因此 X 射线穿透程度也不相同,而显示 X 射线影像的密度各异。阅读 X 射线片时,应根据胶片上显示出的不同组织的密度来区分组织种类和判断病变。

X 射线不同组织密度影像,可分为以下三种:

1.白色影像　表示组织密度高,含矿物质多,通过并投射于胶片上的 X 射线较少,如牙、骨组织、涎石、金属、对比剂等。

2.黑色影像　表示组织密度低,通过并投射于胶片上的 X 射线较多,如腔洞、鼻窦、下颌管、牙周膜等。

3.灰白色影像　为介于以上两者之间的影像,如软骨、窦腔内的液体等。

当某一部位组织显示的 X 射线影像密度低于或高于该组织的正常范围时,则表示有病理改变。因此,必须首先熟悉各个部位组织的正常 X 射线影像,才能对有病理变化的部分做出正确的诊断。

### 四、X 射线在口腔医学的应用范围

X 射线检查技术在颌面部应用广泛,不仅用于了解牙和颌骨在生长发育过程中的正常解剖形态,而且对其病理损害的检查有着重要意义。

1. 生长发育及正常解剖形态

(1)了解乳、恒牙生长发育情况,以帮助制订正畸治疗计划。

(2)了解阻生牙的位置与形态,以供手术时参考。

(3)头部及颌面部摄片,了解骨的发育状况,预测正畸效果及治疗步骤。

(4)义齿修复前,了解基牙的牙周、根尖周情况。根管治疗时,了解根管的形态和数目。

2. 病理损害的检查

(1)检查龋齿的龋坏部位、深度及与髓腔的关系,观察有无邻面龋、继发龋等。

(2)了解牙折的位置及折断线的方向。

(3)了解牙槽骨的吸收程度,牙周膜及牙骨质情况。

(4)判断髓腔的大小,牙髓有无钙化、髓石,以及根管长度测量。

(5)确定根尖周病变程度、范围和性质。

(6)了解骨髓炎的损害程度,有无死骨形成。

(7)检查上、下颌骨骨折的部位和骨折线的方向以及骨折愈合情况。

(8)了解软组织内、颌骨内异物(如弹片、断针、残根等)的位置与数目。

(9)了解口腔颌面部肿瘤及囊肿的损害范围,破坏程度和性质。

(10)了解唾液腺涎石、上颌窦感染、颞下颌关节强直、脱位等情况。

### 五、X 射线检查工作中的防护

(一)防护的意义

由于 X 射线对人体的生物效应,当照射过量时产生各种不同程度的反应,导致组织的损伤和生理功能的障碍。轻者称为放射反应,重者称放射线病,因此,对从事 X 射线工作者和受检者都应重视防护问题。

(二)防护方法与措施

1. 对工作者的防护

(1)摄影机房　X 射线机房的面积不应小于 24 $m^2$,拍摄牙片的 X 射线机不应置于临床检查诊断室内。机房按照规定设置防护屏障墙,防护的屏障墙可用铅或钢筋混凝土或其他材料砌成,但要求有一定铅当量厚度,以保证屏蔽室内确实安全。

(2)摄片过程　X 射线工作者必须在屏蔽室内进行曝光,一般的铅屏风,铅围裙用作防护是不安全的。因此,透视检查最好采用隔室操作法。

（3）时间防护　人体接受 X 射线照射剂量与照射时间成正比,照射时间越长,吸收的 X 射线越多。因此,在不影响工作的情况下,尽量减少曝光时间和避免不必要的曝射,减少重照率。

2. 对受检者的防护　尽可能地使用有增感屏的胶片(牙片),可减少照射剂量。摄片时最有效的防护方法是缩小照射野,尽量地减少摄片的数量和次数,应避免不必要的重复检查。如需要重复摄片或透视,应考虑延长两次检查间隔的时间。由于胎儿、婴幼儿和儿童对 X 射线非常敏感,所以应尽量少做 X 射线检查。进行全口一次多张拍片时,对孕妇和儿童最好穿戴铅橡皮围裙等防护,因为所谓安全照射剂量并不保证对遗传因子也是安全的。

# 第二节　口腔颌面部 X 射线投照技术

口腔颌面部 X 射线投照技术种类较多,并有口腔颌面专用 X 射线机:牙科 X 射线机、曲面体层 X 射线机、口腔体腔 X 射线机、X 射线头影测量机等,其主要投照技术有平片投照技术、曲面体层摄影技术、唾液腺造影技术、口腔体腔摄影技术、体层摄影技术等。本节主要介绍平片投照技术、曲面体层摄影技术及唾液腺造影技术。

## 一、X 射线平片投照技术

目前,X 射线平片为口腔医学临床应用最为普遍的检查方法,有口内片和口外片两大类。

### (一)口内片

口内片是将胶片放置于口腔内,X 射线自口腔外射向胶片。临床上常用的口内片有根尖片(牙片)、殆翼片、殆片三种。

1. 根尖片　应用最广,适用于检查牙体、牙周及根尖周病变。成人用胶片规格 3 cm× 4 cm,儿童用胶片规格 2.5 cm×3.5 cm。

投照方法:

（1）患者位置　患者应正坐椅上,枕部稳靠在头托上,矢状面与地平面垂直。投照上颌后牙时,听鼻线(外耳道至鼻尖连线)与地面平行;投照下颌后牙时,听口线(外耳道至口角连线)要与地面平行。投照上颌或下颌前牙时,上颌或下颌前牙唇面与地面垂直。

（2）胶片分配　成人 1 张胶片可拍摄 3 个相邻牙,下颌前牙可拍摄 4 个牙。

（3）胶片放置及固定　胶片置于口腔内,其感光面对准受检牙的舌(腭)面,投照前牙时,胶片竖放,边缘要超出切缘 7 mm 左右;投照后牙时,胶片横放,边缘超出殆面 10 mm左右。焦点与胶片距离为 20 cm,用非金属材料的胶片固定夹或嘱患者用手指固定好胶片,拍摄下牙时要注意胶片防湿。此外还应注意用手指固定胶片时,应尽量避免使胶片弯曲,特别是按牙长轴方向弯曲会使影像变长或模糊。

（4）X 射线角度　由于牙根部有牙槽骨和牙龈所遮盖,胶片放入口内时,就不可能与牙长轴平行,如 X 射线垂直于牙或垂直于胶片进行投照时,都不能得到牙的正确长度影像。因此,X射线中心线须倾斜一定的角度,使X射线的中心线与牙长轴和胶片之间的假想分角线相垂直,称垂直角度,这样牙和所成的影像大小才能一致(图15-1)。

X射线中心线与牙长轴和胶片之间假想分角线小于90°,则影像变长(图15-2);X射线中心线与牙长轴和胶片之间假想分角线大于90°,则影像变短(图15-3)。

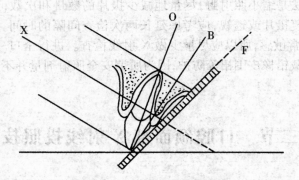

图15-1　牙片分角线投照技术

O.牙长轴　B.牙长轴与胶片见的分角线　F.X射线胶片

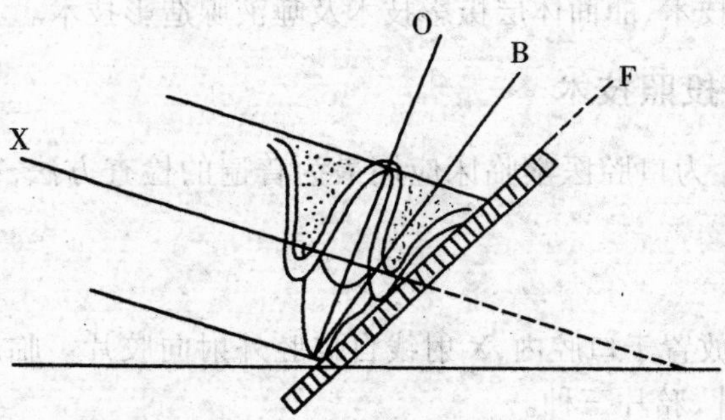

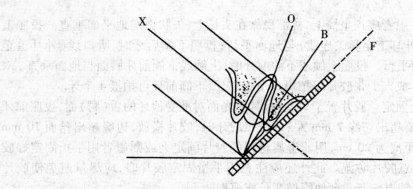

图15-2　X射线中心线与牙长轴和胶片之间假象分角线小于90°,则影像变长

图15-3　X射线中心线与牙长轴和胶片之间假象分角线大于90°,则影像变短

牙弓为一弧形,X 射线中心线必须随患者牙弓形态进行调整,以避免牙影像重叠。X 射线中心线与被检查牙的邻面应平行,称水平角度(图 15-4)。

(5)X 射线中心线在体表的位置　投照根尖片时,X 射线中心线须通过被检查牙根中部,其在体表的位置关系如下:

投照上颌牙时,以外耳道口上缘至鼻尖连线为假想连线。

投照上颌中切牙时,通过鼻尖。

投照上颌一侧中切牙及侧切牙时,通过鼻尖与投照侧鼻翼的连线的中点。

投照上颌尖牙时,通过投照侧鼻翼。

投照上颌前磨牙、第一磨牙时,通过投照侧自瞳孔向下的垂线与外耳道口上缘和鼻尖连线的交点,即颧骨前方。

投照上颌第二、三磨牙时,通过投照侧自外眦向下的垂线与外耳道口上缘和鼻尖连线的交点,即颧骨下缘。

投照下颌牙时,X 射线中心线均在沿下颌骨下缘上 1 cm 的假想线上,然后对准被检查的部位射入(图 15-5)。

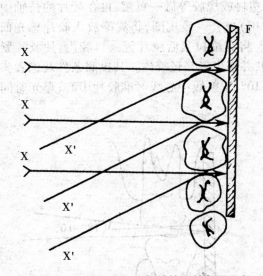

图 15-4　X 射线中心线与被检牙的邻面平行

X. X 射线水平角度与牙邻面平行　X′. X 射线水平角度与牙邻面不平行　F. 胶片

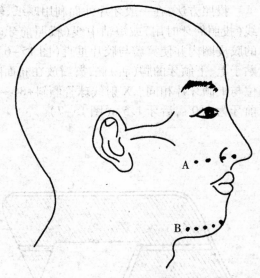

图 15-5　X 射线中心线在体表位置

A. 上颌　B. 下颌

(6)X 射线投照角度和曝光时间　患者投照上颌牙时,X 射线向足侧倾斜,称为"正角度",以(+)表示。投照下颌牙时,X 射线向头侧倾斜,称为"负角度",以(-)表示。上下颌牙各部位的 X 射线投照角度和曝光时间见表 15-1。

表 15-1　投照上下颌牙各部位 X 射线倾斜角度

| 投照区 | X 射线倾斜方向 | X 射线管倾斜角度 | 曝光时间（s） | |
| --- | --- | --- | --- | --- |
| | | | 成人 | 儿童 |
| 21｜12 | 向足侧倾斜 | +42° | 1.0 | 0.8 |
| 3｜3 | 向足侧倾斜 | +45° | 1.2 | 0.6 |
| 54｜45 | 向足侧倾斜 | +30° | 1.5 | 1.2 |
| 876｜678 | 向足侧倾斜 | +28° | 2.0 | 1.5 |
| 21｜12 | 向头侧倾斜 | −20° | 1.0 | 0.5 |
| 3｜3 | 向头侧倾斜 | −20° | 1.2 | 0.6 |
| 54｜45 | 向头侧倾斜 | −10° | 1.2 | 1.0 |
| 876｜678 | 向头侧倾斜 | −5° | 1.5 | 1.0 |

2. 𬌗翼片　同时检查上下颌牙的冠部、颈部、邻面龋、髓腔及牙槽嵴等情况时选用。

投照方法：在一般牙片外面利用厚纸、软塑料或橡胶等做一翼瓣，再在牙片的长轴中线（投照后牙时用）或短轴中线（投照前牙时用）外套一胶皮圈，将翼瓣放入胶片感光面的胶皮圈内并使翼瓣与胶片垂直（图 15-6）。将翼瓣拉紧后胶片置入口腔内，使胶片紧贴于上、下颌牙的腭（舌）侧，翼瓣放在𬌗面间，并嘱患者轻轻咬住。其投照条件及患者头位与上颌牙片相同。X 射线球管倾斜+8°～+10°，X 射线中心线对准胶片中心；曝光时间前牙为 1.0 s，后牙 1.5 s（图 15-7）。

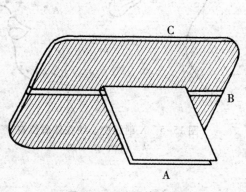

图 15-6　𬌗翼片胶片
A.翼瓣　B.乳胶圈　C.胶片

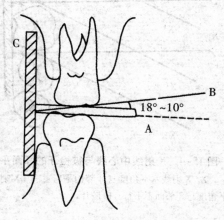

图 15-7　𬌗翼片投照方法
A.翼瓣　B.X 射线中心线　C.胶片

3. 𬌗片　适用于检查上、下颌骨区域较大的病变，不仅可以检查牙体及牙周，还可以显示部分颌骨。成人用胶片规格 6 cm×8 cm，儿童用胶片规格 5 cm×7 cm。

投照方法：

（1）上颌前部𬌗片　用以观察上颌前部牙及骨质的变化。患者位置与牙片投照相同,将胶片置于口内上下颌之间,嘱患者用牙轻轻咬住固定,X 射线中心线以+65°角,自鼻根部射入胶片中心,焦点胶片距离为30 cm,曝光时间为 2 s(图 15-8)。

(2)上颌后部𬌗片 用于观察一侧上颌后部牙与骨质的变化。患者位置与牙片投照相同,将胶片放于被检查侧𬌗面上位置尽量向后,其长轴与腭中缝平行,嘱患者轻轻咬住。X 射线中心线以+ 60°角,自被检查侧眶下孔的外侧射入胶片中心,焦点胶片距离为30 cm,曝光时间为2 s(图 15-9)。

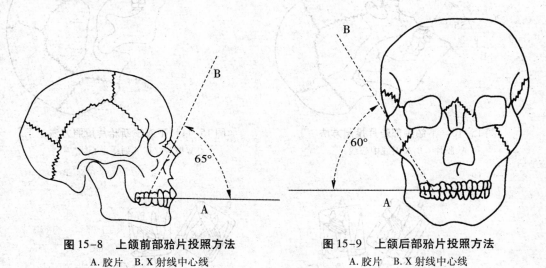

图 15-8 上颌前部𬌗片投照方法
A.胶片 B.X 射线中心线

图 15-9 上颌后部𬌗片投照方法
A.胶片 B.X 射线中心线

(3)下颌颏部𬌗片 用于观察下颌颏部骨折及颏部骨质病变。患者头部后仰,矢状面与地面垂直,胶片放置𬌗面上嘱患者轻轻咬住,胶片与地面呈55°角。X 射线中心线与地面平行从颏部以 0°角射入,焦点胶片距离为30 cm,曝光时间为2 s(图 15-10)。

(4)下颌横断𬌗片 用于观察下颌下腺导管结石与异物定位等。患者头后仰,𬌗面与地面垂直,胶片置于𬌗面上,嘱患者轻轻咬住,使胶片与地面呈90°角,X 射线中心线与地面平行对准患者矢状面,以 0°角从颏下舌骨上方相当于两侧下颌第一磨牙连线中点射入。焦点胶片距离为30 cm,曝光时间为2 s(图 15-11)。

(5)上颌前部埋伏牙定位片 用于检查上颌前部埋伏牙,确定其在颌骨内的位置以及与正常牙的关系,从而决定牙是否需要拔除及拔除时手术切口的位置及方法。X 射线胶片仍用根尖片投照。

投照方法:先投照一张通常的根尖片,根据该胶片上埋伏牙的位置选择一个邻近牙作为标记牙,再投照一张改变"水平角度"的定位片,X 射线中心线向近中或向远中倾斜使其与标记牙的邻面呈20°,对向标记牙射入。根据投影学原理物体距 X 射线源近距胶片远的移动距离大;反之,物体距 X 射线源远距胶片近的移动距离就小,由此来证明埋伏阻生牙的位置是在标记牙的唇侧或腭侧(图 15-12)。

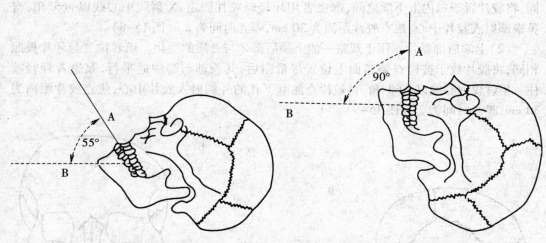

图 15-10　下颌颏部𬌗片投照方法
A.胶片　B.X 射线中心线

图 15-11　下颌横断𬌗片投照方法
A.胶片　B.X 射线中心线

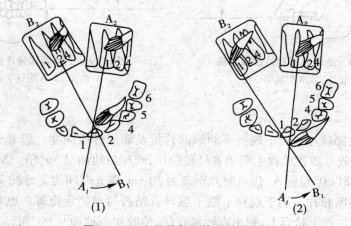

(1)　(2)

图 15-12　上颌前部埋伏牙投照方法

(1) 3| 腭侧阻生定位投照方法。$A_1 A_2$ 为正常投照,结果 3| 的牙冠投影于
2|1 之间的根部;确定以 1| 为标记牙,$B_1 B_2$ 为改变水平角度的投照,结果 3|
的牙冠向远中轻微移动,投影于 4|2 之间的根部,说明腭侧阻生　(2) 3| 唇侧阻
生定位投照方法。$A_1 A_2$ 为正常投照,结果 3| 的牙冠投影于 2| 的根部;确定以
1| 为标记牙,$B_1 B_2$ 为改变角度的投照,结果 3| 的牙冠明显向近中移动,投影于
1| 的根部,并且影像放大,说明唇侧阻生

## (二)口外片

口外片适用于检查颌面诸骨、颞下颌关节、唾液腺等部位。常用的投照位置有以下
几种:

1.下颌骨侧位片　是临床上常用的检查方法之一,用于观察下颌骨体、升支及髁突

的病变。使用暗盒胶片为 12.5 cm×17.5 cm(5 in×7 in)。

投照方法:患者侧坐椅上,头后仰颏部尽量前伸,下颌体部紧贴暗盒中心,使暗盒与地面呈65°～70°。X 射线中心线自对侧下颌角下方 1 cm 处射入,焦点胶片距离为40 cm,用遮线筒、滤线器(图15-13)。

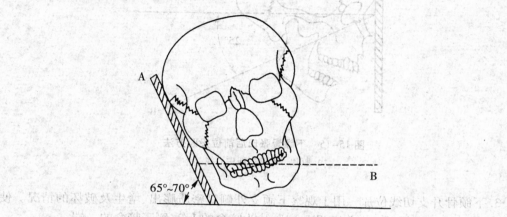

**图 15-13　下颌骨侧位投照方法**
A.胶片　B.X 射线中心线

2. 下颌骨后前位片　用于与双侧对比观察下颌升支各部病变。使用暗盒胶片为12.5 cm×17.5 cm(5 in×7 in)。若用下颌骨张口后前位片,则适用于观察双侧髁突内外径向的病变。使用暗盒胶片 20 cm×25 cm(8 in×10 in)。

投照方法:患者坐于摄影架前,头矢状面与暗盒垂直,前额和鼻尖紧靠暗盒,上唇置于暗盒中心。X 射线中心线对准上唇与暗盒垂直(图15-14)。焦点胶片距离为 60 cm,用遮线筒和滤线器。若投照下颌张口后前位片时,患者取俯卧位,其他位置同上,嘱患者尽量张大口。X 射线中心线向头侧倾斜25°,对准枕外隆凸下方,通过鼻根部射入暗盒中心,焦点胶片距离为 100 cm,用遮线筒、滤线器(图15-15)。

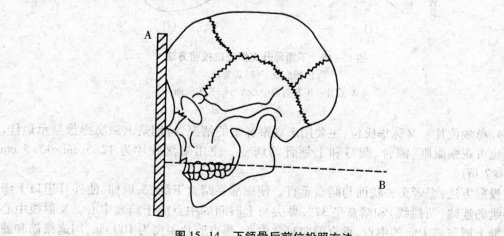

**图 15-14　下颌骨后前位投照方法**
A.胶片　B.X 射线中心线

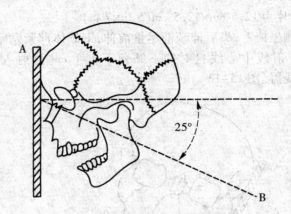

**图 15-15　下颌骨张口后前位投照方法**
A.胶片　B.X 射线中心线

3.下颌骨升支切线位片　用于观察下颌支外侧骨密质膨出、增生及破坏的情况。使用暗盒为 12.5 cm×17.5 cm(5 in×7 in),胶片为暗盒的 1/2,置于暗盒的一端。

投照方法:患者一般取坐位,前额和鼻尖紧靠暗盒,使被检测的下颌升支置于胶片的长轴上,头部矢状面向对侧倾斜与暗盒呈80°角,X 射线中心线对准被检查侧下颌升支后缘中部与暗盒垂直射入胶片中心,焦点胶片距离为 60 cm,用遮线筒和滤线器(图 15-16)。

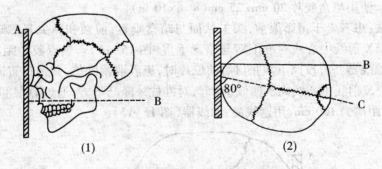

(1)　　　　　　　　　　　　　　　　　(2)

**图 15-16　下颌骨升支切线位投照方法**
(1)侧面观　(2)顶部观
A.胶片　B.X 射线中心线　C.头矢状面

4.鼻颏位片　又称华氏位,主要用来观察鼻窦的情况,特别是上颌窦影像显示最佳,同时也可观察眼眶、颧骨、颧弓和上颌骨的病变。使用暗盒胶片为 12.5 cm×17.5 cm (5 in×7 in)。

投照方法:患者头矢状面与暗盒垂直。使颏部靠暗盒下缘、头后仰、使外耳道口上缘与外眦的连线(听眦线)和暗盒呈37°,鼻尖与上唇间的中点放于暗盒中心。X 射线中心线对准上唇与鼻尖间的中点,垂直射向暗盒中心,焦点胶片距离为 100 cm,用遮线筒和滤线器(图 15-17)。

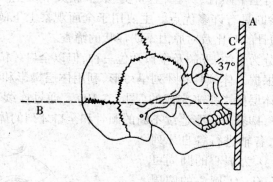

**图 15-17　鼻颏位投照方法**
A.胶片　B.X 射线中心线　C.听眦线

5.颞下颌关节侧位片　又称许勒位,主要用于检查髁突骨折、脱位、先天性畸形、肿瘤及颞下颌关节疾病等。使用暗盒胶片为 12. 5 cm×17. 5 cm(5 in×7 in)。

投照方法:在同一胶片上拍摄左、右侧,张闭口位共 4 张,以便两侧对比读片。为了使两侧位置角度相同,并节约胶片使其能摄于一张胶片上,应使用颞下颌关节摄片固定架投照;把暗盒放进换片器内,可以前后上下推移,每曝光一次,依一定顺序露出暗盒的1/4。患者呈俯卧位,头部矢状面与暗盒平行,投照侧靠片盒,X 射线中心线向足侧倾斜25°,自对侧外耳道上方射入至投照的关节。焦点胶片距离为 75 cm,用遮线筒和滤线器(图 15-18)。

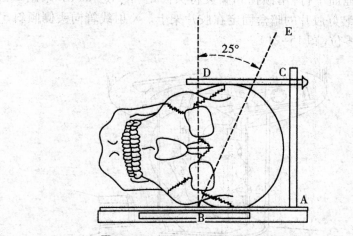

**图 15-18　颞下颌关节侧位片投照方法**
A.固定杆　B.换片器　C.耳杆　D.耳塞　E.X 射线中心线

## 二、曲面体层摄影

曲面体层摄影用于观察上下颌骨的肿瘤、外伤、炎症、畸形等病变及其与周围组织的关系。一次摄片可获得上下颌骨、鼻腔、上颌窦、颞下颌关节及全口牙列的体层影像,显示范围广,对 X 射线诊断具有许多优点。主要用于全面观察上下颌骨多发病变、范围较大的颌骨病变、双侧颌骨的对比及对原因不明症状的筛查。

曲面体层摄影可分为上颌、下颌及全口牙位三种,但以全口牙位最为常用。

曲面体层摄影系根据人体颌骨和牙列呈弓形,利用体层摄影和狭缝摄影原理而设计的固定三轴连续转换体层摄影机来完成的(图 15-19)。通过连续不断地进行各段颌骨的体层摄影,旋转完毕,即获得一张连续不断的颌骨和全口牙列的体层 X 射线片。

下颌骨区有三轴,各轴进行各自牙列及颌骨体层摄影。以 $O_2$ 为圆心的圆周可显示前牙及前磨牙区,$O_1$、$O_3$ 圆心的圆周可显示对侧的外耳道口、颞下颌关节、下颌骨升支、磨牙及部分前磨牙区。摄影时,以下三轴在旋转时同时进行转换。X 射线管与胶片在同一轴上公转,胶片还按自己的运动轨迹做与公转相反方向的自转。旋转完毕,即完成全部牙列及颌骨的曲面体层 X 射线摄片。

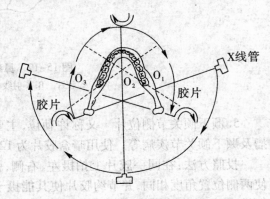

**图 15-19 曲面体层摄影原理**

投照方法:

1. 全口牙位曲面体层片 投照时患者取立位或坐位,颈椎呈垂直状态或稍向前倾斜,下颌颏部置于颏托正中,用前牙切缘咬在殆板槽内,头矢状面与地面垂直,听眶线与听鼻线的分角线与地面平行,用额托和头夹将头固定(图 15-20)。采用 15 cm×30 cm(5 in×7in)胶片,将装好胶片的暗盒固定在胶片架上。X 射线管向头侧倾斜 5°~7°。层面选择在颏托标尺零位(图 15-21)。

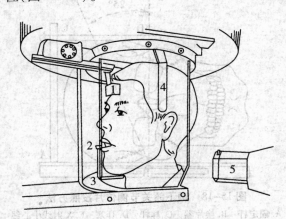

**图 15-20 曲面体层片投照方法**

1.额托 2.咬合板 3.颏托 4.头夹 5.X 射线管

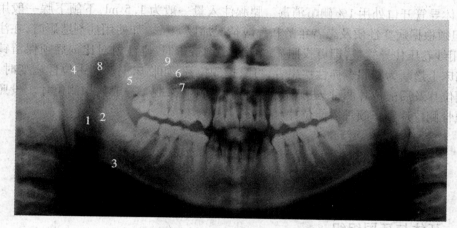

**图 15-21　曲面体层片(全口牙列)**

1.下颌孔　2.下颌小舌　3.下颌管　4.髁突　5.喙突　6.硬腭　7.上颌窦　8.颧弓　9.颧骨

　　2.下颌骨位曲面体层片　投照时患者下颌颏部位于颏托正中,上下切牙缘咬在𬌗板槽内;听鼻线与地面平行,头矢状面与地面垂直。胶片及 X 射线管倾斜角度同全口牙位曲面体层摄影片。层面选择在颏托标尺向前 10 mm 处。

　　3.上颌骨位曲面体层片　嘱患者颏部放在颏托上,听眶线与地面平行,头矢状面与地面垂直。胶片及 X 射线管倾斜角度同全口牙位曲面体层片。层面选择在颏托标尺向前 10 mm 处。

### 三、电子计算机 X 射线体层摄影

　　电子计算机 X 射线体层摄影(简称 CT),与传统的 X 射线摄影不同,它不是将影像投照在胶片上,而是用 X 射线对检查部位进行扫描,能解决以往 X 射线摄影中最困难的横断影像。CT 在口腔颌面部的应用价值将越来越大,主要用于颞下窝、翼腭窝、鼻窦、唾液腺及颞下颌关节疾病等检查。CT 图像清晰,定位准确,检查方法简单迅速,患者无痛苦,是 X 射线检查技术一个重要的、划时代的发展。

### 四、唾液腺造影

　　唾液腺是软组织,为了检查唾液腺组织内的病变或唾液腺附近病变是否侵及唾液腺,将吸收 X 射线的对比剂注入唾液腺中以显示腺体及导管的方法称唾液腺造影。唾液腺造影一般只限于腮腺及下颌下腺,因为腮腺及下颌下腺有较大的导管开口可供注射对比剂。

　　1.适应证和禁忌证

　　(1)适应证　唾液腺的慢性炎症、肿瘤和确定唾液腺周围组织病变是否已侵及腺体及导管。

　　(2)禁忌证　碘过敏者,唾液腺为急性炎症期和唾液腺导管结石者禁用唾液腺造影。

　　2.造影技术　常用的对比剂为 60% 泛影葡胺(水剂)或 40% 碘化油。注射对比剂时

应将腺体导管开口处用1%碘酊消毒。腮腺注入量一般为1.5 ml,下颌下腺一般用量为1 ml,但须根据病变性质及患者年龄和反应情况加以调整。如使用油剂造影时,在注射完毕后,用纱卷压住导管口,即可投照。如使用水剂造影时,则注射对比剂后须保留针头投照。临床上诊断为腮腺炎症性疾患者,可只拍侧位片,如临床上诊断占位性病变时,则须拍摄侧位片及后前位片两种,进行对照分析。下颌下腺造影一般只拍侧位片。投照方法见下颌骨侧位片和下颌骨后前位片。

# 第三节　正常X射线影像

## 一、牙体与牙周组织

（一）牙体组织

1.牙釉质　是机体钙化最坚硬的组织,含矿物质多而致密,X射线透过度弱,影像为白色。形状在前牙切缘及后牙的殆面最厚,牙颈部最薄。

2.牙本质　矿物质含量较牙釉质少,X射线透过较牙釉质稍强,呈灰白色影像。

3.牙骨质　含矿物质的量与牙本质相差不大,其X射线透过度与牙本质相似,故X射线影像亦呈灰白色,二者不易区别。

4.牙髓　牙髓为软组织,X射线透过度强,为不透明的黑色影像;髓室与根管形状随年龄的增长,逐渐形成继发性牙本质,而使髓腔变窄、根管变细。

（二）牙周组织

1.牙周膜　X射线片上显示为包绕牙根周围连续不断均匀的黑色线条状影像。

2.牙槽骨　为松质骨,其骨小梁呈交织状,X射线片上显示呈网状结构。

3.牙槽硬板　为牙槽内壁致密的骨组织。X射线片上显示为白色连续线条状影像,骨硬板及牙周膜的连续性及均匀宽度,在诊断牙周疾病上有重要意义。

以上组织的X射线影像如图15 –22。

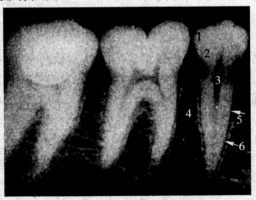

**图15–22　牙体及牙周组织**
1.牙釉质　2.牙本质　3.牙髓腔　4.牙槽骨　5.牙周膜　6.骨硬板

## 二、牙的发育与萌出

儿童时期颌骨中的牙胚,其 X 射线片上的影像随其发育各个时期的不同而有所异同。早期牙囊内牙釉质及牙本质未钙化前,X 射线影像显示为边缘清晰锐利的圆形密度减低区,其外周有一致密白色线条状影像,为牙囊周围的骨密质边缘。以后随着牙胚的发育,可见牙囊内很小的白色三角形的影像,此为开始钙化的牙尖。钙质沉积逐渐增多,形成牙冠外形,最后可见部分牙根形成。未发育完全的牙,根管粗大,根尖孔呈喇叭口形的黑色影像,此时切勿误认为根尖周病变。

混合牙列时期,X 射线片上显示恒牙胚居于乳牙根部以下,随着恒牙的萌出,可见乳牙根有残缺不全的吸收。即将脱落时,则乳牙根完全吸收。

## 三、颌面骨区

### (一)上颌骨区

1. 切牙孔　两中切牙之间稍上方或在两个中切牙根尖中间,X 射线片显示呈圆形或椭圆形黑色影像。有时因投照角度的改变,可在一侧切牙根尖都显示黑色影像,切勿误认为根尖周病变。

2. 鼻中隔　位于鼻腔中央,X 射线片显示为一白色线条状影像,将鼻腔分为左右两部分。

3. 鼻腔　X 射线影像呈一较大的黑色区域,在上颌切牙根部上方,由密度高的鼻中隔分成两部分。

4. 上颌窦　X 射线影像为一较大的黑色区域位于上颌前磨牙和磨牙上方,周围绕以密度增高的白色线条,为上颌窦的致密骨壁,正常情况下,牙根不突入上颌窦中,X 射线片显示连续不断的牙周膜和骨硬板影像,这一点是区别于牙根是否突入上颌窦的鉴别要点。

5. 腭大孔　X 射线片显示为圆形黑色影像,在上颌第二、三磨牙腭侧根尖上方。

6. 腭中缝　X 射线片显示在两中切牙之间呈线状的灰色影像,自前向后延伸,两侧是高密度的灰白色影像,为两侧上颌骨的致密骨层。儿童时期因上颌骨发育未完成,呈现较宽的黑色条状影像(图 15-23)。

7. 上颌结节　X 射线片呈灰白色影像,位于上颌第三磨牙远中。

### (二)下颌骨区

1. 营养管　为容纳进入牙槽骨的小血管,常见于下颌中切牙和侧切牙之间的牙槽骨上。X 射线片显示为牙长轴平行的黑色线条影像。

2. 颏棘　位于下颌骨两中切牙下方的舌侧,下颌正中联合处。X 射线片显示为小圆形密度高的白色影像,其周围骨小梁稀少,为正常骨松质区。

3. 颏嵴　位于下颌中切牙下方,向后延至前磨牙区的条状白色影像(图 15-24)。

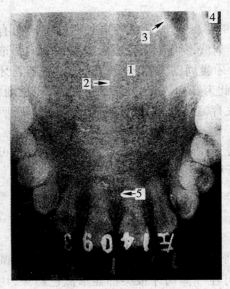

图 15-23　正常上颌前部拾片

1. 鼻腔　2. 鼻中隔　3. 鼻泪管　4. 上颌窦　5. 腭中缝

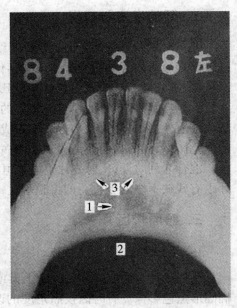

图 15-24　正常下颌前部拾片

1. 颏棘　2. 下颌颏部下缘　3. 颏嵴

4. 外斜线　位于下颌升支前缘下部斜向下前方,X 射线片显示为密度增高的白色带状影像,常重叠在第二、三磨牙冠部、颈部或根部,此重叠与投照时的垂直角度大小有关。

5. 下颌管　位于下颌磨牙根尖下方。X 射线片显示为横行带状密度降低的黑色影像,宽约0.3 cm,其两侧有密度高的灰白色线条状影像,为下颌管的致密骨层。由于投照垂直角度的影响,下颌管可与磨牙牙根相重叠,为此可观察牙周膜及其骨硬板的连续不中断来判断根尖并非突入下颌管中。

6. 颏孔　位于下颌前磨牙根尖区域下方,X 射线片显示为一清晰圆形的黑色影像。如位于下颌前磨牙根尖部,应注意与根尖肉芽肿相区别,其要点是观察牙周膜及骨硬板是否连续不断(图 15-25)。

7. 下颌骨下缘　骨质致密,X 射线片显示为密度均匀增高的白色带状影像。

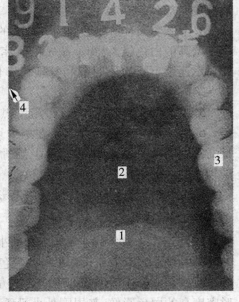

图 14-25　正常下颌横断拾片

1. 舌骨体　2. 舌　3. 牙列　4. 颏孔

### 四、颞下颌关节

颞下颌关节的张、闭口侧位片上可显示髁突、关节窝、关节结节、关节间隙、乳突蜂窝及内、外耳道，读片时通过两侧对比观察髁突形态是否对称，有无肿瘤、畸形等。闭口位时，髁突位于关节窝中间，二者间有一半圆形条状黑色影像，为关节间隙，两侧基本对称；张口位时，髁突移向前下方，位于关节结节下方，两侧移动距离相等。X 射线片显示髁突骨质表面有光滑整齐的边缘，关节窝和关节结节骨质结构完整，表面有均匀整齐密度增高的白色条状影像。

### 五、唾 液 腺

（一）正常腮腺影像

X 射线片显示可见导管口位于上颌第二磨牙相对的颊黏膜上。主导管长 5 ~ 8 cm，直径 0.1 ~ 0.3 cm，在腺体内呈多极分支如树枝状。腺泡充盈时，腺管细小，分支将不显示（图 15 –26）。

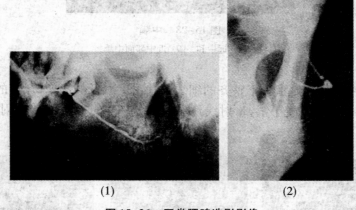

（1）　　　　　　　　　　　　　　（2）

**图 15–26　正常腮腺造影影像**

（1）侧位片　（2）后前位片

（二）正常下颌下腺影像

X 射线片显示导管开口于舌下区前部，主导管长 5 ~ 7 cm，管径 0.2 ~ 0.4 cm。腺体位于下颌三角内，主导管分支呈树枝状，腺泡充盈时，细小分支同样不显示（图 15–27）。

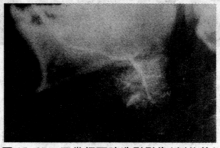

**图 15–27　正常颌下腺造影影像（侧位片）**

## 第四节　口腔常见典型病变的 X 射线影像

### 一、牙病变

1. 龋病　X 射线影像显示为龋坏区密度减低,为大小、深浅不同的牙体硬组织缺损,形成凹陷性窝洞状破坏,中心密度低,边缘密度逐渐增高,洞缘不清晰(图 15-28)。

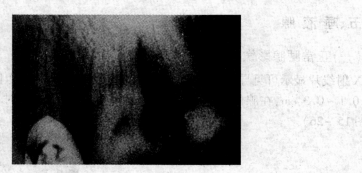

图 15-28　中龋
6 远中和 7 近中邻面中龋

2. 牙折　X 射线片显示为不整齐的细线条状密度减低的影像,牙体的连续性中断。陈旧性牙折,两断面吸收变平滑,X 射线片显示明显整齐较宽的线状透射影像(图 15-29)。

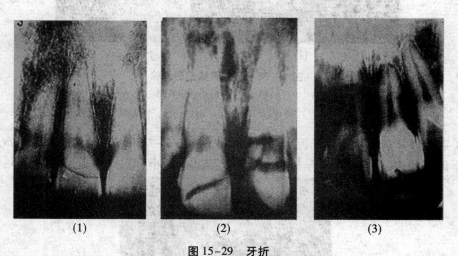

(1)　　　　　　(2)　　　　　　(3)

图 15-29　牙折
(1)1 牙冠折断　(2)1 牙冠、1 牙冠及牙颈部均有折断　(3)1 牙根折断

3. 髓石　X 射线片显示髓室内有大小不等的圆形或卵圆形致密影像。髓石可游离

于髓腔中,也可附于髓腔壁。

4. 牙发育异常

(1)畸形中央尖 常见于前磨牙。X 射线片显示髓室高,根管粗大,根尖常有吸收,常合并根尖周病变(图 15-30)。

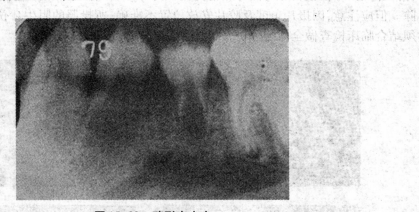

**图 15-30 畸形中央尖**

5 | 根尖呈喇叭口状,殆面可见突起的小牙尖,根尖没有感染征象

(2)额外牙 临床上多见于上颌切牙及下颌前磨牙区,X 射线片显示额外牙比正常牙体积小,如为埋伏的额外牙,还须通过定位摄片法,确定额外牙是位于唇侧或腭侧,以决定手术的进路(图 15-31)。

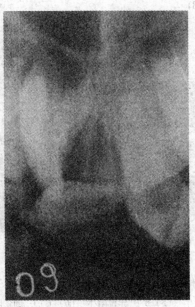

**图 15-31 额外牙**

1 | 1 间有一横置的额外牙, 1 | 扭转不能萌出

（3）牙根异常　常见于下颌第一、二前磨牙和第三磨牙,尤以下颌第三磨牙根的形态和数目多变。X 射线片上显示牙根的数目及形态异常。

（4）阻生牙　下颌第三磨牙阻生最常见。通过 X 射线检查,可以确定阻生牙的位置、方向、形态、牙根数目与弯曲分叉情况以及与邻牙和周围组织的关系,有利于对阻生牙拔除。但应注意,因摄片角度及胶片安放位置不准确,所投照的阻生牙位置可有改变,因此须结合临床检查做全面的分析,以制定正确手术方法(图 15-32)。

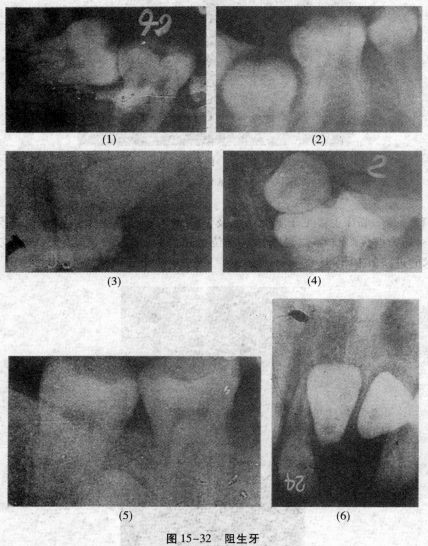

图 15-32　阻生牙

(1) 7│ 前倾水平阻生　(2) 7│ 垂直阻生　(3) │8 水平低位阻生

(4) 78│ 重叠阻生　(5) ─8│ 异位阻生　(6) 1│1 倒置阻生

## 二、根尖周病变

1. 根尖周脓肿　慢性根尖周脓肿在 X 射线片上显示根尖的骨组织破坏,根尖周区有边缘不整齐近似圆形密度减低的影像。病变急性期,X 射线片常不显示根尖周骨质有明显改变(图 15-33)。

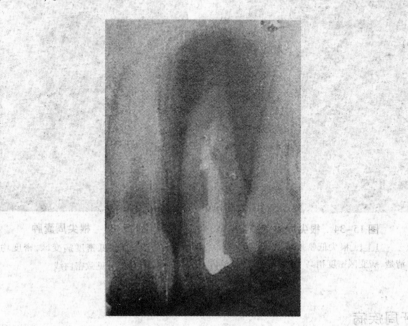

**图 15-33　根尖周脓肿**

_2 根管内不规则充填物,根尖区圆形低密度病变区,边缘不整齐_

2. 根尖周肉芽肿　患牙根尖周为肉芽肿病变,X 射线片显示为圆形或卵圆形的密度减低区,病变形状较规则,周界清晰,无致密线条围绕,但边缘密度较中心稍高。一般范围较小,直径多不超过 1 cm(图 15-34)。

3. 根尖周囊肿　X 射线片显示囊腔呈均匀黑色影像,在囊肿周围有密度较高的白色线条包绕,称骨化环。若囊肿合并感染,则囊肿密度增高,呈灰色影像,骨化环可能消失(图 15-35)。

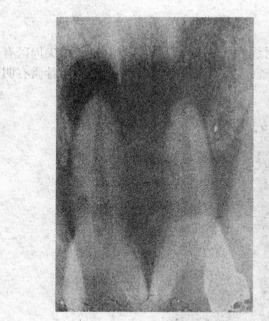

**图15-34　根尖周肉芽肿**

1|1 根尖低密度病变区,边界较
清楚,病变区密度稍高

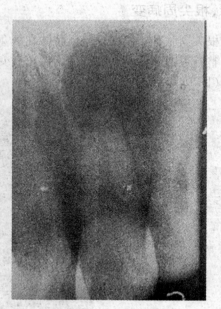

**图15-35　根尖周囊肿**

|1 根尖低密度病变区,密度均
匀,边界清晰,可见致密白线

### 三、牙周疾病

1. 水平型牙槽骨吸收　常见于成人牙周炎和青少年牙周炎。X 射线片显示牙槽嵴顶吸收,牙间隙增宽,硬板消失,骨纹排列紊乱,牙松动移位,特别是上前牙,多向前呈扇形突出(图15-36)。

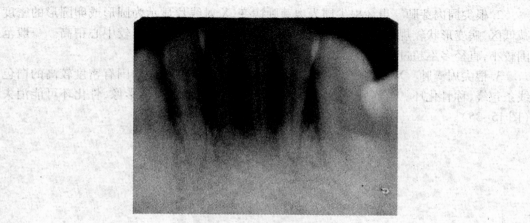

**图15-36　水平型牙槽骨吸收**

(1) 1|12 牙槽骨水平吸收

2.垂直型牙槽骨吸收　多见于成人复合型牙周炎。X 射线片显示患牙一侧的牙槽骨,顺牙纵轴方向,垂直向根尖吸收形成楔形骨质缺损,牙周膜间隙增宽,骨硬板消失或中断,根尖也可见吸收。严重的创伤,牙槽骨吸收成杯状,称杯状吸收(图 15-37)。

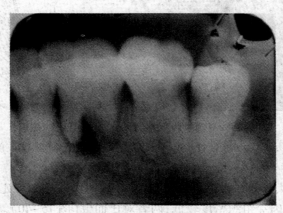

图 15-37　垂直型牙槽骨吸收

1｜6　近中牙槽骨水平吸收

3.混合型牙槽骨吸收　X 射线片显示为牙槽嵴广泛水平吸收,同时伴有个别或多数牙槽嵴的垂直吸收。这常是牙周病的晚期表现,因为牙槽嵴水平吸收严重者牙多松动明显,松动的牙会给牙槽骨带来侧方创伤(图 15-38)。

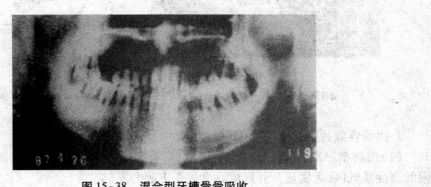

图 15-38　混合型牙槽骨骨吸收

## 四、颌面骨常见疾病

(一)颌骨骨髓炎

1.中央性颌骨骨髓炎

(1)弥散型　X 射线片显示为点状阴影,骨小梁破坏增多致骨髓腔融合时,则呈现为斑状阴影,这种破坏的特点是以病原牙为中心,逐渐移行于正常骨组织(图 15-39)。

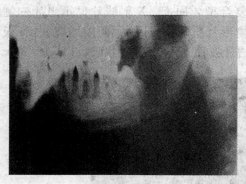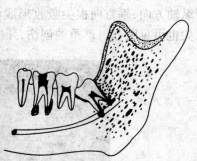

**图 15-39　牙源性中央性颌骨骨髓炎(弥散破坏期)**

下颌骨侧位片显示, $\underline{8}$ 近中倾斜阻生,升支弥散骨质破坏,乙状切迹及升支前缘有骨膜反应

(2)局限型　有大量骨质破坏及死骨形成,病灶边缘较整齐。死骨的密度一般较高,这是因为死骨周围的肉芽组织密度较低,两者对比而致(图 15-40)。

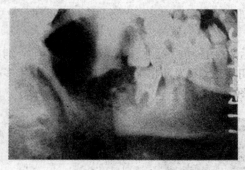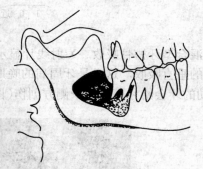

**图 15-40　牙源性中央性颌骨骨髓炎(病变局限期)**

下颌骨侧位片显示, $\underline{8}$ 缺失,骨质破坏区的边界清楚,其内有多数小死骨形成

**2.边缘性颌骨骨髓炎**

(1)溶解型　X 射线片显示为骨膜增厚,骨密质变粗糙,骨小梁稀疏不匀,颌骨有局限的密度减低区,无明显死骨形成。常见于下颌升支部。

(2)增生型　常见于青年人,病变特点以骨质增生为主,溶解破坏少。X 射线片显示骨密质增生,骨质呈致密影像(图 15-41)。

**(二)颌骨骨折**

骨折线在 X 射线片中主要显示为密度低的裂隙状影像;骨折线宽窄的清晰度与断骨的裂开程度有关;骨折线的边界一般都清晰而锐利,可呈直线状、锯齿状或不规则状影像。

上颌骨骨折易发生于骨缝连接处,故应与正常骨缝区别。

下颌骨骨折好发于颏正中联合、颏孔、下颌角、髁突颈部等生理薄弱部位。

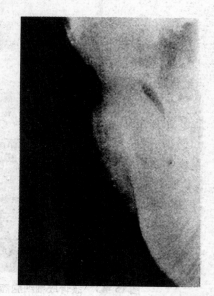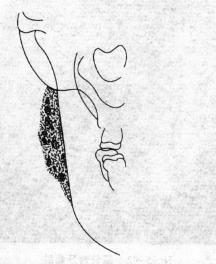

**图 15-41　牙源性边缘性颌骨骨髓炎**

（三）颧骨及颧弓骨折

颧骨骨折可以鼻颏位显示，骨折常在骨缝处裂开，使颧骨与相邻的骨缝分离，颧弓骨折以颧弓轴位显示最佳。X 射线片显示颧骨或颧弓骨折及移位，还可显示眼眶、上颌窦等结构有无异常。

（四）颌骨肿瘤

1.颌骨囊肿　各类颌骨囊肿 X 射线片显示它们有相同之处，但又有各自特点，如单囊型者，在颌骨内有圆形或卵圆形、大小不等的黑色影像，周围绕以致密骨化环；多囊型者，形状很不规则，囊腔内可见分隔，边缘清晰，轮廓鲜明，周围有致密完整的骨化环包绕。含牙囊肿，囊内可见牙冠，囊壁多连于冠根交界处，发生于上颌者容易侵及上颌窦及鼻腔，发生于下颌则常使下牙槽神经因受压而移位（图 15-42）。

2.颌骨良性肿瘤

（1）成釉细胞瘤　常发生于下颌，而又以下颌骨磨牙及升支区多见。成釉细胞瘤可分为实质性与囊性两种。

1）实质性　X 射线片显示影像相互重叠，密集似蜂房状，中心的密度更大。

2）囊性　以多囊型为主，X 射线片显示囊状影像大小不等，交错排列，似蜂窝或皂泡状，一般中心部位的囊腔较大，囊腔间相互重叠，形成半月形切迹，腔内常有钙化点，有时可见含牙。病变边缘清楚但不整齐，呈切迹或波浪状。位于囊腔区内的牙有牙根吸收，在临床上有重要的诊断价值（图 15-43）。

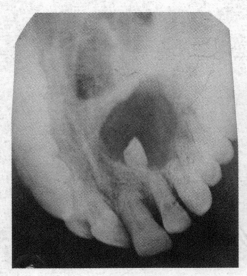

**图 15-42　颌骨含牙囊肿**

图示下颌骨有单囊圆形低密度病变,内含
牙一枚,其牙冠朝向囊腔

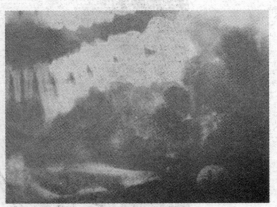

**图 15-43　颌骨成釉细胞瘤**

下颌曲面体层(局部)示左下颌骨体部多房性病
变,分房大小悬殊,牙根呈锯齿状吸收

　　(2)牙骨质瘤　X射线片显示与牙根相连续、界限清楚,呈密度增高不均匀的团块状
影像,周围可见一窄条密度减低的带状影像,为其包绕的结缔组织(图15-44)。

　　(3)牙瘤　有混合性和组合性牙瘤两种。前者X射线片显示颌骨骨质膨胀,有相当
于牙硬组织密度增高的团块状影像,分不出牙的形状,团块边界清晰,有较规则的透光
带,为牙瘤的包膜(图15-45)。后者X射线片显示为多数大小不等、形态不定、类似发育
不全的小牙堆积在一起的影像。

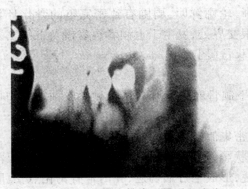

**图 15-44　颌骨良性成牙骨质细胞瘤**

下颌骨侧位片显示左下颌骨体部团状高密
度病变,边界清晰,部分与第二磨牙远中根融合

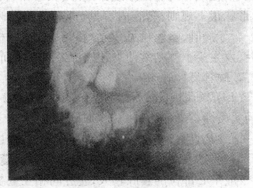

**图 15-45　颌骨混合性牙瘤**

下颌骨侧位片示左下颌骨体部病变,以高密
度牙体组织为主,境界清晰,可见低密度包膜

3. 颌骨恶性肿瘤

（1）下颌骨癌　X 射线片显示为，自牙槽部向下呈扇形破坏的密度减低影像，病变区无死骨，边缘呈浸润性破坏而参差不齐，如蚕食状，口大底小。破坏严重时可引起病理性骨折（图 15-46）。

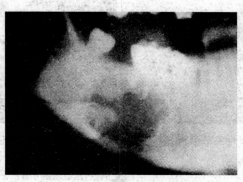

**图 15-46　原发性颌骨鳞癌**
下颌曲面体层（局部）片显示右下颌骨体部
低密度溶骨病灶，边界模糊，病变局限于颌骨内

（2）颌骨肉瘤　X 射线片显示肿瘤无明显界限，骨结构紊乱，有明显的骨质破坏区，同时也有骨质增生。病变区瘤骨可表现为日光放射状影像，边缘不规则，呈侵蚀性破坏。

### 五、颞下颌关节常见疾病

1. 纤维性关节强直　X 射线片显示关节间隙模糊不清并变窄，解剖结构紊乱，髁突和关节窝的表面呈不规则破坏（图 15-47）。

2. 骨性关节强直　X 射线片显示关节间隙完全消失，髁突与关节窝骨质融为一体，为一致密的团块状影像，病变广泛者，髁突及其颈部与颧弓、颅底粘连，冠突与上颌结节粘连，下颌切迹变窄或完全消失。下颌升支变短，可出现角前切迹（图 15-48）。

### 六、唾液腺常见疾病

1. 涎石病　涎石最常见于下颌下腺及其导管，可分为单个和多个涎石，在下颌横断殆片上，显示大小不等的圆形或卵圆形的密度增高影像，钙化不好的结石，在 X 射线片上可不显影。

2. 唾液腺炎　通过唾液腺造影 X 射线摄片进行诊断。若为导管炎症，X 射线片显示导管边缘不整齐，扩张与狭窄相间，呈腊肠状影像。若为腺体的炎症，则显示为腺体末梢导管扩张，呈现类似支气管扩张的囊状

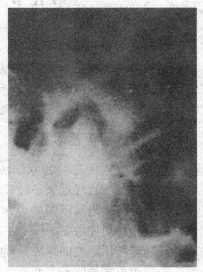

**图 15-47　纤维性关节强直**

或泡状影像（图 15-49）。

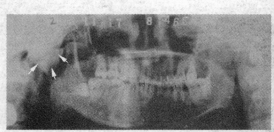

图 15-48　右侧骨性关节强直

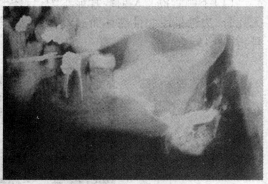

图 15-49　慢性阻塞性腮腺炎

右腮腺造影显示主导管内充盈缺损为阴性涎石影像，

其近、远心段主导管扩张，并可见末梢导管扩张征象

3. 唾液腺肿瘤

（1）良性肿瘤　唾液腺造影 X 射线片显示主导管移位、拉长或被推成屈曲状；分支导管移位而包绕肿瘤，但边缘整齐，无中断现象，呈"抱球状"或被肿瘤压迫至一侧呈"线束状"；腺泡充盈缺损处，系肿瘤所在的位置，即占位性病变。

（2）恶性肿瘤　通过唾液腺造影，X 射线片显示。导管系统有缺损中断，腺体被破坏时，碘油外溢，出现不规则的阻射区（碘油池）。

# 第五节　口腔颌面部超声检查

超声检查是利用超声波在人体组织中传播特性进行疾病诊断的一种无创性检查技术。超声检查的优点是无创伤、无痛苦，对软组织分辨率高，可动态观察，且操作简便，费用低廉；其局限性是超声波难以穿透含气器官及骨组织。近年来，临床应用范围不断拓宽，对口腔颌面部疾病的诊断和鉴别诊断能力也不断提高。

## 一、超声检查基本原理

超声波是频率高于 20 000 Hz 的声波，它在介质中传播有以下特性：

1. 当声源的直径远大于波长时，它是以束状呈直线向前传播的。

2. 在两种声阻抗不同的界面上发生反射、透射和折射，当第二个界面直径小于 1/2 波长时发生绕射和散射。

3. 随着传播距离的增加，声能逐渐衰减，不同的介质对声能吸收和衰减不同。

4. 当声源和接收者之间发生相对运动时，所接收到的声波频率会发生改变，产生多普勒效应。

诊断用超声波是由高频电磁波经压电换能器转换而成。人体各层组织和病变的密度不同,声阻抗也有差异。超声波在人体组织中传播遇不同的声阻抗界面即发生反射。不同的组织和病变对声能的吸收和衰减不同,形成了不同的回声。再由换能器转变成电能,经接收放大及信号处理后,加到显像管上,以光点的亮度表示回声的强弱,用二维的方式形成一幅局部切面结构图像。分析正常和不同病变的回声图表现,与临床及病理结合进行疾病诊断。

## 二、超声检查技术

1. 对设备的要求　超声检查对组织分辨率与超声波的频率成正比,即频率越高分辨率越高。但其衰减系数也随频率的提高而增大。口腔颌面部组织结构复杂,位置表浅,使用仪器的探头频率应为 7.5～10 Hz,以线阵式为宜。近场盲区要小、分辨力要高,测量功能要精细。彩色多普勒超声显像设备除具备上述条件外,多普勒频率应在 5 MHz 以上,高频重复频率在 500～1 000 Hz,低频滤波 50～100 Hz,脉冲多普勒取样容积能小于 1 mm,血流参数的计算功能要完善,最好带有多普勒能量图功能。

2. 检查方法　一般采用直接探查,探头置病变区体表,做纵横或任意切面的扫查,对咽旁、颞下凹、骨深面的病变,可利用骨间隙做切线位扫查。对体表呈结节状者,加水囊采用直接探查,能清晰地显示病变浅部的形状及结构。用体积很小的腔内探头进行口内探查,可更直接地显示舌、腭和牙龈的病变,还可显示部分骨深面的病变。

3. 观察项目　二维切面图观察病变的外形、边界及内部结构的物理性状,病变所占据的组织层次和与周围组织的关系等。测量病变的大小、深度。彩色多普勒血流显像可观察病变区内有无彩色血流显示,血流的多少、形态、性质、方向及彩色的明亮程度等。录取血流速度频谱,测量血流的速度、阻力等指标,计算血流量,全面了解病变区的血供情况。

## 三、正常超声图像

（一）皮肤

因始光带盲区约 1 mm,直接探测仪显示深层皮肤厚 1～2 mm,为无明显光点区。皮下脂肪层的回声为暗淡光点,呈网条样分布,厚 2～10 mm 不等。

（二）肌群

回声依厚度及层次多少而异,一般为亮暗不一的粗光点,呈层带分布。较厚的如咬肌、胸锁乳突肌等肌纤维的声像图光点的分布规律而形象,肌肉收缩时厚度增加。

（三）血管

较粗的动脉管壁为稍强的线状回声,静脉管壁的回声弱而细。管腔内的血流为无回声的液性暗区。内径大于 2 mm 的血管即可显示二维图像。彩色多普勒血流显像能检出内径小于 1 mm 的血管内的血流,并用红、蓝色加以标识,迎向探头的血流为红色,背离探头的血流为蓝色。动脉血流呈有节律的闪动,静脉血流多呈持续性,节律不明显。纵切血管血流呈束条状,横切呈点状。

（四）神经

用分辨力甚高的机型,纵切较粗的神经为少许暗淡光点,呈束条状,内无血流显示。

（五）唾液腺

腺体表面覆以被膜,由腺上皮构成的腺实质被结缔组织分为许多小叶。导管、血管和神经走行于结缔组织内。

1.腮腺　声像图纵切呈梭形,横切呈楔形,升支浅面厚 5～8 mm,下颌后凹部厚 21～28 mm。腺实质回声为中等密集光点,分布均匀。腮腺的浅筋膜较厚而致密,呈稍强的细线样回声,深筋膜薄而不完整,常显示不清。腮腺的主导管,纵切呈管道样液性暗区,管壁平滑,回声较强,当涎液无存留时,超声测值内径约 0.5 mm,分支导管呈条索线样回声。颈外动脉穿过腮腺实质,其浅面尚有面后静脉通过,面神经自腮腺后方进入腮腺,于面后静脉浅面分支前行(图 15-50)。

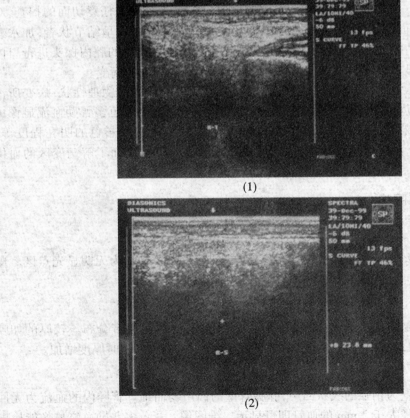

(1)

(2)

图 15-50　正常腮腺声像图

(1)横切　(2)纵切

2.下颌下腺　声像图纵切呈长三角形,横切近似等边三角形,厚 20～25 mm,腺实质为中等密集光点,浅筋膜完整,线状回声较腮腺弱。深面口内侧与舌下腺相邻处边界不甚清楚,主导管自腺体内侧面自下而上前行,呈细管道样液性暗区,内径与腮腺类似,面动脉及其分支在腺体内的彩色血流充填良好(图15-51)。

3.舌下腺　声像图纵切横切均为类圆形,纵切前后径稍长略显不规则,厚9~12 mm,腺实质亦为均匀中等密集光点,包膜薄而不规则,边界不如腮腺和下颌下腺清楚。用分辨力甚高的机型观察彩色多普勒血流,可显示舌动脉的分支入腺体内,呈细线状血流束(图15-52)。

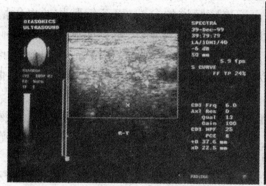

图15-51　正常下颌下腺横切声像图

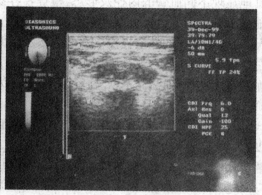

图15-52　正常舌下腺横切声像图

(六)淋巴结

面颈部正常淋巴结群,直径1 mm左右,二维声像图难以显示。只有在淋巴结增大,厚度大于2 mm时易于辨认。淋巴结的被膜回声为较暗淡的线状,与周围的脂肪、肌肉组织有明显的界限,呈扁圆形,内部回声为少许暗淡光点不能区分皮质与髓质的界限。用多普勒能量图可显示单一的血管束自淋巴门进入淋巴结内。多普勒血流图则难以显示血流。因炎症或肿瘤引起单个或多个淋巴结肿大时,超声辨认淋巴结的图形和分布特点,有利于肿块性质的鉴别。

(七)舌

舌体的声像图用凸阵探头较易完整显示,舌背及周边的边界较清,舌腹侧与颏舌肌的边界不甚清楚。外形纵切呈弓形,横切呈类元宝形。内部回声为暗淡稍粗的光点。彩色血流,横切可见两条对称的舌动脉终末支入舌体内。

## 四、临床应用价值

1.软组织急慢性炎症　能显示筋膜间隙增厚的程度;测量淋巴结的大小,了解脓腔液化的程度;测量三对大唾液腺的大小,了解内部结构的变化,导管有阻塞时能显示导管扩张的程度,寻找阻塞的部位及原因,能较准确地鉴别唾液腺的慢性炎症及肿瘤。

2.软组织囊肿　根据不同的组织层次及内部回声特点,进行定位定性诊断,准确性高。

3.肿瘤　超声波能检出软组织肿瘤的存在,尤其能较准确地测量出位置较深、临床不易扪及肿物的大小和深度。根据内部回声和彩色血流的特点,结合外形及边界情况,为判断肿瘤的性质提供诊断依据。

4. 骨组织病变　当炎症肿瘤累及骨质、造成密质骨变薄、破坏时,超声始能显示其图形。根据内部回声可以分辨肿物的囊、实性及血供情况,骨髓炎及恶性骨肿瘤的回声有一定的特异性,可作为 X 射线检查的补充,对临床有较大的诊断价值。

5. 彩色多普勒血流显像的诊断价值　用红、蓝色不同方向的血管内的血流,能更逼真地显现不同血管的内径及形态,检查者容易分辨血管与周围组织的结构关系。能清晰地显示肿物内部血流分布、性质。通过测量血流速度频谱的参数,可了解肿物的血供情况,为鉴别肿物的性质提供了新的方法。颌面部肿瘤,无论良恶性,都须明确与颈部大血管的关系,如血管有无被肿瘤包绕、两者有无粘连或贴近、受压变细、移位等;进出瘤腔的血管有无增粗,血流量有无增多等;特别是为鉴别颈动脉三角区的肿瘤提供了简便、准确、无创的方法。

术前利用超声多普勒探测组织瓣供区血管的行径,测量血管的内径及距体表的深度,为肿瘤和创伤所致畸形的修复选择皮瓣、制订正确的手术方案提供依据,并是判定游离皮瓣吻合的通畅程度及皮瓣成活与否的重要方法。

6. 介入性超声　是在超声引导下完成的诊断和治疗方法,它是使用专用的穿刺探头,在二维图像同时显示下做细针穿刺,抽取极少量的组织标本和体液,供组织学、细胞学或细菌性检查,在不手术的情况下能获得明确的诊断。在二维图像引导监视下,也可以进行化学药物注射或微粒植入治疗囊肿、肿瘤等病变,与其他方法比较,有损伤少、痛苦小、操作简便、相对安全等优点。在组织结构复杂的深部术中利用超高频探头,寻找异物或观察病变与周围组织的关系,图像清晰、定位准确,可扩大手术视野,利于手术的成功。

# 第六节　口腔颌面部核素显像

放射性核素显像(radionuclide imaging, RI)是一种以脏器和病变聚集放射性显像剂的量为基础的显像方法,将含有放射性核素的药物引入人体,由于这些放射性药物可以发射出穿透组织的核射线,用核医学显像仪器显示其放射性分布、聚集及代谢情况,以达到诊断疾病的目的。其主要优点是:①核素显像是功能依赖性显像,所显示出的功能性改变多为病变的早期表现,有利于一些疾病的早期诊断;②选用特定对比剂显示特定脏器或病变,有较高的特异性;③核素显像可提供数字化信息,便于定量测定各种参数。由于放射性显像剂的聚集量与局部血流、功能及代谢性等功能性因素有关,因此,核素显像主要反映有关脏器及病变的功能状况,而不同于一般的结构性显像。目前常用的显像仪器为 γ 相机和单光子发射计算机体层照相机。

## 一、显像剂及其临床应用

口腔颌面部常用的显像剂有下列几种:

1. 高锝酸盐离子($^{99m}TcO_4^-$)　高锝酸盐离子是口腔颌面部常用的显像剂,它仅产生低能量的 $\gamma$ 射线,对人体辐射剂量小,适用于 $\gamma$ 相机和单光子发射计算机体层摄影(single photon emission computed tomography,SPECT)。高锝酸盐离子适用于唾液腺功能的评价,对沃辛瘤具有较高的诊断价值。

2. $^{99m}Tc$ 标记的磷(膦)酸盐　可用于显示颌面骨肿瘤的骨破坏范围,敏感性较好。

3. 放射性核素标记的博莱霉素(BLM)　以放射性核 $^{111}In$ 和 $^{99m}Tc$ 标记抗肿瘤药物博莱霉素,可用于头颈部肿瘤的诊断。

4. 二巯丁二酸钠　具有亲肿瘤的特性,对于原发性头颈部肿瘤,特别是鳞状上皮癌,具有较高的灵敏度和较强的特异性。

5. 放射性核素 $^{67}Ga$、$^{201}Tl$　利用其金属离子的亲肿瘤特性,直接被相关肿瘤吸收。

## 二、唾液腺检查

核素显像对唾液腺动态功能定量检查简便、无创、可重复,被认为是目前唾液腺功能检查的首选方法,对唾液腺造影困难者尤为适用。

1. 原理　唾液腺小叶内导管的上皮细胞具有摄取 $^{99m}TcO_4^-$ 的功能,可使唾液腺显影。$^{99m}TcO_4^-$ 在正常唾液腺腺体的活动分为三期:①脉管期,在高锝酸盐注入后 1 min 内,核素主要存在于脉管内,此时腺体尚无明显摄取;②摄取期,由腺体小叶内导管上皮摄取,双侧腺体在同一时间内摄取量大致相同,给药后 20～50 min 摄取可达到高峰,此时双侧腺体影像清晰、对称;③排泄期,唾液腺摄取到一定程度后,核素随唾液排到口腔,经酸刺激后,一般 5 min 左右完全排空,双侧腺体影像减淡,直至消失。唾液腺疾病时,由于腺体结构改变及血流量变化,腺体对核素的摄取和排泄可发生相应的改变,根据这些改变,可以对唾液腺疾病做出诊断。

2. 适应证　唾液腺核素显像适用于:①炎性疾病做动态功能定量检查;②腮腺肿物怀疑为沃辛瘤者;③需要确定先天性唾液腺缺失或变异者;④唾液腺造影困难者。

3. 正常图像　在静态正位像上,正常腮腺位于面部两侧,呈光滑的卵圆形,腺体内放射性分布均匀,两侧大致对称,正常情况下两侧的放射性分布可相差 10%。腮腺的内下方为颌下腺,呈圆形或多叶形放射性聚集区,两侧对称,较腮腺稍小。颈部可见两侧对称的甲状腺高活性区,另外,鼻腔及头皮也可以看到一定的放射性分布。

在静态侧位像上,面中部偏下可见高放射性聚集区,呈卵圆形,边界较清楚,为腮腺组织,其内部放射活性分布均匀。前下方的高放射活性区为颌下腺,下方相当于颈部可见甲状腺的高放射活性区。

正常唾液腺功能曲线呈横 S 形,在注射 $^{99m}TcO_4^-$ 后唾液腺立即开始摄取,并逐渐增多,给予酸刺激后,涎液立即排泄,曲线迅速下降至最低点。约 6 min 后,腺体开始再摄取,曲线上升。

评价唾液腺功能的指数包括摄取指数、分泌指数、摄取指数率、分泌指数率及功能指数等。

## 三、颌骨检查

1. 原理　骨显像剂进入骨组织可能通过两种途径:一是与骨组织中的无机成分进行

离子交换或化学吸附,二是通过与骨组织中的有机成分相结合。骨放射性聚集主要受两个因素的影响:一是局部骨供血量,血流丰富,放射性物质增加,局部的显像增强;二是骨生长活跃或新生骨形成时,通过离子交换、化学吸附及有机结合等途径,使局部放射性核素增加。骨病损时发生的血供、代谢及成骨过程的改变可造成核素显像的影像异常,由于放射性核素显像对于骨病变的诊断基础是局部血流及骨代谢的变化,因此对于一些早期病变,核素检查具有其特殊诊断意义。

2. 适应证　颌骨核素显像检查适用于:①不明原因的颌骨疼痛,X 射线检查阴性或可疑;②口腔颌面部恶性肿瘤疑有颌骨受累,或确定颌骨的转移瘤;③颌骨肿瘤病变范围不明确;④颌骨肿瘤治疗后随访。

3. 正常图像　放射性核素对称、均匀分布,鼻咽部及鼻窦区血流量较高,放射性也相对较浓聚。松质骨血供丰富,代谢活跃,放射性聚集较密质骨高。

# 第七节　口腔颌面部磁共振成像检查

磁共振成像(magnetic resonance image,MRI),20 世纪 80 年代开始应用于临床。磁共振成像可以相当清晰地显示软组织影像,可以在患者不更换体位的情况下,直接显示与身体长轴成任意角度的断面图像以及对人体无放射损害,已得到了较广泛的应用。在口腔颌面部,主要用于累及范围广泛的肿瘤及颞下颌关节紊乱病的检查。

## 一、检查技术

在进行口腔颌面部常规检查时,一般用头线圈进行颅面部横断面、冠状面及矢状面检查,可根据需要进行不同层数的连续扫描;必要时也可进行斜位扫描,以从不同角度观察病变范围。自旋回波序列为最常用的扫描技术。进行颞下颌关节检查时,应使用颞下颌关节专用表面线圈,对检查侧关节矢状面或斜矢状面连续扫描(扫描范围需要包括关节全部结构)。

## 二、正常图像

头横断面、冠状面及矢状面所显示不同断面的解剖结构与 CT 相同,但图像特点不同。在磁共振图像上,密质骨呈黑色无信号影像,而脂肪组织因含有大量可移动的氢离子,因而磁共振信号甚强,呈现高信号影像。骨髓内含有较多的脂肪组织,因而显示的信号亦较高。其他软组织则因其含有成分不同而有不同的信号强度。腮腺和下颌下腺为脂性腺体组织,其信号强度高于周围的肌肉组织。口腔颌面部正常组织磁共振信号表现见表 15-2。

表15-2　口腔颌面部正常组织磁共振信号表现

| | 脂肪 | 肌肉 | 密质骨 | 骨髓 | 腮腺 | 颌下腺 | 淋巴结 | 血管 | 关节盘本体部 |
|---|---|---|---|---|---|---|---|---|---|
| $T_1$加权像 | 高 | 中等 | 低 | 高 | 略高 | 中等 | 中等 | 低 | 低 |
| $T_2$加权像 | 高 | 中等 | 低 | 高 | 略高 | 中等 | 中等 | 低 | 低 |

颞下颌关节矢状面正常图像表现为：闭口位时可见关节盘本体部呈双凹形态，其影像信号强度明显低于周围软组织。关节盘双板区信号相对较高。在关节盘双板区和后带之间可见有明显的分界线（盘分界线），关节盘后带位于髁状突顶部，盘分界线与髁状突12点位垂线形成的夹角（盘分界线角）在10°之内。正常开口位图像可见关节盘本体部形态更为清晰，前、中、后三带易于分辨。关节盘双板区轮廓亦更为清楚，并可见其影像明显增宽、拉长。髁状突、关节窝及关节结节的密质骨均显示为低信号的线条影像，髁状突骨髓及关节结节内的骨髓均显示为高信号影像。在关节中部矢状面上可清楚地显示翼外肌的上下头影像。

颞下颌关节冠状面正常图像表现：以经关节中部冠状面显示关节图像较为满意。可见髁状突内外径向的影像，骨髓质信号较高，表面有一层均匀的黑色线条围绕，为髁状突表面的密质骨，在髁状突顶部可见一信号偏低的窄条状关节盘影像，内外端分别附于髁状突内、外极。同时尚可见翼外肌、翼内肌、咬肌及颞肌的影像。

# 第八节　口腔颌面部介入放射技术

介入放射学（interventional radiology）由 Margulis 于 1967 年首先提出。其含义包括两个方面：①采用介入放射技术获得病理学、细胞学、生理生化学、细菌学和影像学资料的一系列诊断方法；②采用介入放射的方法和技术，结合临床治疗学原理，治疗各系统疾病的一系列治疗技术。

介入放射学就诊疗技术而言可分为血管性和非血管性两部分。前者主要包括心脏及血管造影术，动脉药物灌注术，血管成形术，血管内支架放置术，心脏瓣膜成形术和射频消融术等。后者主要包括经皮穿刺活检、造影和内外引流术，经皮穿刺注药术，狭窄腔道的再通、扩张及内支架放置术，积液的静脉转流术，经皮椎间盘切吸术及结石处理技术等。

目前，颌面部的介入放射学主要限于颈外动脉系统的造影、药物灌注和栓塞治疗。大多行股动脉穿刺引入导管后再行颈外动脉及其分支的选择性或超选择性插管，亦可穿刺颈总动脉再插入导管。通过导管注入药物或栓塞剂进行诊断和治疗。

## 一、血管性介入放射学在口腔颌面部的应用

### （一）血管畸形和血管瘤

这类疾病是目前行颈外动脉系统栓塞的主要对象。栓塞前造影可进一步明确诊断，

直接显示病变的部位和范围、供血动脉、回流静脉和与周围血管交通,以利于治疗方案的确定。栓塞治疗可分为术前辅助栓塞、根治性栓塞和姑息性栓塞三种,前者多用可吸收材栓塞,又称为暂时性栓塞,后两者使用不吸收或破坏血管的栓塞剂栓塞,故又称永久性栓塞。①术前辅助性栓塞可大大减少术中出血,保证手术切除的彻底性。②根治性栓塞主要适用于外科手术难以到达部位的病变,或手术范围过大、会造成无法修复又令人难以接受的畸形,或多次手术失败者。栓塞剂可用 PVA、真丝微粒、无水乙醇或医用胶类等。同时可用不锈钢圈、铂圈或可脱球囊栓塞供血动脉,单纯动静脉瘘可直接栓塞瘘口。③姑息性栓塞主要用于因各种原因不能手术切除,而单行栓塞又难以达到根治效果者,栓塞的目的为缓解临床症状。

### (二)血管损伤

动脉造影比 CT、MRI、超声等检查更准确地显示血管本身的改变,尤其是在有难以控制的出血又不知道出血的具体部位时,应首选动脉造影。较小的血管出血可通过导管注入血管收缩剂或 GF、PVA 等进行栓塞止血。对有些深部多数细小血管出血,用保守治疗或手术结扎颈外动脉、颌内动脉无效时,进行颌内动脉末梢分支栓塞常可收到满意的效果。

### (三)颌面部富血性良性肿瘤

这类肿瘤如颈动脉体瘤、鼻咽部血管纤维瘤、颈静脉球瘤、血管外皮细胞瘤等,因具有丰富或扩张的滋养血管或紧邻颈部大血管,可表现为搏动性肿块,穿刺有血,易与血管性病变相混淆,动脉造影可进行鉴别。此类肿瘤若较大,术中出血很多,常因此而不能完全切除而导致术后复发。术前用 GF 或其他微粒经导管行病灶内血管及供血动脉栓塞,可大大减少术中出血,保证手术切除的彻底性。

### (四)颌面部恶性肿瘤

介入治疗可作为一种姑息疗法或手术前后的辅助治疗。方法可向肿瘤供血动脉灌注抗癌药物进行区域性化疗,也可向供血动脉注入含抗癌药物的微球进行化疗性栓塞。单纯性动脉药物灌注可大大提高肿瘤组织的药物浓度,比静脉给药提高数十倍至上百倍,且抗癌药均直接进入肿瘤供血动脉产生首过效应,抗癌药可不受或少受与血浆蛋白结合和肝脏代谢的影响,更充分地发挥抗癌效力。此外,还可同时灌注血管紧张素 II 进行升压化疗,此药能选择性地提高肿瘤循环血流灌注压,从而进一步提高化疗效果。化疗性栓塞的微球可用 GF 和白蛋白等材料制成,内含顺铂、甲氨蝶呤、氟尿嘧啶等化疗药物,含药微球既可栓塞肿瘤的滋养血管切断其血供,又可缓慢释放抗癌药物,不仅提高了肿瘤组织的药物浓度,又大大延长了肿瘤组织与抗癌药物接触的时间,其疗效更优于动脉药物灌注法,而化疗药物的毒性反应却明显减轻。

## 二、颌面部介入放射治疗的并发症及其防治

颈外动脉系统的介入放射治疗,尤其是栓塞可引起不同程度的颌面部疼痛、肿胀、张口受限、感觉减退、全身发热、恶心、呕吐、食欲缺乏和白细胞降低等反应,除抗癌药物引起的白细胞降低可延续时间较长外,一般均在一周左右缓解消失,栓塞偶然可造成颌面

部皮肤坏死和咽旁水肿导致呼吸困难,须做特殊处理。颈外动脉造影和栓塞的严重并发症有广泛的动脉痉挛、面瘫、失明、脑梗死造成失语和偏瘫等,其发生率为 0.9% ~ 1.96%。一旦发生,后果严重,可造成永久性神经损害,甚至死亡。因此,在病例选择时要严格掌握适应证,在操作时要认真观察和分析造影图像,选择适当的栓塞剂,规范用药方法,密切观察患者的反应,一旦发生严重并发症,应积极配合临床进行活检和扩血管等治疗。

## 思考题

1. 简述 5|6 根尖片的投照方法。
2. 简述全口牙位曲面体层摄影的投照方法。
3. 简述牙体及牙周组织的正常 X 射线影像。
4. 简述上颌骨与下颌骨的正常 X 射线影像。
5. 简述龋病及根尖周病的 X 射线影像。

(张艳丽)

# 实训指导

　　口腔颌面外科实训,是在理论指导下进行的实践技能训练。通过实训,培养学生实事求是的科学态度和理论联系实际的学风,提高分析问题和解决问题的能力,树立良好的职业道德和认真、细致的工作作风,为毕业生临床实习、医师资格考试以及上岗就业奠定良好基础。

　　在实训教学过程中,口腔颌面外科基本知识、基本操作技能、牙及牙槽外科和口腔颌面部感染、损伤等章节应作为重点实训项目;肿瘤、唾液腺疾病、颞下颌关节疾病、神经疾病、先天性疾病和后天性畸形缺损及影像技术等项目,则着重强调专科检查及规范病例书写的实践。根据各校的实际情况和不同的专业培养目标,本实训指导内容可做适当调整或取舍。

# 实训一　　介绍口腔颌面外科门诊和病房的组成及工作概况

【目的与要求】

1. 了解口腔颌面外科门诊和病房的组成。
2. 熟悉口腔颌面外科的主要工作内容。

【实训内容】

1. 口腔颌面外科门诊和病房各环节的组成。
2. 口腔颌面外科门诊和病房的主要工作与职能。

【实训用品】

门诊及病房的设施及用品等。

【方法和步骤】

1. 门诊　　通常由候诊室、拔牙及小手术室、门诊手术室、专科及专家门诊室、教学室、消毒室等组成。

　　(1)介绍门诊的诊疗常规及职能,包括:初诊和复诊患者问诊、检查、诊断、处理意见、门诊病历书写及处理实施的常规程序。

　　(2)诊断台:有治疗盘,常用的治疗药物,各种化验和影像学检查申请单、处方及其他单据。

　　(3)介绍各种敷料及器械的存放位置及其消毒方法和保养。

　　(4)手术床及口腔颌面外科治疗椅的使用和调整方法。

　　(5)门诊常用洗手法:于开诊前用肥皂洗手及手臂,以后每次拔牙手术前再用肥皂洗手后浸入新洁尔灭溶液中片刻或戴无菌手套。由于各单位使用消毒剂不一致,可按本单位具体情况执行。

　　(6)麻药的准备。

　　(7)介绍常用急救药物及外用止血药。

　　(8)门诊手术室:门诊手术的范围及常用器械及设备的介绍。

　　(9)急诊室及急诊范围介绍。

（10）住院处：凡病情较重或须做较大手术及一些必须在全身麻醉下进行的小手术患者属住院治疗范围。流程是门诊开住院证明，再到住院处办理手续，然后才能住院。

2.病房　通常由医护办公室、换药室、病房、监护室和手术室等组成。

（1）介绍病房工作的常规流程：巡视患者、了解病情→换药、查看病历（包括生命体征记录、用药及化验单等）→交班→查房→手术→术后病情观察、记录→下班前再次巡视患者。若有新患者入院，则须当日完成问病史、书写住院病历和首次病程记录及开医嘱等工作。介绍病程记录书写要求。

（2）交班制度：每天早晨由夜班医师交班，着重对已手术、当日准备手术患者及危重患者的情况进行介绍，以随时掌握患者病情变化和确保得到及时的诊治。

（3）查房制度：每天交班后，对大手术后患者及重危患者重点查房。主管医师及实习医师每日早晚各一次巡视病房，对危重患者应随时掌握其病情变化、记录病程并及时处理。在查房时由实习医生或主管医师汇报病情，记录上级医师的各种意见。

（4）换药制度：介绍敷料、器械、药物的存放位置，介绍换药椅及床、换药时的无菌操作原则。

（5）监护制度：每天24 h对重危患者和大手术后患者包括生命体征在内的全身情况及局部手术区域情况严密观察，一旦发现问题，主管向上级医生汇报及时处理。

（6）会诊制度：凡医疗技术上有疑难问题或怀疑有其他科情况的病例，要及时会诊，会诊工作一般由主治医师执行。

（7）查对制度：处理患者必须严格查对，以防事故发生。

（8）手术制度：在手术前1~2 d要开出手术通知书，手术一般在上午开始。术前要充分准备，术中要细致认真，术后马上开出术后医嘱并密切观察，当日完成术后病程记录和手术记录。

（9）介绍医护双方互相配合、协同的重要意义。

3.消毒隔离制度和医疗保护制度

（1）消毒隔离制度　防止医院内外交叉感染，保护患者，医护人员双方的健康，医务人员在接触患者时，都必须穿工作服、戴工作帽和口罩。凡接触患者的用品要清洁、有的须经消毒处理。

（2）医疗保护制度　①使患者对医护人员充分信赖；②消除对患者的不良刺激；③保证充足的休息；④鼓励患者摄取足够的营养，为治疗做好充分的思想准备。

【评定与实训报告】

1.教师评定学生对门诊和病房各环节的初步认识。

2.实训完成后书写实训报告。

# 实训二　口腔颌面外科检查及病历书写

【目的与要求】

1.初步掌握口腔、颌面部、颈部、颞下颌关节及涎腺的检查方法和正确的描述方法。

2. 掌握病历书写的格式。

**【实训内容】**

包括：口腔检查、颌面部检查、颈部检查、颞下颌关节检查、涎腺检查、病历书写基本格式。

**【实训用品】**

口腔检查器械及设备、直尺、乳胶手套或指套、手电筒、额镜、窥鼻器和听诊器等。

**【方法与步骤】**

1. 口腔检查

(1)口腔前庭检查　参见口腔内科检查方法。

(2)牙的检查　参见口腔内科检查方法(包括牙体硬组织、牙周和根尖周等情况)。

(3)𬌗关系检查　参见口腔正畸科检查方法，区别正常𬌗和错𬌗。

(4)张口度检查　用直尺测量上、下切牙切缘间的垂直张口度。

(5)固有口腔检查　包括舌、腭、口咽、口底等部位的检查。

2. 颌面部检查　主要检查包括：表情、意识、外形与色泽、眼、耳和鼻的情况。

3. 颈部检查

(1)一般检查　注意观察颈部的外形、色泽、轮廓、活动度，有否肿胀、畸形、斜颈、溃疡及瘘管。

(2)淋巴结检查　数目、大小、性质、硬度、活动度等情况。

4. 颞下颌关节检查　以两手小指伸入外耳道内，向前方触诊，以两手拇指分别置于两侧耳屏前关节外侧，嘱患者做张闭口运动，检查髁状突的动度及有无弹响、摩擦音等；各关节区嚼肌群有无压痛；张口度及侧向运动度。

5. 唾液腺检查　腮腺触诊一般以示、中、无名三指平触为宜，忌用手指提拉触摸；下颌下腺及舌下腺的触诊则常用双手合诊法检查。另外还须检查各腺体的大小、形态、有无肿块，口内的导管有无充血、肿块、变硬、结石，以示、中、无名三指平触并由后向前检查腮腺及下颌下腺的分泌液情况等。

6. 简述门诊病历及病房病历书写的格式与要求

(1)门诊病历　初诊病历通常由主诉、病史、检查、诊断、处理、建议和治疗计划、签名等部分构成。

(2)病房病历　通常由一般情况记录、主诉、现病史、过去史、个人史、生长发育史、月经生育史、家族史、体格检查(全身检查与专科检查)、记录实训室及影像学等检查结果、诊断、治疗计划和签名等诸多部分构成。

**【评定与实训报告】**

1. 同学分组，互相进行口腔颌面外科检查并逐条记录检查结果，按门诊病历书写格式要求，试写一份门诊病历，教师对检查结果及病历书写情况做出评定。

2. 实训完成后书写实训报告。

# 实训三　口腔颌面外科几项基本操作技术

**【目的与要求】**

1.初步掌握头面颈部消毒铺巾法、基本包扎技术、常用手术器械识别及其使用方法。

2.掌握切开、缝合、打结及拆线方法。

**【实训内容】**

1.口腔颌面部消毒铺巾技术,包括:消毒方法、范围,铺巾法。

2.头面部基本包扎技术,包括十字交叉法和单眼包扎法。

3.基本手术操作技术,包括辨认常用手术器械,重点操作切开、缝合、打结及拆线的基本技术。

**【实训用品】**

11号尖刀、刀柄、组织剪、线剪、血管钳、持针器、皮钳、铺巾钳、三角针、圆针、缝线、海绵、卵圆钳、新洁尔灭酊棉球、酒精棉球、消毒巾、绷带。

**【方法与步骤】**

1.消毒铺巾

(1)消毒方法　以新洁尔灭酊棉球从术区中心开始,逐步向四周环绕涂布,但感染创口相反。涂布时不可留有空白区,并避免药液流入呼吸道、眼内及耳道内。同一术区应消毒3~4遍。

(2)消毒范围　头颈部手术消毒范围应至少在术区外10 cm,四肢、躯干则须扩大到20 cm,以保证有足够的安全范围为原则。

(3)消毒巾铺置法

1)包头法　主动或被动抬头,将两块重叠的消毒巾置于头颈下手术台上。头部放下后,将上层消毒巾分别自两侧耳前向中央包绕,使头和面上部均包于消毒巾内并以巾钳固定。

2)手术野铺巾法　①孔巾铺置法;②三角形手术野铺巾法;③四边形手术野铺巾法。

2.示教头面部基本包扎技术

(1)十字交叉法　用绷带先由额至枕部环绕两圈,继而反折经一侧耳前腮腺区向下。经颌下、颊部至对侧耳后向上,复至同侧耳后;绕下颌下及颊部至对侧耳前,向上经顶部,向下至同侧耳后,再绕下颌下、颊部至对侧耳前。如此反复缠绕,最后再如前做额枕部环绕,以防止绷带滑脱,止端打结或以胶布固定。

(2)单眼包扎法　于鼻根健侧先置一上下斜行的短绷带或纱巾条,并在患侧耳周垫以棉垫或纱布,以免包扎时压迫耳郭。绷带自额部开始,先绕额枕两圈,继而斜经头后绕至患侧耳下并斜行向上经同侧颊部、眶下至鼻背、健侧眶上,如此环绕数周,每周必须覆盖前一层绷带的1/3~1/2,直至包妥为止,最后再绕额枕一周,止端以胶布固定,将留置的短绷带或纱布条打结收紧,以暴露健眼。

3. 基本手术操作

（1）正确辨认及使用常用的手术器械。

（2）指导同学在海绵上切开、缝合、打结及拆线。

【评定与实训报告】

1. 评定学生对消毒巾、头面部基本包扎及基本手术操作技术的掌握情况。

2. 实训完成后书写实训报告。

# 实训四　局麻药液、皮试药液的配制方法及麻药皮试

【目的与要求】

1. 掌握常用局麻药物、皮试药液的配制方法。

2. 了解普鲁卡因皮试的意义和方法。

3. 掌握局麻药物中的肾上腺素浓度和局麻药物的一次用量，避免麻醉并发症的发生。

【实训内容】

1. 皮试药液的配制　将 2 ml 2% 普鲁卡因配制成 0.25% 的皮试药液，须加生理盐水多少？如果取 2% 普鲁卡因 0.125 ml，须加生理盐水多少？

根据公式：$X\% \times V_2 = 2\% \times V_1$，设：$X\%$ 为需配置的浓度，$V_1$ 为 2% 药液容积（2 ml），$V_2$ 为配制成的 0.25% 后的药液容积。

（1）$X\% \times V_2 = 2\% \times 2$ ml（$X\%$ 已知，即 0.25%），$V_2 = (2\% \times 2)/(0.25\%) = 16$ ml

即在 2 ml 药液中加生理盐水 14 ml 使药液的体积为 16 ml

（2）2 ml：14 ml = 0.25 ml：$X$ ml，X = （14×0.125）/2 = 0.875 ml

即在 0.25 ml 药液中加生理盐水 0.875 ml，使药液的体积为 1 ml。

2. 普鲁卡因皮试

（1）皮试药液　取 2% 普鲁卡因 0.25 ml 加生理盐水至 1 ml 使稀释成 0.25% 普鲁卡因。

（2）注射部位　前臂掌侧正中，腕横纹上 5 cm。

（3）注射方法和观察结果　皮下注射针尖斜面向上，针头与皮肤呈 5°。皮内注射 0.1 ml，20 min 后观察。局部红肿，红晕直径超过 1 cm 者为阳性。

3. 利多卡因皮试

（1）皮试药液：取 2% 利多卡因 0.1 ml 加生理盐水至 1 ml。

（2）注射部位、注射方法和观察结果，均同普鲁卡因皮试。

【实训用品】

普鲁卡因、利多卡因、一次性注射器、酒精棉球、无菌敷料镊、皮试针筒、生理盐水、碘酊棉球等。

**【方法与步骤】**

1. 在老师指导下学生自己配制局麻皮试药液。

2. 在老师指导下学生互相进行局麻皮试实训。

**【评定与实训报告】**

1. 评定学生对皮试液配制及皮试结果的判定。

2. 实训完成后书写实训报告。

# 实训五　口腔颌面部局部麻醉

**【目的与要求】**

1. 掌握临床常用局麻药物的用法、用量。

2. 掌握临床常用局部麻醉的方法。

3. 掌握局麻并发症的诊断及处理。

**【实训内容】**

1. 结合头颅标本讲授口腔颌面外科常用的局部麻醉方法。

2. 示教临床常用局部麻醉的方法和步骤。

3. 同学互相操作下牙槽神经阻滞麻醉。

**【实训用品】**

头颅标本、局麻必备的所有药品及器械。

**【方法与步骤】**

1. 结合头颅标本讲授并示教各种局部麻醉方法

(1) 讲授头颅标本的解剖结构,如圆孔、卵圆孔、腭大孔、切牙孔、眶下孔、颏孔、下颌小舌、下颌孔、上颌结节等解剖部位。

(2) 在上述基础上重点讲授解剖结构与局麻的关系,培养同学形象记忆的方法。

(3) 总结局部麻醉的各种方法,及其并发症的防治。

2. 示教局部麻醉方法和步骤

(1) 局部麻醉前的准备工作　①接待患者。②收看病历及核对姓名、年龄和麻醉的部位,核对有无全身禁忌证、有无过敏史。③调节头位、椅位、灯光,麻醉上颌牙时,一般上颌平面与地平面呈45°;麻醉下颌牙时,患者大张口,下颌平面与地平面平行。椅位高度调节至术者的肘关节水平。④患者漱口。⑤铺小方巾。⑥自行或护士准备好麻醉药物及器械,将器械放在无菌托盘内。⑦术者指甲过长者先行修剪,手指上不戴戒指及涂指甲油。⑧卷起衣袖至腕关节上约5 cm,摘下手表,洗刷泡手,或戴上无菌手套。

(2) 局部麻醉的操作步骤　①护士协助打开灯光。②患者张口,再次核对须麻醉的牙位。③核对麻醉药物,确定麻醉方法,检查注射针头质量及麻醉药物是否含有杂质或变色。④用干纱布揩干注射部位,然后用1%的碘酊消毒进针部位。⑤按正确的麻醉方法注射麻醉药物,注射前应排除针筒内的气泡。进针后在回抽无血的情况下边注射边观察患者面色,注射速度应缓慢,不宜太快。⑥注射完毕后,关掉灯光,并立即询问患者是否有不适。等待麻醉显效,并应随时注意观察患者有无晕厥等麻醉并发症,如出现晕厥反应立即放平椅位,松解衣领,并做其他的抢救措施。⑦麻醉显效检查:刺激患者的牙龈无疼痛感或下唇、舌体有麻木感。

3.同学间互相注射阻滞麻醉(以下牙槽神经阻滞麻醉方法为主)

(1)要求同学按照老师示教局麻的方法和步骤进行操作。

(2)在操作过程中,强调操作要领及无菌观念。

(3)检查麻醉效果,如有麻醉失败者,应分析麻醉失败的原因,如进针点、进针方向、进针角度、进针深度等方面是否有错误。

**【评定与实训报告】**

1.教师评定同学互相注射下牙槽神经阻滞麻醉操作步骤及麻醉效果。

2.实训完成后书写实训报告。

# 实训六　常用拔牙器械的识别与使用

**【目的与要求】**

1.了解拔牙手术中常用器械的种类、构造特点。

2.掌握拔牙手术中常用器械的正确选择方法。

3.掌握拔牙手术中常用器械的使用方法。

**【实训内容】**

1.牙钳

(1)牙钳的组成　由三部分即钳喙、关节、钳柄组成。

(2)牙钳的类型　根据口内解剖部位,牙钳分上颌牙钳、下颌牙钳。根据牙列用途分:乳牙钳、恒牙钳。

根据形态分类:上颌 { 直钳　反角式钳　刺枪式钳 }　下颌 { 直角式钳　钝角式钳　鹰嘴式钳 }

根据用途分类:上颌 { 上颌前牙钳　上颌双尖牙钳　上颌磨牙钳　上颌第三磨牙钳　上颌根钳　上颌牛角钳 }　下颌 { 下颌前牙钳　下颌双尖牙钳　下颌磨牙钳　下颌第三磨牙钳　下颌根钳　下颌牛角钳 }

(3)上、下颌牙钳的区别　上颌牙钳喙柄呈一直线或接近180°。上颌后牙钳有"S"形和刺枪式,其钳喙接近水平。下颌牙钳喙柄成直角或稍大于直角。多数牙钳不分左右,只有上颌第一、二磨牙钳有左、右之分。此外,牙冠钳与根尖钳的区别是:牙冠钳喙宽大,牙根钳喙窄小,牙冠钳喙一般较牙根钳喙短小。

(4)握持方法　右手握钳,掌心向上,紧握钳柄,拇指按在钳关节处,示指和中指把握钳柄,靠在大鱼肌上,无名指及小指深入两柄之间。

2.牙挺

(1)牙挺的组成　由三部分即挺刃、挺杆、挺柄组成。

(2)牙挺的类型

$$根据用途分型\begin{cases}直挺\\弯挺\\横柄挺(三角挺)\end{cases}\qquad 根据形态分型\begin{cases}宽喙直挺\\窄喙直挺\\宽喙尖挺\\根尖挺(牙挺、根挺、特殊挺)\end{cases}$$

(3)牙挺使用方法　右手掌心握住牙挺的柄,示指固定在挺杆上,拇指伸平。应用牙挺时,只能以近中牙槽嵴做支点,而不应以邻牙做支点,要很好地控制施力的大小和方向,左手示指一定要支持在被挺在牙齿和邻牙上,以保护邻牙和口腔软组织。

3.辅助器械

(1)牙龈分离器　凹的一面向着牙齿,凸的一面向着牙龈,用以分离牙龈,无牙龈分离器,可用探针代替。

(2)刮匙　用以刮出牙槽窝内的碎骨片、碎牙片、根端肉芽组织,及根尖周囊肿的囊壁等。

(3)骨膜分离器　有两种,在口内多用小骨膜分离器分离骨膜。

(4)骨凿和骨锤　用以凿去骨质或劈开牙齿,在凿牙槽骨时,最好用窄骨凿、劈牙冠时最好用宽骨凿。骨锤一般不消毒,由护士使用。

(5)骨钳　两柄之间有弹簧,用以减去小块骨突起,如过高的牙槽中隔。

(6)骨锉　用以锉平细小的骨突起和锐利的骨缘、锉后遗留很多细小骨在伤口内,应用生理盐水冲洗干净。

(7)手术刀　常用15#和11#刀片。

(8)缝针缝线　圆针、三角针及1#黑丝线。

【实训用品】

牙及牙槽外科常用器械、大方盘。

【方法与步骤】

由指导老师将选好的一套常用拔牙器械依次向学生介绍,然后学生独自认识识别每一器械。

【评定与实训报告】

1.教师评定学生对拔牙器械的识别情况。

2.实训完成后书写实训报告。

# 实训七　牙拔除术的步骤和方法示教

**【目的与要求】**

熟悉规范拔牙手术中的各种步骤与操作要点。

**【实训内容】**

1. 识别和正确使用有关拔牙及牙槽外科手术器械。

2. 牙拔除术的步骤和方法。

**【实训用品】**

一次性口腔器械盘、口镜、镊子、探针、各种牙钳、牙挺、牙龈分离器、刮匙、咬骨钳、骨锉、骨膜剥离器、手术刀和柄、缝针、持针器、手术剪等。

**【方法与步骤】**

1. 正确使用有关拔牙及牙槽外科手术器械

(1)掌握牙钳、牙挺的正确握持方式与操作方法：①根据带教老师示教，正确掌握规范的握钳方式及操作要点；②根据带教老师示教，正确掌握规范的握挺方式及操作要点。

(2)牙挺使用的力学原理及使用注意点：①在带教老师的指导下，首先在牙颌模型上操练并掌握牙挺使用中的三大力学原理即楔力、杠杆和轮轴原理。②带教老师在临床患者拔牙实际操作中，示教牙挺三种力学的应用过程。③通过示教及讲解，要求掌握如下操作要点：牙挺置入部位、方向要正确，支点着实可靠，挺刃用力合理；挺刃在牙根与骨之间楔入，并与牙根长轴平行，绝勿以邻牙及舌侧牙槽嵴作支点；多以两种或三种力学原理结合使用；控制用力，手指保护，以防牙挺滑脱。

(3)在老师的指导下，正确使用牙槽外科手术器械，主要包括咬骨钳、骨锉、骨膜剥离器、手术刀及缝合器具(持针器、缝线、缝针及线剪)。

2. 牙拔除术示教的步骤和方法(要用幻灯示教，也可到医院见习)

(1)拔牙术前准备工作。

(2)牙拔除术操作步骤和方法

1)局麻。

2)麻药显效(3~5 min)后，用1%碘酊消毒。

3)用牙龈分离器分离患牙牙龈。

4)放置牙钳或先用牙挺时，要求：①置入牙钳之前再次核对牙位，放置好牙钳后务必请带教老师复核；②用牙挺时，一是要有支点，二是用左手保护好邻牙及周围软组织；③拔除脱位时切忌暴力。

5)牙拔除后常规检查所拔牙齿是否完整，有无断根，同时检查拔牙创有无龈撕裂或牙槽嵴及牙槽中隔过高。

6)如所拔的是病灶牙，用刮匙刮扒牙槽窝，以清除炎性肉芽组织。

7)常规用示指和拇指垫一小块纱布挤压，缩小已被扩大的牙槽窝。

8) 用小块纱布或棉卷放置在拔牙创上,嘱患者轻轻咬紧。

9) 揩干净患者口周血迹。

10) 嘱咐患者拔牙后注意事项,并根据患者具体情况开处方给予抗菌、消炎、止血、消肿等药物。

11) 写病历、签名,交代复诊事宜。

**【评定与实训报告】**

1. 教师评定学生对牙拔除术的步骤和方法的掌握情况。

2. 实训完成后书写实训报告。

# 实训八　各类牙拔除术示教

**【目的与要求】**

1. 了解牙齿拔除的基本原理。

2. 熟悉各种牙齿拔除的手术方法。

**【实训内容】**

1. 术前检查牙拔除前应简要询问有关病史:过去有无拔牙史及有无麻醉过敏史,有无拔牙后出血史。了解患者病情及局部软组织有无红肿、邻牙是否松动、有无龋坏及龋坏程度。

2. 手术野的准备及消毒术者洗手后戴无菌手套,在准备手术野之前,应嘱患者取下眼镜及口内的活动义齿。口内黏膜麻醉注射区和手术区应以 1% 碘酊消毒。

3. 麻醉剂的注射一般用含有肾上腺素的 2% 普鲁卡因,对患有糖尿病、甲状腺功能亢进者,可用不含肾上腺素的 2% 利多卡因。麻醉显效后即可开始拔牙。

4. 各类牙拔除的基本步骤见本教材第四章。

5. 拔牙的创口处理及术后护理

(1) 创口处理　①检查脱位的牙是否完整,特别是牙槽窝如有断根,应按断根处理。②用刮匙深入牙槽窝内,刮除可能遗留的碎牙片、碎骨片、牙石及肉芽组织,以免引起感染影响创口愈合。③检查有无过高的牙槽中隔,锐利的牙槽嵴缘,应同时做修正。④用示指和拇指按压牙槽边缘,使扩大的牙槽窝口复位。⑤对有出血倾向者、有龈撕裂和行翻瓣术后,均应缝合创口。感染创口或做牙槽窝刮除术,经冲洗后,可在牙槽窝内放置碘仿纱条引流。

(2) 术后护理　嘱患者在拔牙创口处所咬的敷料应于 30 min ~ 1 h 后取出。拔牙当天不要漱口刷牙,术后 2 h 可进温热软食,不要用患侧咀嚼。术后不要用手触摸或舌舔允伤口,或不断吐口涎,24 h 之内唾液中带有淡红色血丝属正常,若有大量血液或吐血块应立即来医院复诊。术后 1 ~ 2 d 内不要强烈运动或过于疲劳,如有缝合创口应 5 ~ 7 d 后拆线。

**【实训用品】**

口腔检查器械、各类拔牙钳、牙挺、局麻药、注射器、消毒药品等。

**【方法与步骤】**

由教师边示教、边讲解各类牙拔除的手术方法。

**【评定与实训报告】**

1.评定学生对各类牙拔除术的麻醉方法及各类牙拔除术手术方法的掌握情况。

2.实训完成后书写实训报告。

# 实训九　牙根拔除术示教

**【目的与要求】**

1.了解断根与残根的区别及牙根拔除的基本原理。

2.熟悉各种残根、断根拔除的手术方法。

**【实训内容】**

1.单根牙断根拔除方法

(1)牙颈部的断根　原则上尽可能利用牙钳拔除。使用牙挺主要是为了将残根颊腭侧或唇腭侧的牙槽骨缘挺开,为安插牙钳创造条件。

(2)牙颈部以下的断根　包括单根牙及多根牙根分叉以上折断者,断端位于牙槽窝以内,只能使用牙挺或根尖挺将其拔除。

(3)根尖部的断根　原则基本与牙颈部以上的断根相同。但因位置更深一些,必须有很好的照明和聚光,光线才能射入牙槽窝。此外还必须有良好的止血,可用肾上腺素小棉球,用根尖挺将小棉球塞入牙槽窝直达根的短端止血。

2.多根牙断根拔除方法

(1)上颌牙颈部的断根　上颌多根牙断根于牙颈部,原则上必须将牙根分开,用骨凿或用钻针先将颊、腭侧根分开,以取腭根;再将颊侧近中及颊侧远中根分开,以取近中及远中颊根。

(2)下颌牙颈部的断根　下颌多根牙断根于牙颈部,原则上是与上颌相似。先用骨凿或用钻针将近、远中根分开,也可用根挺插于颊侧牙槽嵴根分叉处,左右转动后即可将根分开。

3.下颌根分叉以下的断根　如两断根长短不一,取根比较简单。如两断根长短相齐,可先用三角挺挺出断根平面以上的牙槽中隔,再以直根挺插入断根平面下方的牙槽中隔内,为插三角挺制备插入位置。

4.下颌根尖部的断根　比较松动的可用弯根尖挺分别将断根取出。较牢固的断根,必须先将中隔去除。如仅一个根尖折断可用三角挺插入无断根的牙槽窝内,如两个断根同时折断时,则须将断根以上的中隔全部去除,再用弯根尖挺分别挺出。必要时,可借助

X 射线定位。

5. 下颌远中舌根的断根　可用三角挺插入近中牙槽窝,将近远中颊根间的牙槽中隔去除。再将三角挺插于已去除的中隔的位置上,以颊侧骨板为支点去除颊根之间牙槽中隔,连同远中舌根一起取出。

【实训用品】

口外治疗室,常用的拔牙器械、根尖挺、三角挺等。

【方法与步骤】

由教师边示教,边讲解牙根拔除的基本原理及各种牙根拔除的手术方法。

【评定与实训报告】

1. 教师评定学生对断根与残根拔除术手术疗法的理解、掌握情况。
2. 实训完成后书写实训报告。

# 实训十　下颌阻生第三磨牙拔除术示教

【目的与要求】

1. 了解下颌阻生第三磨牙切开拔牙的切口设计、去骨方法、劈开或分割阻生牙及拔除的方法。
2. 熟悉下颌阻生第三磨牙手术中和手术后的注意事项等。

【实训内容】

选择近中斜位、水平及垂直阻生的阻生牙,依次示教拔牙方法。

【实训用品】

常规拔牙手术器械及口内外消毒铺巾用品,尖刀、刀柄、骨膜剥离器、单面骨凿和(或)高速涡轮机、双面凿、缝合器械、剪刀等。

【方法与步骤】

教师示教,或者是用幻灯,或者进行临床见习。

1. 拔牙术前准备工作

(1)确定适应证后,常规应摄 X 射线片,必要时拍下颌骨全景片。结合 X 射线片,分析阻生牙的阻生类型,牙根数目、弯曲结构,与下颌骨的关系,邻牙状况及拔除阻力。

(2)根据分析结果,拟定手术方案(切口设计、方法、去骨量和估计牙脱位方向)。

(3)依据手术方案,准备一套拔除阻生牙的器械,重点选择合适的牙挺、骨凿和(或)高速涡轮钻。

(4)除向患者做一般解释外,应根据病牙状况,重点交代手术时间、创伤程度、手术反应及术中、术后可能出现的并发症,以便取得患者的理解与配合。

(5)调节患者椅位。

(6)口腔消毒液含漱后,用新洁尔灭酊做口内外局部消毒。

（7）铺无菌消毒巾,调节好灯光照明。

2. 拔除步骤及方法

（1）麻醉:采用一侧下牙槽神经、舌神经及颊神经阻滞麻醉法。

（2）切开翻瓣:用 11 号手术刀切开,并用骨膜剥离器掀起软组织瓣,显露手术野。

（3）去骨:通过骨凿和(或)高速涡轮钻的应用,去除冠周足够骨质。根据阻生类型,选择劈开或分割方法。

（4）拔牙:挺出和(或)拔除阻生牙或被分割开的牙片。拔除后应仔细检查牙根是否完整,避免残留牙根或牙片于牙槽窝内。

（5）处理拔牙创:刮扒牙槽窝,清除残留碎骨或炎性组织或残余囊肿;并缩小拔牙创。

（6）缝合切开的龈瓣并局部垫无菌纱布或棉卷压迫止血。

（7）交代术后注意事项,对创伤较大,时间较久的拔牙术创,应在术后立即给予冷敷,并给予抗菌消炎、消肿、止痛等药物。

【评定与实训报告】

1. 简述下颌阻生第三磨牙拔除术的有关内容。

2. 实训完成后书写实训报告。

# 实训十一　牙槽外科手术示教

【目的与要求】

1. 掌握牙槽骨修整术的目的。

2. 掌握牙槽骨修整术的适宜时间和手术步骤。

【实训内容】

1. 复习牙槽骨修整术的适应证。

2. 示教手术步骤。

【实训用品】

消毒盘、口镜、镊子、口内外消毒用品、消毒巾、麻药及注射用品、手术刀及柄、骨膜剥离器、咬骨钳、骨凿、骨锉、手术剪、止血钳、缝合器具、纱布若干。

【方法与步骤】

1. 术前准备

（1）复习牙槽骨修整术的适应证。

（2）根据牙槽骨隆突畸形的部位、大小及形态、准备相应的手术器械、重点选择合适的骨凿、骨锉及咬骨钳。

（3）当修整范围较大时,应向患者解释手术的创伤程变及术后可能的反应及并发症。

（4）虽可采用卧位,但多选择坐位。椅位调节。

（5）口腔消毒液含漱后,采用新洁尔灭酊做口内外局部消毒。

(6)铺无菌消毒巾及调节好灯光照明。

2.手术步骤及方法

(1)麻醉:多采用局部黏膜下浸润麻醉,必要时可用阻滞麻醉法。

(2)切口:根据牙槽骨畸形部位、大小及类型选择弧形、L形或梯形切口,蒂在牙槽底部。

(3)翻瓣:翻起黏骨膜瓣时应仔细、轻柔,显露骨尖或骨突及周围少许骨面即可,切勿越过唇颊沟;以免术后广泛血肿及水肿。

(4)去骨:用咬骨钳或骨凿去骨。注意骨凿斜面应贴骨面,逐量去骨,避免去骨过多或造成新的骨尖畸形。

(5)修整缝合:锉平骨面,冲洗清除骨屑,黏膜瓣复位后用手指触摸检查,发现骨尖即可锉平。黏膜瓣过多时就近黏膜瓣切缘修剪,最后间断或连续缝合创口。

(6)置无菌纱布于手术区,轻咬加压止血。

(7)嘱术后注意事项,对术创广泛者宜立即给予冷敷,术后酌情给予抗菌消炎、消肿及止痛药物。

【评定与实训报告】

1.评定学生对牙槽骨修整术的适宜时间和手术步骤的掌握情况。

2.实训完成后书写实训报告。

# 实训十二　种植技术实训

【目的与要求】

1.熟悉牙种植体的分类,了解种植外科的应用解剖。

2.熟悉牙种植术的基本步骤,了解基本操作技术。

3.熟悉牙种植材料,了解其适用方法。

【实训内容】

1.教师讲解牙种植体分类,及观察牙种植体分类的录像。

2.教师讲解牙种植外科的应用解剖。

3.在教师的指导下,观察牙种植术的录像(可见模型操作基本步骤)。

4.学生在教师的指导下,观看并辨认牙种植的种类及牙种植手术的器械。

【实训用品】

1.教师讲解用的幻灯、录像及图片。

2.牙种植手术的模型。

3.各种牙种植体及种植手术器械。

【方法与步骤】

1.学生分组,在教师的指导下观察、辨认牙种植外科的物品与器械、牙种植体。

（1）骨内种植体辨认：①螺旋形种植体；②柱状种植体；③叶状种植体；④锚状种植体；⑤穿下颌种植体；⑥下颌支架种植体。

（2）骨膜下种植体辨认。

（3）牙内骨内种植体辨认。

2. 在老师指导下辨认牙种植外科器械

（1）牙种植机辨认。

（2）牙种植工具的辨认。

3. 学生合组后集中，在教师指导下，观看口腔种植手术录像的全过程。

**【评定与实训报告】**

1. 评定学生对种植体种类，种植术的基本步骤及操作方法的了解掌握情况。

2. 实训完成后书写实训报告。

# 实训十三　牙及牙槽骨损伤的诊断与处理

**【目的与要求】**

1. 掌握牙松动、脱位及牙槽骨骨折的诊断方法。

2. 掌握牙松动、脱位及牙槽骨骨折处理原则及结扎方法。

**【实训内容】**

1. 牙及牙槽骨损伤的检查方法。

2. 学习牙及牙槽骨损伤后的结扎方法。

**【实训用品】**

头颅标本、结扎丝、牙弓夹板、持针器、钢丝剪、牙颌模型。

**【方法与步骤】**

1. 复习牙及牙槽骨损伤的情况　牙脱位、牙槽骨骨折等。并复习离体牙的处理原则，脱位牙及牙槽骨骨折后的复位固定方法及其适应证。

2. 在牙颌模型上进行各种结扎法

（1）金属丝结扎法　用一根长结扎丝围绕损伤牙及其两侧 2~3 个健康牙的唇（颊）舌侧，做一总的绕结扎；再用短的结扎丝在每个牙间做补充垂直向结扎，使长环结扎丝圈收紧。

（2）"8"字结扎法　用一根长结扎丝一折二后，一根由唇（颊）侧穿过牙间隙，围绕损伤牙舌侧自另一侧牙间隙穿出；另一根围绕损伤牙唇侧面穿入牙间隙，围绕邻牙舌侧后自牙间隙穿出，最后将两结扎丝扎紧。

（3）牙弓夹板固定法　先将脱位的牙或牙槽骨复位后，再将牙弓夹板弯成与局部牙弓一致的弧度，与每个牙的唇（颊）面相紧贴，夹板的长度应为脱位牙或牙槽骨加上相邻两侧至少两个牙以上的长度，然后用直径 0.25~0.3 mm 的不锈钢丝结扎，将每个牙与夹板固定在一起,先结扎健康牙,后结扎脱位牙,所有结扎丝的头,在扭紧后剪短,并推压至牙间隙处,以免刺激口腔黏膜。

**【评定与实训报告】**

1. 评定三种常用结扎方法的结果。

2. 实训完成后书写实训报告。

# 实训十四　颌骨骨折的诊断与处理

**【目的与要求】**

1. 熟悉上下颌骨、颧骨、颧弓等骨折的临床表现。

2. 掌握颌间牵引固定方法。

**【实训内容】**

1. 带钩铝丝夹板的制作及成品牙弓夹板的使用方法。

2. 带钩牙弓夹板的外形弯制、结扎和橡皮圈牵引。

**【实训用品】**

20 cm 长的铝丝、橡皮圈、牙颌模型。

**【方法与步骤】**

1. 复习颌骨骨折的临床表现

2. 带钩铝丝板夹板制作

(1)金属丝的选择　常用 2 mm 直径的铝丝和用 0.25 mm 直径的细钢丝。

(2)先在铝丝上弯制挂钩　取 20 cm 长的铝丝,由一端向另一端弯制几个挂钩,两钩间的距离为 1~1.5 cm,每个钩高 3.5~4 mm。挂钩在铝丝上的布置要事先测定,应放在牙间隙处。具体弯制方法是:先将铝丝弯 180° 对折并拢,然后用钢丝钳夹住对折处 2 mm,用左手拇指将两股铝丝扳直,便形成了一个挂钩。依照此法分别制作好上颌和下颌带钩铝丝夹板。

3. 带钩铝丝夹板的外形弯制、结扎和橡皮牵引

(1)沿石膏模型的牙弓外形弯制夹板　将做好挂钩的上颌牙弓夹板挂钩向上安放于上颌牙弓于颊侧牙颈部,并使挂钩与牙长轴呈 35°~45°,挂钩的末端离开牙龈 2~3 mm,以免挂上橡皮圈时压伤牙龈。使夹板与每个牙至少有一点接触。同样方法做好下颌夹板,但必须挂钩向下。

(2)栓结夹板　将细钢丝由每个牙的近或远中牙间隙处从唇(颊)侧和腭侧穿入,再从另一个牙间隙处穿出,注意勿刺破牙龈乳头。尽量拉紧钢丝。穿好所有需要结扎的牙,将每个牙的两股金属丝向铝丝夹板的上下分开,并依次将每个结扎丝扭紧。在扭紧钢丝时,应顺时针方向扭转,扭时稍加拉力,扭结均匀而紧密,剪断多余的钢丝,留下 3 mm 末端,并推压至牙间隙处,以免损伤口腔黏膜。

（3）安置橡皮圈　将上下颌模型合拢,用内径 4~6 mm,厚度 1.5~2 mm 的橡皮圈（可用止血带剪成）,于适当的方向,连接上下颌夹板的挂钩,使其产生与骨折错位方向相反的牵引力。

**【评定与实训报告】**

1. 评定学生对带钩铝丝夹板的制作、外形弯制和橡皮圈牵引方法的掌握情况。
2. 实训完成后书写实训报告。

# 实训十五　急性下颌智齿冠周炎诊治及口内脓肿切开引流术示教

**【目的与要求】**

1. 掌握急性下颌智齿冠周炎的判断、临床特点、诊断及治疗。
2. 掌握口内脓肿的诊断方法和口内切开引流术的操作步骤。

**【实训内容】**

1. 急性下颌智齿冠周炎病例诊治示教。
2. 口内脓肿切开引流术示教。

**【实训用品】**

消毒盘、口镜、镊子、探针、5 ml 注射器、冲洗针头、生理盐水、3% 过氧化氢液、1:5 000 高锰酸钾、2% 碘酒或 10% 碘油或碘酊、11 号尖刀、刀柄、口内外消毒用具、表面麻醉药物、血管钳、碘仿纱条等。

**【方法与步骤】**

1. 急性下颌智齿冠周炎病例诊治示教

（1）询问病史　患者就诊的主要原因、有无诱发因素、主要症状、演变过程伴随症状、诊疗经过等。

（2）体格检查　测体温,酌情行血常规检查。检查通常以颌面部为主。

1）口外检查　①面部是否对称;②有无肿胀、压痛,若有则记录其部位及范围,有无波动感,并酌情行穿刺抽脓检查;③表面皮肤有无充血,皮温有无升高;④头颈部淋巴结有无肿大,并检查其大小、质地、活动度、压痛情况等。

2）口内检查　①记录张口度,轻度受限:上下切牙切缘间距仅可置入二横指,2~3 cm;中度受限:上下切牙切缘间距仅可置入一横指,1~2 cm;重度受限:上下切牙切缘间距小于一横指,约小于 1 cm。②局部情况:下颌智齿萌出情况及排列方向,智齿和邻牙有无龋坏。冠周软组织及牙龈肿胀、充血及糜烂程度,局部压痛,龈袋有无溢脓。相当于下颌第一磨牙颊侧黏膜处有无充血、肿胀、波动。③X 射线检查可了解阻生齿的萌出方向、位置、牙根形态、牙周和颌骨情况,有助于了解病情和制订日后的拔牙方法。另外,还可了解下颌第二磨牙颈部有无龋坏及决定该牙是否可保留。

（3）诊断　根据病史、症状、体检及辅助检查,正确诊断冠周炎及其并发症。并根据病例分析下颌智齿冠周炎的扩散途径。

（4）治疗

1）全身药物治疗　根据局部炎症程度(是否伴有骨髓炎和间隙感染)及全身情况(体温及血常规检查等情况),选择抗生素种类及其配伍和全身支持治疗,或口服或肌内注射或静脉滴注。

2）局部治疗　①保持口腔清洁,可用含漱剂或温热生理盐水,每日进食前后含漱。②龈袋冲洗上药,用生理盐水、3%过氧化氢液、1∶5 000 高锰酸钾或含漱剂 10～15 ml,局部冲洗是将龈瓣间隙内的食物残渣及腐败物冲洗干净。冲洗时用弯形平头针,将针头插入龈瓣的间隙内缓慢冲洗,用棉球蘸干患部,局部置棉球或纱布隔湿,用镊子将碘甘油或 2%碘酒或碘酚渗入龈瓣内,溢出部分用棉球擦干,以免灼伤黏膜。嘱患者 15 min 内勿漱口,以免局部药物浓度下降。③如龈瓣已形成脓肿,应及时行切开引流。④若伴有间隙感染和(或)骨髓炎,须进行相应治疗。

2.口内切开引流术示教(以牙槽脓肿为例)

（1）切开引流术前准备工作　与拔牙术前准备基本相同。

（2）口内切开引流术操作步骤

1）护士协助打开灯光。

2）用镊子先自口内病灶区用新洁尔灭酊棉球消毒三次,再用酒精棉球口外消毒三次,将镊子弃置于器械盘外。戴好手套。

3）以干纱布擦干麻醉区,用中药麻醉剂或 2%利多卡因或 2%丁卡因局部涂布 1 min 左右。

4）在脓肿最低处和(或)最膨隆处,用 11 号尖刀片切开脓肿区黏膜(黏膜下脓肿)或黏骨膜(骨膜下脓肿),用血管钳探入脓腔,扩大引流口以利于引流。要求动作准确、迅速、轻柔。

5）脓液引流后,向脓腔内置入碘仿纱条引流,留置引流条末端约 0.5 cm 长在引流口外。要求将引流条一次置入脓腔底部,切忌反复塞入,以免堵塞引流口,致引流不畅。引流条通常每日或隔日更换,直至肿胀消退、无脓液渗出为止。

6）嘱咐患者术后注意事项。

【评定与实训报告】

1.评定学生对急性下颌智齿冠周炎的判断、临床特点、诊断及治疗的掌握情况。

2.实训完成后书写实训报告。

# 实训十六　颌面部间隙感染诊治及口外脓肿切开引流术示教

**【目的与要求】**

1.了解颌面部间隙感染的询问病史、临床表现、诊断及鉴别诊断。

2.掌握颌面部间隙感染的治疗原则。

**【实训内容】**

1.颌面部间隙感染的病史采集、检查及治疗原则。

2.复习口腔颌面部感染手术治疗的目的、切开引流的目的、切开引流的指征和切开引流的要求。

3.颌面部脓肿的诊断方法及口外切开引流术示教。

**【实训用品】**

消毒盘、口镜、镊子、探针、5 ml 注射器、冲洗针头、生理盐水、3% 过氧化氢液、1 : 5 000 高锰酸钾、2% 碘酒或 10 % 碘油或碘酊、11 号尖刀、刀柄、口内外消毒用具、2% 利多卡因、血管钳、橡皮引流条等。

**【方法与步骤】**

1.颌面部间隙感染的病史采集、检查及治疗

(1)病史采集要点

1)主诉要点　局部红、肿、热、痛、牙关紧闭、发热、寒战、呼吸与吞咽困难及其发病时间等。

2)病史　疾病发生的时间及其经过,病程是缓慢进行还是急剧发展,注意发病原因(牙源性、血源性、腺源性、接触性等),如发病之前有无牙痛、上呼吸道感染、外伤等。发病以后有无发热、寒战、局部肿痛、张口受限、口底抬高、吞咽及语言障碍、呼吸困难等症状,以及这些症状的部位、程度及性质,并分析目前患者的主要症状及健康状态。曾进行过何种治疗,效果如何。

3)既往史　过去是否曾患感染疾病,有无牙痛、龋病、残根、牙周病、智齿冠周炎、扁桃体炎、上呼吸道感染、颌骨骨髓炎、淋巴结炎等病史;有无外伤史。

(2)检查要点

1)全身状况　体温、脉搏、呼吸、血压、营养发育、神志、面容,有无中毒、脱水、贫血、昏迷及严重呼吸障碍的现象。

2)一般检查　全身皮肤状态,有无感染灶、出血点、脱水等。必要时做心、肺、肝、脾等内脏器官及神经系统的检查。

3)局部检查　口腔颌面部的系统检查。明确肿胀所在的解剖部位及其范围,检查肿胀部位的皮肤色泽及弹性、有无浸润、有无凹陷性水肿、有无压痛点及波动感、有无功能障碍,如殆关系、张口度及颞下颌关节运动的状态。

4）实训室检查　血液、血红蛋白、粒细胞计数、细菌培养等。尿液常规检查及镜检所见，如红细胞、脓细胞、管型等。脓液、脓肿穿刺液或分泌物检查，如涂片镜检、细菌培养、细菌鉴定及其对各种抗生素的敏感度。

（3）诊断　结合以上收集的资料，首先分析感染的来源是牙源性或血源性或腺源性等。然后根据局部检查的结果，结合蜂窝组织间隙的应用解剖，以确定间隙感染所在部位，是单个间隙感染或是多个间隙感染。

如果考虑到全身其他脏器已发生并发症，如肺炎、毒血症、脑脓肿、化脓性脑膜炎、海绵窦血栓等，应提出相应的诊断依据。

（4）治疗　制订治疗计划必须考虑到全身情况，若欠佳，应及时给予全身支持治疗，如营养、输液、药物等。在局部治疗中，判断有无切开引流手术指征，在颌面部深层间隙感染中，单纯依赖脓肿波动感检查来决定是否进行切开引流是不准确的，还应从患者体温、粒细胞计数、局部肿胀的程度及时间、触痛点、凹陷性水肿、穿刺是否有脓、口底咽喉压迫程度及中毒状况等多种因素来考虑。不同的间隙感染，须不同的手术切口，应考虑是从口内还是从口外引流；是做单一切口，还是多个切口。除注重引流的彻底性外，还应重视颜面的重要解剖结构（如神经、血管、唾液腺等）和美容（按皮纹和自然沟纹做切口）。

（5）讨论　联系实际病例分析病因、临床症状、诊断、鉴别诊断、治疗方法。

2. 复习　复习口腔颌面部感染手术治疗的目的、切开引流目的、切开引流的指征和切开引流的要求。

3. 口外切开引流术示教

（1）口外切开引流术前准备　与拔牙术前准备基本相同。

（2）口外切开引流手术步骤

1）护士打开灯光。

2）用消毒剂（口内消毒用新洁尔灭酊或氯己定，口外用75%乙醇）棉球自切口区由内向外消毒三次，将镊子弃置于器械盘外，戴手套。

3）2%利多卡因局部浸润麻醉。

4）用11号尖刀片切开脓肿区皮肤及皮下组织，长度以充分达到引流目的又不超过脓肿边缘为好。切口部位应选择在脓肿最低隐蔽处，与皮纹一致，避免损伤重要的血管神经。

5）用血管钳钝性分离至脓腔，充分引流，引流的脓液应做细菌培养及药敏试验。

6）脓液引流后，置橡皮引流条，敷料覆盖创面。要求将引流条一次置入脓腔底部，不宜填塞过紧，不要折叠，保持伸展。敷料应根据脓液的量来定，以脓液不能渗透表层敷料为好。

7）嘱咐患者术后注意事项。

【评定与实训报告】

1. 评定学生对颌面部间隙感染的病史采集、检查及治疗原则的掌握情况。

2. 实训完成后书写实训报告。

# 实训十七　口腔颌面部肿瘤检查与诊断

**【目的与要求】**

1. 掌握口腔颌面部肿瘤专科病史的采集、病例书写及要求。

2. 熟悉口颌颈部肿物及淋巴结检查的方法及活体组织检查方法。

**【实训内容】**

1. 专科病历的写法及要求。

2. 复习淋巴结检查方法。

3. 活组织检查方法。

4. 以良性肿瘤为例写一份门诊专科病历。

5. 以舌癌为例写一份恶性肿瘤专科病历。

**【实训用品】**

典型的良恶性肿瘤病例(含舌癌病例)及相应的手术器械、直尺、口镜、镊子、橡皮指套或手套。

**【方法与步骤】**

1. 专科(门诊)病历的写法及要求

(1)主诉　患者就诊时的主要症状和体征的概括,包括时间、性质、部位及伴随症状等内容,应简明扼要,与诊断相呼应,原则上不使用诊断性名词。

(2)病史　以现病史为主,既往史中有阳性史者亦应记录。现病史应围绕主诉详尽描述发病全过程,原则上应包括:起病情况与患病时间、主要症状特点、病因与诱因、病情的演变、伴随症状、与本病有鉴别意义的阳性症状、诊治经过以及目前的全身情况。

(3)检查　以口腔颌面部检查为主,如有全身性疾病时应做必要的体检,如心脏听诊、测量血压等。专科检查先口外再口内。

1)口外检查内容:面部对称情况,如肿瘤累及面部,则应记录周界、直径大小(cm)、色泽、性质、活动度以及是否有功能障碍(包括感觉及运动)。必要时图示。淋巴结有无肿大,如肿大应记录部位、数目、性质、活动度及有无压痛等。另外如有颞下颌关节、唾液腺等疾病应做相应的检查。

2)口内检查内容:张口度,病变部位、周界、大小、性质等,溃疡型者应注意深部浸润块的大小及活动度。对于黏膜、牙列以及牙体、牙周情况亦应记录。

3)记录特殊检查的结果。

(4)诊断　根据病史及检查分析结果做出诊断,包括肿瘤部位、良恶性、组织来源、还应做出 TNM 分类。

(5)处理　制订治疗计划或进一步检查意见。

(6)签名　实习医师应有上级医师签名。

2. 复习淋巴结检查方法

3.活组织检查(穿吸或切取) 穿吸活检适用于肿瘤深在但表浅组织完整者;切取活检适用于肿瘤表浅有溃疡者。

(1)体位:患者一般取坐位或半卧位,术者戴帽子、口罩,戴无菌手套。

(2)常规先口内后口外消毒、铺巾,注意病灶区消毒不宜使用有色消毒液。

(3)麻醉:可采用表面涂布麻醉或神经干阻滞麻醉,避免使用局部浸润麻醉(后者可能挤压肿瘤组织,易致转移或组织变形)。

(4)无论穿吸或切取都应注意手法轻柔,尽量减少对肿瘤组织的刺激。

(5)穿吸过程中始终保持穿刺针筒内负压,并做多方向穿吸,穿吸物应注射于滤纸上,立即送病理科做细胞学或组织学检查。

(6)切取物应包括周围正常组织及肿瘤组织,切取应在溃疡边缘进行,不可从溃疡中心切取,以免无法做出病理诊断。术中注意使用新刀片,避免钳夹。

(7)术后伤口可用纱条轻轻压迫10~15 min以防出血,如无效者可缝合1~2针,5~7 d后拆线。

4.以良性肿瘤为例写一份门诊病历。

5.写一份口腔癌恶性肿瘤专科病历(病历格式仅供参考)。

【评定与实训报告】

1.评定学生对口颌颈部肿物及淋巴结检查方法的掌握情况。

2.以舌癌为例写一份恶性肿瘤病历。

3. 实训完成后书写实训报告。

# 实训十八 涎腺疾病

【目的与要求】

掌握正确的专科病史采集、检查及病历书写方法。

【实训内容】

1.示教病例,包括问诊、专科检查。同学互相检查专科情况。

2.示教专科病历书写。

3.写一份专科病历。

【实训用品】

口腔检查器械、指套或手套、录像、专科病历表。

【方法与步骤】

1.涎腺疾病问诊和临床检查

(1)询问病史。

(2)一般检查:①望诊,观察正常涎腺的形态和大小,腮腺、下颌下腺导管口的位置和分泌物的特征;②触诊;③同学互相做专科检查。

（3）分泌功能检查：①方糖试验或称 Faber 试验；②泪液滤纸试验或称 Schirmer 试验。

2.腮腺疾病的病史采集和临床检查

（1）询问病史。

（2）专科检查：阳性体征及有鉴别意义的阴性体征。

（3）写一份专科涎腺疾病病历。

【评定与实训报告】

1.以腮腺疾病为例写一份专科病历。

2.实训完成后书写实训报告。

# 实训十九　颞下颌关节病

【目的与要求】

掌握正确的专科病史采集、检查及病历书写方法。

【实训内容】

1.示教并指导学生分析颞下颌关节专科疾病病例。

2.在老师指导下，同学互相检查专科情况。

3.示教专科病历书写。

4.写一份专科病历。

【实训用品】

口腔检查器械、指套或手套、直尺、录像、专科病历表。

【方法与步骤】

1.颞下颌关节疾病问诊及专科检查方法示教，同学相互检查。

（1）询问病史。

（2）检查内容：①关节；②关节周围肌、骨；③𬌗；④颈椎及其他。

（3）关节检查（包括关节区张力或压痛点、运动度、关节杂音）

1）关节区张力或压痛点：双侧关节同时进行，通过触诊外耳道前壁、关节盘后区、关节髁突外侧，评判闭口时的关节区张力或压痛点。外耳道前壁触诊可用小指，关节髁突外侧可用中指或示指。如关节盘移位患者，可有关节盘后区及关节髁突外侧压痛；骨关节病可有髁突、关节结节区压痛；化脓性关节炎各区均有压痛。

2）关节运动度：垂直中切牙张口度、侧方运动度、关节髁突运动度及运动轨迹。

3）杂音：杂音分弹响、磨擦音及破碎音，可由触诊关节外侧及听诊判断。

4）肌、骨的检查：对称性、肌张力及压痛点。

5）𬌗的检查：排除牙源性疾病所引起的疼痛，包括有无缺牙情况、错位牙、𬌗面磨耗情况等。

6）颈椎及其他：颈椎的动度及杂音，周围肌肉压痛点及张力等。全身其他大小关节的情况,其他系统性病症及心理学方面的问题等。

2.病例示教

(1)颞下颌关节强直(真性关节强直)。

(2)同学互相模拟颞下颌关节脱位的手法复位方法。

3.写一份专科病历。

【评定与实训报告】

1.评定学生对颞下颌关节疾病检查及诊断结果的判定。

2.实训完成后书写实训报告。

# 实训二十  神经疾病

【目的与要求】

掌握正确的专科病史采集、检查及病历书写方法。

【实训内容】

1.示教并指导学生分析三叉神经痛专科病例。

2.示教并指导学生分析周围性面瘫的典型病例。

3.示教并指导学生对三叉神经痛专科病历书写。

4.在教师指导下同学互相检查专科情况。

【实训用品】

颌面部三叉神经及面神经分布的解剖挂图或标本、口腔检查器械、录像、手套及指套、棉签等。

【方法与步骤】

1.用解剖挂图或标本复习三叉神经及面神经分布。

2.典型原发性三叉神经痛病例示教

(1)详细询问病史:①起病时间;②初发时的症状,包括发作时间的长短,每次发作间隔时间,疼痛的程度,扳机点的位置,在什么情况下可诱发疼痛发作等;③曾用什么方法治疗,包括药物治疗、封闭治疗、手术治疗等,经治疗后效果如何。有什么不良反应或并发症。

(2)专科检查  .

1)疼痛的区域(三叉神经痛Ⅰ、Ⅱ、Ⅲ分支)。

2)扳机点位置:用揉诊、拂诊、触诊、压诊方法检查。

3)疼痛发作时的临床表现,包括各种动作。

4)疼痛发作时是否伴有面肌抽搐(痛性痉挛)。

5)三叉神经功能检查:三叉神经痛缓解后检查面部感觉及咀嚼肌功能。

(3)诊断及鉴别诊断。

（4）治疗：①介绍药物治疗，尤其是卡马西平的药理性质、用法及其不良反应；②封闭治疗的方法及药物（包括硫酸镁、无水乙醇及无水甘油）；③手术治疗有神经撕脱、病灶清除术、组织埋线疗法和颅内手术；④射频温控热凝治疗。

对每一类治疗方法进行疗效及其适应证评估，并对治疗过程中可能出现的并发症如何处理。

（5）示教封闭治疗：其治疗过程与局部麻醉类似。

3. 周围性面瘫的典型病例示教

（1）详细询问病史

1）发病前是否有风寒史、病毒感染史、外伤史或中风史。

2）发病后的治疗情况，包括药物及理疗等。

3）治疗后的效果如何。

（2）临床表现

1）静态时的睑裂大小（与正常侧对比）、鼻唇沟丰满度和口角下垂程度。

2）动态时额纹存在与否、眼睑闭合程度、鼓腮或吹口哨是否漏气。

3）舌味觉及运动度检查。

4）泪腺分泌检查。

（3）诊断与鉴别诊断：对面神经损害的部位进行定位。着重指出周围性与中枢性面瘫临床表现不同点及其重要意义。

（4）简述面瘫的治疗方法，尤其是急性期、恢复期的治疗应以药物、理疗为主；简单介绍陈旧性面瘫的治疗方法及目前存在的问题。

4. 写一份三叉神经痛专科病历。

【评定与实训报告】

1. 评定学生对专科病史采集、检查及病历书写方法的掌握情况。

2. 实训完成后书写实训报告。

# 实训二十一　　先天性唇腭裂

【目的与要求】

1. 掌握正确的专科病史采集、检查及病历书写方法。

2. 熟悉先天性唇腭裂的临床特点。

【实训内容】

1. 示教并指导学生分析唇腭裂专科病例。同学互相检查专科情况。

2. 示教并观察各种唇腭裂的图片及录像。

3. 示教专科病历书写。

4. 写一份专科病历。

【实训用品】

口腔检查器械、压舌板、手电筒、专科病历。

【方法与步骤】

1.唇腭裂患者的病史采集和临床检查

（1）询问病史　主诉,现病史,了解是否伴发其他疾病和其他畸形,既往史,是否经过治疗,以及具体方法和效果。

（2）临床检查

1)口外检查　唇裂的类型(是否伴有隐裂);裂隙的宽度;鼻翼及鼻小柱的畸形;颌面部是否伴有其他畸形;面部皮肤是否有湿疹等疾病。

2)口内检查　腭裂、牙槽裂的类型,裂隙的宽度,牙列及咬合情况,扁桃体是否肿大、充血,口腔黏膜是否正常及口腔内其他疾病和畸形。

3)全身检查　有无伴发全身其他部位畸形。

2.结合病例,简述治疗原则和方法

（1）复习手术的目的和手术年龄。

（2）复习常用唇裂手术方法的定点设计。

（3）简述手术的操作过程。

3.图片示教:示教各种类型唇裂及腭裂的图片,示教腭裂伴颌骨畸形的图片,示教牙槽裂图片或者利用录像讲解。

4.写一份专科病历。

【评定与实训报告】

1.评定学生对先天性唇腭裂疾患的检查及诊断治疗方法的掌握情况。

2.实训完成后书写实训报告。

# 实训二十二　颌面部畸形

【目的与要求】

掌握正确的专科病史采集、检查及病历书写方法。

【实训内容】

1.示教并指导学生分析牙颌面畸形专科病例。

2.同学互相检查专科情况。

3.示教专科病历书写。

4.写一份专科病历。

【实训用品】

口腔检查器械、镊子、直尺、量角器、专科病历及录像。

【方法与步骤】

1. 颌骨发育畸形患者的病史采集和临床检查示教

(1)询问病史

1)患者的主诉及治疗要求。

2)现病史:致畸时间、诱因、发展经过及现状。是否曾治疗、治疗方式和疗效。

3)既往史:了解有无创伤史、邻近组织感染、吮吸拇指、吐舌、咬舌、口呼吸等不良习惯史。

4)家庭史:有否遗传史。

5)了解患者求治的动机(内在动机,外在因素)。

(2)临床检查　坐位,头颈部肌肉放松,向前平视,自然面容。

1)正面观察　①面部对称否。②面部分成上中下三部分,其中面中 1/3 和下 1/3 与正颌外科密切相关,面中 1/3 主要观察眼平面与地平面是否平行,眶下区的丰满度;面下 1/3 主要观察露齿状况,唇颏部是否谐调。

2)侧面观　观察上下颌前后向及垂直向的位置及比例关系:①鼻唇角(80°~110°);②上唇部:静止时露齿情况(2 mm),笑时牙龈是否显露及上唇高度;③唇颏比例(1:2)。

3)牙列情况　①牙:缺失牙、畸形牙及龋齿检查;②牙弓:形态,拥挤度,殆关系的安氏分类;③牙周情况:牙周病及口腔卫生。

2. 示教专科病历书写。

3. 写一份专科病历。

【评定与实训报告】

1. 以常见的颌骨发育畸形病例写一份专科病例。

2. 实训完成后书写实训报告。

# 实训二十三　全厚皮片和随意皮瓣

【目的与要求】

了解制备全厚皮片和随意皮瓣的方法及其作用。

【实训内容】

1. 示教全厚皮片制备及再植。

2. 示教移位皮瓣(又称对偶三角皮瓣或 Z 形皮瓣)的制备及缝合。

3. 示教滑行皮瓣(又称推进皮瓣)的制备及缝合。

4. 示教旋转皮瓣的制备及缝合。

【实训用品】

大白兔或大白鼠一只,消毒及铺巾用品,2.5% 戊巴比妥钠、注射用品、11 号尖刀、刀柄、血管钳、组织剪、持针钳、线剪、三角针、缝线、凡士林纱布、碘仿纱条、亚甲蓝。

【方法与步骤】

1.动物实训　动物称重,麻醉(2.5%戊巴比妥钠按50 mg/kg进行腹腔麻醉),备皮(清除所有胸腹部及背部毛),消毒铺巾。

2.全厚皮片制备及再植　腹部取全厚皮片后,再重新缝合至原缺损区,凡士林纱布加碘仿纱条制成相应大小的包后,打包。

3.移位皮瓣制备及缝合　按60°角制备Z形皮瓣,形成两个相对的三角皮瓣,彼此交换位置后缝合。

4.滑行皮瓣制备及缝合　第一种是Y形切开皮肤,潜行分离后,做V形缝合;第二种是V形切开皮肤,潜行分离后做Y形缝合。

5.旋转皮瓣制备及缝合　制备一较大的皮肤缺损区,设计一有足够长的旋转半径的邻近皮瓣,切开、分离、旋转缝合。注意旋转角度不宜过大。

【评定与实训报告】

1.对全厚皮和随意皮瓣的有关基础知识的掌握进行评定。

2.实训完成后书写实训报告。

# 实训二十四　口腔颌面部X射线技术特点

【目的与要求】

了解口腔颌面放射技术特点及常用X射线设备。

【实训内容】

简介口腔专用X射线机的原理及性能。

1.口腔专用X射线机

(1)口内片X射线机。

(2)曲面体层X射线机。

(3)口外片X射线影像室。

2.示教头颅侧位及曲面体层投照方法。

【实训用品】

口内片X射线机、曲面体层X射线机、口外片X射线影像室。

【方法与步骤】

学生分组参观口腔颌面X射线影像室,对口内片X射线机及曲面体层X射线机的投照技术及步骤进行了解,并做好记录,对口外片X射线投照技术,在教师指导下,见习口外片X射线影像室。

【评定与实训报告】

1.评定学生对口内片X射线机的认识,提问并用实训报告形式进行评价。

2.实训完成后书写实训报告。

# 实训二十五 根尖片、𬌗翼片、𬌗片摄影及 口外片、曲面体层摄影技术示教

## 【目的与要求】

1. 初步明了𬌗翼片、𬌗片、埋伏牙定位片的投照方法。

2. 掌握根尖片的投照方法。

3. 了解口的外片、曲面体层摄影技术的投照方法。

## 【实训内容】

1. 示教𬌗翼片、𬌗片、埋伏牙定位片的投照方法。

2. 根尖片分角线投照技术

（1）胶片安放及固定　将胶片的感光面置于被照牙的舌腭侧，尽量使胶片贴合被照部位的组织面。胶片边缘须与切缘或𬌗面平行并超出 1 cm。然后嘱患者用手指轻轻抵住胶片，或用持片器。投照前牙时，胶片直放；投照后牙时，胶片横放。

（2）患者体位　患者坐于椅上，头部枕于头托，头的矢状面与地面垂直。投照上下颌切牙时，使被照牙唇面与地面垂直。投照上颌前磨牙时，耳鼻线（外耳道至鼻翼连线）与地面平行。投照下颌前磨牙及磨牙时，耳口线（外耳道至口角连线）与地面平行。

（3）X 射线的角度

1）垂直角　X 射线的中心射线必须与牙长轴和胶片所形成角度的分角线垂直。

2）水平角　X 射线的中心射线必须与被照牙的邻面平行。

3. 学生分组每人拍摄根尖片一张。

4. 参观并示教口外片、曲面体层摄影的投照方法。

## 【实训用品】

口内片 X 射线机、X 射线胶片及暗盒、观片灯，口外片 X 射线机及曲面体层摄影机。

## 【方法与步骤】

1. 在教师指导下学生分组相互拍摄根尖片。

2. 教师示教𬌗翼片、𬌗片拍摄方法。

3. 教师示教口外片、曲面体层投照方法。

## 【评定与实训报告】

1. 对学生根尖片分角线投照技术的掌握进行评定。

2. 实训完成后书写实训报告。

# 实训二十六　口腔颌面部正常 X 射线影像表现

## 【目的与要求】

1. 掌握根尖片、殆翼片的正常的 X 射线影像。
2. 掌握牙组织(牙釉质、牙本质、牙髓、牙骨质)的正常的 X 射线的影像。
3. 掌握牙周组织(牙周膜、牙龈、牙槽骨)的正常 X 射线影像。
4. 了解口外片,曲面体层 X 射线片的正常影像。

## 【实训内容】

1. 观察牙体、牙周组织、牙的发育与萌生的正常的 X 射线影像

(1)牙釉质　X 射线片上影像密度最高,有时牙颈部近中或远中因投照技术问题造成低密度影像,位于牙釉质和牙槽嵴顶之间,称为牙颈部征象,为正常表现,易与根面龋混淆。

(2)牙本质　X 射线影像密度较牙釉质稍低。

(3)牙骨质　覆盖于牙根表面牙本质上、很薄,在 X 射线片上显示影像与牙本质不易区别。

(4)牙髓腔　在 X 射线片上显示为低密度影像。下颌磨牙牙髓腔似 H 形。

(5)牙槽骨　上牙槽密质骨薄,松质骨多,骨小梁呈交织状,X 射线片显示为颗粒状影像。下牙槽密质骨厚而松质骨少,骨小梁呈网状结构,牙间骨小梁多呈水平方向排列,而根尖部有时见放射状排列。牙槽骨正常高度应达到牙颈部。

(6)骨硬板　即固有牙槽骨,为牙槽窝的内壁围绕牙根,X 射线片上显示为包绕牙根的、连续不断的高密度线条状影像。

(7)牙周膜　X 射线片上显示为包绕牙根的连续不断的低密度线条状影像,厚 0.15～0.38 mm,其宽度均匀一致。

2. 观察上颌殆片的正常 X 射线影像　包括切牙孔、鼻中隔、上颌窦、鼻泪管、上前牙、腭中缝、上颌部分骨及乳、恒牙的正常 X 射线影像。

3. 观察下颌殆片的正常 X 射线影像　(略)

4. 观察口外片正常 X 射线影像

(1)观察下颌骨侧位片正常 X 射线影像。

(2)观察下颌骨后前位片正常 X 射线影像。

(3)观察下颌骨升支切线位片正常 X 射线影像。

(4)观察鼻颏位片(华氏位)正常的 X 射线影像。

(5)观察颞下颌关节侧位片(许氏位)正常的 X 射线影像。

5. 观察曲面体层摄影片正常的 X 射线影像　(略)

6. 观察涎腺造影片正常的 X 射线影像　主要包括下颌下腺及腮腺的正常 X 射线的影像。

**【实训用品】**

口腔颌面部X射线实训室、观片灯、录像、各种正常的口内片、各种正常的口外片、曲面体层片及涎腺造影片。

**【方法与步骤】**

1. 学生在教师指导下观察口腔颌面部正常X射线影像。

2. 教师利用幻灯、录像、指导学生观看口腔颌面部正常的X射线影像。

**【评定与实训报告】**

1. 评定学生对口内片正常X射线影像读片知识的掌握情况。

2. 实训完成后书写实训报告。

# 实训二十七　口腔颌面部病变的 X 射线影像表现

**【目的与要求】**

1. 掌握根尖片、殆片典型病变的X射线表现。

2. 熟悉曲面体层摄影病变的X射线表现。

3. 了解口外片典型病变的X射线表现。

4. 了解涎腺造影典型病变的X射线表现。

**【实训内容】**

1. 观察牙体病、牙周病、牙发育与萌出异常及根尖周病、阻生牙、埋伏牙的典型病变的X射线表现。

2. 观察牙源性颌骨骨髓炎X射线的表现

(1) 中央性颌骨骨髓炎。

(2) 边缘性颌骨骨髓炎。

3. 观察颌骨骨折X射线表现

(1) 上颌骨骨折(三型)。

(2) 牙槽突骨折。

(3) 下颌骨骨折。

(4) 颧骨及颧弓骨折。

4. 观察口腔颌面部肿瘤的X射线表现

(1) 含牙囊肿　囊腔内有发育不同阶段的牙、牙冠朝向囊肿,囊壁通常连于牙冠与牙根交接处。

(2) 牙源性角化囊肿　①单房多见;②常沿颌骨长轴生长;③有牙根吸收。

(3) 成釉细胞瘤　分为四型:①多房型;②蜂窝型;③单房型;④局部恶性征型。

(4) 牙瘤　分混合型牙瘤和组合型牙瘤。

(5) 骨瘤　海绵型较多见,另一种为致密型。

（6）颌骨癌　颌骨内呈虫蚀状骨质破坏区,病变向牙槽侧扩展时可使牙周膜破坏,病变继续进展侧可侵犯密质骨。

（7）骨肉瘤　成骨型者病变区骨质增生,其中以肿瘤区新骨形成为主,形态可均匀性密度增高,也可成絮状、团块状,伴有肌膜反应瘤骨形成均不明显。混合型 X 射线表现则为成骨及溶骨改变相结合。瘤骨形成为成骨肉瘤重要标志之一,可表现为斑状或日光放射状。

（8）牙龈癌　早期显示为牙槽突吸收,易误诊为牙周炎。下颌者自牙槽突向下破坏,呈扇形状骨质破坏区,边缘虫蚀状。上颌者较晚期可见弥散性骨质破坏,上颌窦可受累。

（9）上颌窦癌　窦腔密度增高,窦壁骨质破坏,边缘不规则。

5.观察颞下颌关节病变 X 射线表现

（1）颞下颌关节紊乱　关节间隙改变,髁状突运动度改变,两侧关节形态不对称、关节区硬化、关节盘松弛、移位等。

（2）颞下颌关节强直　可分为纤维性强直和骨性强直。

6.观察涎腺造影病变的 X 射线表现。

【实训用品】

教学用放大观片灯、幻灯机、幻灯片、录像及各种口腔颌面部病变的 X 射线片。

【方法与步骤】

1.利用观片灯、幻灯片、录像,教师向学生介绍口腔颌面部病变的 X 射线表现。

2.在教师的指导下,学生分组观察口腔颌面部典型病变的 X 射线表现。

【评定与实训报告】

1 评定学生对口腔颌面部典型病变的 X 射线诊断的掌握情况。

2.实训完成后书写实训报告。

（刘宇飞　白军令）

# 参考文献

[1] 万前程.口腔颌面外科学[M].北京:人民卫生出版社,2010.
[2] 邱蔚六.口腔颌面外科学[M].北京:人民卫生出版社,2008.
[3] 邱蔚六.口腔颌面外科理论与实践[M].北京:人民卫生出版社,1998.
[4] 周树夏.手术学全集.口腔颌面外科卷[M].北京:人民军医出版社,1994.
[5] 郑麟蕃,张震康.实用口腔科学[M].北京:人民卫生出版社,1993.